決定版

かむ・飲み込むが難しい人のごはん

「嚥下調整食学会分類2013」の新コード分類に対応

国立国際医療研究センター病院
リハビリテーション科医長・医学博士
藤谷順子

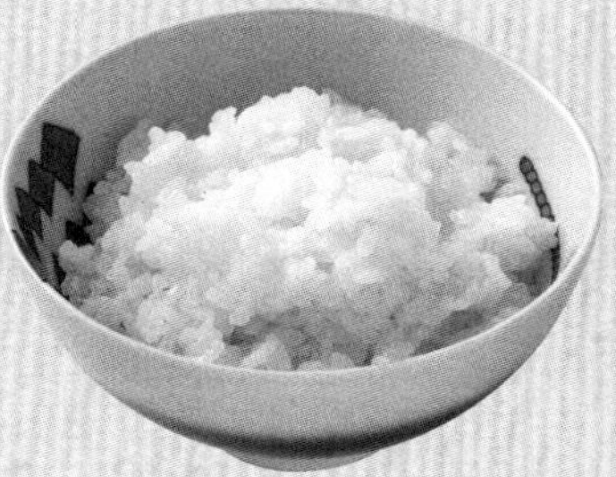

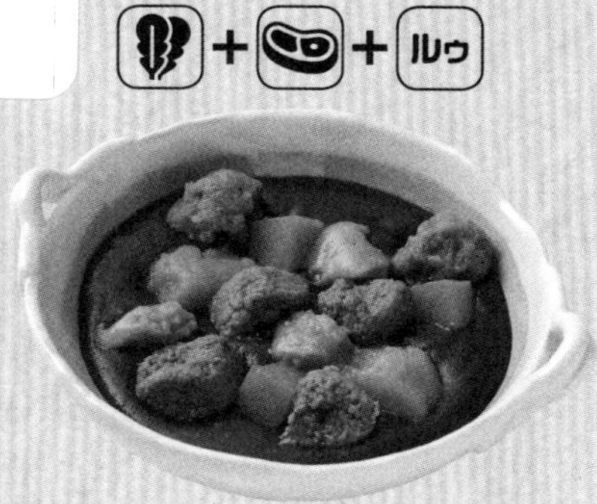

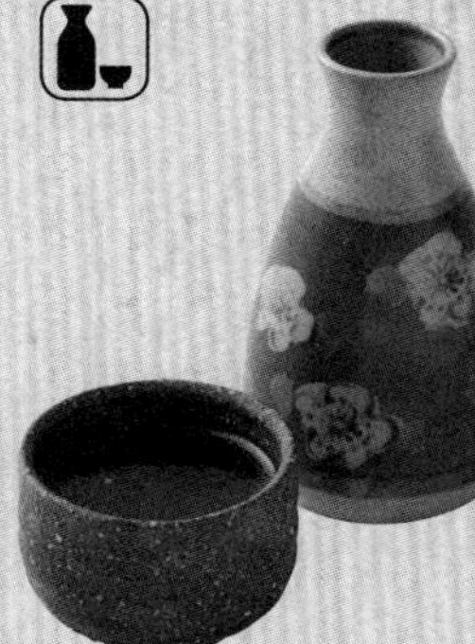

食べたいメニューが自在に作れる!

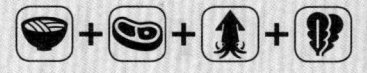

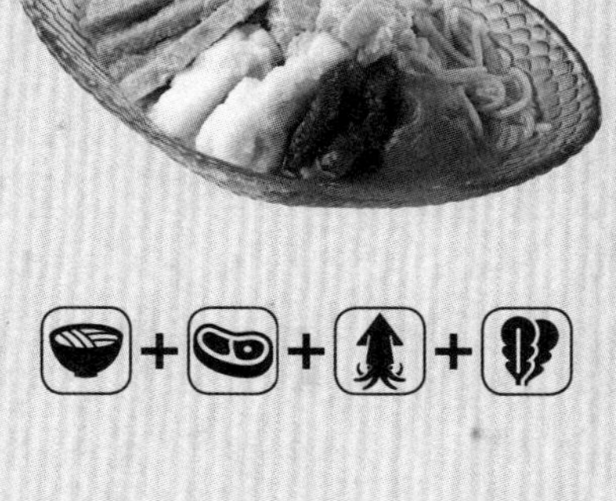

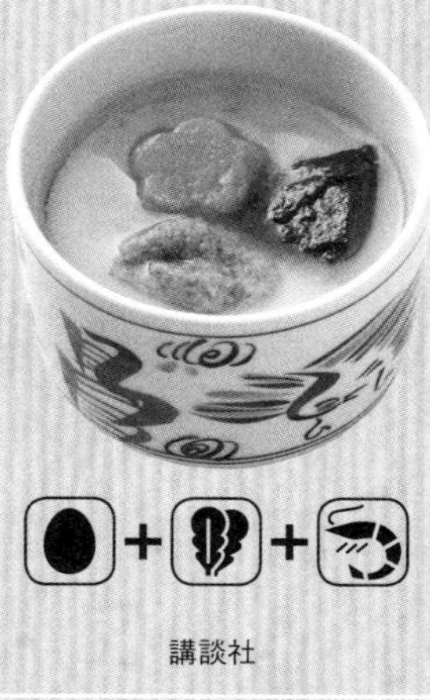

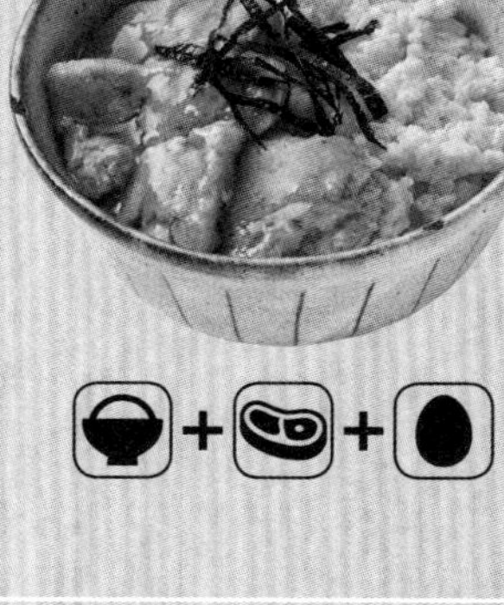

講談社

Contents

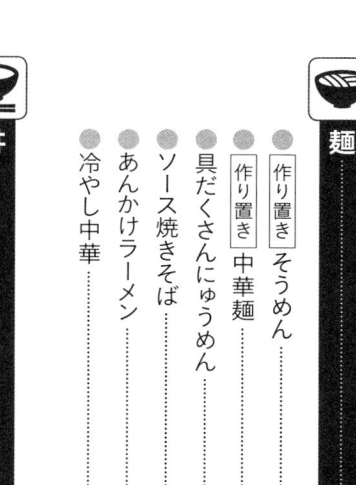

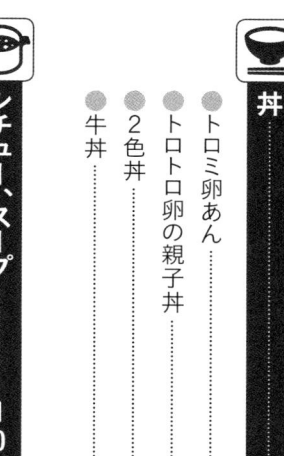

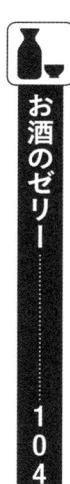

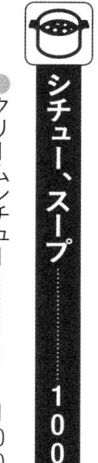

噛む・飲み込むにまつわる話

はじめに

嚥下障害《えんげしょうがい》って何？

私はリハビリテーション科の専門医として、長年にわたって「嚥下障害《えんげしょうがい》」に携わってきました。嚥下障害とは、噛む・飲み込むといった動作が難しくなることで、原因も症状の程度も千差万別です。食事にも危険を避ける配慮が必要で、嚥下障害のある人のために、医療の現場では「やわらかさ」だけでなく、「凝集性《ぎょうしゅうせい》（まとまりやすさ）」、「付着性《ふちゃくせい》（べたべたしないもの）」を重視した「嚥下食」を用意して対応してきました。

しかし、一般の方にとって嚥下障害という言葉自体が聞き慣れないものであり、突然そう宣告されたところで、とても家族では対応できないことで、何をどうしていいのかわからないと感じる方も多いようです。医療者側の説明不足もその要因の一つです。

そこで本書では、私たちが普段食事しているときに体のどんな機能を使っていて、なぜ嚥下障害が起きるかというメカニズムにもふれながらできるだけわかりやすくまとめてみました。

食べることは人生の基本です。でも、歩けなくなったり、目が悪くなったりするのと同様、嚥下障害は特別な悪い病気ではありません。加齢や病気などによって誰にでもおこりうることです。適切に対処すれば自宅での生活を続けることもできます。まずは難しいイメージを取り払うところからはじめてみましょう。

どんな食事を作ればいいの？

嚥下障害だからといつて、必ずしもミキサーにかけた食事でなければいけないわけではありません、もともとの素材や調理法の選択で、普通のメニューでも食べられるものはいろいろあります。

本書でも紹介している日本摂食嚥下リハビリテーション学会の「嚥下調整食学会分類２０１３」では、そのあたりをいろいろ解説しています。が、本書は、ミキサー食の本です。というのは、ミキサー食には大きな誤解があるからです。あちこちで、美味しくないミキサー食や、ミキサーにかけただけで、必ずしも飲み込みやすくないものを見かけます。せっかくミキサーを使うなら、出来るだけ美味しく、栄養価も高く、そして、お口のリハビリにもなるようなものをご家庭でも作っていただけたらと思い、２年半の歳月と試作を繰り返して本書のメニューは出来上がりました。

本書は、ミキサーにかける際の加水量を極力減らし、栄養や素材本来の味が薄まらない工夫をしています。また、肉や魚も調理工程で〝焼く〟ひと手間を加えることで、香ばしさやジューシーなうま味をそのまま保つことが実現できました。

嚥下食というと、生の野菜やフルーツのような旬の味覚を味わうのが難しいイメージですが、新鮮な味わいが楽しめるフレッシュムースを用意しています。その他、冷めたものばかり食べているという方のために、温かいままでも食べられるおかずレシピを多数用意しました。

嚥下食を毎回作るのは大変そうに感じるかもしれませんが、加熱野菜のムース、肉・魚のムースなどを作り置きしておけば、組み合わせを変えるだけで数日分の献立が完成します。本書が嚥下食を作る際の参考になれば幸いです。

藤谷順子

口に入ったものが胃に到達するまでの経過

正常な嚥下《えんげ》を理解する

「食べる」ということ

私たちは普段の生活で何気なく食事をしています。しかし、「食べる」という行為には全身の様々な機能を働かせているのです。

まず、食べ物を目で確かめ、ちょうどいい分量を、食べやすい体勢で口に運びます。唇で取り込み、そしゃくし、唇を閉じ、飲み込みます。飲み込むときは呼吸を止めています。一時的に気道が閉じられ、食べ物は正しく食道へと進む仕組みになっています。そして飲み込み終わると、気道が開いて再び呼吸ができるようになります。

こうした一連の行程を「嚥下《えんげ》」といいます(左ページ参照)。

嚥下は、口・舌・頬・喉の筋肉や感覚はもちろん、目・脳・神経まで総動員させた高度な連携によって行われています。それらの複雑な動きはパターン化され、脳幹でプログラムされているため、普段はほとんど意識することなく「食べる」ことができるのです。

嚥下《えんげ》障害《しょうがい》とは?

何らかの原因によって、食べ物がうまく噛めなくなったり、飲み込みにくくなることを「嚥下障害《えんげしょうがい》」といいます。嚥下障害を起こす要因は様々あり、症状の重さもそれぞれ異なります。たとえば脳卒中などの後遺症による場合、一部の神経が麻痺することによって正常な嚥下ができなくなります。

また、加齢や体力の衰えにともなって、嚥下機能が少しずつ低下していく場合もあります。大きな病気の度に段階的に低下していくこともあります。

前者の脳卒中などのケースでは診療や治療、リハビリテーションが比較的行いやすいのに対し、後者では症状が徐々に進行していくため、自覚症状があまりなく、発見が遅れたり、またその時点で病弱になっていてあまりリハビリができないこともあります。

しかし嚥下障害は、特別な病気ではありません。視力や筋力が衰えていくように、誰にでも起こりうることなのです。

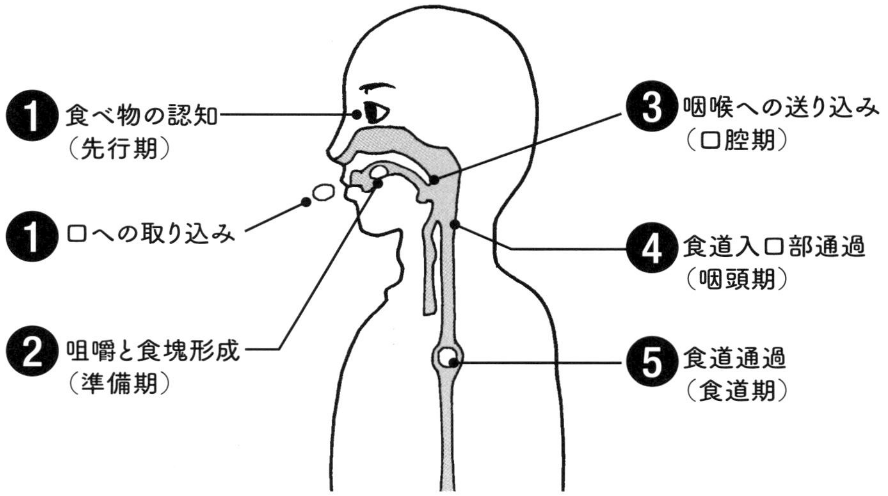

摂食・嚥下のメカニズム

ひと口で飲み込むとき

嚥下のメカニズムには5つの行程に分けられます。連続して食べ続ける場合は、❷〜❹を混在して行っています。

❶ 先行期（認知期）

食べ物を口に入れる前の段階。目で認識し、手を使って口へと運ぶ。このとき、自分が食べたい一口分や、食べやすい姿勢、口に入れる角度など身体全体を使って調整している。

❷ 準備期

口に入った食べ物を、口全体を使ってそしゃくして、飲み込みやすいやわらかい塊（食塊）にまとめる。唇は閉じられ、呼吸は鼻で行う。

❸ 口腔期

食塊を喉に送り込む時期。唇を閉じ、上下の歯を噛みあわせた状態で、舌を前方から上あごに押し当てながら食塊を口の奥へと運ぶ。この間は、一時的に呼吸が止められる。

❹ 咽頭期

「ごっくん」という瞬間。喉仏が上がり声帯の上が閉じて気道に食物がいかないと同時に、食道の入り口は開く。飲み込みが終わると再び気道が開いて呼吸が再開する。食道への通路が開く。

❺ 食道期

食道に入った食塊は、蠕動《ぜんどう》運動と重力によって胃へと送られる。食道へ通じる食道入口部は食塊が通過した後、再び閉じられる。

噛みにくく、飲み込みにくくなったら要注意

嚥下障害《えんげしょうがい》に関するトラブル

誤嚥《ごえん》　食べ物や唾液が気管に入ったら

本来は食道へ入るべき食べ物や飲み物が、誤って気道に入ってしまうことを「誤嚥《ごえん》」といいます。これは誰でも経験があるように、通常であれば激しい咳とともに排出されます。しかし高齢者、あるいは体力が落ちた状態だと、むせが起こらず、そのまま肺まで到達してしまいます。そのような誤嚥が原因で肺炎を起こすこともあります（誤嚥性肺炎）。

そのため嚥下障害では、まず誤嚥を防ぐことが重要になります。食べ物や飲み物だけでなく、唾液も誤嚥することがあるので注意が必要です。特に眠っている間は唾液を誤嚥しやすく、口の中が不潔だと多くの細菌が肺に入り、誤嚥性肺炎の原因になることがあります。

高齢者の肺炎は、高熱などのはっきりとした症状がでない場合もあるので、調子が悪いと思ったら医師に診てもらうことをおすすめします。

脱水　気づかないうちに脱水状態に？

年をとると、喉が渇いたと感じる「渇水中《かっすいちゅう》枢《すう》」の感覚が次第に鈍くなります。つまり身体が脱水状態でも、水を飲みたいと思わないこともあります。夜間の頻尿などを嫌って、水分摂取を控える人も少なくありません。お茶やコーヒーなど、サラサラの液体は誤嚥しやすいため、さらに水を飲まなくなり、脱水に陥りやすくなります。脱水状態が続くと、血液の粘度が増して血管を詰まらせやすく、脳梗塞や心筋梗塞を起こす原因ともなります。

一般的に、成人で一日２ℓの水分が必要だといわれています。脱水予防には食物以外で最低１ℓの水分をとる必要があります。より安全に水分をとるためには、市販のゼリー飲料を活用したり、液体にトロミをつけるなどの工夫も必要です。食事も、水分をとる大事な機会です。食が細くなると、栄養だけでなく水分も不足しがちになります。

きちんと食べているつもりでも

低栄養

うまく噛めない、飲み込みにくい状態になると、やわらかいものを選ぶようになり、メニューのバリエーションが乏しくなりがちです。おのずと食べる量も減り、低栄養に陥りがちです。たんぱく質の摂取不足を防ぐには、肉や魚をやわらかく調理して食べたり、たまごや豆腐などを積極的にとる心がけが必要になります。

栄養が不足すると、体力や免疫力が落ちるので、病気にかかりやすく、症状が悪化する可能性も高くなってしまいます。

そのため日頃からこまめに体重を計るなどして、低栄養の予防に気を配ることが大切です。例えば、普通のごはんに比べてカロリーが低いお粥には、たまごやバターを加えたり、栄養補助食品を追加して高カロリーで高タンパクになるよう工夫します。

それでも体重が少しずつ落ちてくる場合は、医師に相談することをおすすめします。

なぜ自分だけ、という気持ち

食べられない精神的苦痛

食事は、私たちの生きる源であり、楽しみでもあります。食べたい物が食べられなくなるのは、本人にとってかなりの精神的な苦痛です。また、自分だけ違う物を食べているという疎《そ》外感《がいかん》や、安全を理由に食べる物が制限されるのは大変つらいものです。

かといって、食べたいものを食べるのが医学的にみて危険な場合があるのもまた事実です。

食事制限については、十分な検査や治療をしたうえで、医師からきちんと説明してもらった方が、本人も納得できて受け入れてもらいやすくなります。

嚥《えん》下《げ》障害《しょうがい》のある人の食事は、医学的な安全を踏まえたうえで、おいしく食べられるように味や外見を工夫し、栄養面にも配慮することが重要なポイントになります。また、食べられそうなメニューを選んで、外食に行く、カフェでスイーツを食べるといった、楽しむ機会も積極的に設けましょう。

危険を未然に防ぐためのチェックポイント

誤嚥《ごえん》を疑うサイン

こんな症状が出たら要注意

❶ 食べ物をよくこぼす

❷ 無意識に涎《よだれ》を垂らしていることがある

❸ 食べかすや薬が口の中に残る

❹ 食事中に咳《せ》き込むことがある

❺ 食後の咳《せき》が増えた

❻ 飲み込みにくい食べ物がある

❼ 食事に時間がかかるようになった

❽ 食べた後に声がかすれる

❾ よく痰《たん》がからむ

❿ お茶や水でむせることがある

飲み込む機能を自己チェック

嚥下障害《えんげしょうがい》は、飲み込むときだけの問題で起こるわけではありません。そしゃくする力、喉へ送り込む力、舌や頬の筋肉、唾液など様々な要素が原因となるのです。食べるものによっても飲み込みにくさの程度も変わってきます。

今まで普通に食べていたものが、なんとなく食べづらくなった、飲み込みにくくなったと感じたら、嚥下障害の可能性があります。上記の十項目の中でひとつでも当てはまるものがある場合、食べる際に必要な力や感覚が少し弱くなっているのかもしれません。

症状にはもちろん個人差がありますが、軽いからといって放置しておくと、誤嚥や低栄養によって深刻な被害を招く恐れがあります。上記のような症状がみられる場合は、自己判断するのではなく、かかりつけの医師に相談して、自分の嚥下機能の状態を診てもらい、症状にあった早めの対策をとることが健康維持のためにはとても大切なのです。

嚥下機能に関する簡単なテスト

唾液を飲み込んでもらう

ポイント 三十秒に三回できるかどうか

水を飲んでもらう

ポイント 約3cc飲んでもむせないかどうか（水を飲む前後で、声が変わらないかどうか）

咳払いをしてもらう

ポイント 力強く咳ができるかどうか
息を吸わないで、胸の中にある空気だけで小さくてきれのよい咳をしてみましょう

舌なめずりをしてもらう

ポイント 唇の周りをぐるりと一周できるかどうか

特定の言葉を発声してもらう

ポイント 「パ・パ・パ」「タ・タ・タ」「カ・カ・カ」「アー（十五秒）」が言えるかどうか

ぶくぶくうがいをしてもらう

ポイント こぼさずに数秒間ブクブクできるかどうか
勢いよく吐き出すことができるか

危険信号を見逃さない

加齢による嚥《えん》下《げ》障害《しょうがい》はある日突然起きるのではなく、少しずつ進行するため、本人でも気がつきにくいものです。高齢者は気道に食べ物や痰があっても強いむせが起こらず、自覚がないこともあります。誤《ご》嚥《えん》性《せい》肺《はい》炎《えん》になってはじめて嚥下障害が発覚するというケースも実は多いのです。

右ページにある項目の中で、気になる点があれば、上記のテストをしてもらってください。嚥下障害の疑いがあれば、耳鼻科もしくはリハビリテーション科などで「嚥下内視鏡」や「嚥下造影」を受けることをおすすめします。嚥下内視鏡は鼻から内視鏡を入れた状態で食べ物を飲み込んでもらう検査です。嚥下造影はバリウムを入れたゼリーなどを少しずつ食べてもらい、その動きをレントゲンで撮影する検査です。これらの検査を受けることで、食べる、飲み込むという行程の中でどこに異常があるのかをチェックし、治療に役立てることができます。

嚥下障害の問題と管理

栄養と安全

栄養

脱水を予防する

高齢者は若い人と比べて身体に蓄積されている水分量が少ないので、脱水予防のため、十分な水分をとっていただきたいところです。しかし嚥《えん》下《げ》障害《しょうがい》があると、お茶やコーヒーなどサラサラした液体は誤嚥しやすくなります。

安全に水を飲むには、トロミをつけるなど工夫する必要がありますが、トロミをつけすぎると味がまずくなりますし、ベタついてかえって飲み込みにくくなることもあります。介護する場合は、飲んでもらう前に自分で飲んでみてトロミの具合や味をたしかめてみてください。最初からある程度トロミのついているスムージーやゼリー飲料などを選んで水分を摂るという方法もあります。また、食材にも水分は含まれているので、うまく工夫して一日に必要な水分量２ℓ（食物以外で最低１ℓ）をとるようにしましょう。

栄養

栄養不足対策

体格によって差はありますが、高齢者が低栄養にならないためには一日に１３００ｋｃａｌくらいは必要だといわれています。噛む、飲み込む、といった力が落ちてくると、やわらかい食べ物が中心になり、一回に飲み込める量も減り、栄養も不足しがちになります。また、よく噛んだり何回かに分けて飲み込むなど、一口摂取するのにも労力（エネルギー）が必要になってきます。

一度に食べられる量が少ないなら、一日３食ではなく食べる回数を５食、６食と増やして、一日の総量を多くするという方法もあります。一週間単位で食材をどれだけ消費したかを目安に、炭水化物、たんぱく質、脂質、ビタミン、食物繊維などいろいろな栄養素がバランスよくとれるよう工夫してみましょう。少量でも多くのカロリーがとれる市販の栄養補助食品なども上手に活用しましょう。

栄養&安全

油脂の嚥下のしやすさを利用

食べ物を飲み込みやすくするために、油脂を加える方法があります。

たとえば、ゆで卵の黄身はそのままだとパサついて食べづらいですが、マヨネーズで和えると食べやすくなります。肉も牛・豚バラ肉のように適度な脂肪があるほうが、赤身よりもスムーズに飲み込むことができます。

生活習慣病の心配から敬遠される方も多いですが、油脂はカロリーも高いため、少量でエネルギーが確保できるメリットがあります。アルツハイマー型認知症予防につながる『マインド食』で推奨されているオリーブ油、ココナッツなどに含まれるMCT油、クルミなどに含まれるオメガ3脂肪酸など、身体によい油は多数あります。

糖尿病やコレステロールを厳しく制限されている場合を除いて、適量の油脂をうまく活用しましょう。

安全

見た目・香り・味・温度

食事をするときは、口だけでなく目や鼻も使っています。つまり、「おいしい」と感じるかどうかは味覚だけでなく視覚や嗅覚も関係しています。それに、おいしいものや好物はたくさん食べることができますが、おいしくないものはなかなか喉を通りません。これは嚥下《えんげ》障害《しょうがい》がある人でも同じです。なぜなら、見た目がおいしそうで香りもよければ、脳の中で食欲が刺激され、嚥下反射が起きやすくなるからです。

ですから、同じ料理でも「見た目」と「香り」と「味」が良ければ、通常よりも飲み込みやすくなるのです。また、メニューごとにおいしいと感じる「適温」もあります。

やわらかさも、もちろん重要ですが、色やトッピングにひと手間かけて、おいしそうな一皿をめざしましょう。

誤《ご》嚥《えん》を防ぐために

食べるときの姿勢を見直す

車イスで食べる時の注意点

食事中にむせやすい人や、飲み込みにくい人は、安定した姿勢で食事をしているかチェックしてみてください。

車椅子の場合も、食べるときには足を床につけて体をしっかり安定させましょう。左右に身体がふらふらしてしまうようなときは、脇の下にクッションや丸めたバスタオルなどを挟んで上半身を倒れないようにしてみましょう。

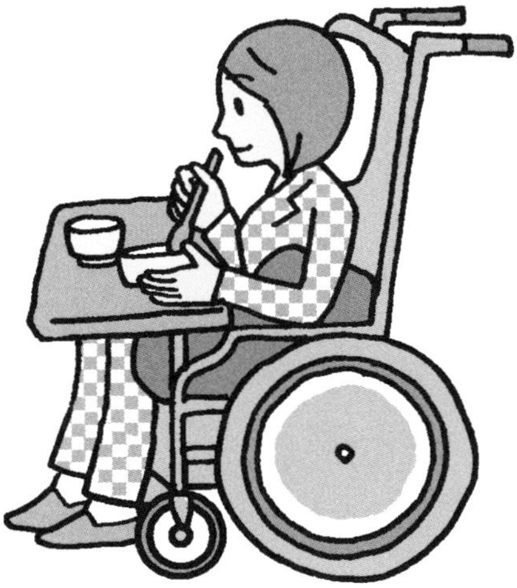

リクライニングの注意点

寝たきり介護が必要な人の場合、ベッドをリクライニングした姿勢で食事をとったほうが、気管の下に食道が位置するため、食べたものがスムーズに食道に入り、安全な場合があります。

一般的にリクライニングの角度は30度から45度が安全だと言われていますが、身体を安定させるためにも、足の裏に何かを置くのがポイントです。食べづらい場合、腰の位置や枕の高さを見直すことで驚くほどラクになる場合があります。

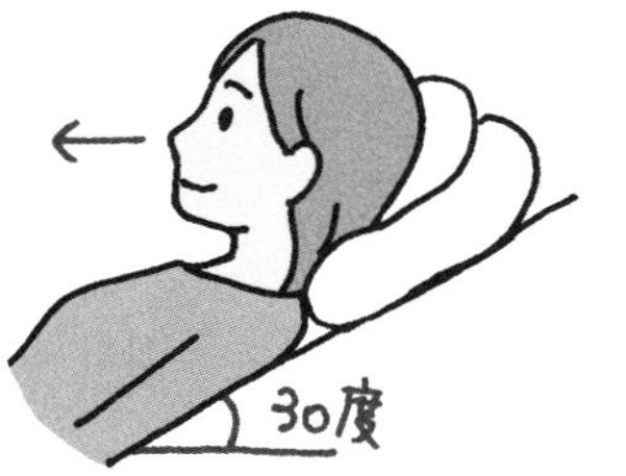

頸部前屈が最も安全
約30度に起こす

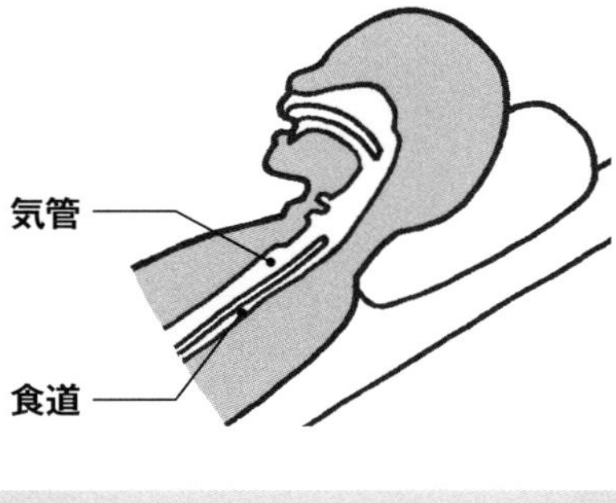

安全に配慮した
飲み込みの工夫

工夫 1

嚥下《えんげ》の意識化

むせが起こりやすい人は、飲み込むときにしっかり口を閉じること、歯を閉じることを意識することで、むせが少なくなるケースがあります。テレビなど、他のことに気をとられながらの食事では誤嚥《ごえん》する危険性も増えるため、食べるときは食事に集中するようにしてください。

工夫 2

交互嚥下

飲み込んだ後でも、口の中や喉に食べかすが残っていることがあります。飲み込んだ後に軽く咳き込んだり、声がぜいぜいする場合は喉に食べかすがある可能性があり、そのままの状態では、喉に溜まった食べかすで誤嚥する危険性があります。そんなときは、食物を飲み込んだ後に、喉ごしの良いゼリーやムース状のものを飲み込むことで口の中や喉の食べかすをキレイにする交互嚥下がおすすめです。一口ごとでなくても数口に一回は、喉ごしがよい、いちばん飲み込みやすいものを口に入れましょう。食事の最後には五口くらい飲み込みやすく、残りにくいものを飲みましょう。

工夫 3

うなずき嚥下

軽く顎をあげた後、飲み込むときにかるくうなずくようにします。なお、背中が曲がって首が水平に近くなっているような人の場合、自然と首の振りが大きくなっていることがあります。その場合は、無理に姿勢を変えるとかえって飲みにくくなることがあるので、試してもらう前によく観察してみてください。

工夫 4

体温＋《プラス》／－《マイナス》20度

温かい食べものは温かく、冷たい食べものは冷たく、それぞれの料理を適温で食べることが、嚥下反射を促すといわれています。料理を出すときは体温プラスマイナス20度以上を目安に心がけてみてください。

工夫 5

息こらえ嚥下

飲食物を飲み込む前に意識的に息を止め、飲み込んだら「は！」と強く息を吐き出します。呼吸と共に飲食物を吸い込んでしまう誤嚥を防ぐ効果があります。

嚥《えん》下《げ》障害《しょうがい》の人が

不足しがちな栄養素

不足しがちな栄養素	不足を補う栄養素が多く含まれる食品
ビタミンA	卵黄・うなぎ・モロヘイヤ・銀だら・かぼちゃ
ビタミンE	かぼちゃ・うなぎ・アボカド
ビタミンC	柿・いちご・かぼちゃ・じゃがいも・さつまいも
鉄	ほうれん草・枝豆・豚レバー・高野豆腐・卵
亜鉛	うなぎ・牛ひき肉・卵・レバー・納豆
たんぱく質	豆腐・卵・牛乳・牛豚ひき肉・カレイ・タラ

嚥下障害の人が

食べやすく、比較的カロリーの高い食品

食品名	1食で基本的に食べる分量とカロリー
ねぎとろ ※ねぎ抜き	(188g)85kcal
ウニ	(29g)45kcal
プリン	(1個・110g ※グリコプッチンプリン)157kcal
バナナ	(1/2本・75g)39kcal
温泉卵	(1個・60g)77kcal
アボカド	(1/2個・100g)131kcal
バニラアイスクリーム	(1個・39g)139kcal
ヨーグルト	(1個90g ※チチヤスヨーグルト)85kcal
はちみつ	(22g ※大さじ1杯強)65kcal
シュークリームに入っているカスタードクリーム	(1個分・80g)368kcal
マヨネーズ	(大さじ1)80kcal

参考文献：
「簡単！食品カロリー早わかりBOOK」 2002年5月1日 吉田美香著 ㈱主婦の友社発行
「新・毎日の食事のカロリーガイドブック」2003年8月20日 香川芳子監修 女子栄養大学出版部発行

軽度 コード4 ～ 重度 コード2-1

学会分類コード別

調理の工夫

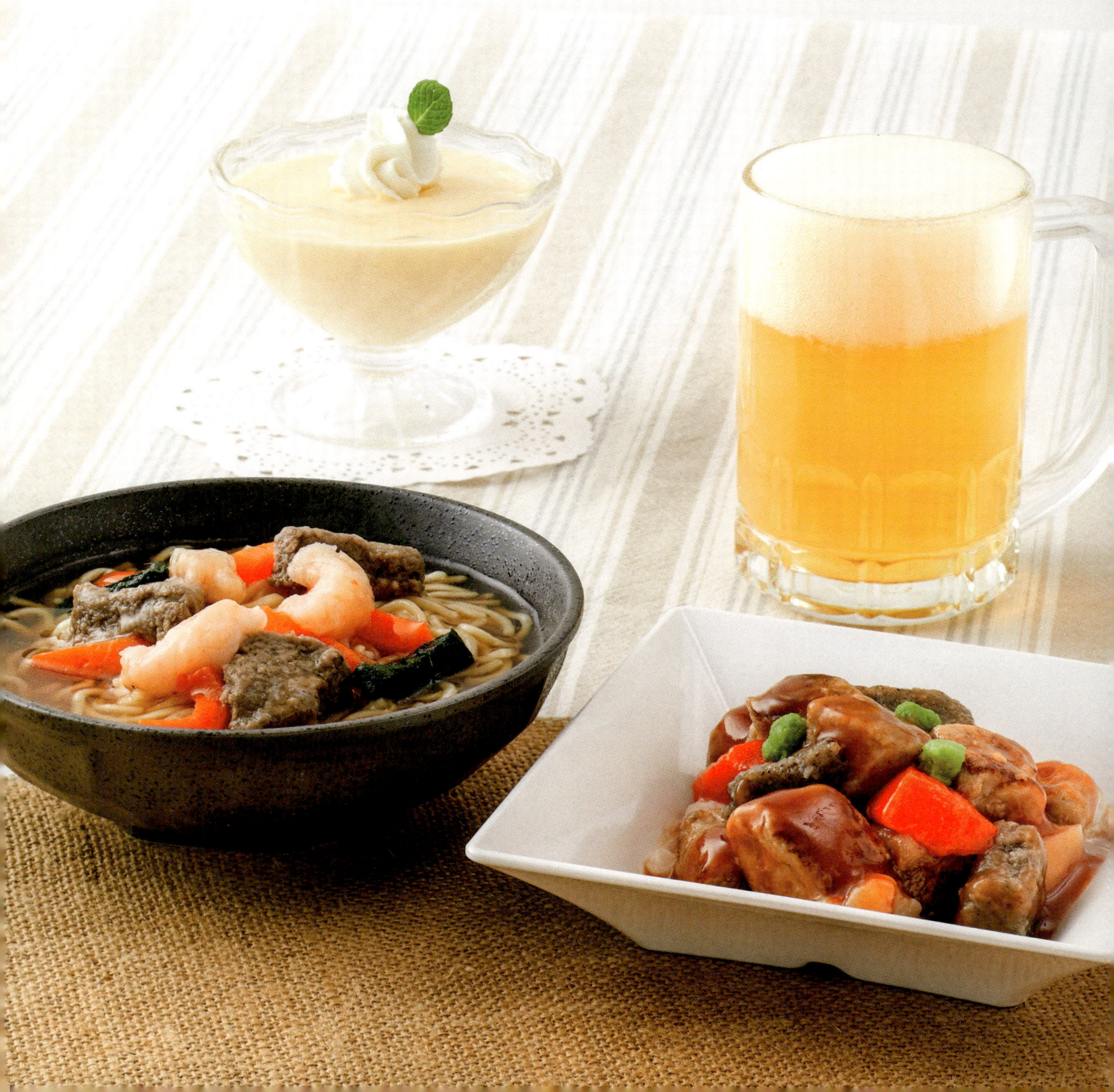

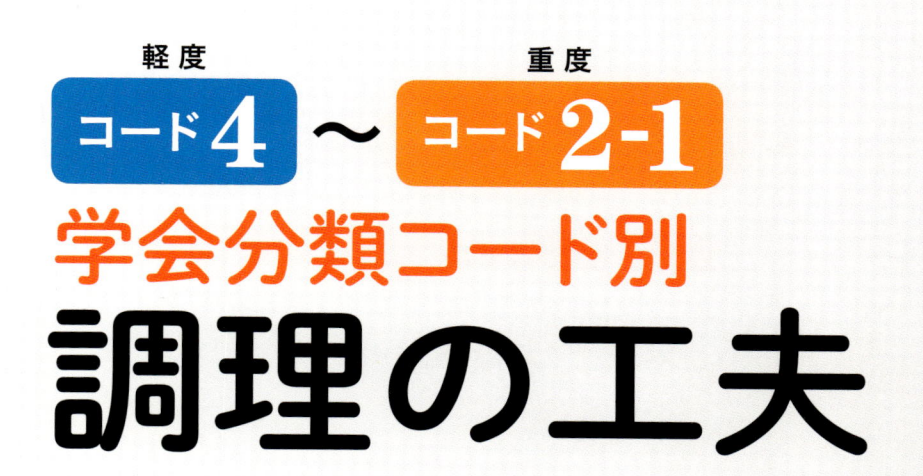

学会分類コード別
食事対応法

食形態の学会分類

一口に嚥《えん》下《げ》障害《しょうがい》といっても、症状の程度にはかなり幅があります。

さまざまな症状の方に対応するために、医療の現場では、段階的な嚥下食を用意してリハビリテーションを行っています。

左のページは、日本摂食嚥下リハビリテーション学会で作成した「嚥下調整食学会分類２０１３」という嚥下食の段階分類で、「コード」と呼んでいます。

コード0t、コード0jは、最も症状が重い方に対して、嚥下評価や訓練を行うためのもので、まだ食事というほどのものではありません。

jはゼリーのj、tはトロミのtです。重症だけれども、ゼリー状のものなら嚥下しやすい人と、トロミ状のものなら嚥下しやすい人の両方がいますので、jとtの2種類があります。

脳梗塞でそれなりの嚥下障害が見られる場合には、コード0から始めて段階的に食事を上げていくことが多いですが、その他の疾患で軽症の方の場合には、コード3やコード4から始める場合もあります。必ず段階的に上げるのが正解ではなく、コード2-2、コード2-1ではやわらかくてかえって食べる意欲が起きにくいけれども、コード3やコード4のほうが咀《そ》嚼《しゃく》や送り込みを誘発して食べられる方もいらっしゃいます。

この学会分類は、作り方ではなくて、結果の食形態です。本書では、ミキサーを用いた作り方をご説明していますが、必ずしも、コード2だからミキサーを使わなければいけない、ということはありません。自然の食品や普通の食品でも、食形態が説明と一致していたら、そのコードの食品となります。

もちろん、食品ですからコードの中でも幅があります。本書では、コード2でも、やや、形があるようにレシピを調整しています。症状に応じた食事を摂りながら次第に普通の食事に近づけていくことが、嚥下障害のリハビリテーションでは基本となります。

「学会分類２０１３」に興味のある方は、日本摂食嚥下リハ学会のホームページをご覧ください。全文をPDFでダウンロードできます。

症状

軽

重

コード 4

上下の歯槽提間の押しつぶし能力以上

嚥下調整食4 **やわらかい食べもの**

- 窒息と誤嚥のリスクを配慮して素材と調理方法を選んだ料理。箸とスプーンで切れるほどやわらかいもの。

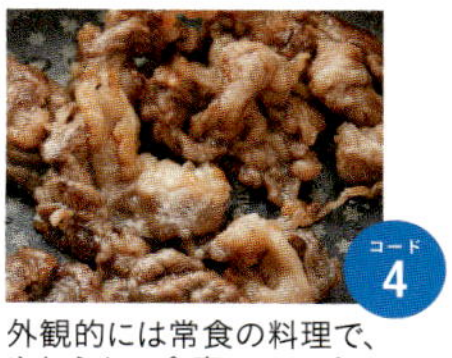

外観的には常食の料理で、やわらかい食事のレシピ

コード 3

舌と口蓋間の押しつぶし能力以上

嚥下調整食3 **舌で押しつぶして送り込みが可能な料理**

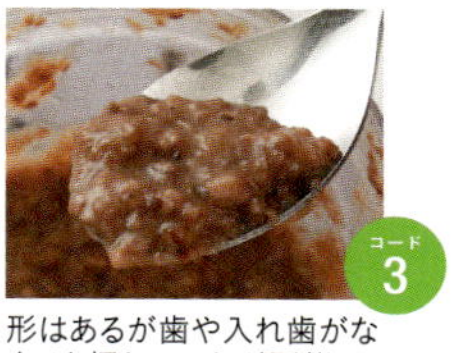

形はあるが歯や入れ歯がなくても押しつぶしが可能で、食塊形成が容易であり、多量の離水がないやわらか食

※牛肉で説明

コード 2-2

下顎と舌の運動による食塊形成能力及び食塊保持能力

嚥下調整食2-2 **ザラつきがある、ピューレ・ペースト・ミキサー食**

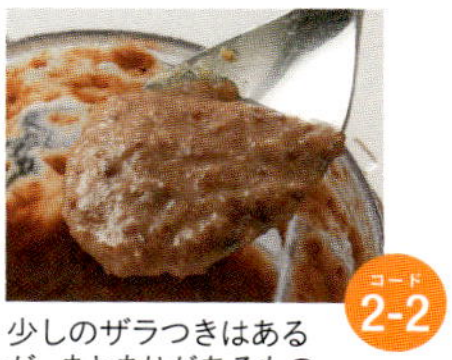

少しのザラつきはあるが、まとまりがあるもの

コード 2-1

嚥下調整食2-1 **べたつかずまとまりのあるピューレ・ペースト・ミキサー食**

- 口腔内の簡単な操作で食塊状となるもの。
- 咽頭では残留、誤嚥をしにくいように配慮したもの。

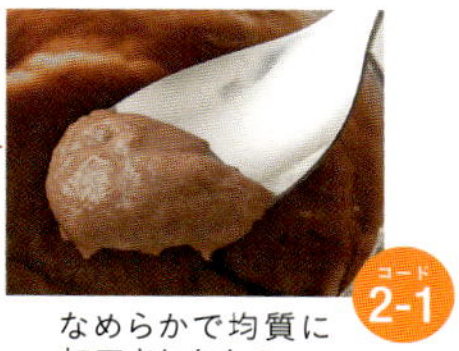

なめらかで均質に加工されたもの

コード 1j

若干の食塊保持と送り込み能力

嚥下調整食1j **なめらかなゼリー・プリン・ムース状のもの**

- 口腔外にてすでに食塊になっており、少量すくってそのまま丸のみが可能なもの。
- 送り込みには多少意識して口蓋に舌を押し付ける必要がある。

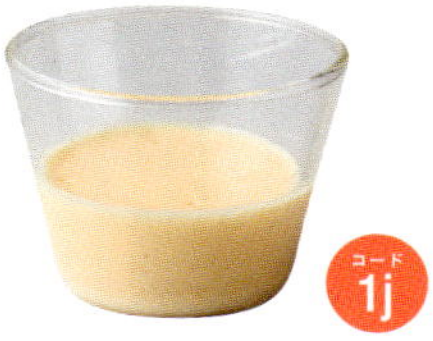

ミキサーゲルを用いてミキサーでプリン状に仕上げた食事

※やわらかプリン(P.117)

コード 0《ゼロ》t

若干の送り込み可能

嚥下調整食0t **タンパク質含有量が少ないもの**

- 重度の症例に対する評価と訓練用
- 少量ずつ飲み込むことを想定。
- ゼリーの丸飲みで誤嚥したり、ゼリーが口の中で溶けてしまう場合。

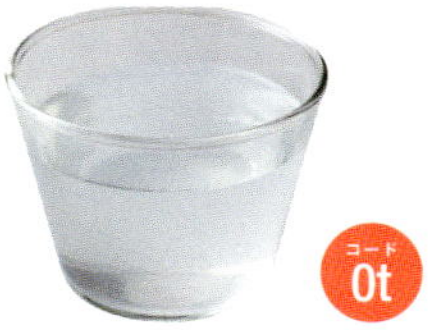

均質で付着性、凝集性、かたさに配慮したトロミ水

※スポーツドリンク(P.127)

コード 0《ゼロ》j

嚥下調整食0j **タンパク質含有量が少ないもの**

- 重度の症例に対する評価と訓練用
- 少量をすくってそのまま丸のみ可能、離水が少ないゼリー。
- 残留した場合に吸引が可能なもの。

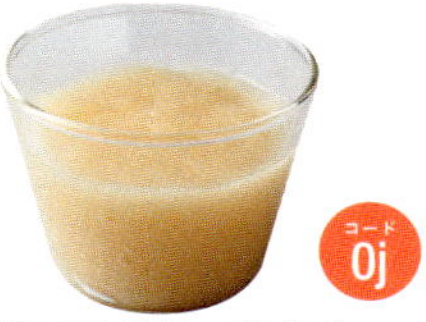

均質で付着性、凝集性、かたさに配慮したゼリー

※やわらか桃ゼリー(P.123)

学会分類コード別

嚥《えん》下《げ》調整食サンプル

飲み込みやすい食事の物性と食形態

やわらか食

コード4

主食

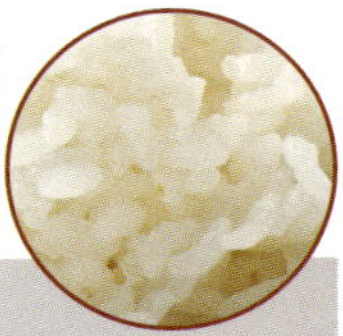

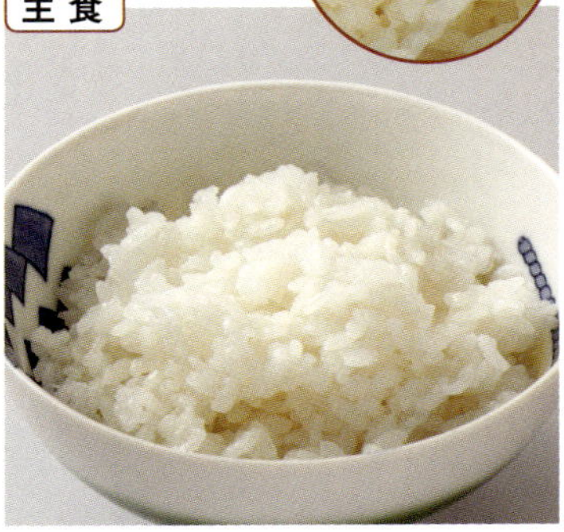

●やわらかめのごはん

米の重量の1.9〜2倍の水で炊飯する。

※通常は米の重量の1.2〜1.4倍の水分量。

おかず

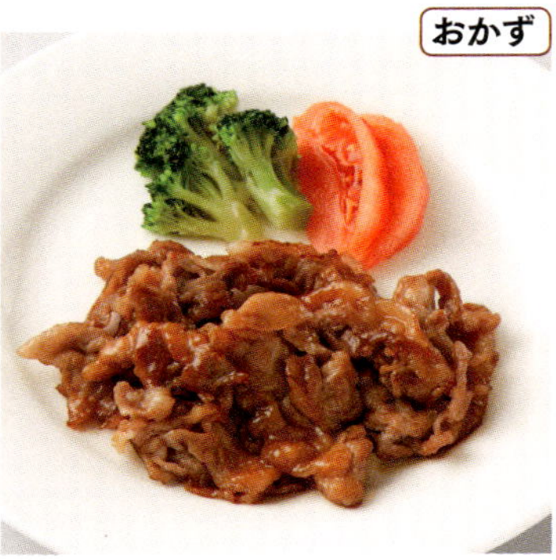

●豚肉のしょうが焼き

コード4 は豚バラしゃぶしゃぶ用肉を用いて、しょうが焼きを柔らかく仕上げる。

粗つぶし食

コード3

主食

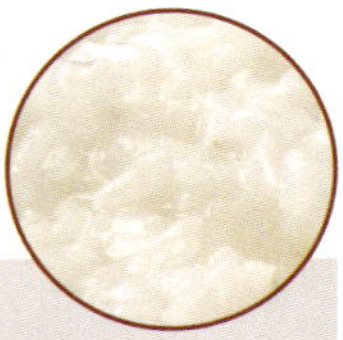

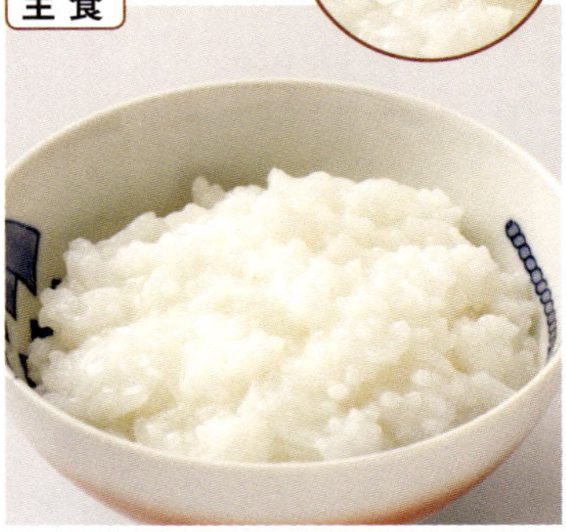

●お粥

離水のないやわらかいお粥。

おかず

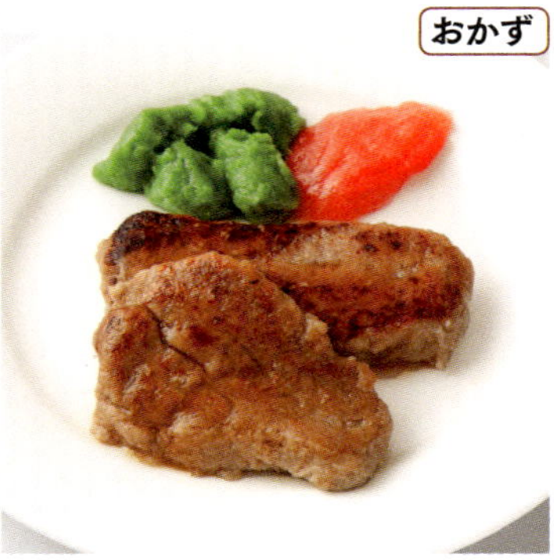

●豚肉のしょうが焼き

コード3 用の豚肉ムースを使ってやわらかく表面を焼き、たれをからめる。

ゼリートロミ食

コード2-2〜2-1

主食

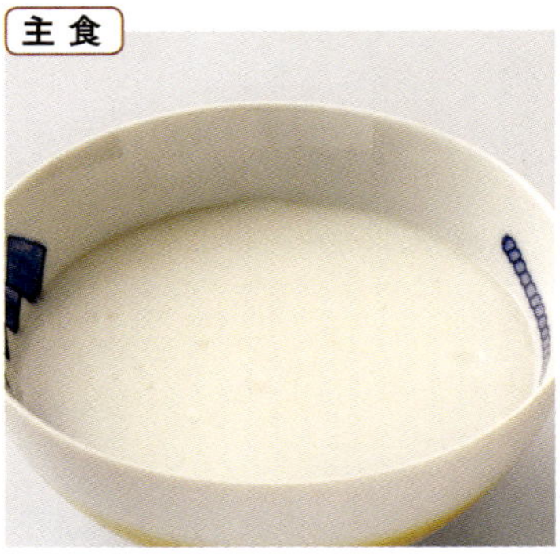

●ゼリー粥

離水のないべたつかないペースト状のゼリー粥。

おかず

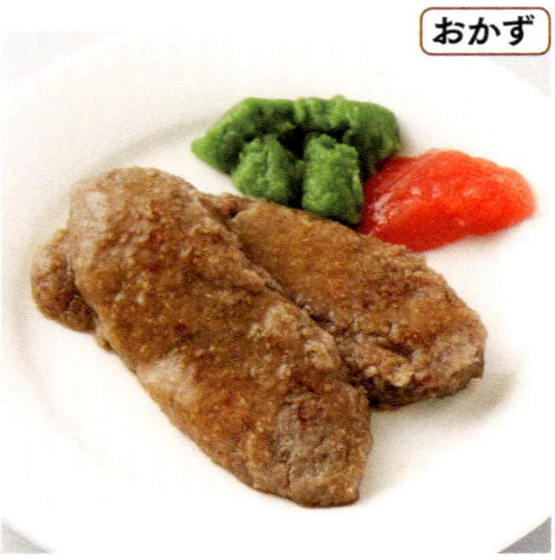

●豚肉のしょうが焼き

コード2-2、**コード2-1** 用の豚肉ムースを使ってトロミのあるたれをかける。

誤《ご》嚥《えん》しやすい食品

1	2	3	4
形が変わりにくい	喉に残りやすい	誤嚥したとき むせやすい	液体と個体が 混在するもの
繊維が多いもの 噛み切れないもの	粘りのあるもの パサパサしたもの	さらさらした液体 酸味の強いもの	口の中で 水分と固形に 分かれるもの
ごぼう、たけのこ たこ、イカ	餅、団子、 カステラ、パン	お茶、水 梅干し、レモン	高野豆腐、 お茶漬け

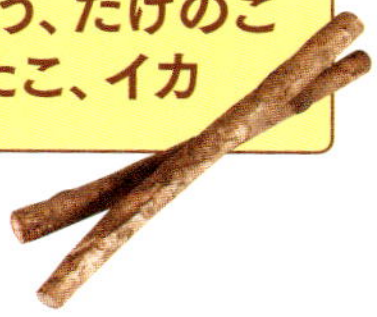

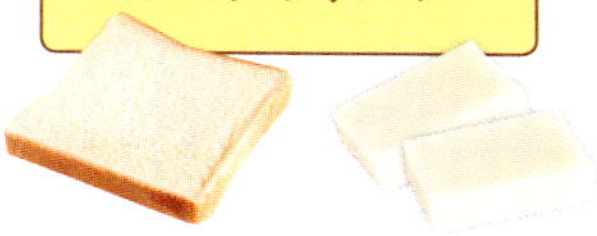

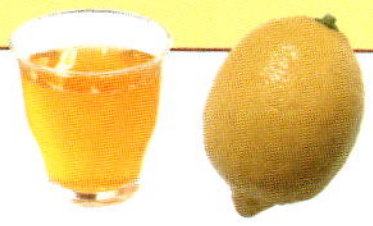

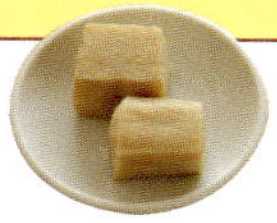

嚥下食に向いていないメニュー例

●お麩とそぼろの煮物

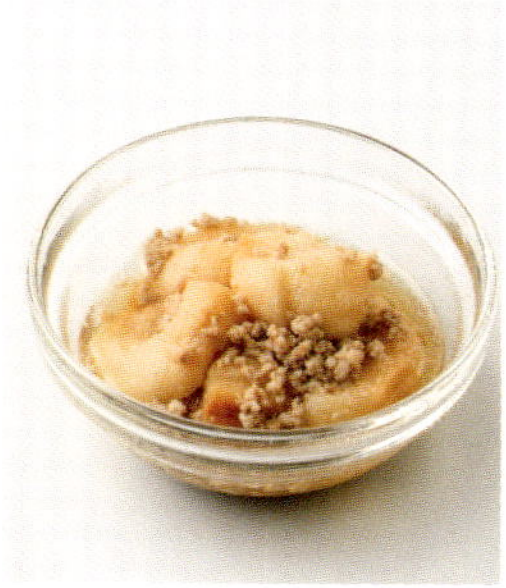

かむと煮汁が出てしまう。

●みかんの缶詰

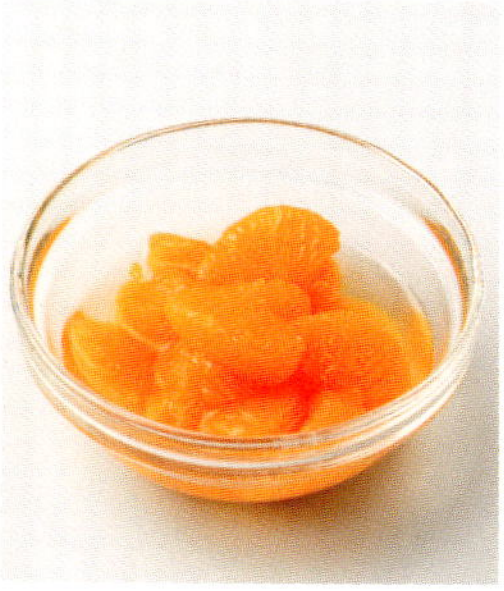

かむと果汁が出てしまう。

●ひじきの煮物

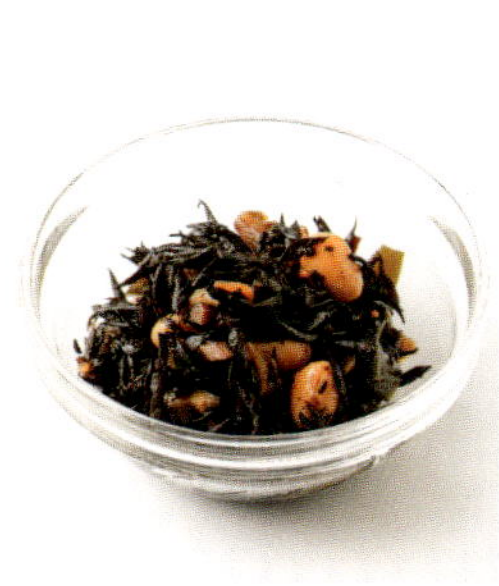

パサつき、口腔内でバラける。

●卵焼き

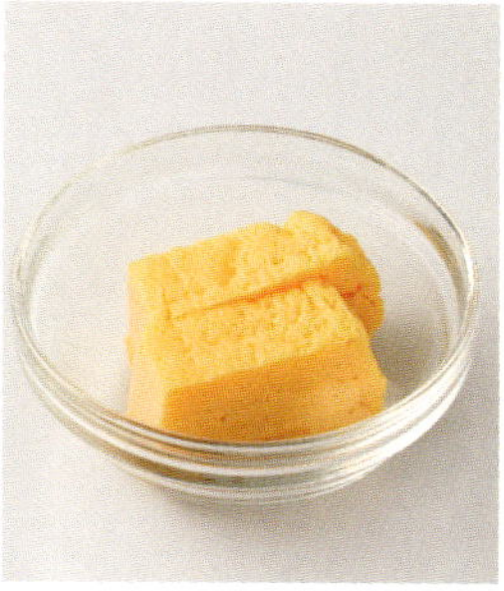

パサつき、口腔内でバラける。
※ジューシーでやわらかければOK。

●茶碗蒸し

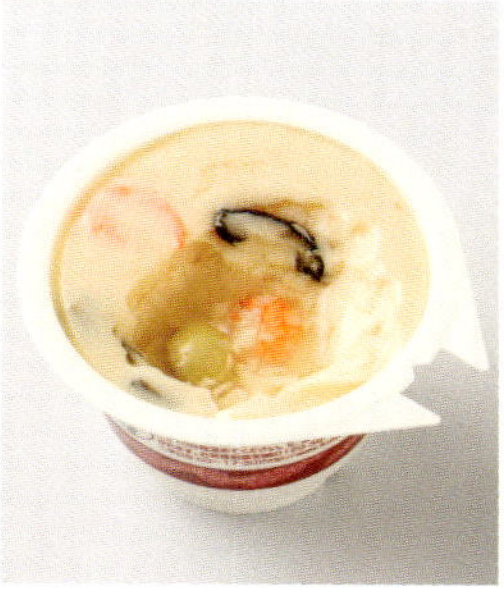

だしが離水して、硬さが異なる具材が口腔内でバラけて危険。
※市販でも具がなければOK。

●エビ団子のスープ

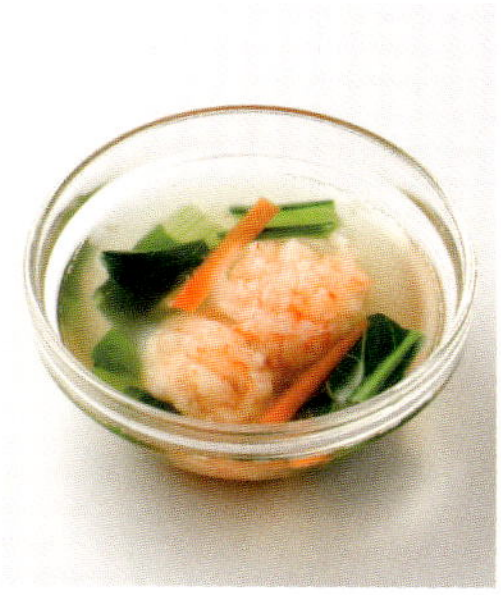

異なった形態のものが重なると誤嚥の危険が高まる。

●鶏ささみの和えもの

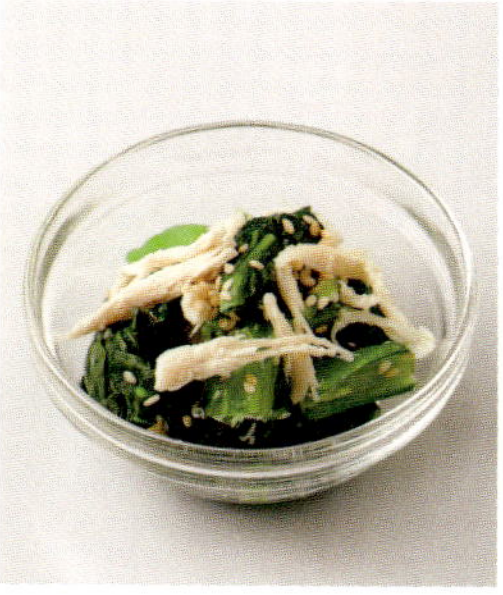

葉ものが口腔にはりつき、ささみはパサついて食塊形成が困難。

●里芋の煮物

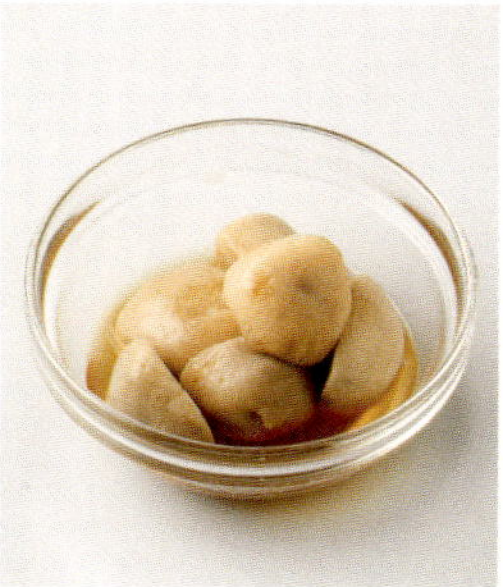

芋類、かぼちゃ、パン、米などでんぷん質はのどにつまりやすく口腔内でベタつく。

嚥下《えんげ》食をかんたんにおいしく作るコツ

本書で使うゲル化剤とトロミ剤について

トロミ剤

トロミ剤とは、トロミ調整食品ともよばれ、液体にトロミをつけるためのものです。

『トロミパワースマイル』

ベタつきのない粘性でトローリとした飲み込みやすいトロミがつく。本書ではミキサーを使用しないものに使用しています。

ゲル化剤

ゲル化剤とは、ゼラチンや寒天のように半固形のものを作るためのものです。

『ホット&ソフト』

温かく食べたいものや、でんぷんを含む食材にはでんぷん分解酵素を含むゲル化剤『ホット&ソフト』を使用。べたつきの原因であるでんぷんを、でんぷん分解酵素（α-アミラーゼ）で分解してからゼリー状に固めることでべたつかないゼリーにします。加熱ムラを防ぐために、平たい形状の耐熱容器に食材を入れてラップをし、500Wの電子レンジで沸騰するまで（ゲル化剤が反応する80℃以上になるまで）温め、よくかき混ぜます。この工程は鍋で行っても良い。

『ミキサーゲル』

天然由来の成分で素材の色彩や味を変えることなくミキサーにかけるだけで、ムース状のゼリーができます。

ゲル化剤

『ミキサーゲル』

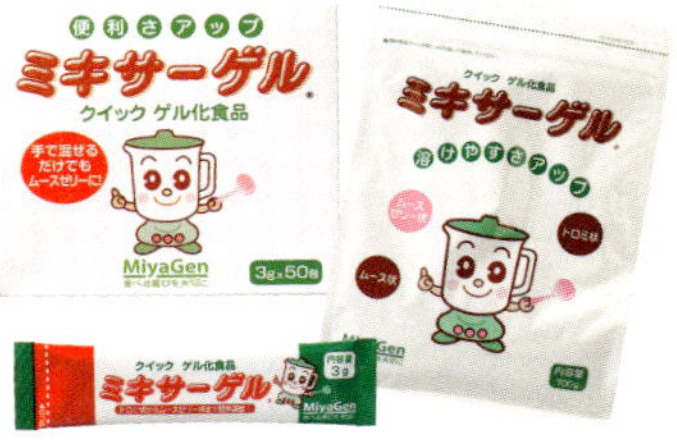

ミキサーを使って調理する本書のレシピ全般に使用しているゲル化剤。食品の味や風味を損なわないため、食品本来のおいしさを保ってくれます。冷めて固まったところを食べるのが基本ですが、温度変化にも柔軟なので、温めて食べることも可能です。

〈問い合わせ先〉
宮源　☎073-455-1711

ゲル化剤

『ホット＆ソフト』

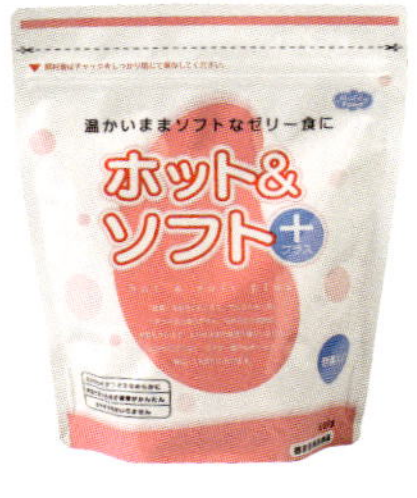

お芋やお粥、かぼちゃ、揚げ衣などをミキサーにかけると糊のようにべたつくのは、食材に含まれるでんぷんが原因。酵素入りゲル化剤を使えば、でんぷんが入った食材でもベタつかずゼリー状に固めることができます。65℃から固まり始めるので、温かいうちに食べられるのも魅力。

〈問い合わせ先〉
ヘルシーフード　☎042-581-1191

トロミ剤

『トロミパワースマイル』

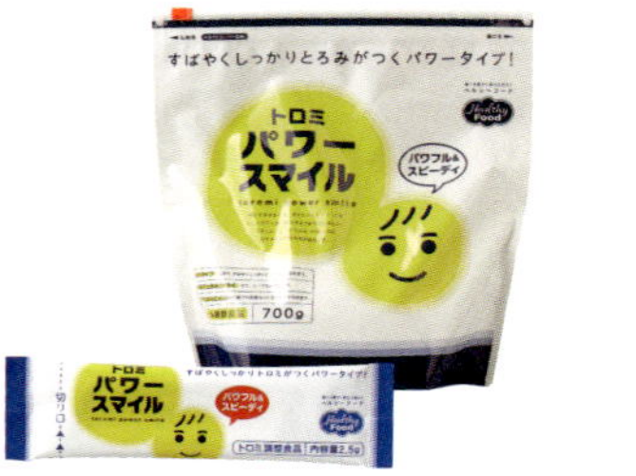

飲み込む機能が低下した方は液体を上手に飲み込めなくなります。液体にトロミをつけることで、口の中でまとまりやすくなり、「むせ」を防ぐことができます。飲み物や液状の食品に入れてすぐかき混ぜて2〜3分待つとトロミの状態が安定します。

〈問い合わせ先〉
ヘルシーフード　☎042-581-1191

全コード共通 ゲル化剤とトロミ剤の使い方

食品の味や風味を損なわず
温度変化にも柔軟に対応可能

『ミキサーゲル』

1 ゲル化剤

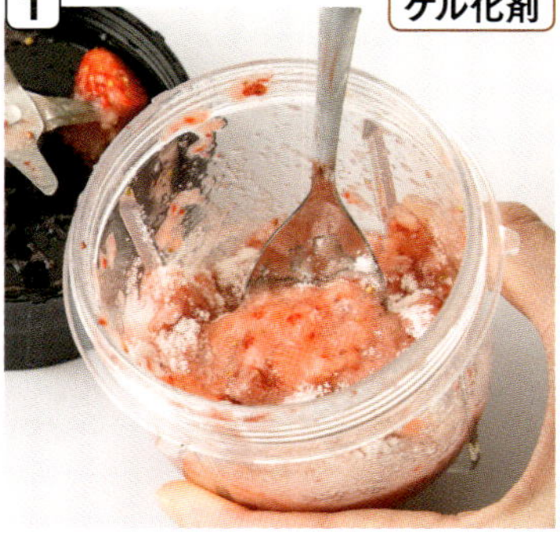

ストロベリーソース（P.111参照）で説明。ミキサーカップに食材とミキサーゲルを加える。ムラがないよう全体を混ぜ合わせる。

2

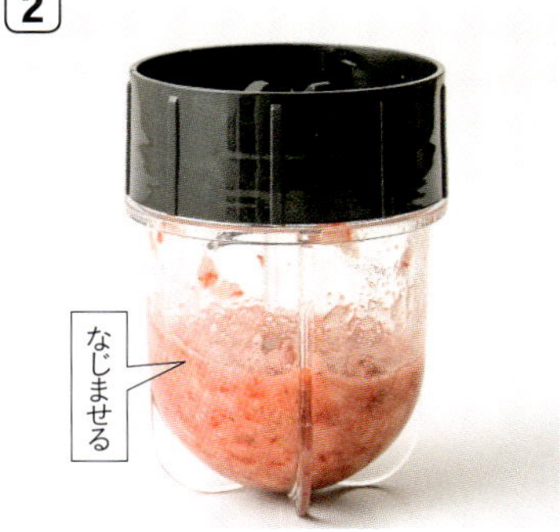
なじませる

60秒以上置き、ミキサーゲルをなじませる。

3

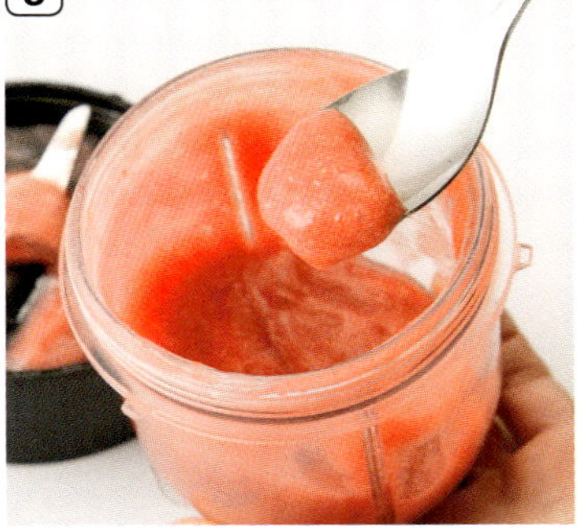

作りたいコードに合わせてレシピの指定秒数以上撹拌し、目的の形状にする。

温かく食べたいもの
でんぷんが入っている食材に最適！

『ホット＆ソフト』

1 ゲル化剤

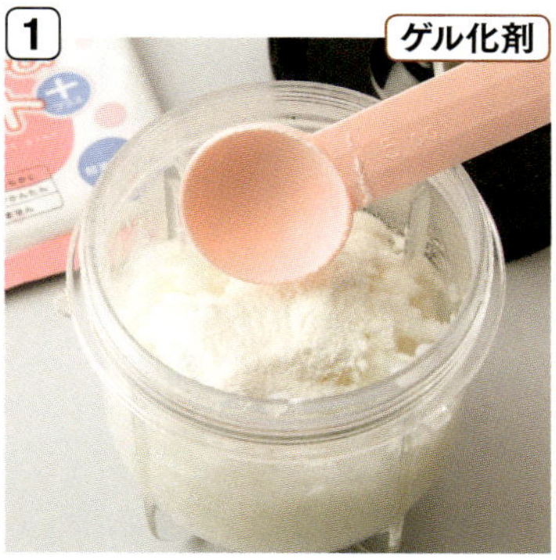

ゼリー粥（P.75参照）で説明。ミキサーカップに食材とホット&ソフトを加える。ムラがないようにスプーンで全体を混ぜ合わせ、ミキサーで撹拌する。

2

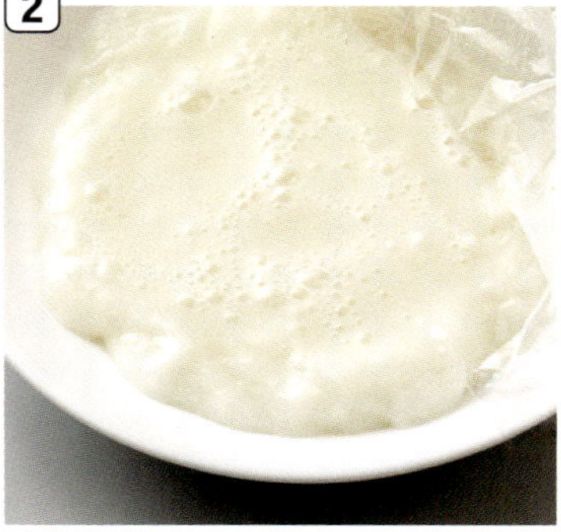

平たい耐熱容器に移してラップをし、沸騰するまで（ゲル化剤が反応する80℃以上になるまで）温める。鍋に入れて沸騰させても良い。※温度が高い分には問題なし

3

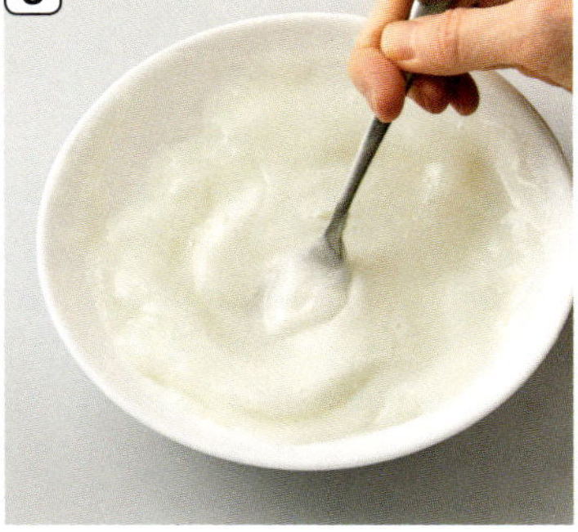

よくかき混ぜ（鍋の中でかき混ぜても良い）、すぐに固まるので容器に流し入れる。温かいうちに食べることができる。

ミキサーを使わず
液体にトロミをつけてくれる

『トロミパワースマイル』

1 トロミ剤

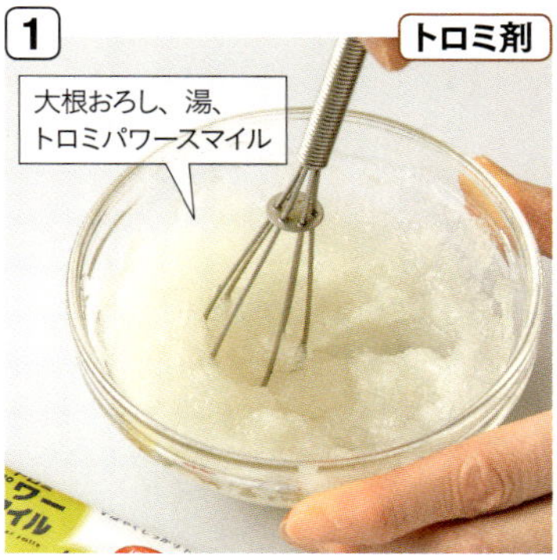
大根おろし、湯、
トロミパワースマイル

大根おろし和風あん（P.31参照）で説明。ポイントはまず、塩分、アルコール、酸味がないものとトロミ剤をミニ泡立て器で混ぜてトロミを発生させる。

2

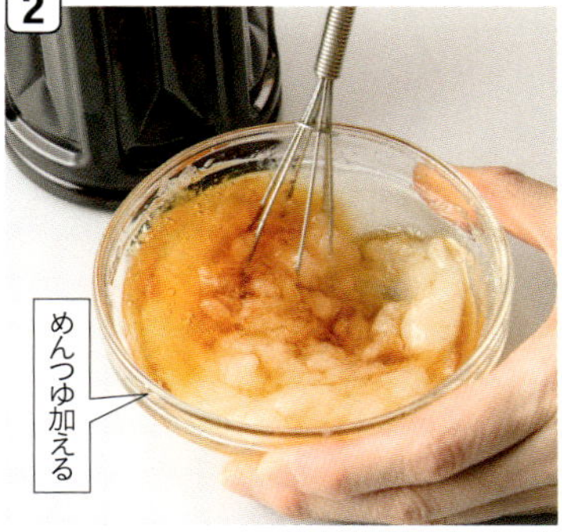
めんつゆ加える

トロミがついたら、次に塩分があるもの（しょうゆ、めんつゆなど）を少しずつ入れ、ミニ泡立て器で撹拌する。

3

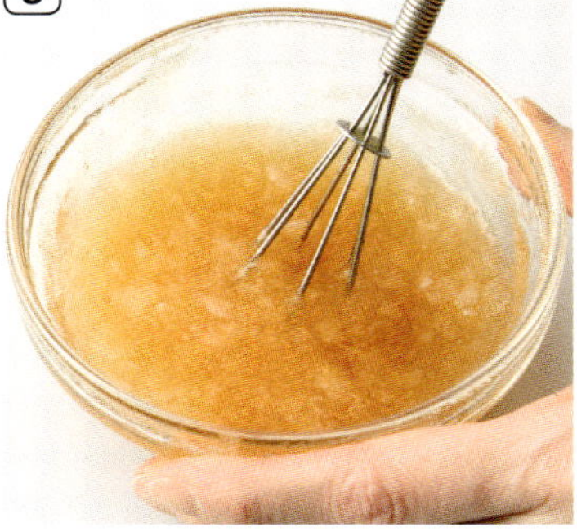

しっかりトロミがつく。

安全な食形態にする
ミキサーのかけ方

本書で使うミキサーについて

小型ミキサー

『マジックブレットミニ』

嚥下障害の方は一度にたくさんの量を食べることができないので、少量ずつ作れるミキサーを選ぶことが上手に作るポイントです。

包丁で料理の味が変わるのと同じで、ミキサーの刃が切れなくなると味が悪くなるうえ、なめらかで安全な食形態になりません。消化吸収も悪くなります。生ものを美味しく食べるにも切れ味のよいミキサーは重要です。本書は『マジックブレットミニ』で作りやすい分量で材料表記しています。

『バーミックス』

『バーミックススーパーグラインダー』をお持ちの方は小型ミキサーとして代用可能です。

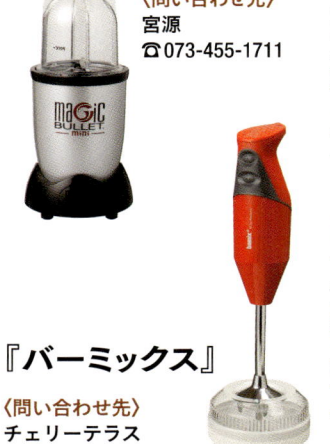

『マジックブレットミニ』

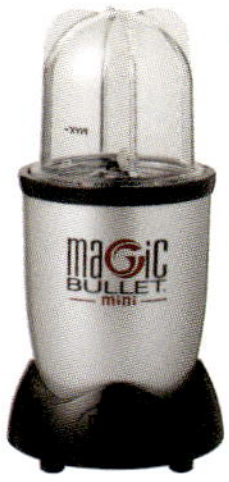

〈問い合わせ先〉
宮源
☎073-455-1711

『バーミックス』

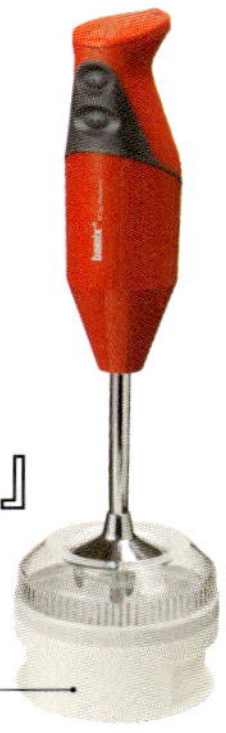

〈問い合わせ先〉
チェリーテラス
☎03-3770-8728

ミキサーの基本のかけ方

●食材の硬さ、分量、水分量によりミキサーにかける時間は多少異なります。

かかりやすい食材

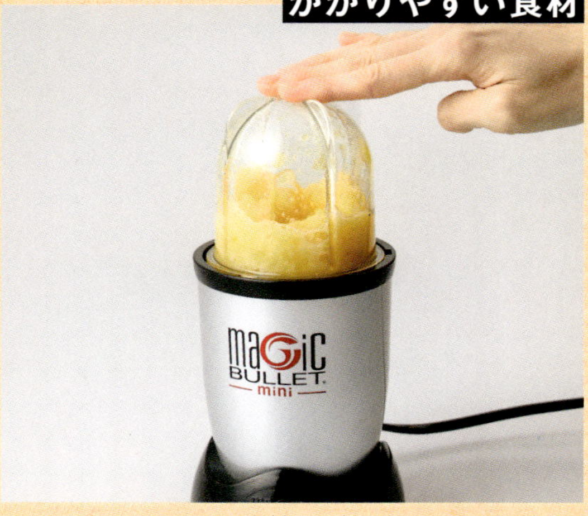

ミキサーにかかりやすい食材は、机に置いたまま撹拌してOK。

ミキサーが回らないとき

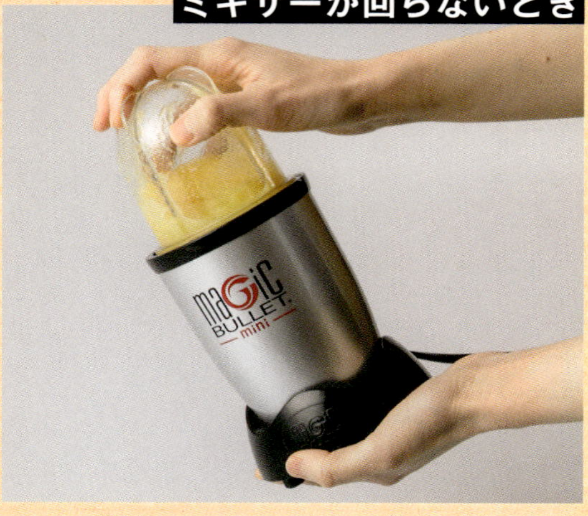

ミキサーが回らないときは、ミキサーごとふったり、ミキサーを斜めにして刃に食材がまんべんなくあたるようにする。

目でみて理解する学会分類コード別｜安全な食形態

コード3　舌でつぶして送り込みが可能な形態　※牛肉ムース（P.52参照）で説明

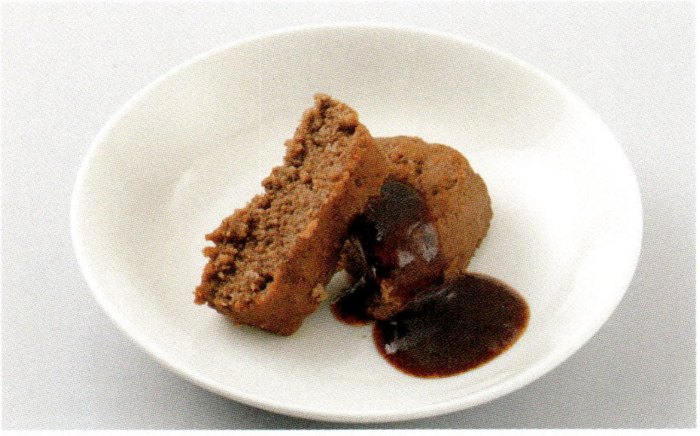

形はあるが、押しつぶしが容易で、食塊形成や移送が容易。咽頭でばらけずに嚥下しやすく、多量の離水がない状態。

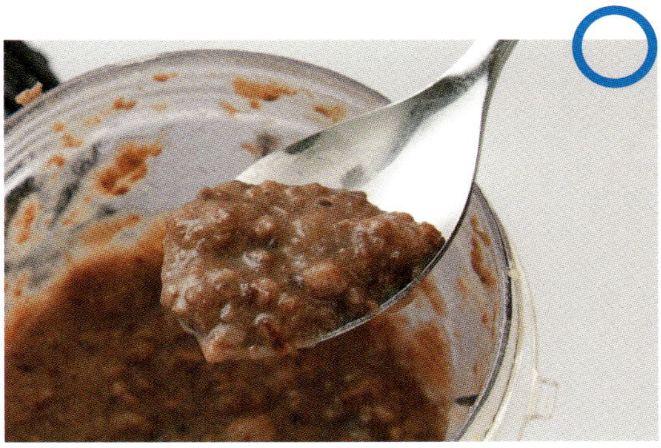

軽くミキサーにかけ、噛み切らなくても大丈夫な筋のない状態にする。硬くて大きな粒が残っているのはダメ。

コード2-2　多少ザラつきがある、ピューレ・ペースト・ミキサー食

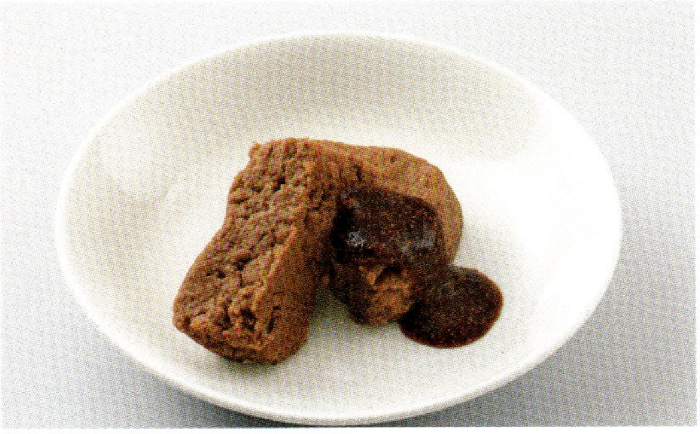

多少のザラつきがあるピューレ、ペースト、ミキサー食。なめらかで、べたつかず、まとまりやすいもの。スプーンですくって食べられるもの。

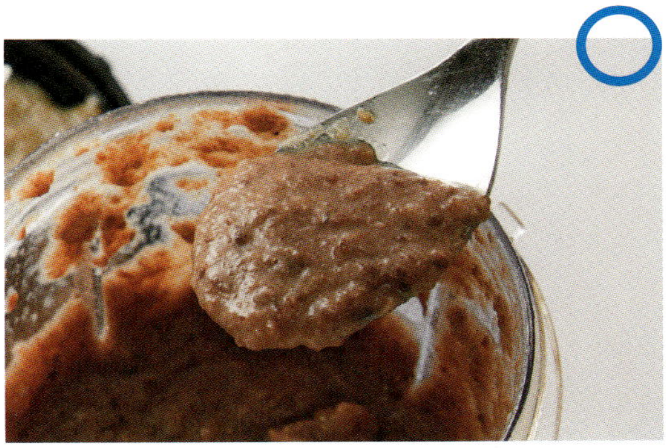

食材が刃にまんべんなくあたるようにし、ペーストにする。多少ザラつきがあっても構わない。ザラつきがあるペーストといっても、硬い粒々が残った状態はダメ。

コード2-1　べたつかずまとまりのある、ピューレ・ペースト・ミキサー食

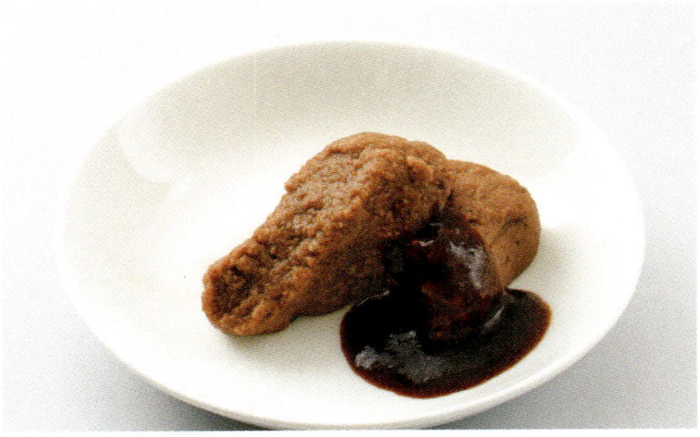

なめらかなピューレ、ペースト、ミキサー食。なめらかで、べたつかず、まとまりやすいもの。スプーンですくって食べられるもの。

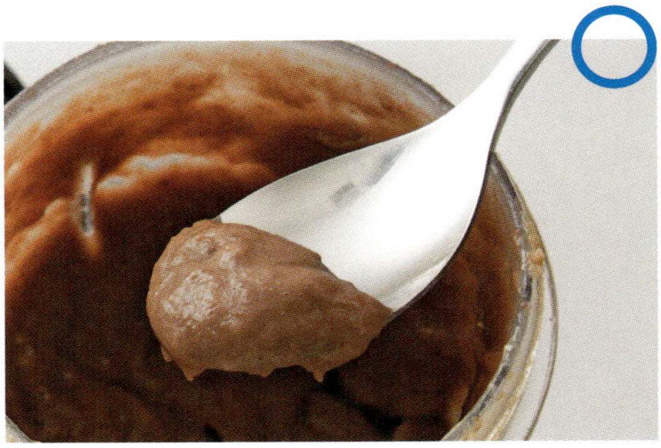

食材が刃にまんべんなくあたるようにし、ザラつきのないなめらかなペーストにする。均一でなめらかなペーストでないとダメ。

食べやすさをサポートする食具

お盆に角度をつけて食べやすく

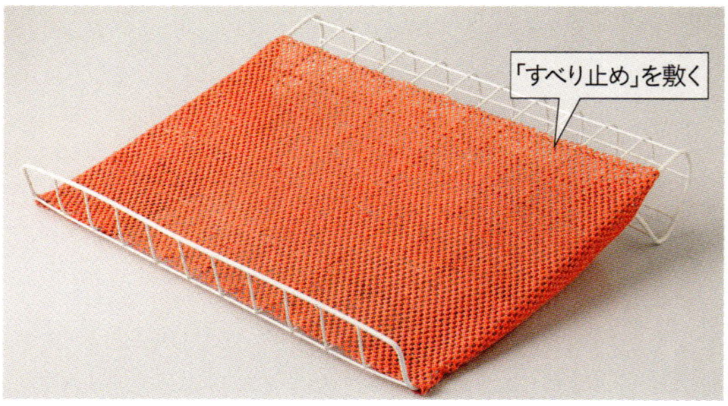

100均のワイヤーネット（41cm×50cm）を曲げて作った土台。食物の認識を高め、食器が取りやすく、食べやすくなる。角度や高さは使う方に合わせて調整する。

お盆に食器の滑り止めマットを敷く

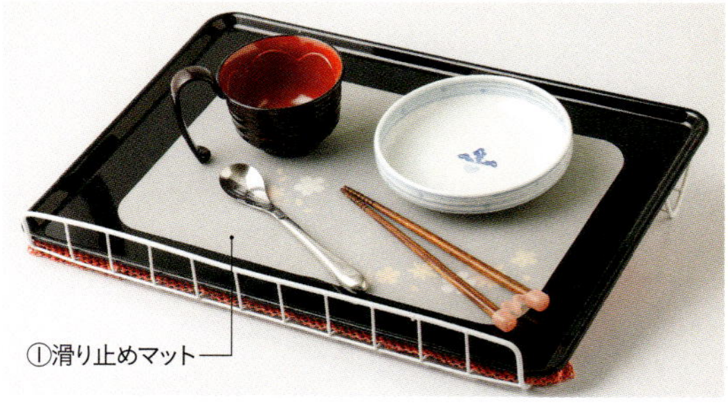

食器が滑らないように、お盆の上に滑り止めマットを敷く。

〈問い合わせ先〉 ①三信化工「スケルトンマット」

自分のペースで食べやすい食器、介助しやすい食器

スプーン

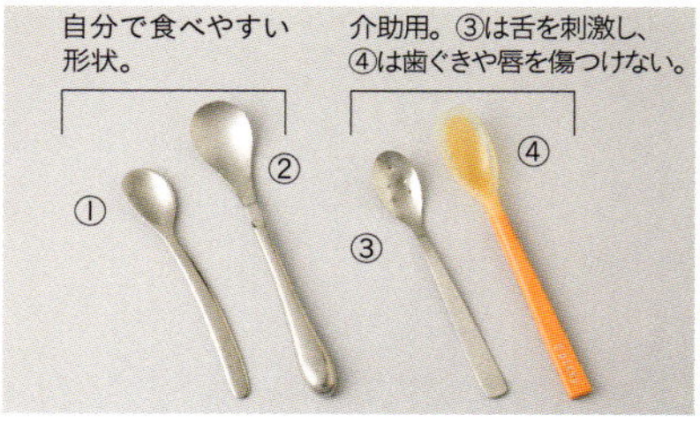

一口量が調整できるもの、開口不良時に役立つもの、左手でも食べやすいものなど、目的に合ったものを選ぶ。

〈問い合わせ先〉
①ののじ「ソフトスプーンフチ付きデザイン（左利き用）」、②青芳「ユニバーサルライトシリーズ（s）」、③ラックヘルスケア「リードスプーン」、④カタリキ「ピティシリコンスプーン（深型）」

フォーク

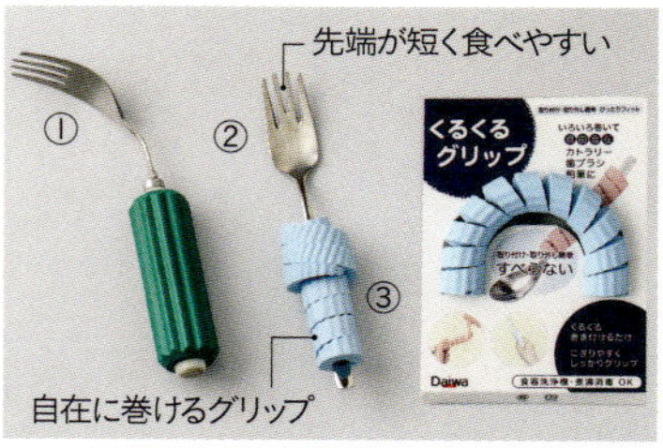

①使いやすいように首を曲げて使用できるフォークや、③持ちやすいように、自由自在に巻いて使えるグリップを選ぶ。

〈問い合わせ先〉
①斉藤工業「ラクラクシリーズ」、②ののじ「ランチフォーク」、③台和「くるくるグリップ」

箸

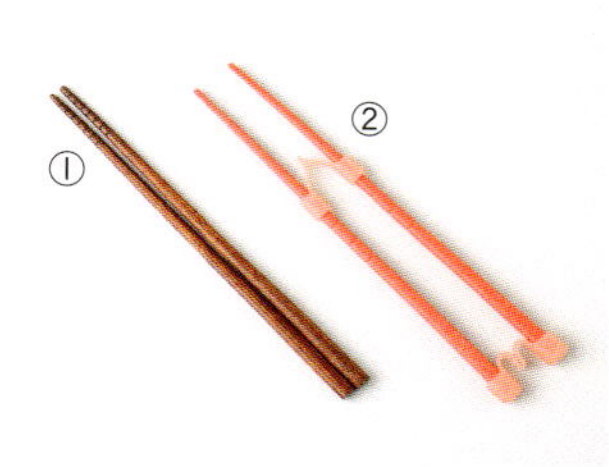

食べやすく、食べ物を捉えやすい形状を選ぶ。

〈問い合わせ先〉
①朝日化工「すべり止め木箸」、②ののじ「ちゃんと箸」

食べやすい食器、飲みやすい湯のみ

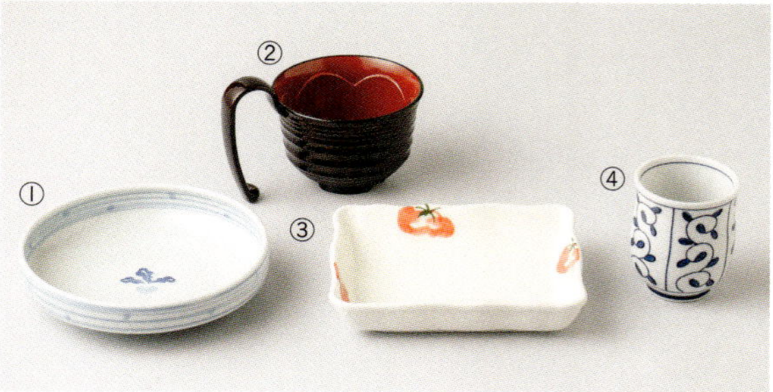

すくいやすく食べやすい食器と、飲みやすく持ちやすい湯のみ。

〈問い合わせ先〉
①・③「陶器自助食器」、④「あじわい丸湯飲み」三信化工、②汁椀「ユニバーサルホット椀」スリーライン

飲みやすい・持ちやすいカップ

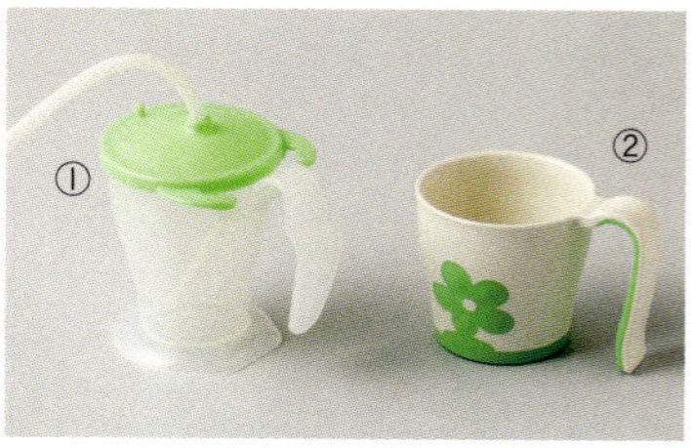

握力が弱い方でも軽くて持ちやすい。

〈問い合わせ先〉
①オオサキメディカル「ストローマグカップ」、②三信化工「マグカップ」

問い合わせ先一覧（50音順）
朝日化工☎052-325-3606、オオサキメディカル📞0120-15-0039、カタリキ📞0120-200-845、斉藤工業☎0256-62-2627、三信化工☎03-3539-3414、スリーライン☎03-3433-0021、青芳📞0120-137-149、台和☎03-3834-4111、ののじ☎050-5509-8340、ラックヘルスケア☎06-6244-0636

本書で使う道具類

テフロン加工フライパン フライ返し

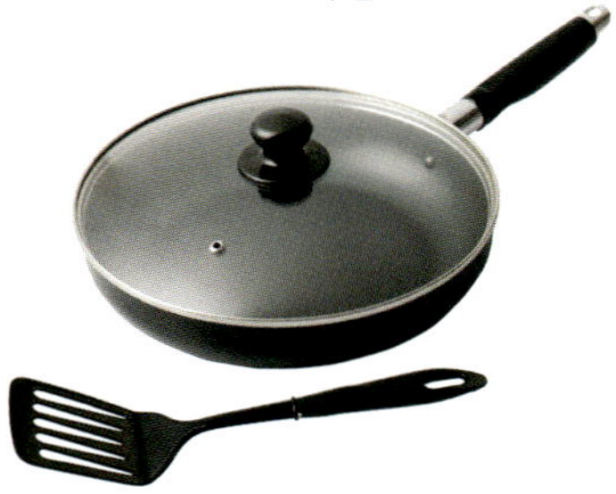

焦げ付かず使いやすいフッ素樹脂加工のフライパンを選ぶ。食材の水分が飛ばないよう、ふたを使用する。フライ返しはムースの再加熱時、ムースの形が崩れるのを防いでくれる。

キッチンペーパー

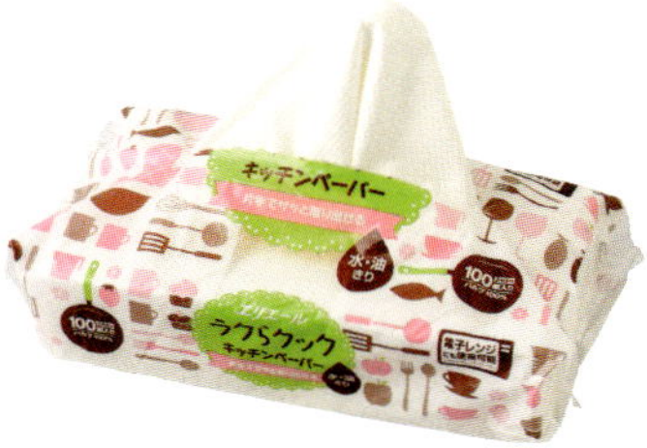

肉や魚をフライパンで焼く際、油が多すぎるとゲル化剤が効きづらくなるため、余分な油はキッチンペーパーで拭き取ることが失敗しない重要ポイント。

フライパン用ホイル

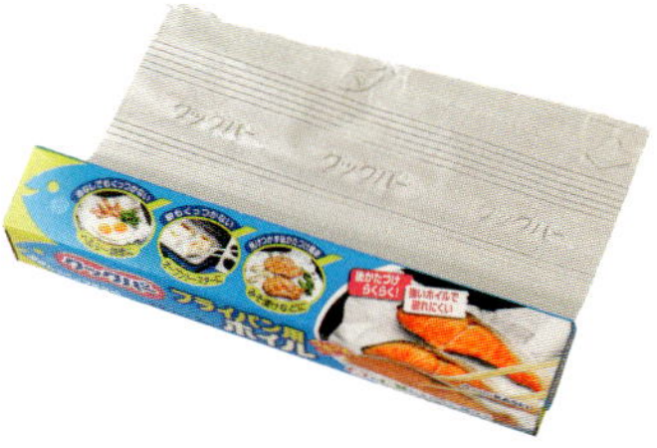

肉ムースや魚ムースの再加熱はフライパン用ホイルを用いて行うとフライパンにくっつかずにラクに調理ができる。ソースや醤油なども焦げつかずに調理ができて便利。

粉ふりボトル

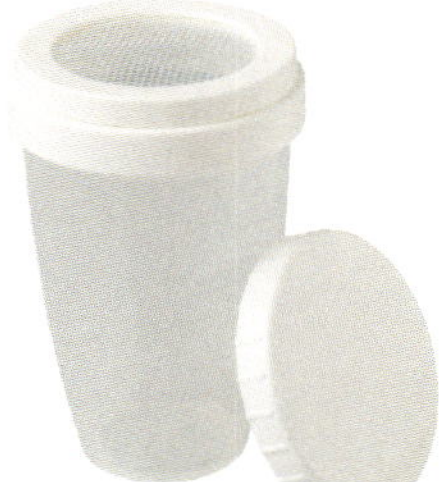

100均などで手に入る「粉ふりボトル」は、粉を肉ムースや魚ムースに薄くまぶせて非常に便利。粉をまぶすことで、ゲル化剤の溶け防止になる。

底が広めの 平らな器

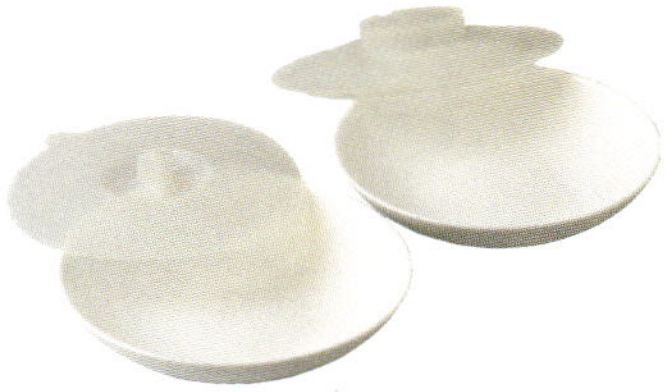

電子レンジ調理の加熱ムラを防ぐため、底が広めの平らな耐熱容器を使用。100均などで手に入る。ラップ代わりになるふたがあると便利。

型

ハンバーグ型

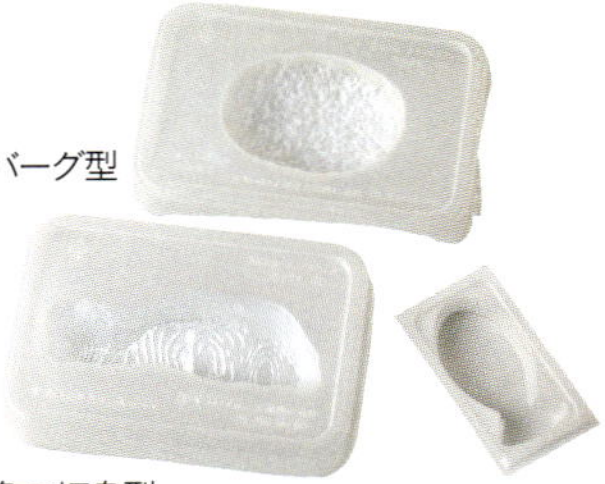

魚の切身型

肉ムースや魚ムースを流し込む際、空き容器を使っても良いが、市販の型でもOK。

〈問い合わせ先〉
『盛付サポート型どーる』
キッセイ薬品工業　☎0210-515-260

電動の小型ミキサー

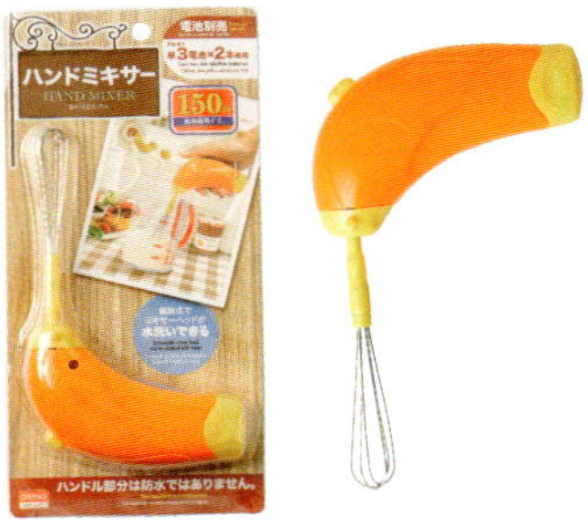

トロミがつきづらい（アルコール、塩分、酸味がある食材）とゲル化剤の撹拌は手動ではなく、100均などでも手に入る電動の小型ミキサーがあると便利。

ラップ、密閉できる 保存袋・容器

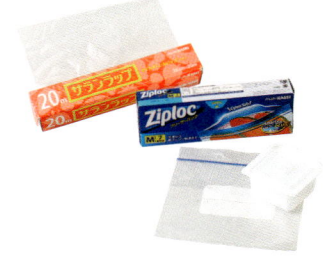

食材の水分が蒸発すると、レシピどおりに作っても安全な嚥下調整食品にならない。調理や保存の際には、ラップや耐熱性の密閉保存袋や容器が欠かせない。

離乳食用保存容器

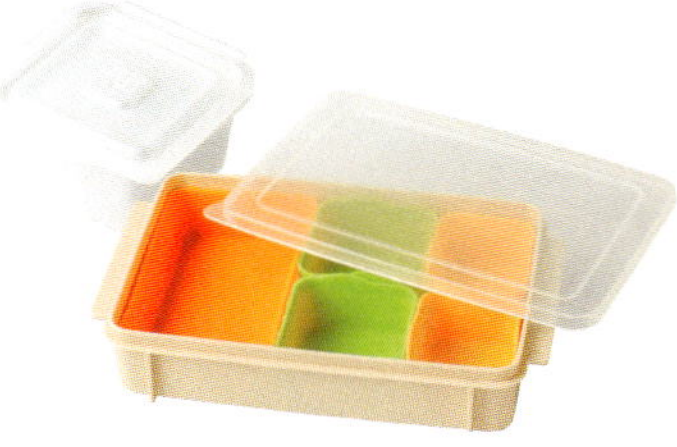

写真は100均のものだが、離乳食用食器を扱う『オクソー』などでも手に入る。1食分ずつ保存するには上段タイプがおすすめ。下段タイプは容器がシリコンになっているのでムースの取り出しが簡単。

〈問い合わせ先〉
OXO（オクソー）☎0570-03-1212

＋αして、飲み込みを助ける工夫

温泉玉子

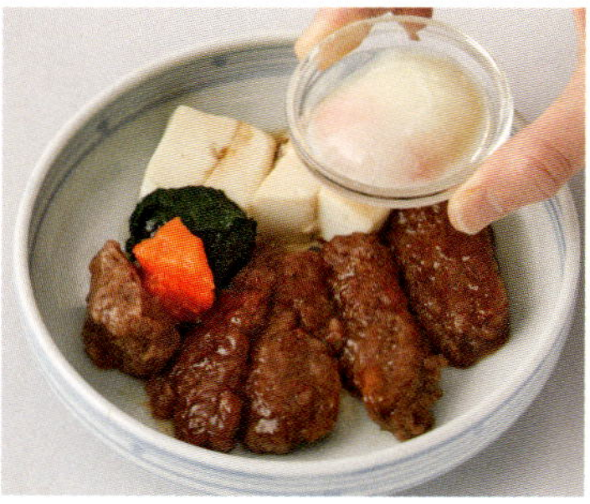

温泉玉子をトッピングすると食べもののまとまりが良くなり、食べやすくなる（P.56参照）。

野菜ムース

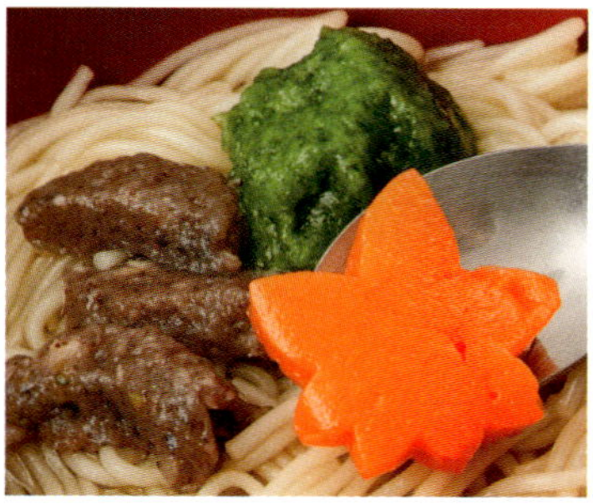

飲みこみづらい麺などは、野菜ムースをたっぷりトッピングすることによって飲み込みやすくなる（P.90参照）。

市販品を活用

●顆粒カップスープ

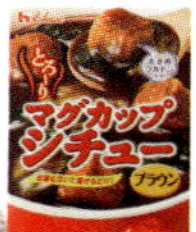

1

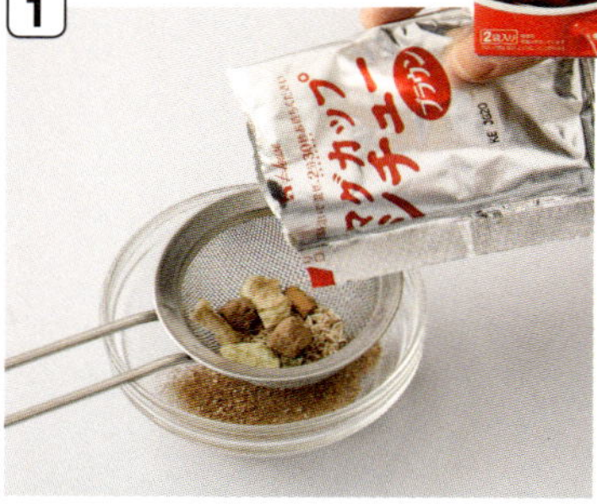

市販のマグカップシチュー（顆粒）の具をザルで取り除く。具材は使わない。

※『マグカップシチューブラウン』（ハウス食品）を使用

2

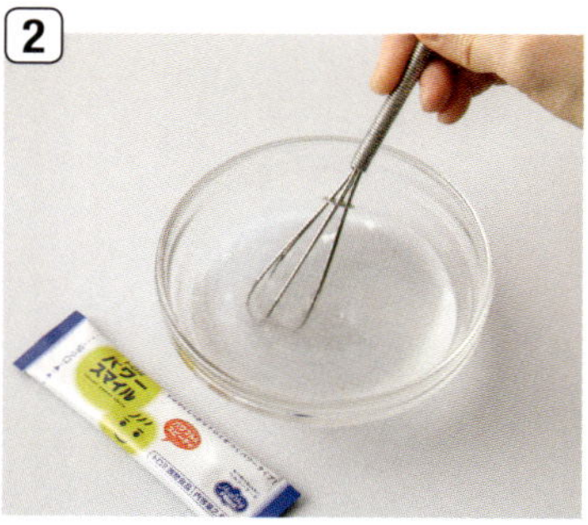

湯にトロミパワースマイルを加えてトロミをつける。

3

↓ソースとして使用

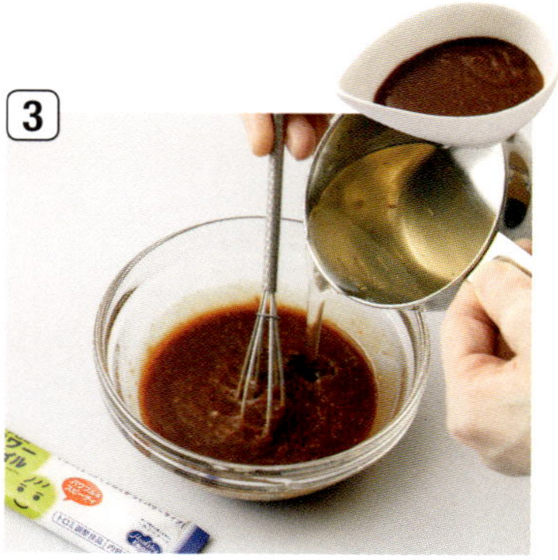

顆粒スープを入れてミニ泡立て器で撹拌する。ソースとしてハンバーグなどにかけて食べる。

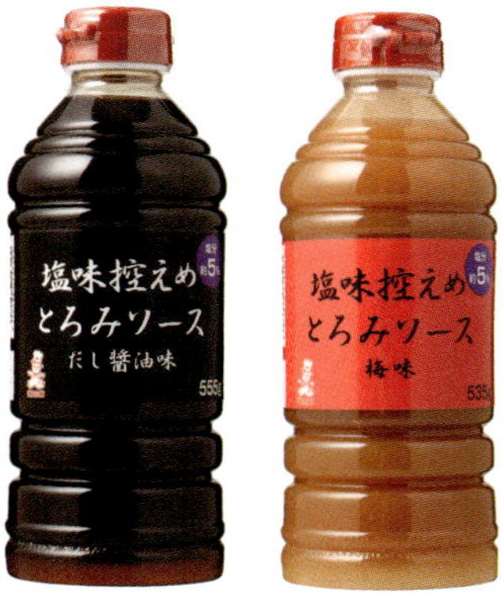

●塩味控えめ とろみソース

舌に残る適度な粘度とかつおだしの風味をきかせることで、塩分を抑えながらもしっかりとした味が感じられる。だし醤油味は、ほうれん草のおひたしや冷や奴に。梅味はお粥にそえると味のアクセントになって人気。

〈問い合わせ先〉ケンコーマヨネーズ
0120-851-793

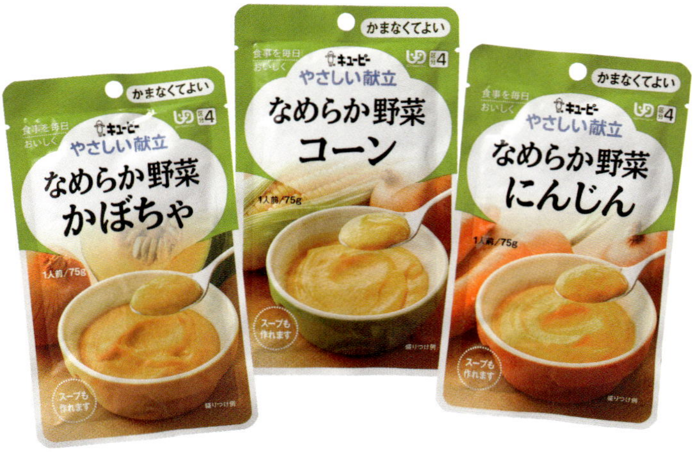

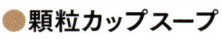

●キユーピーやさしい献立

素材の風味をいかした、なめらか食感のペースト食。作り置きの野菜ムースがないときに活用できる。かぼちゃ、コーン、にんじん、グリンピースなどの野菜や、ごはんやおかずなど種類も豊富。

〈問い合わせ先〉キユーピー　0120-14-1122

卵　野菜　肉　魚　主食　デザート　酒　飲料

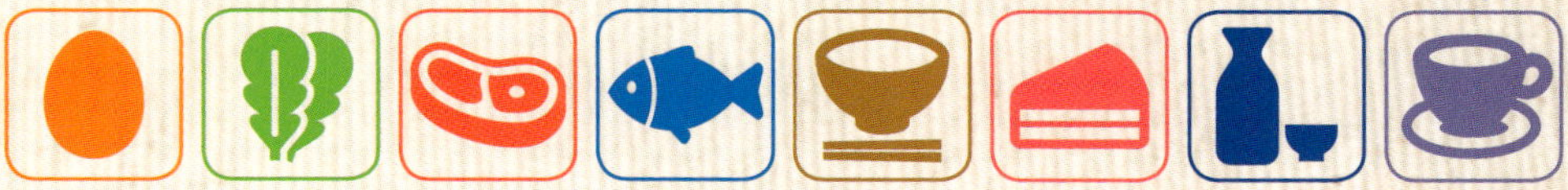

…etc

嚥《えん》下《げ》段階別
食材別調理テクニック

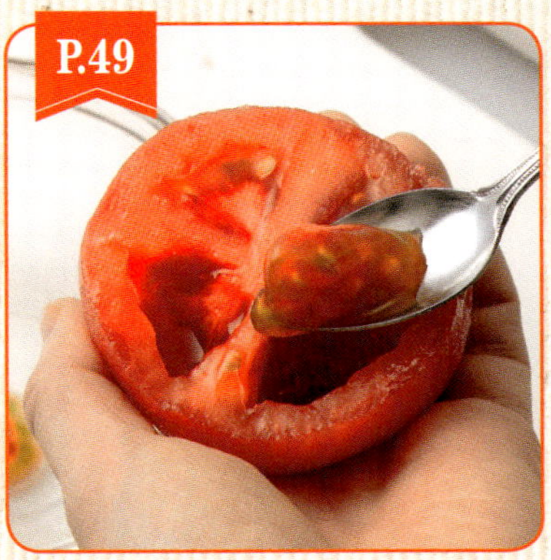

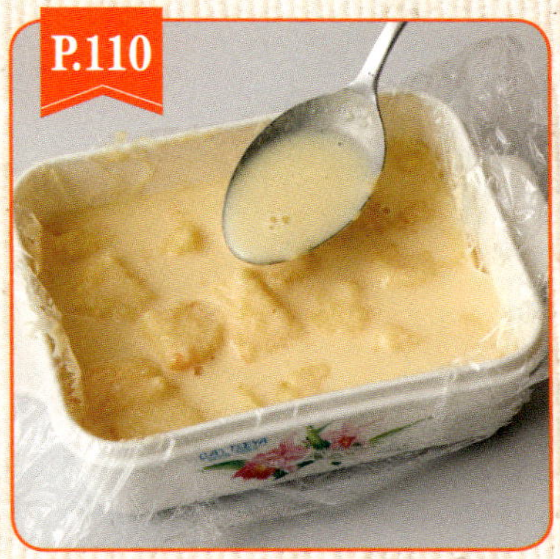

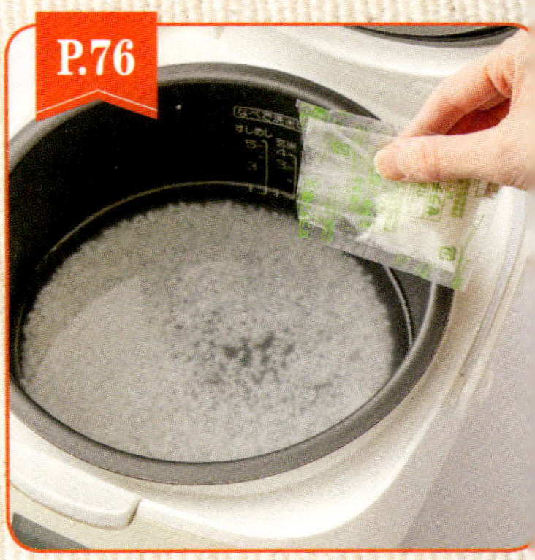

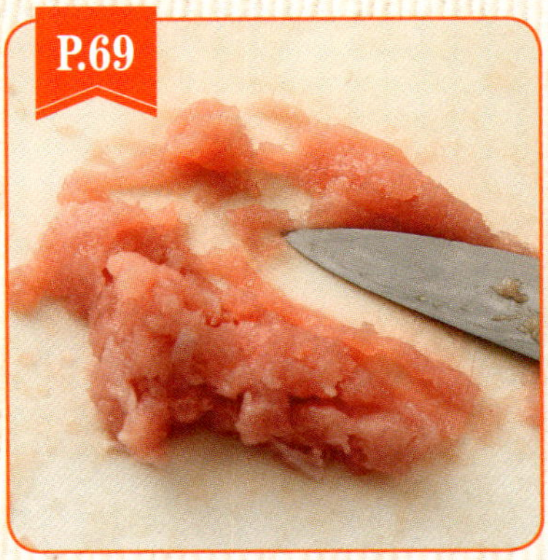

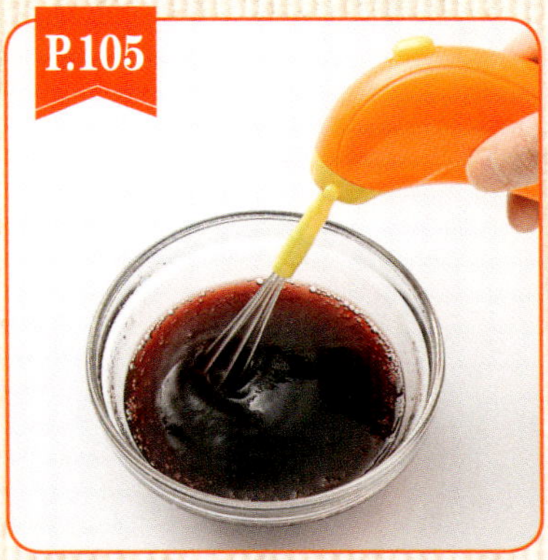

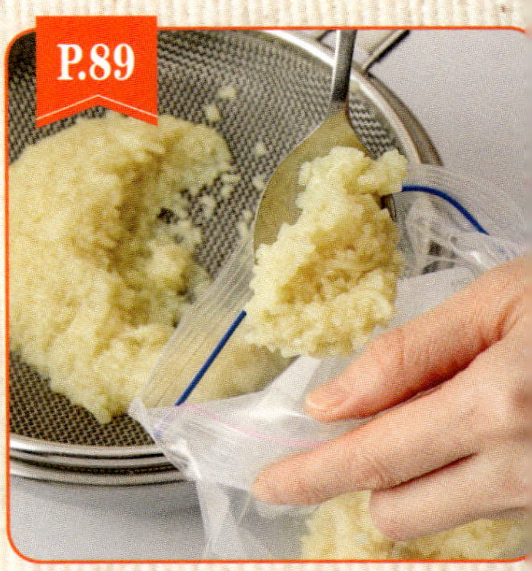

●小さじ（5cc）／大さじ（15cc）　※gで作る場合は下表をみて対応させてください。

〈調味料〉

砂糖・小麦粉・片栗粉	小さじ1杯（3g）／大さじ1杯（9g）
油・マヨネーズ	小さじ1杯（4g）／大さじ1杯（12g）
酒・酢・ねりごま・ケチャップ	小さじ1杯（5g）／大さじ1杯（15g）
しょうゆ・みりん	小さじ1杯（6g）／大さじ1杯（18g）

〈ゲル化剤・トロミ剤〉

ミキサーゲル	小さじ1杯（1.5g）
ホット&ソフト	小さじ1杯（2.6g）
トロミパワースマイル	小さじ1杯（1.3g）

市販のだしの「有塩タイプ」は記載された分量の2倍に薄める

だし汁、あん、たれ

Point! ムラなく混ぜられるミニ泡立て器を用意。
食べる前に混ぜ合わせる。傷みやすいので保存NG。

安全においしく作るテクニック

●和風だし汁

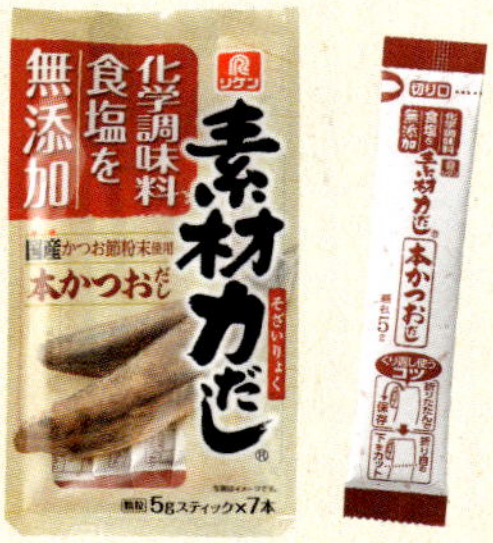

本書では、科学調味料、食塩を使用していない『素材力だしシリーズ』(理研ビタミン)の『本かつおだし』を使用。

使い方

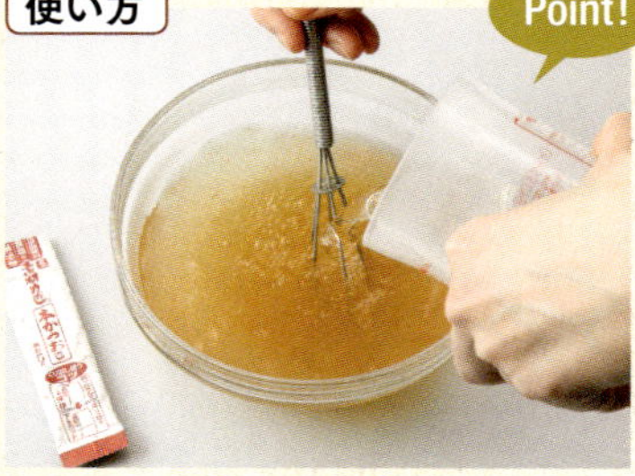

Point!

無塩のだしは記載の分量のまま使用してOK。
有塩の場合は2倍量の湯で溶く。

●洋風だし汁

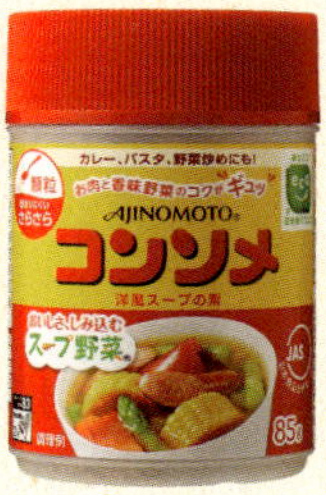

本書では、スーパーで手に入りやすい有塩タイプのコンソメを使用。「無添加」と記載されているものは、添加物が入っていないことを表しており、食塩は添加されている。

●中華だし汁

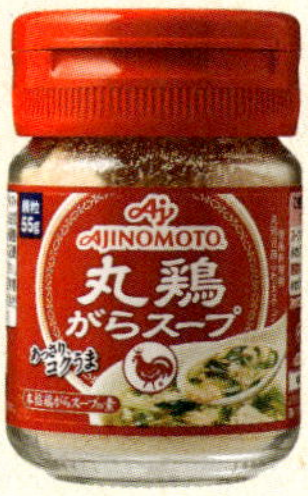

本書では、スーパーで手に入りやすい有塩タイプの鶏がらスープの素を使用。「無添加」と記載されているものは、添加物が入っていないことを表しており、食塩は添加されている。

使い方

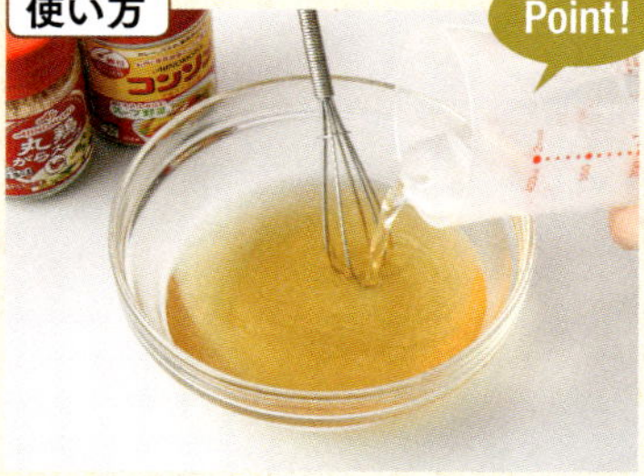

Point!

食塩が添加されただしは、記載の分量の2倍量の湯で溶く。

●めんつゆ

Point!

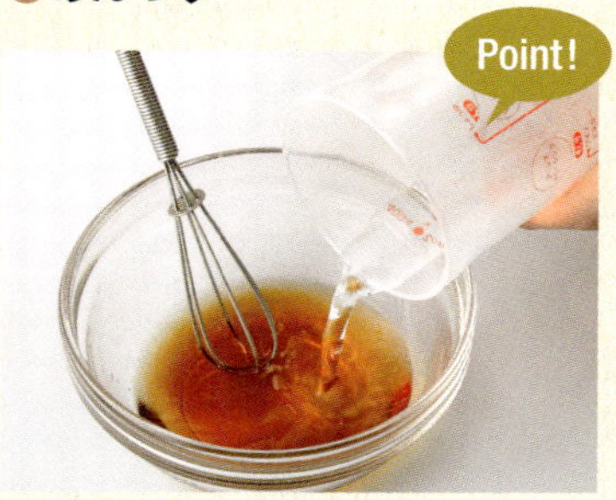

濃縮タイプを買った場合は、そうめんつゆ程度に希釈して使用。「ストレート」と記されているものはそのままの濃度で使用してOK。

●トロミづけルール

1 Point!

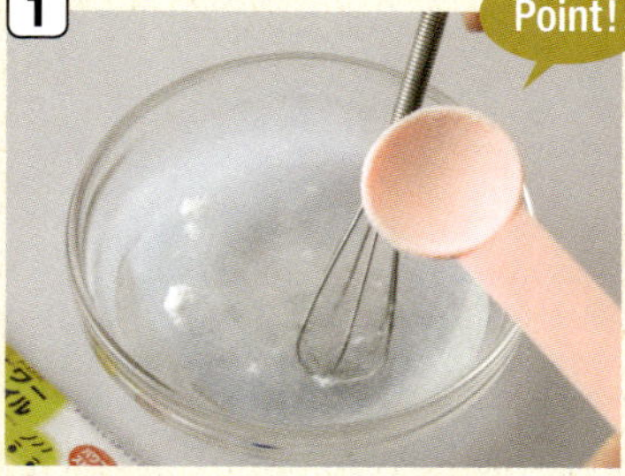

塩分が濃いもの、酸味が強いものはトロミがつきづらい。まずは塩分が無い液体に「トロミパワースマイル」を加えてミニ泡立て器でかき混ぜ、トロミを発生させる。

2 Point!

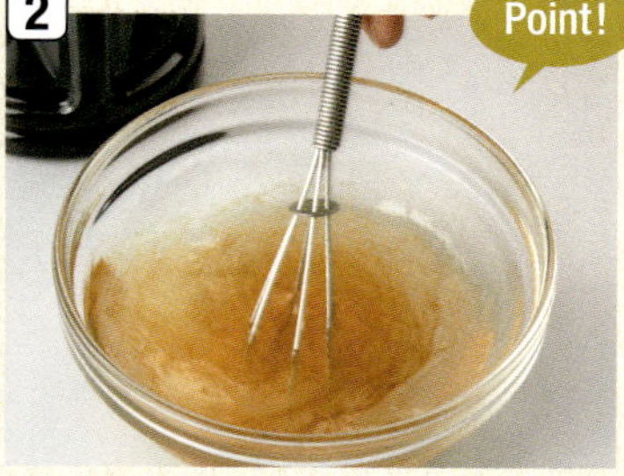

トロミがついてから、塩分の高い液体(しょうゆ、めんつゆなど)を加えてかき混ぜ、トロミづけをする。

お刺身や厚焼き玉子に合う

トロミしょうゆ

1回使用量：小さじ1

2kcal

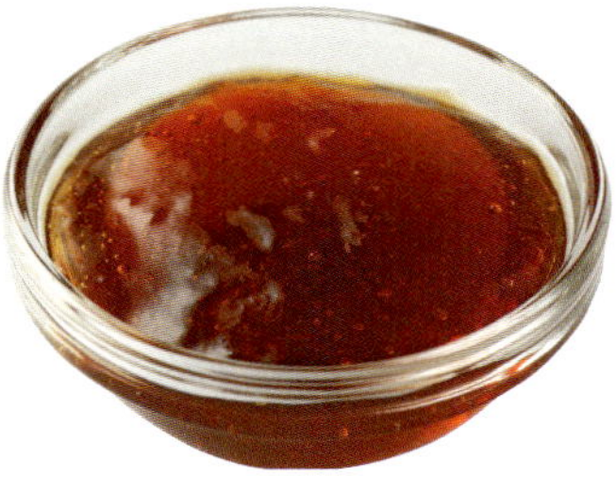

〈材料〉※作りやすい分量
しょうゆ…小さじ1
和風だし汁…小さじ2
トロミパワースマイル…小さじ1/4
〈作り方〉
1 だし汁にトロミパワースマイルを加えてトロミをつける。
2 しょうゆを少しずつ入れトロミたれにする。

お魚やお肉に合う

大根おろし和風あん

1回使用量：小さじ1

2kcal

※手順P.23参照

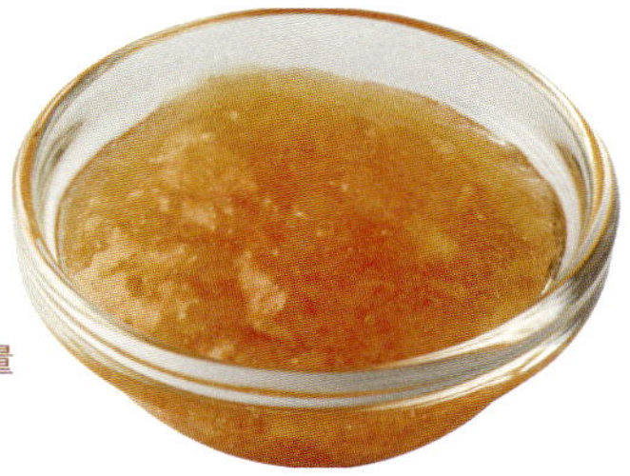

〈材料〉※作りやすい分量
大根おろし…50ｇ
お湯……30cc
トロミパワースマイル…小さじ1
めんつゆ（ストレート）…50cc
〈作り方〉
1 大根おろし、お湯、トロミパワースマイルを加えて混ぜ、ミニ泡立て器で混ぜてトロミをつける。
2 めんつゆを加えて混ぜる。

ほうれん草に合う

クルミだれ

1回使用量：小さじ1

18kcal

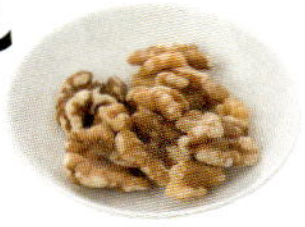

クルミ

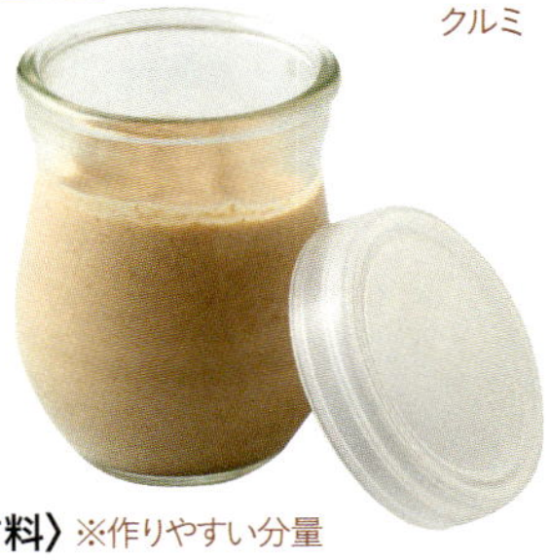

〈材料〉※作りやすい分量
クルミ…50ｇ
砂糖…大さじ1～1と1/2（好みで調整）
めんつゆ…50cc（ストレート）
〈作り方〉
1 ミキサーカップに、クルミと砂糖を入れて、クルミの脂肪が出て少ししっとりするまで30秒ほどミキサーにかける。
2 めんつゆを入れ、なめらかになるまでミキサーをふって60秒ほどかける。軟らかいペースト状に仕上げていく。

ゼリー粥に合う

ピーナッツだれ

1回使用量：小さじ1

13kcal

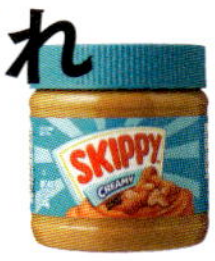

『SKIPPY』

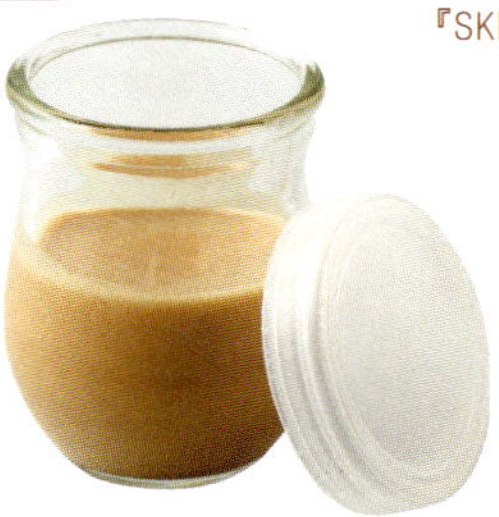

〈材料〉※作りやすい分量
ピーナツバター（『SKIPPY』）…30ｇ
砂糖…大さじ1
お湯……40cc
〈作り方〉
1 ピーナツバターに砂糖を入れ、ミニ泡立て器で混ぜ合わせる。
2 ミニ泡立て器でお湯を少量ずつ混ぜ合わせ、軟らかいペースト状に仕上げる。

かぼちゃに合う

ねりごまだれ

1回使用量：小さじ1

18kcal

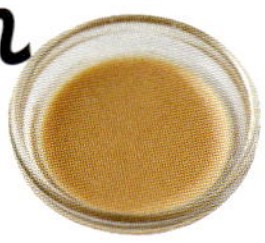

ねりごまペースト

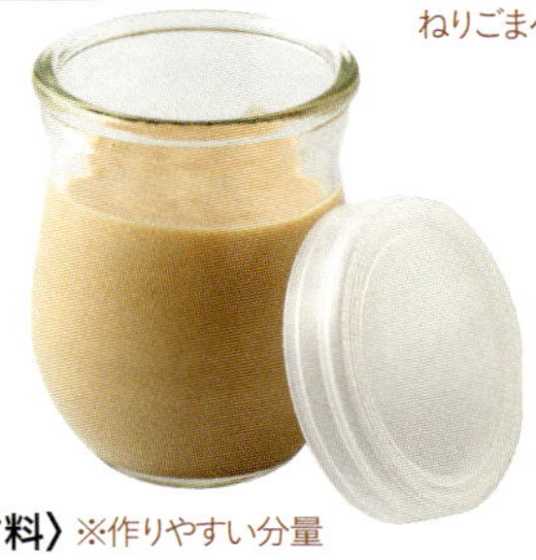

〈材料〉※作りやすい分量
ねりごまペースト（市販）…50cc
※白ごま、黒ごまはお好みで
砂糖…小さじ2
めんつゆ…50cc（ストレート）
〈作り方〉
1 ねりごまペーストに砂糖を入れ、ミニ泡立て器で混ぜ合わせる。
2 ミニ泡立て器でめんつゆを少量ずつ混ぜ合わせ、軟らかいペースト状に仕上げる。

かんたん 和・洋・中あん

和風だしあん 1kcal

※100ccあたり

〈材料〉
和風だし汁…100cc
トロミパワースマイル…小さじ1/2

〈作り方〉
1 だし汁にトロミパワースマイルを加えてミニ泡立て器で混ぜてトロミをつける。

洋風だしあん 3kcal

※100ccあたり

〈材料〉
コンソメだし汁…50cc
お湯…50cc
トロミパワースマイル…小さじ1/2
〈作り方〉
1 湯にトロミパワースマイルを加えてミニ泡立て器でまぜてトロミをつける。
2 だし汁を加えてミニ泡立て器で混ぜる。

中華だしあん 2kcal

※100ccあたり

〈材料〉
中華だし汁…50cc
お湯…50cc
トロミパワースマイル…小さじ1/2
〈作り方〉
1 湯にトロミパワースマイルを加えてミニ泡立て器でまぜてトロミをつける。
2 だし汁を加えてミニ泡立て器で混ぜる。

良質なたんぱく源の卵は、低栄養の予防に。
味がまろやかになり、食欲増進に。

卵

保存目安 温泉玉子、茶碗蒸しは冷蔵で2～3日。

温め 500Wの電子レンジでラップをかけて10～15秒加熱。

安全においしく作るテクニック

レンジ炒り卵

●底の広めな耐熱容器で調理

1

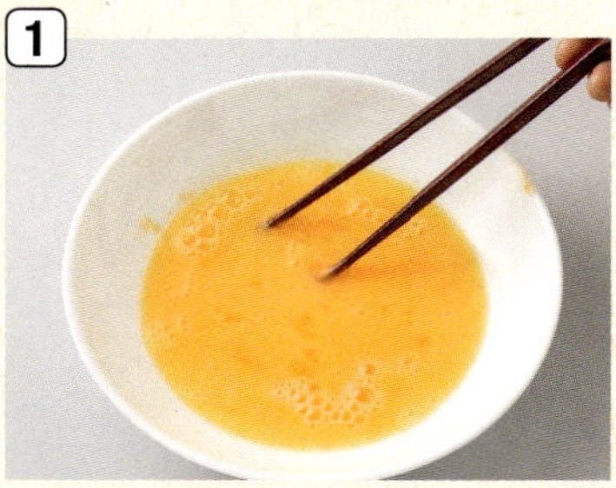

加熱ムラを無くすために、底の広い浅めの耐熱容器で調理する。

●「加熱」→「混ぜる」を繰り返す

2

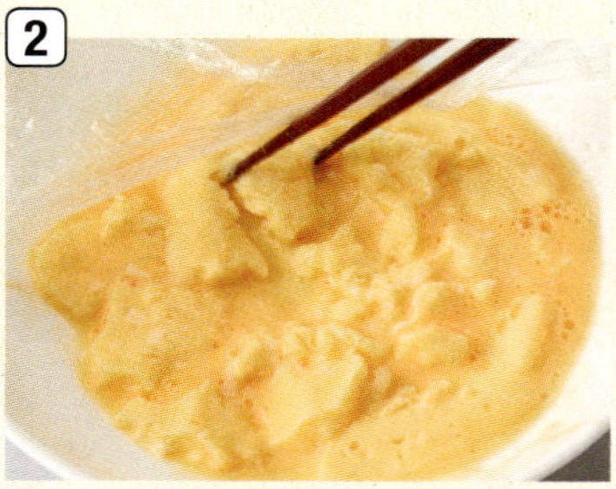

ラップをして指定の時間加熱し、固まった部分を混ぜる。「加熱」→「混ぜる」を繰り返してトロトロの炒り卵に。

フライパン炒り卵

※レンジで上手にできない場合はフライパンで行う

●テフロン加工のフライパン

1

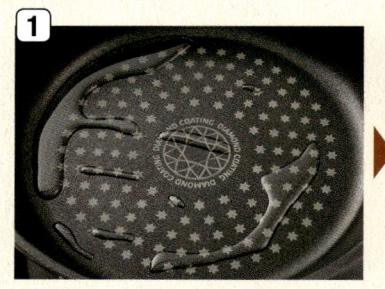

テフロン加工のフライパンに油をひく。

●火加減は中火

2

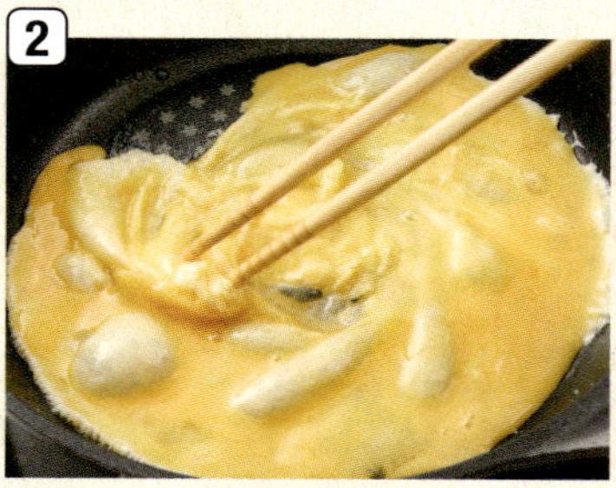

材料を入れて中火で卵をほぐす。

●余熱でトロトロ仕上げ

3

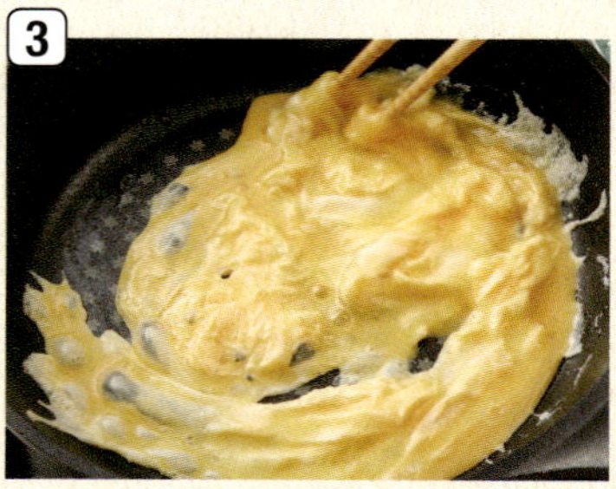

火を止めて余熱でやわらかい炒り卵を作る。

オムレツ

1

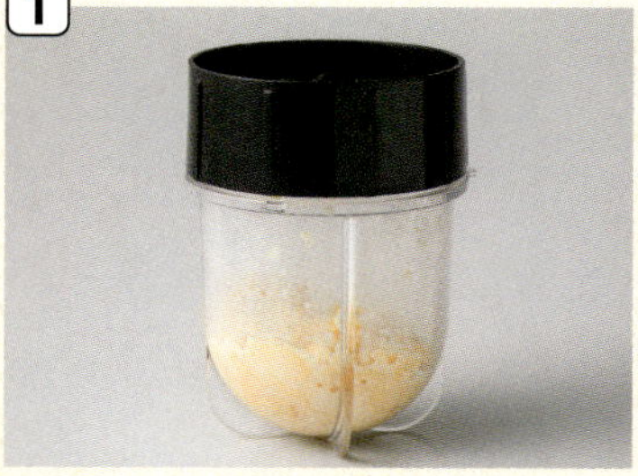

レンジ炒り卵、ミキサーゲル、40℃程度に温めた牛乳をミキサーカップに入れ、全体を混ぜて60秒なじませる。

2

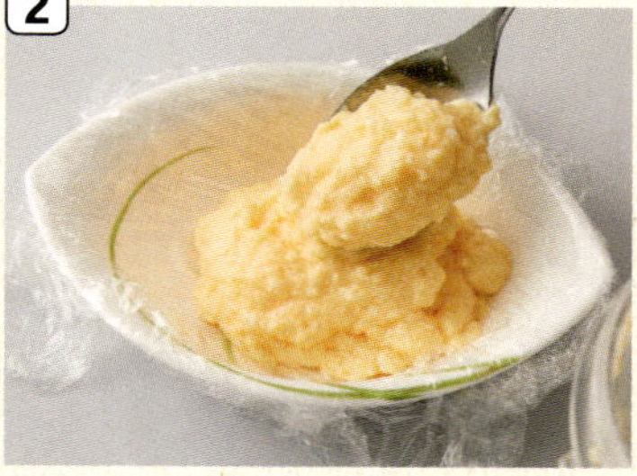

ミキサーで20秒撹拌し、ラップをしいた器に流す。

3

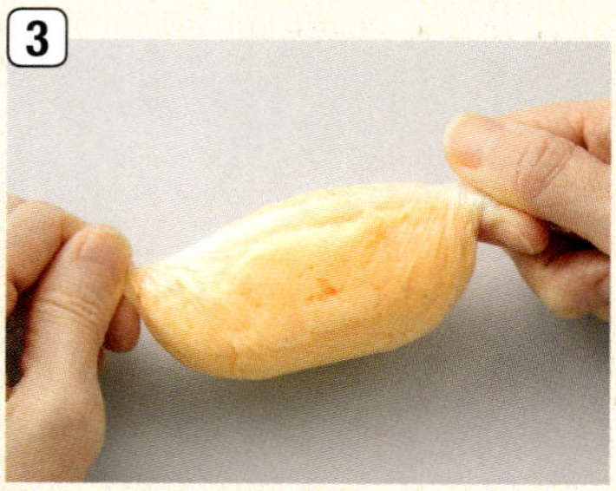

ラップの両端を絞り、オムレツの形に成形し、固まるまで10分ほど待つ。

**卵は加熱温度や時間経過で食感が変わりやすい。
ゲル化剤を使って一定の硬さになるよう調整**

レンジ炒り卵、オムレツ

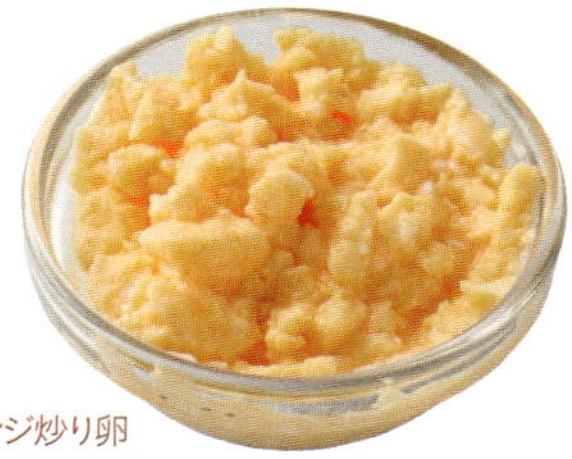

レンジ炒り卵

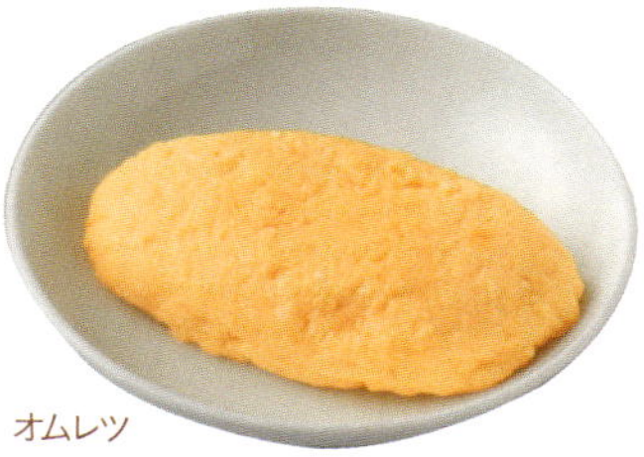

オムレツ

コード4～2-1

〈材料〉

全コード共通

（レンジ炒り卵）
- 卵…1個
- 砂糖…小さじ1/2
- 塩…少々
- 水…大さじ1（15cc）
- ケチャップ…小さじ1

コード2-2～2-1

- 牛乳…大さじ1（15cc）
- ミキサーゲル…小さじ1/4

（オムレツ：上記すべて）

〈電子レンジで作る〉 全コード共通

所用時間 5分

1 レンジ炒り卵

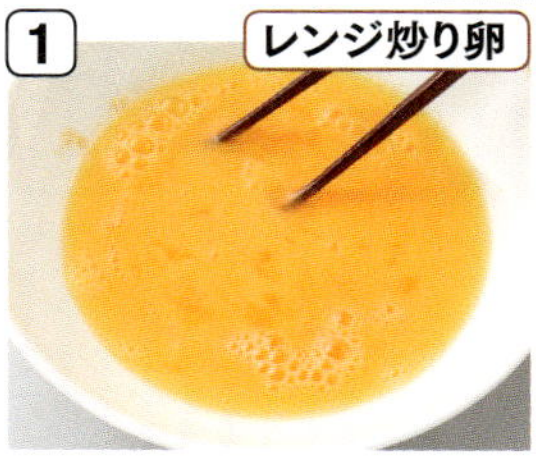

底の広い浅めの耐熱容器に溶き卵、砂糖、塩、水を加えて混ぜる。

2

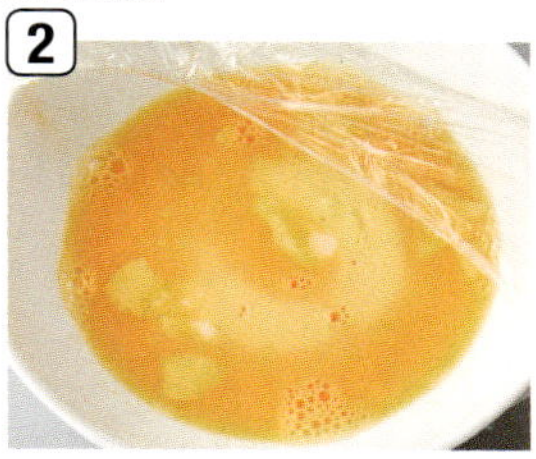

ラップをして500Wの電子レンジで60秒くらい加熱する（卵の表面がフツフツ沸騰し、固まってくる）。

3

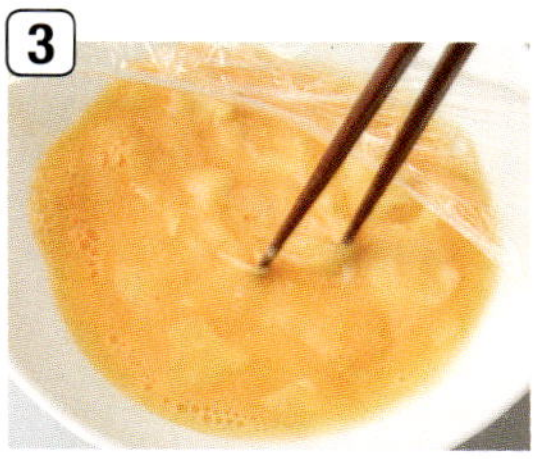

固まった部分を混ぜ、トロトロにする。

4

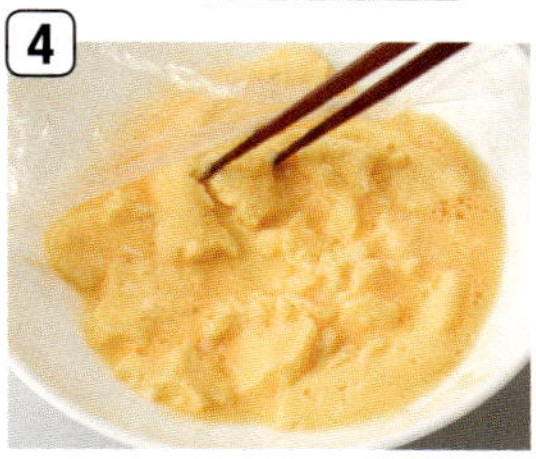

再びラップをかけて30秒ほど電子レンジで加熱し、固まった部分をミニ泡立て器で混ぜ、やわらかいレンジ炒り卵を作る。

コード 2-2 ～2-1

5 オムレツ

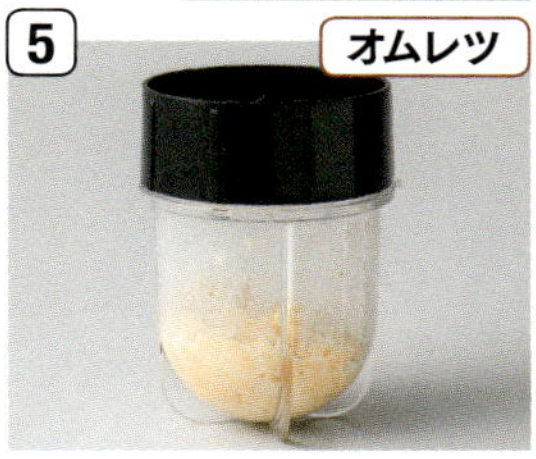

ミキサーカップに4、ミキサーゲル、40℃程度に温めた牛乳を加えてスプーンで全体を混ぜ、60秒ほどなじませる。

6

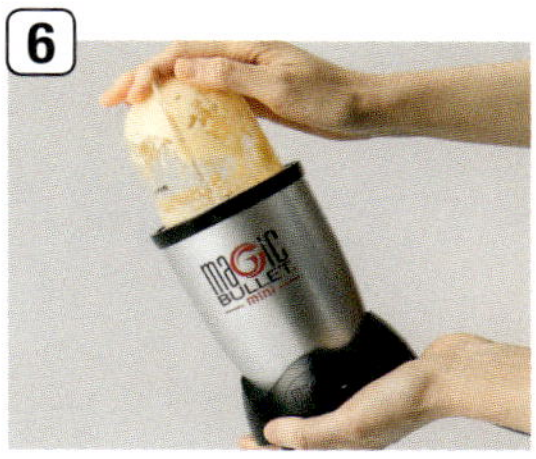

ミキサーで20秒撹拌する。

7

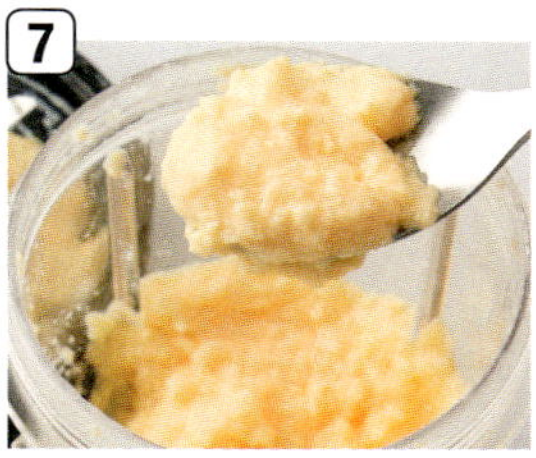

なめらかにする。

8

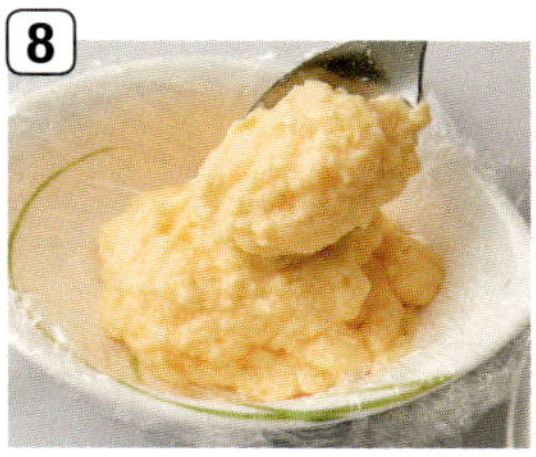

深めの器にラップを敷き、7を流し入れる。

所用時間 20分

9

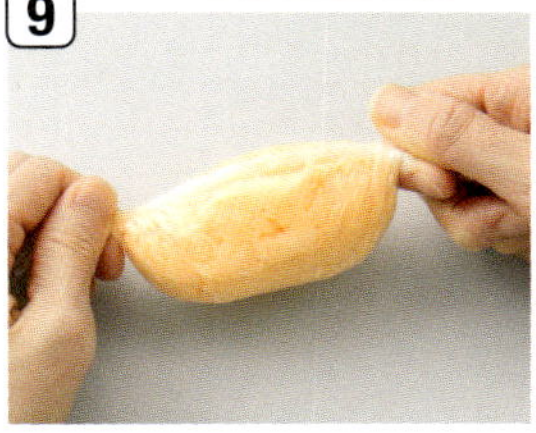

ラップの両端を絞り、オムレツの形に成形し、固まるまで10分ほど待つ。

食べ方

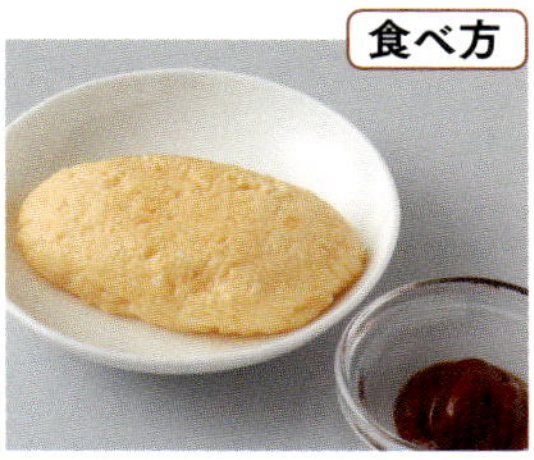

ケチャップをかけて食べる。

〈フライパンで作る〉

※電子レンジで上手にできない場合は、1～4の工程をフライパンで行ってもOK。

〈作り方〉

1. 容器に溶き卵、砂糖、塩、水を加えて混ぜる。
2. テフロン加工のフライパンに油を少々いれ中火で温め、1を入れ、箸でほぐす。火を止めて余熱でやわらかい炒り卵を作る。

レンジ炒り卵

1食分	エネルギー	たんぱく質	脂質	炭水化物	塩分
	88kcal	6.3g	5.0g	3.0g	0.6g

オムレツ

1食分	エネルギー	たんぱく質	脂質	炭水化物	塩分
	99kcal	6.8g	5.8g	4.0g	0.6g

65℃～68℃程度の湯に、
13分～15分程度浸けると黄身が固まる

温泉玉子

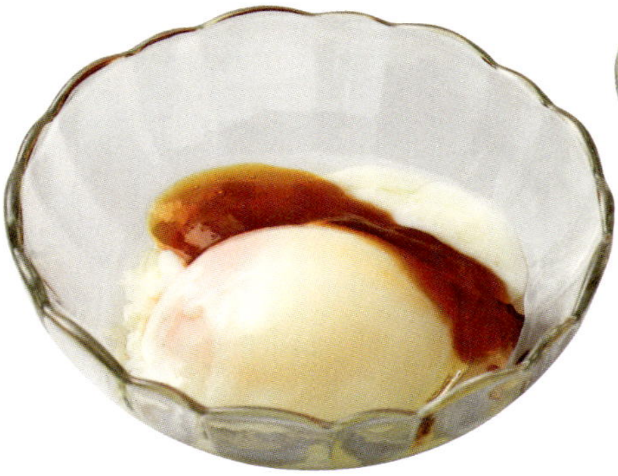

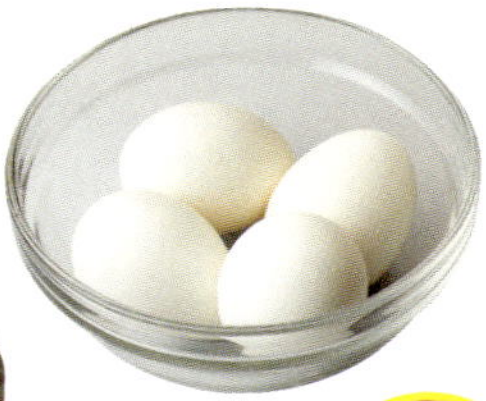

作り置き

コード4～2-1 所用時間 35分

〈材料〉

卵（常温）…200g（4個）
水…1000cc
追加の水…200cc

〈作り方〉

1

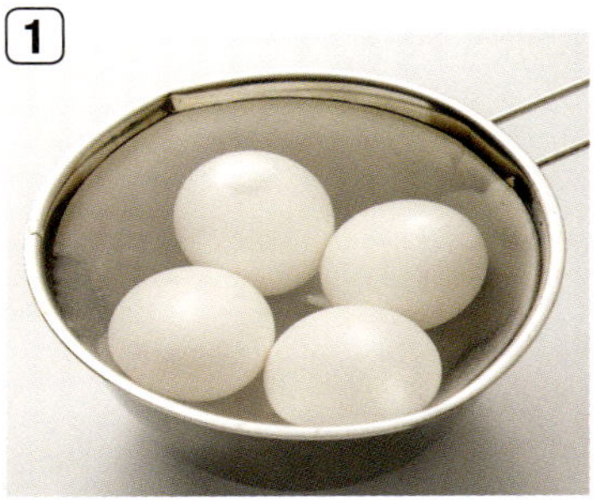

冷蔵庫から取り出した冷たい卵は、水に15～20分ほど入れて常温に戻す。

2

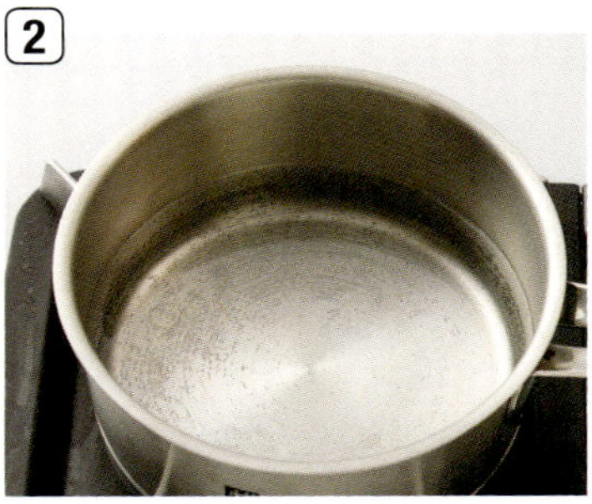

ふたつきの厚手の小鍋に卵が浸るくらいのたっぷりの水を入れる。

3

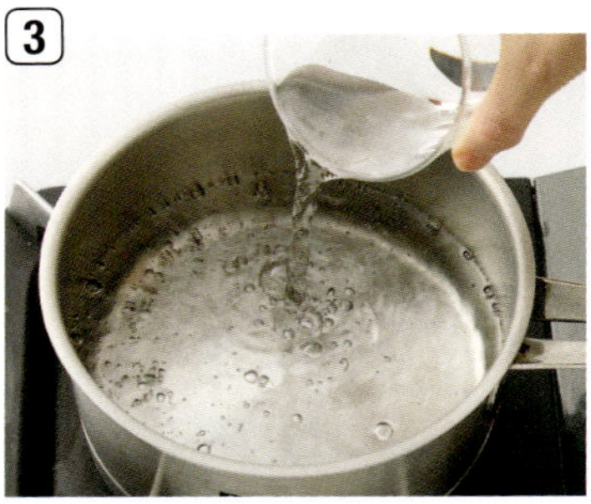

火にかけて、沸騰したら火を止め、追加の水を入れる。

4

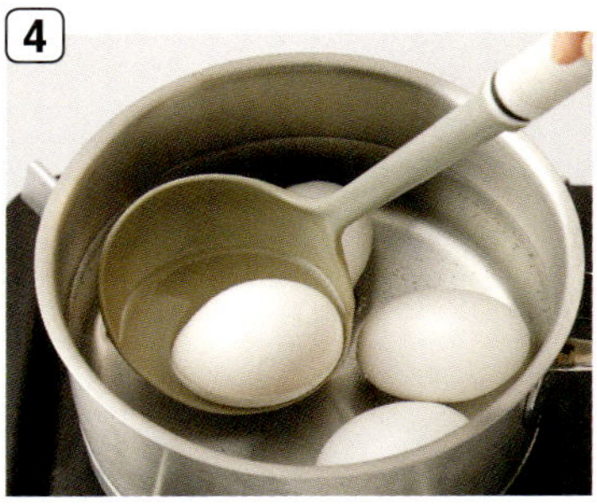

常温に戻した卵を入れてふたをする。

5 ガスコンロ

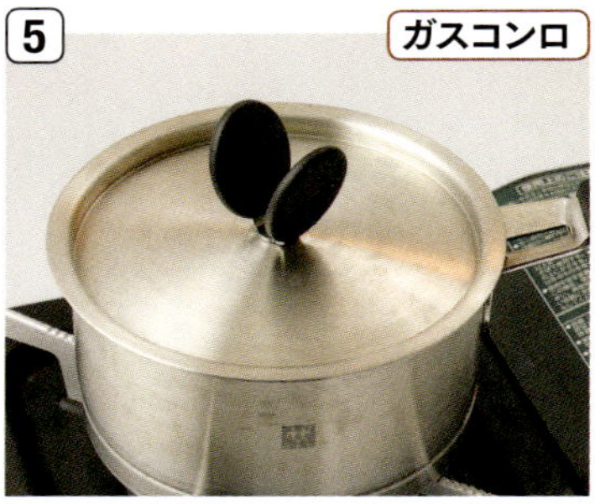

ガス調理の場合は、4の状態のまま、コンロの上で13～15分放置する。

IH調理器

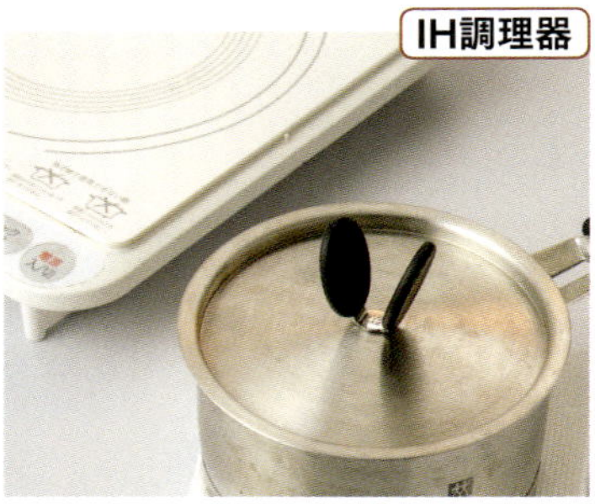

IH調理の場合は、保温性が高いためコンロからはずしておく。

※季節により水温が異なり、冬では鍋の湯の温度が下がりやすいため、15分長めに放置する。

6

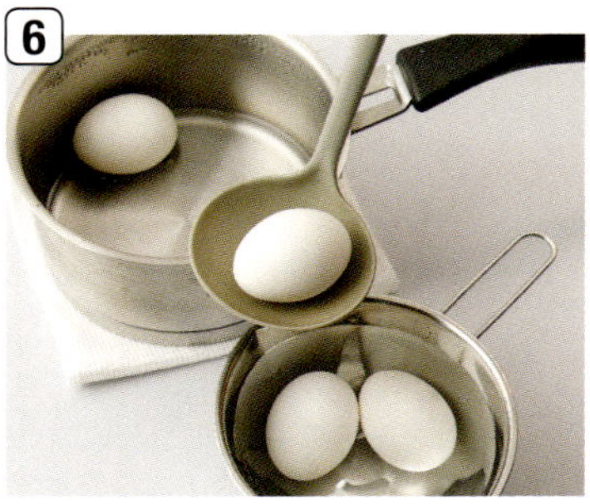

時間になったら、卵を水にとって充分冷ます。

保存

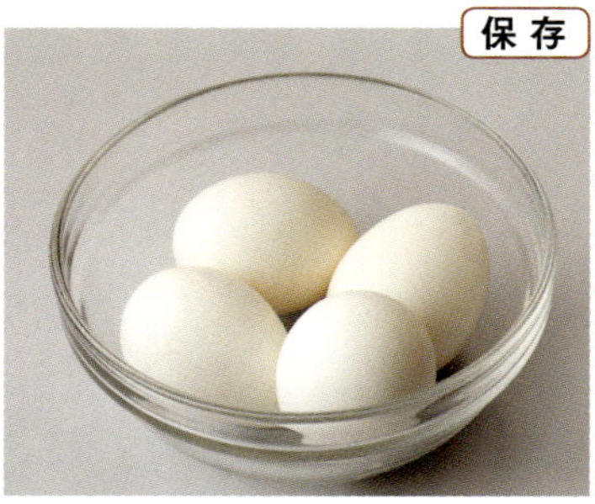

保存目安は殻つきのまま冷蔵で3日。

食べ方

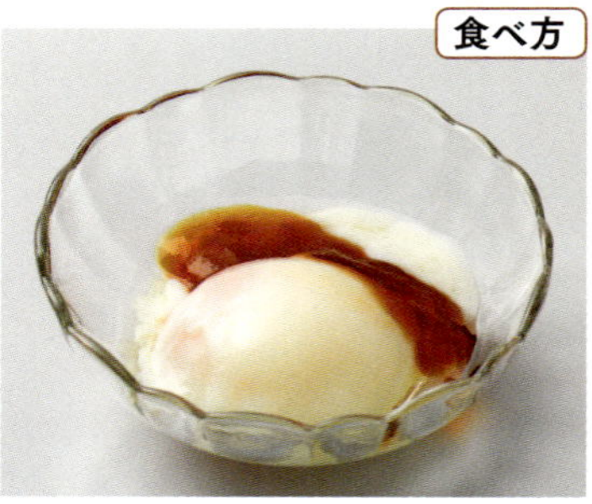

食べる際に「トロミしょうゆ」や「和風だしあん」（P.31参照）をかける。料理のトッピングとして使用しても良い。

1個分	エネルギー	たんぱく質	脂質	炭水化物	塩分
	76kcal	6.2g	5.2g	0.2g	0.2g

電子レンジの解凍モードは170～200Wで
調理できるのでゆっくり加熱ができる

あったか茶碗蒸し

作り置き

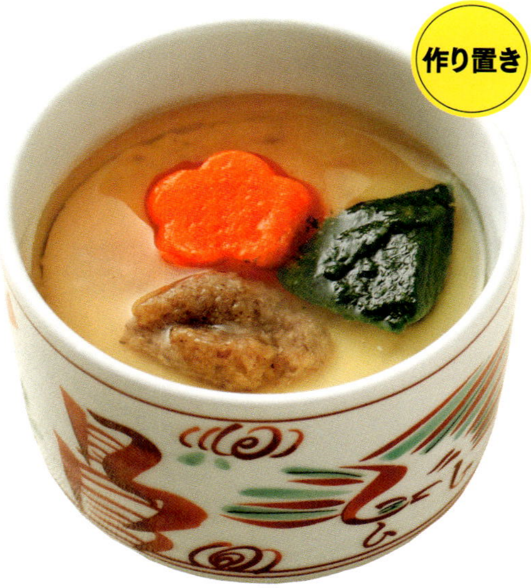

コード4～2-1　所用時間 20分

〈材料　2人分〉

鶏肉ムース（P.52参照）…20g
エビのムース（P.68参照）…20g
卵…1個（50g）
和風だし汁（P.30参照）…150cc
薄口しょうゆ…小さじ1
和風だしあん（P.31参照）…大さじ2

●トッピング

ほうれん草のムース（P.41参照）…15g
にんじんのムース（P.38参照）…15g
干ししいたけ煮ムース（P.46参照）…5g

〈作り方〉

1

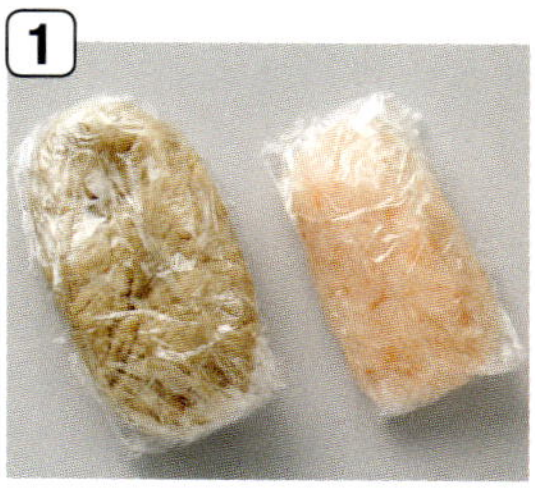

鶏肉、エビのムースは冷蔵庫で自然解凍しておく。

2

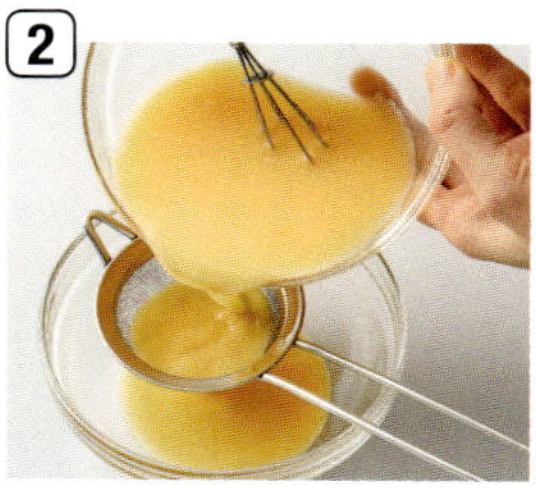

卵を溶き、だし汁、薄口しょうゆとあわせ、網でこす。

3

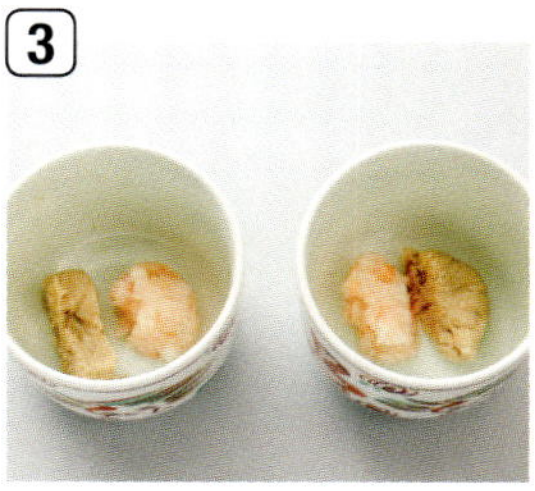

鶏肉ムース、エビのムースを10gずつ入れる。

4

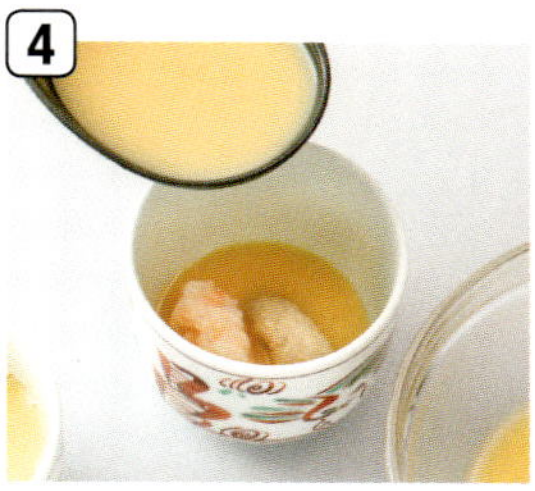

3に2を注ぎ、ラップをかけ200Wの電子レンジ（又は解凍モード）で4～5分加熱する。

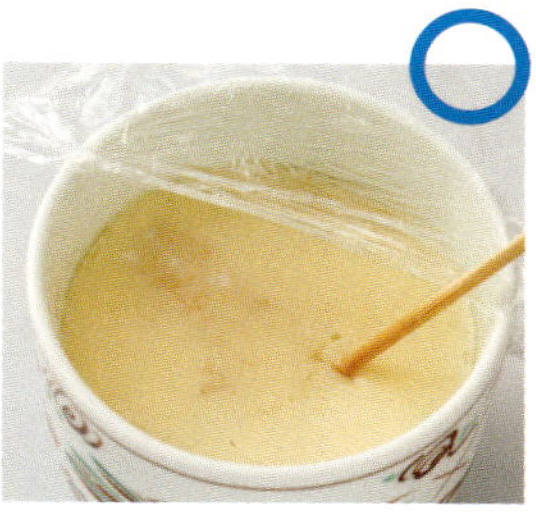

表面が固まり、竹串で刺すと透明のだし汁が出るのが目安。

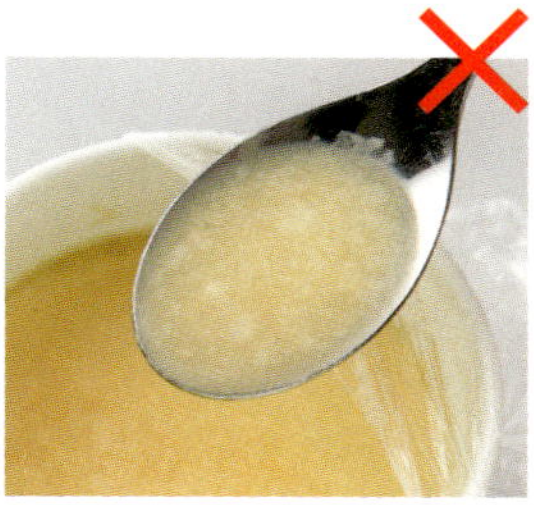

固まらない時は1分ずつプラスして加熱する。

5

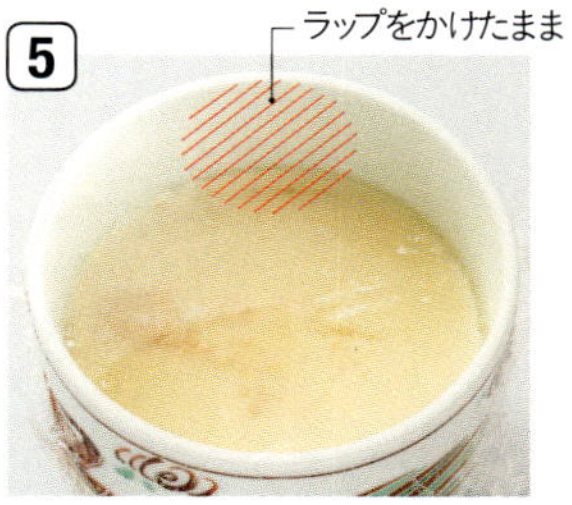

ラップをかけたまま2分待つと、余熱で固まる。

6

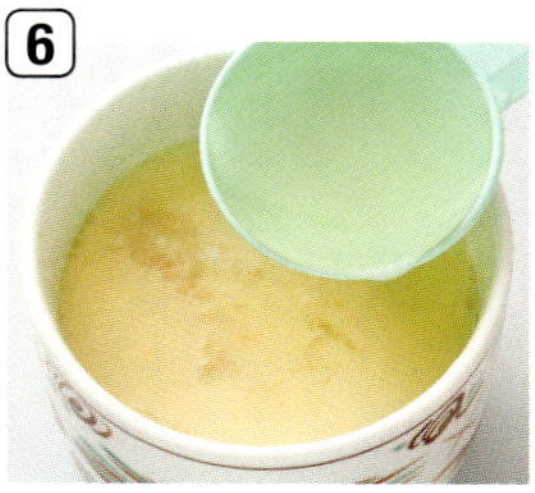

茶碗蒸しに温めた和風だしあんを大さじ1かける。

7

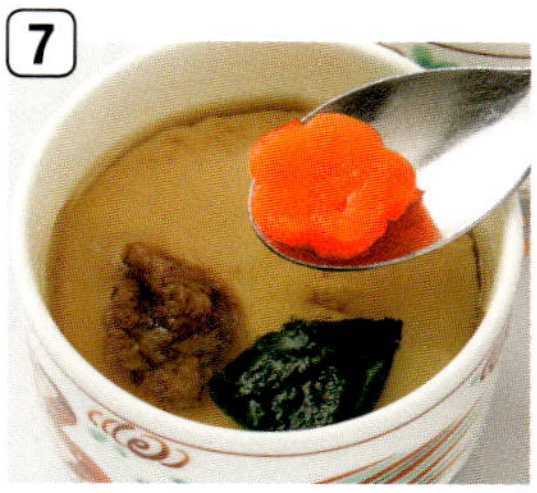

上に野菜のムースをのせる。
※にんじんムースは抜き型で抜いている。

保存・温め

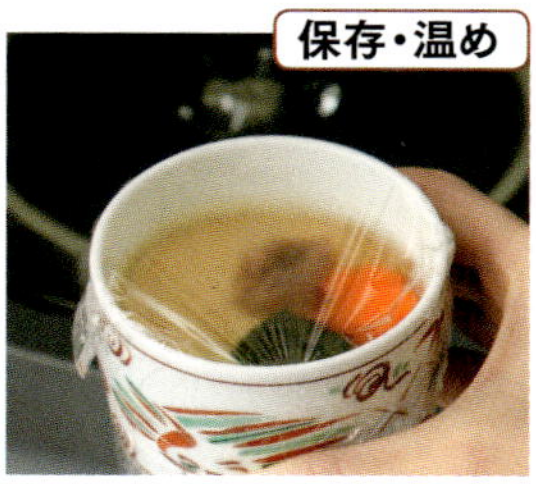

冷蔵保存で1～2日。温め直しは500Wの電子レンジでラップをかけ、20秒ほど加熱する。

1人分 ▶ エネルギー 73kcal　たんぱく質 6.1g　脂質 3.3g　炭水化物 3.4g　塩分 0.8g

いろんな料理にトッピングして、おいしく飲み込みを助ける

作り置き 加熱野菜のムース

保存目安 〈下準備したもの〉冷凍で7～8日。
〈野菜ムース〉冷蔵で2～3日。

解凍温め 〈下準備したもの〉冷蔵庫で自然解凍。
〈野菜ムース〉温める場合は、500Wの電子レンジで5～10秒加熱する。

安全においしく作るテクニック

まずは 下準備

●塩ゆで

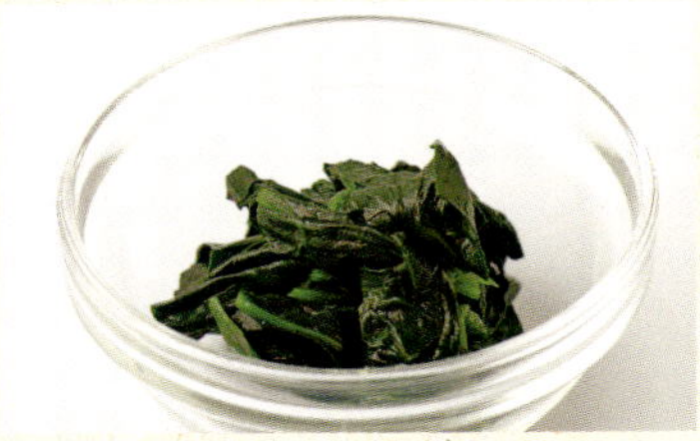

葉もの野菜や、青ものは塩ゆでしておく。

●煮る

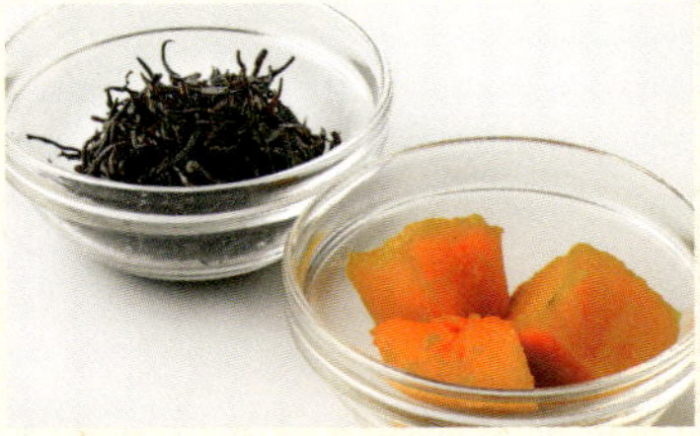

根菜、乾物のように味を煮ふくませておいた方がおいしい素材は煮ておく。

●冷凍保存

冷 凍

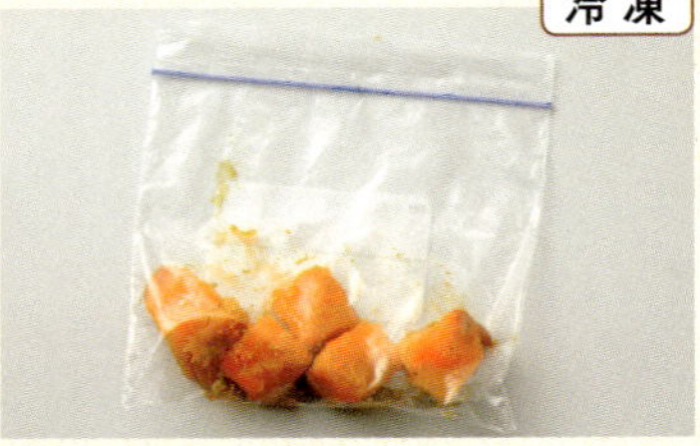

密閉保存容器（袋）に入れて冷凍保存する。保存目安は7～8日。

加熱野菜ムースの基本

●下準備野菜を自然解凍

1

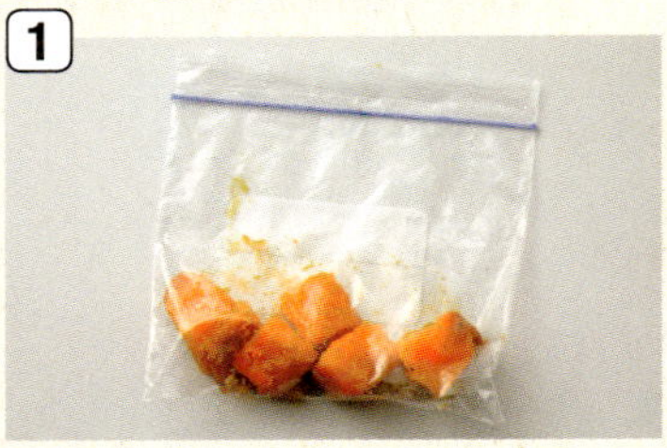

冷凍保存しておいた下準備済みの野菜を冷蔵庫で自然解凍する。

●ムースにする

2

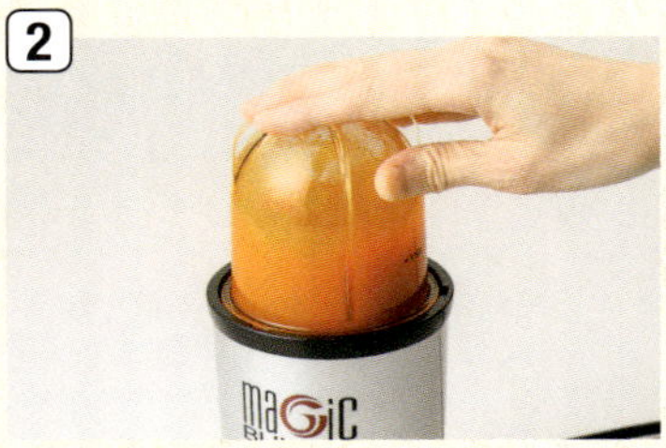

ゲル化剤（ミキサーゲルやホット&ソフト）と共に撹拌してなめらかなムースにする。

●冷蔵庫保存

3

冷 蔵

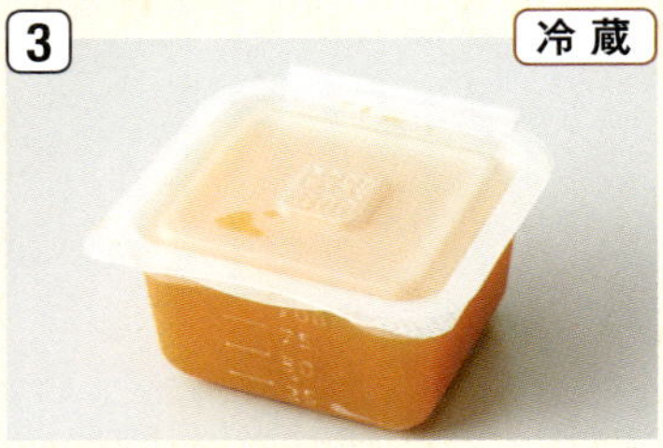

密閉容器に入れ15分以上冷やして固める。保存目安は冷蔵庫で2～3日。

※冷凍保存しない理由…ミキサーゲルは冷凍耐性がないため冷凍すると離水しやすいため。

皮や繊維が残る素材

※パプリカ、ブルーベリー、トマトなど

●ミキサーゲルを入れる前に撹拌

1

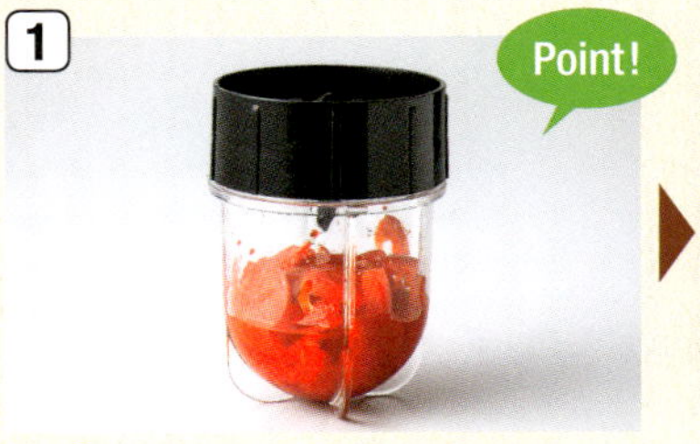

食材だけでまずはミキサーにかけてペースト状にする。

※ゲル化剤を先に入れてしまうと、刃から素材が逃げてきれいにミキサーにかからない。

●ミキサーゲルを入れる

2

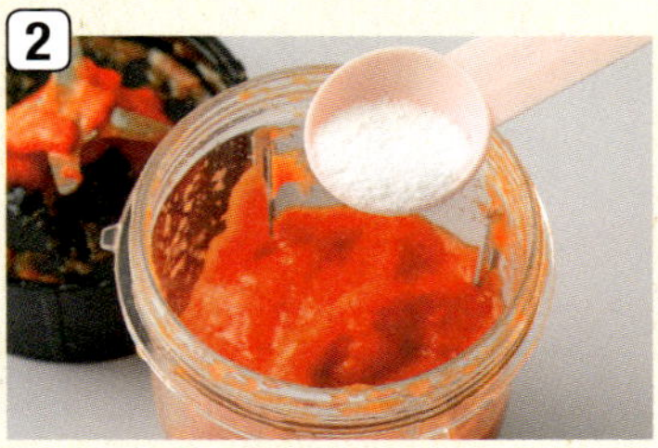

食材がペースト状になったら、ミキサーゲルを加えて全体を混ぜ、60秒なじませる。

●なめらかなムース状にする

3

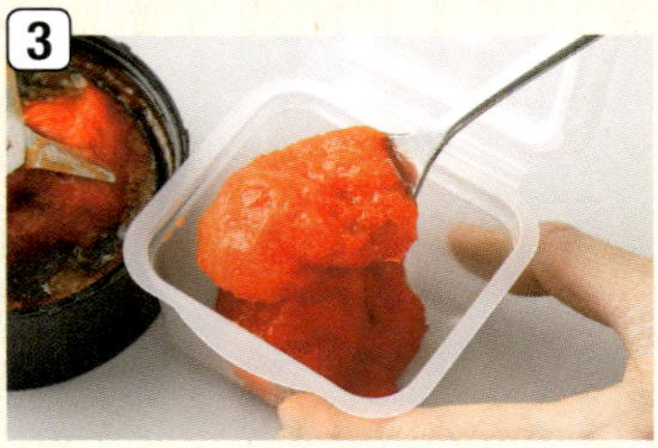

指定の秒数ミキサーで撹拌し、なめらかなムース状にしたら密閉容器に入れる。

抗酸化ビタミンA、C、Eが勢揃い！

パプリカのムース

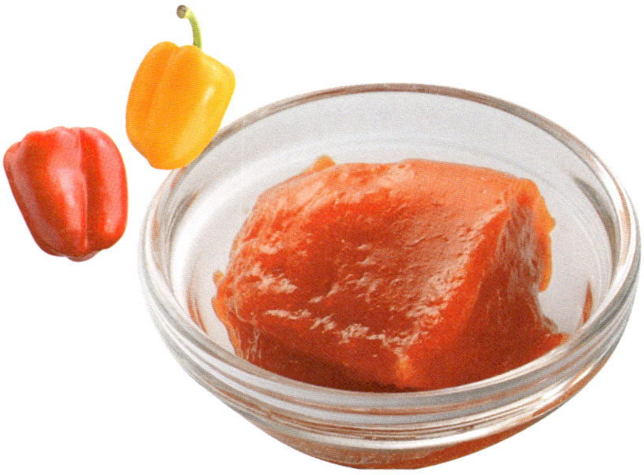

下準備 ゆでる 所用時間 10分 作り置き

〈材料〉

パプリカ（赤）…約1/2個（100g）
塩…少々

〈作り方〉

1. パプリカはへたをとり、たて四つ割りにカットして種を取る。
2. 繊維を切るように2〜3㎜幅の千切りにする。
3. 塩を加えた熱湯で5分やわらかくゆでる。
4. 水にさらして軽く水けをしばる。
5. 保存は、100gずつ密閉保存袋（容器）に入れ、冷凍で7〜8日。

コード4〜2-1 所用時間 20分

〈材料〉

ゆでパプリカ…100g（赤、または黄色）
和風だし汁（P.30参照）…40cc
砂糖…小さじ1
塩…少々
ミキサーゲル…小さじ1

〈作り方〉

1

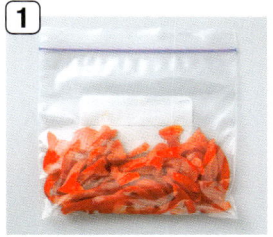

冷凍したゆでパプリカを冷蔵庫で自然解凍する。

2

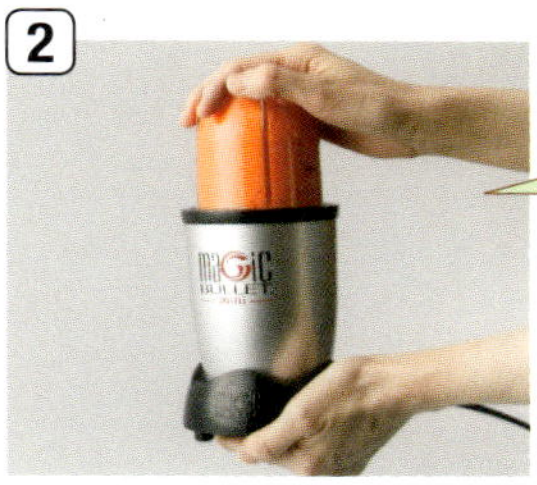

ミキサーカップに1、だし汁、砂糖、塩を入れミキサーごとふって撹拌する。

〈POINT!〉
ゲル化剤を入れる前に撹拌しておくと、皮が残らずなめらかなムースになる。

3

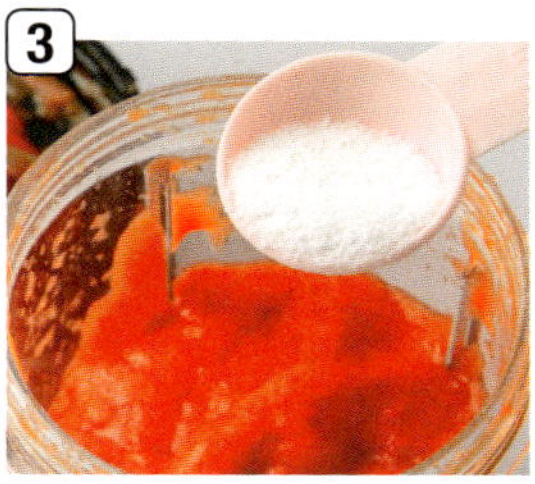

ミキサーゲルを入れる。

4

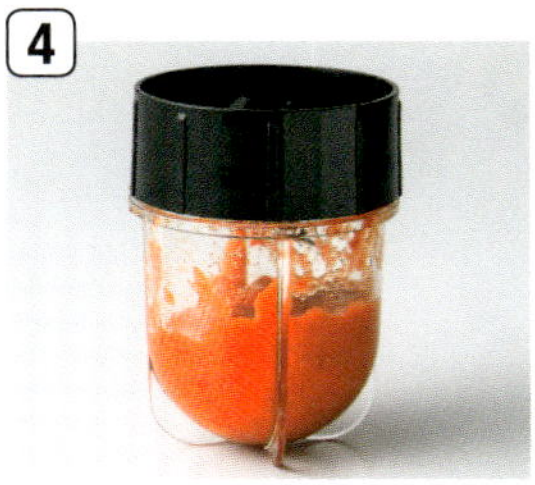

スプーンで全体を混ぜ、ミキサーゲルを60秒なじませる。

5

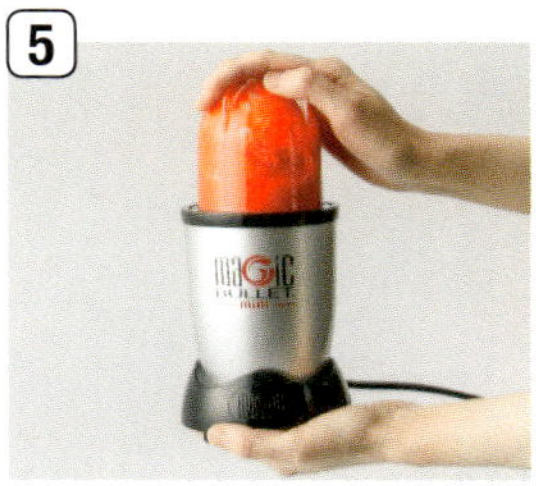

食材が均一にかかるよう、ミキサーごとふって30秒以上撹拌する。

6

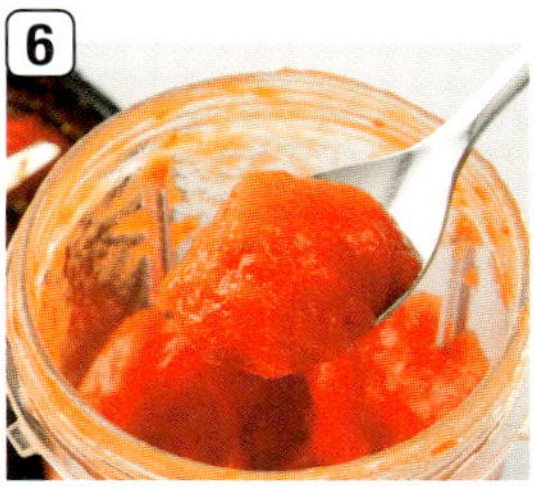

なめらかなムース状にする。

7 保存

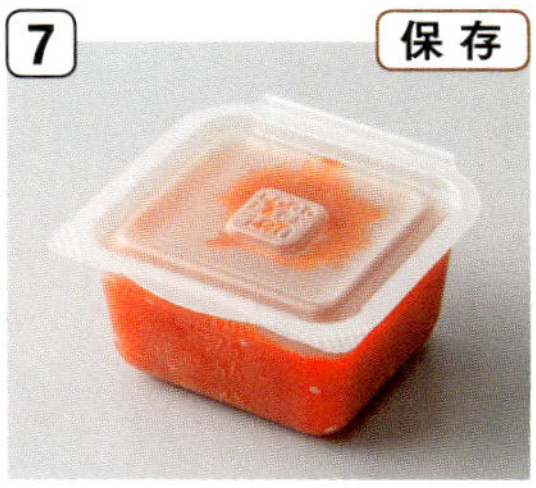

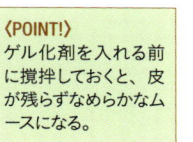

容器に流し入れて密閉し、冷蔵庫で15分以上冷やして固める。保存目安は冷蔵庫で2〜3日。

栄養価	エネルギー	たんぱく質	脂質	炭水化物	塩分
	45kcal	1.0g	0.2g	11.0g	0.2g

β-カロテン、ビタミンAなど栄養豊富

にんじんのムース

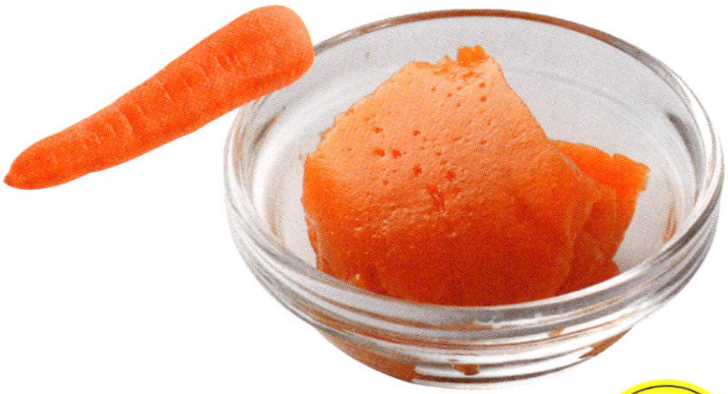

下準備　煮る　所用時間 25分　**作り置き**

〈材料〉

にんじん（イチョウ切り）…70g
白だし汁（吸い物用程度に希釈）…100〜150cc
砂糖…小さじ2
塩…少々

下準備

1
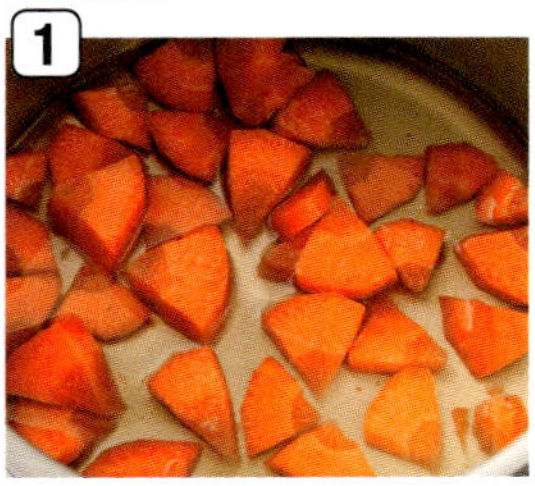
小さめの鍋に全ての材料を入れる。

2
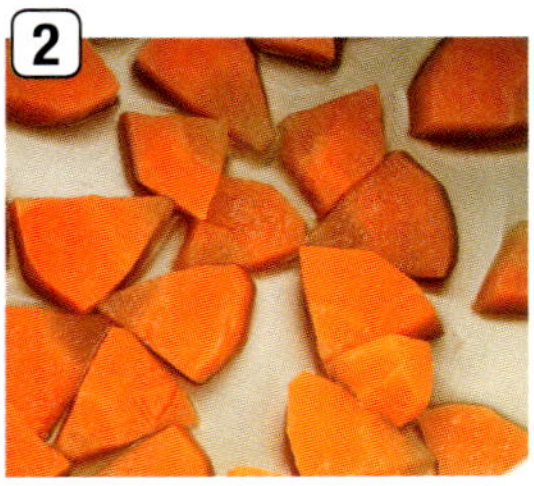
15〜20分ふたをして柔らかく煮る。

3
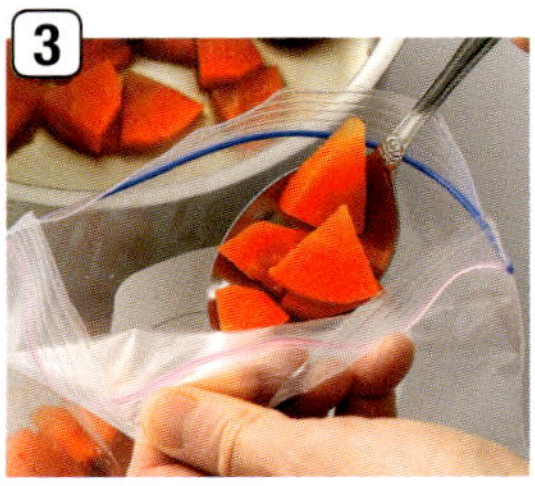
冷まして70gずつ密閉保存袋（容器）に入れる。

4　保存
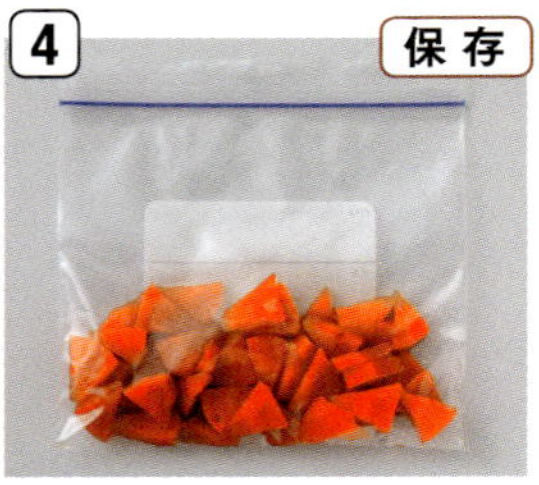
保存目安は冷凍で7〜8日。

コード4〜2-1　所用時間 20分

〈材料〉

にんじん煮物（冷凍済みでもOK）…70g
和風だし汁（P.30参照）…大さじ2（30cc）
ミキサーゲル…小さじ1

〈作り方〉

1
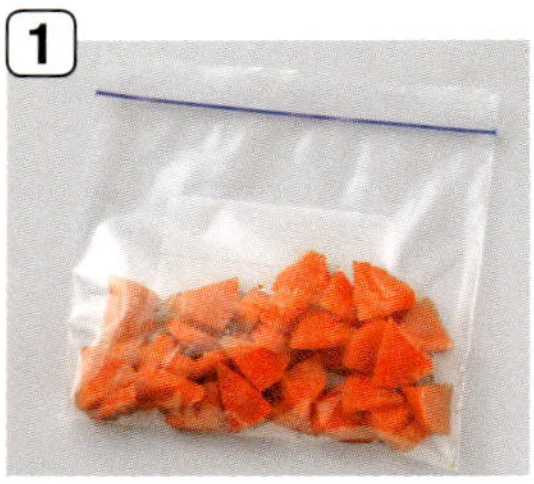
冷凍したにんじん煮物は、冷蔵庫で自然解凍する。

2
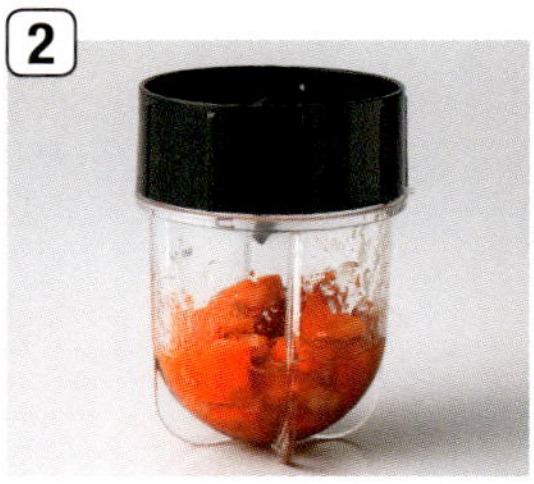
ミキサーカップに全ての材料を入れ、スプーンで全体を混ぜ、60秒なじませる。

3
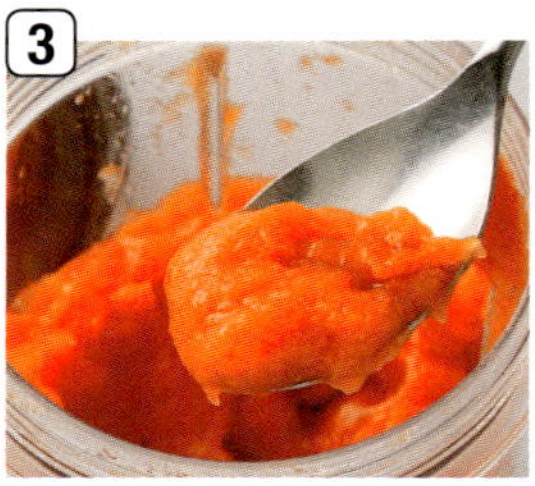
食材が均一にかかるようにミキサーごとふって40秒以上撹拌し、なめらかなムース状にする。

4
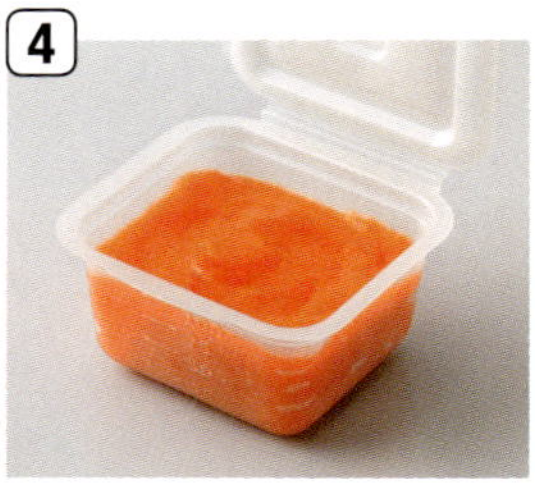
容器に流し入れ、冷蔵庫で15分以上冷やし固める。

5　保存
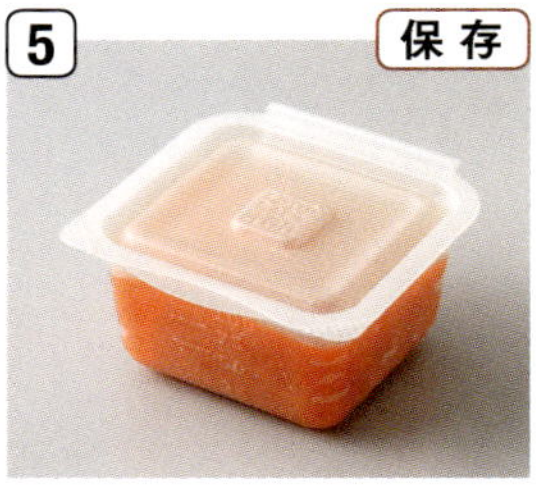
保存目安は冷蔵で2〜3日。

栄養価　エネルギー 50kcal　たんぱく質 0.5g　脂質 0.1g　炭水化物 13.8g　塩分 0.8g

ネバネバ成分ペクチンで皮膚が元気に

オクラのムース

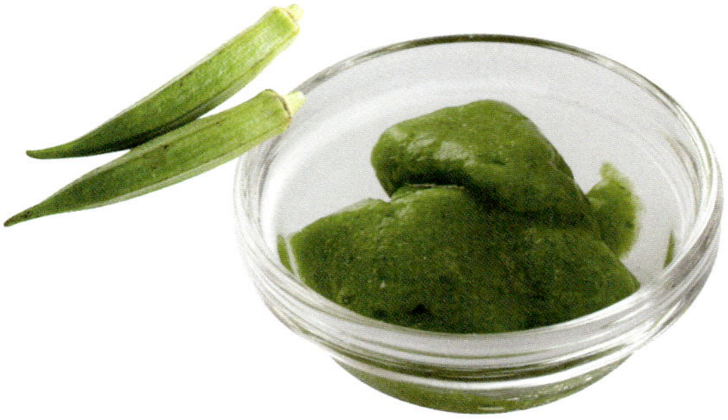

下準備 ゆでる 所用時間 25分 作り置き

〈材料〉

オクラ（種を除いて）…8〜11本（80g）※オクラ1本7〜10g

塩…少々

下準備

1

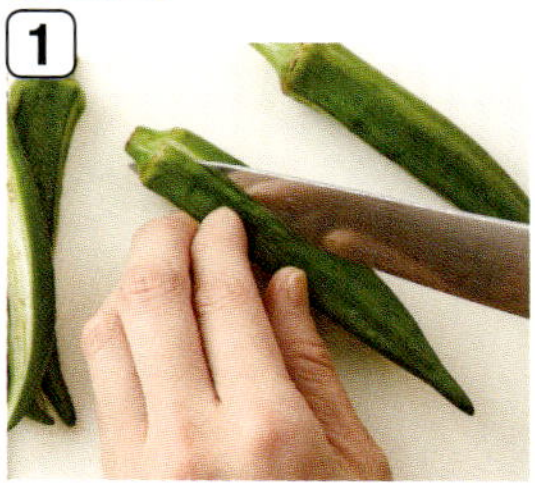

オクラをたて半分にカットする。

2

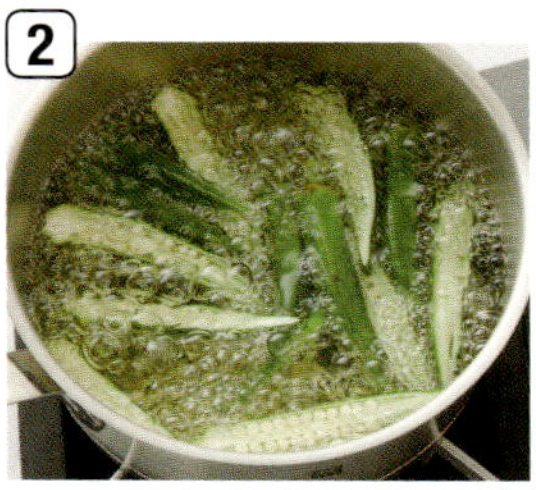

塩を加えた熱湯で2分ゆで、やわらかくする。

3

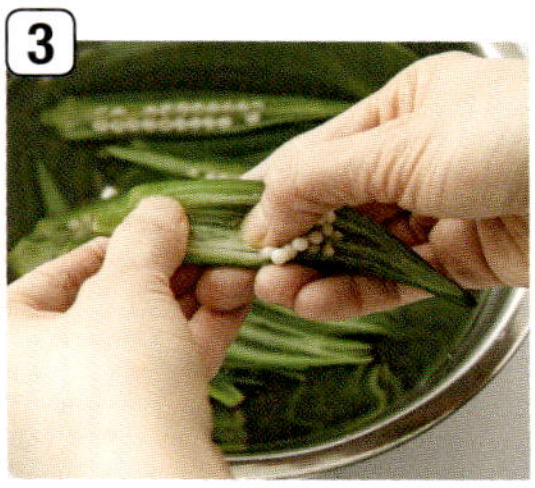

2を水に取って、種を指でスーッと取り除く。

4 保存

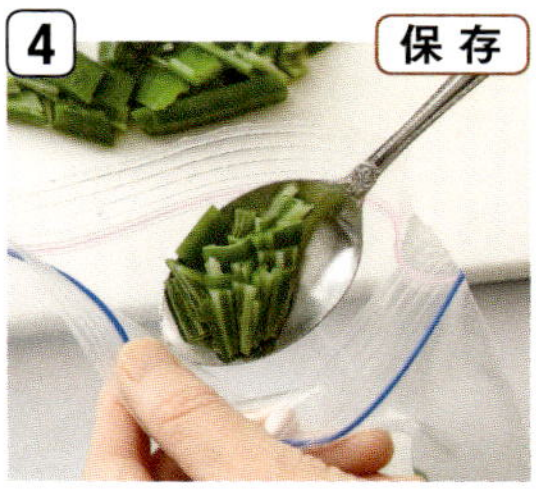

1〜2cmにカットして、密閉保存袋（容器）に入れ、冷凍保存する。保存目安は7〜8日。

コード4〜2-1 所用時間 20分

〈材料〉

ゆでオクラ…80g

和風だし汁（P.30参照）…30cc

砂糖…小さじ1/2

塩…少々

ミキサーゲル…小さじ4/5

〈作り方〉

1

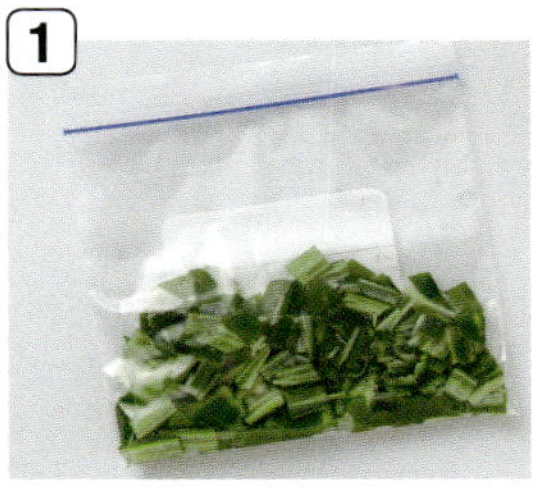

冷凍したゆでオクラを冷蔵庫で自然解凍する。

2

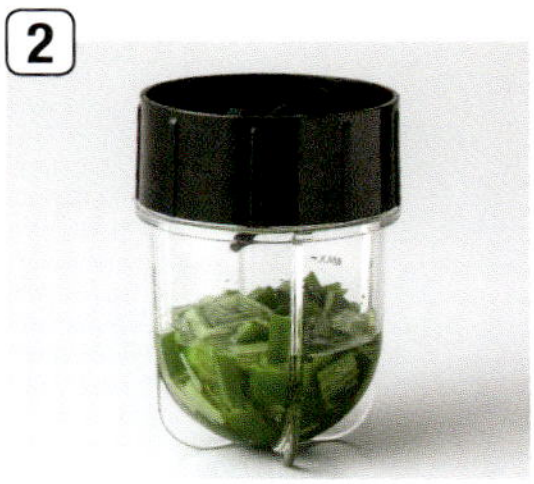

ミキサーカップに全ての材料を入れ、スプーンで全体を混ぜ、60秒なじませる。

3

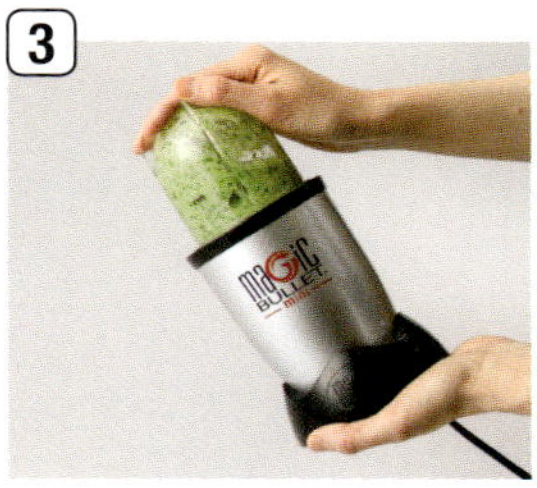

30秒ほど撹拌する。

4

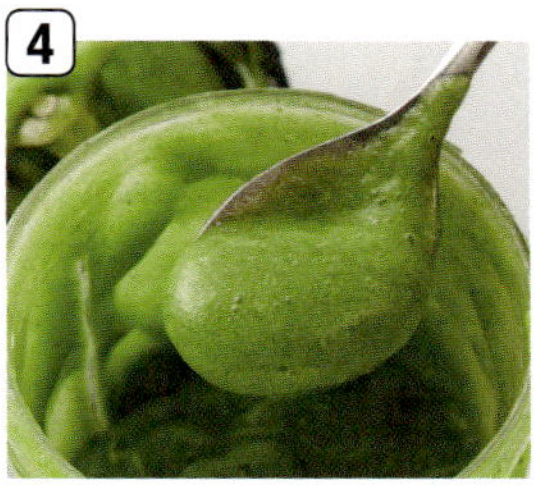

食材が均一にかかるようにミキサーごとふって60秒以上撹拌し、なめらかなムース状にする。

5

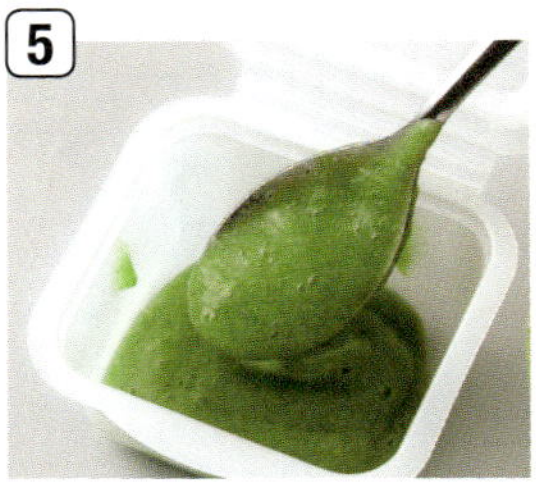

容器に流し入れて冷蔵庫で15分以上冷やし固める。

6 保存

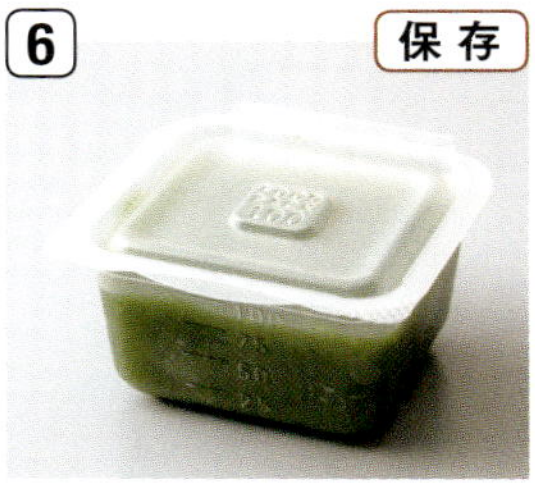

保存目安は冷蔵で2〜3日。

栄養価 エネルギー 35kcal たんぱく質 1.7g 脂質 0.1g 炭水化物 0.2g 塩分 0.2g

下処理済みであれば、同じレシピでムースが作れる

ブロッコリー、いんげん、グリンピースのムース

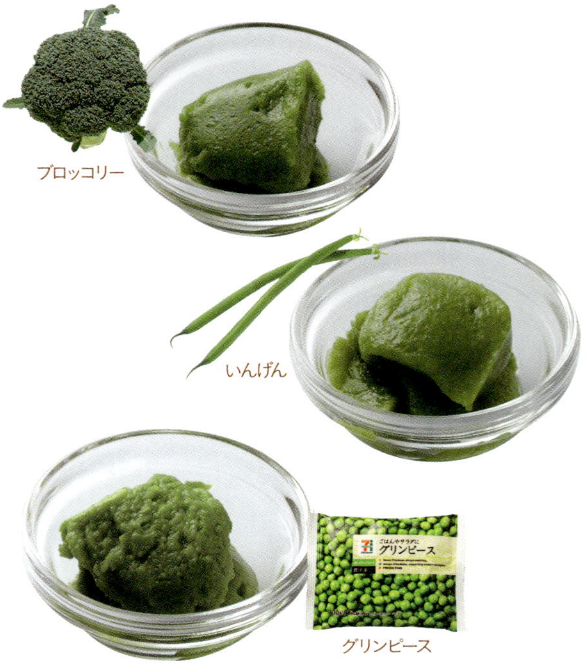

下準備 ゆでる 所用時間 10分 作り置き

〈材料〉

ブロッコリー（いんげん）…100g
塩…少々

〈作り方〉

1. ブロッコリーの房を切り落とし、2〜3cmサイズに切る。（いんげんは2〜3cm長さに切る）
2. 塩を加えた熱湯で2〜3分やわらかくゆでる。
3. 水にさらし水けを軽くしぼる。
4. 保存は、100gずつ密閉保存袋（容器）に入れ、冷凍で7〜8日。

〈Point!〉
グリンピースの缶づめは色が悪く、固いので冷凍を使用。

コード4〜2-1 所用時間 20分

〈材料〉

ゆでブロッコリー（いんげん、冷凍グリンピース）…100g
※冷凍済みでもOK
和風だし汁（P.30参照）…40cc
砂糖…小さじ1
塩…少々
ミキサーゲル…小さじ1

〈作り方〉

1
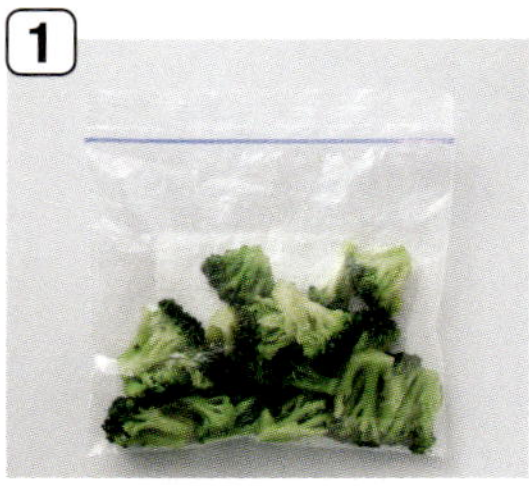
冷凍したゆでブロッコリー（いんげん、グリンピース）は冷蔵庫で自然解凍する。

2
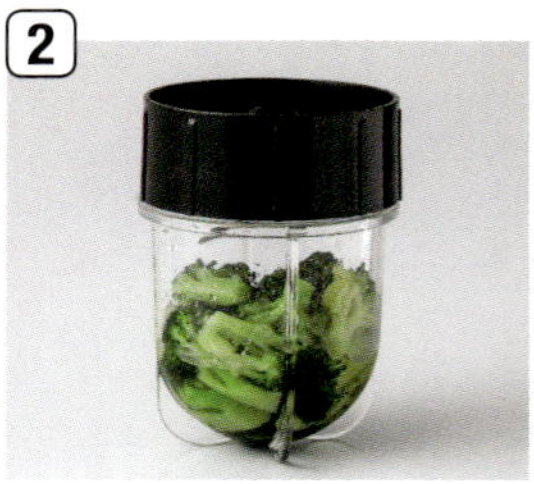
ミキサーカップに全ての材料を入れ、スプーンで全体を混ぜ、60秒なじませる。

3
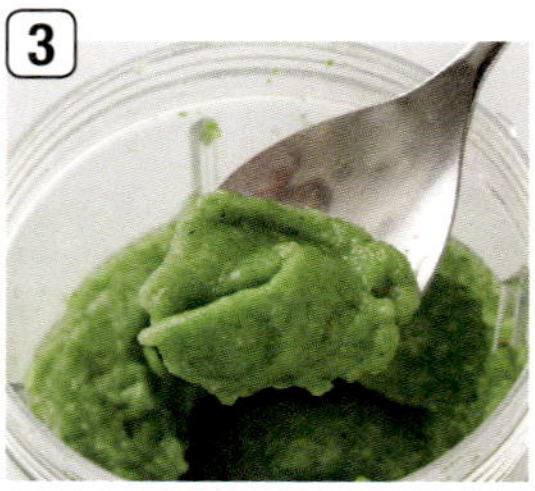
30秒ほど撹拌する。食材が均一にかかるようにミキサーごとふって撹拌する作業を繰り返し、ムース状にする。

4 保存
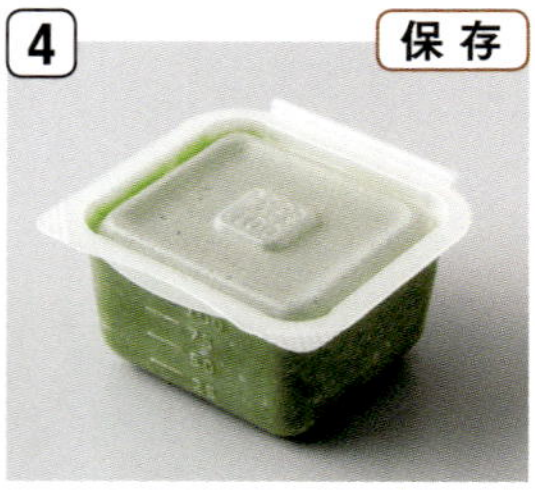
容器に流し入れて密閉し、冷蔵庫で15分以上冷やして固める。保存目安は冷蔵で2〜3日。

	エネルギー	たんぱく質	脂質	炭水化物	塩分
ブロッコリー 栄養価	42kcal	3.5g	0.4g	8.1g	0.2g
いんげん 栄養価	41kcal	1.8g	0.2g	9.3g	0.2g
グリンピース 栄養価	113kcal	5.6g	0.7g	21.0g	0.4g

口に残りやすい葉物野菜を食べやすく

ほうれん草のムース

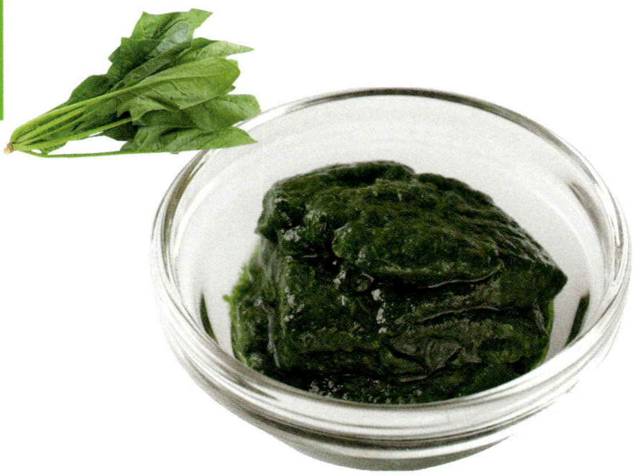

下準備 ゆでる 所用時間 10分 作り置き

〈材料〉

ほうれん草…1わ（200〜300g）

塩…少々

〈作り方〉

1. ほうれん草は1わを1〜2cm長さに切る。
2. 塩を加えた熱湯で60秒やわらかくゆでる。
3. 水けを軽くしぼる。
4. 保存は、100gずつ密閉保存袋（容器）に入れ、冷凍で7〜8日。

コード4〜2-1 所用時間 20分

〈材料〉

ゆでほうれん草（冷凍済みでもOK）…100g

白だし汁（吸い物用程度に希釈したもの）…50cc

砂糖…小さじ1

ミキサーゲル…小さじ1

〈作り方〉

1

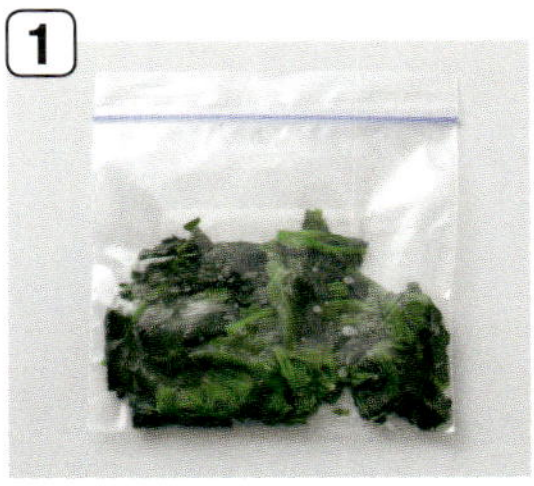

冷凍したゆでほうれん草は冷蔵庫で自然解凍する。

2

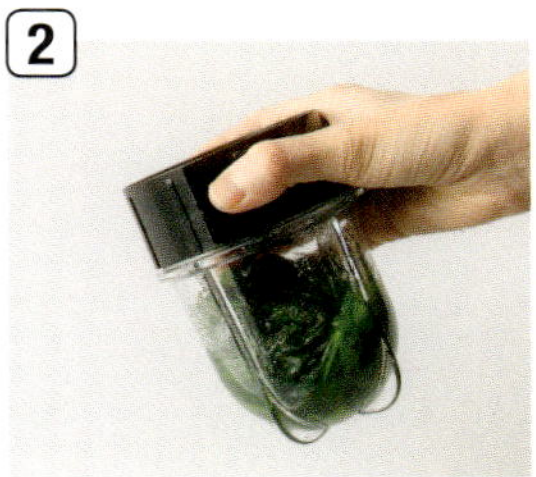

ミキサーカップに全ての材料を入れ、ふたをして、カップごとふる。

3

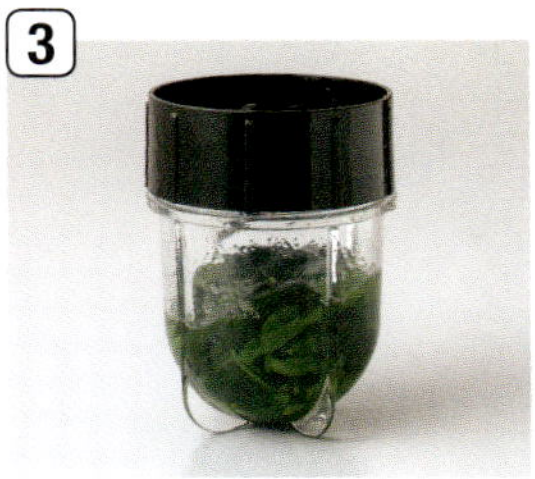

ミキサーゲルを60秒なじませる。

4

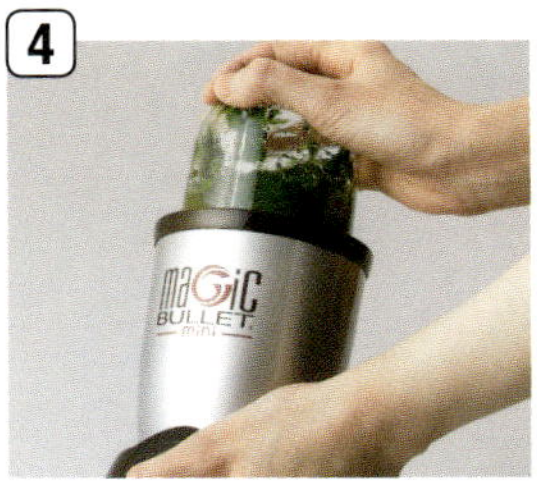

食材が均一にかかるようにミキサーごとふって60秒以上撹拌する。

5

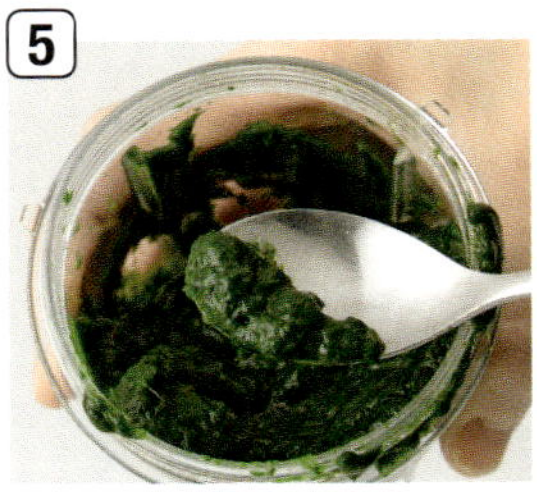

なめらかにムース状にする。

6

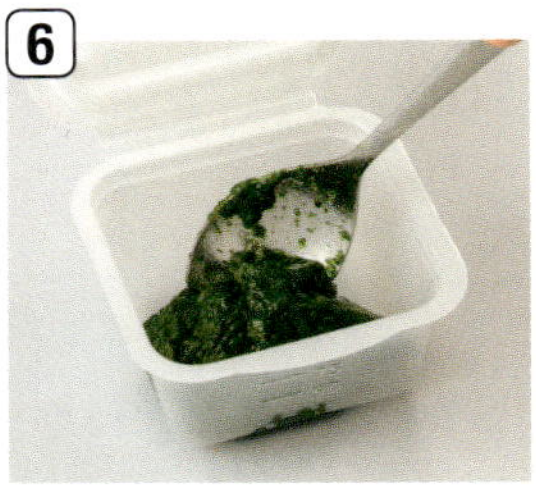

保存容器に空気を抜いてピッチリつめる。

7

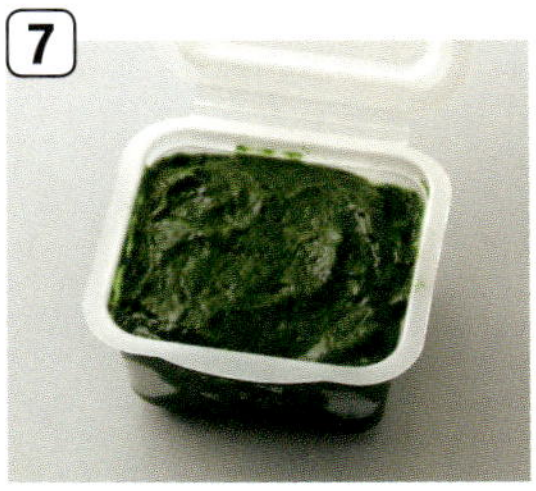

容器に流し入れて冷蔵庫で15分以上冷やして固める。

8 保存

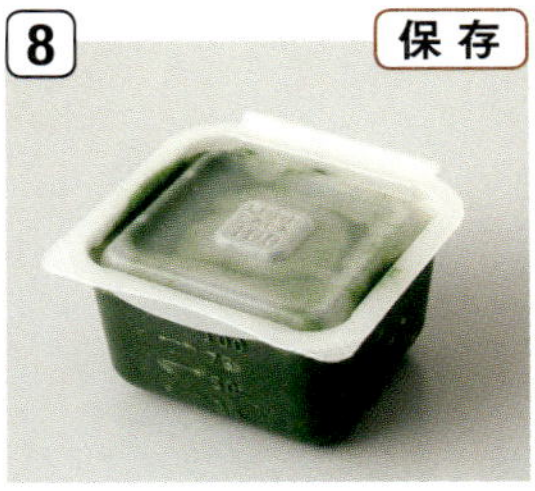

保存目安は冷蔵で2〜3日。

栄養価 ▶ エネルギー 35kcal / たんぱく質 2.2g / 脂質 0.4g / 炭水化物 7.0g / 塩分 0.2g

カルシウムが豊富で塩分排出効果も

カリフラワーのムース

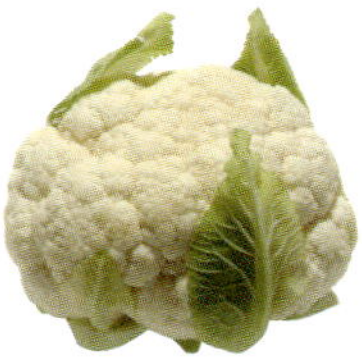

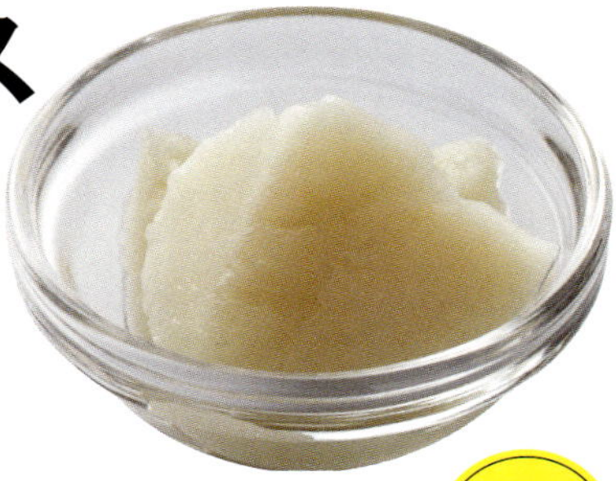

下準備 **煮る** 所用時間 25分 **作り置き**

〈材料〉

カリフラワー(ひと口大)…100g

塩…少々

A
- 和風だし汁(P.30参照)…50cc
- みりん…小さじ1
- 塩…少々

下準備

1

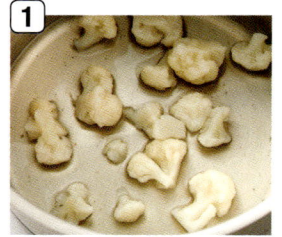

小さめの鍋に全ての材料を入れる。

2

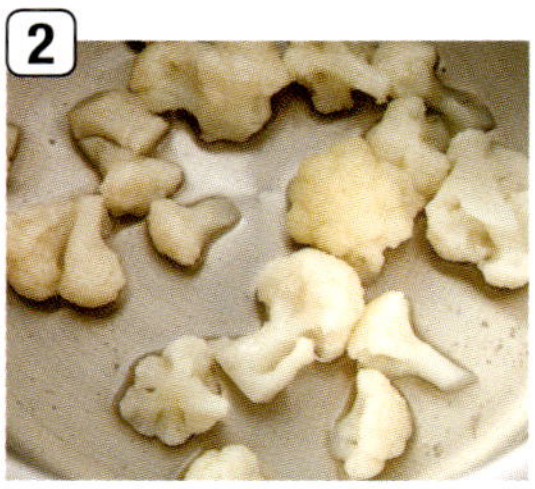

15〜20分ふたをして柔らかく煮る。

3

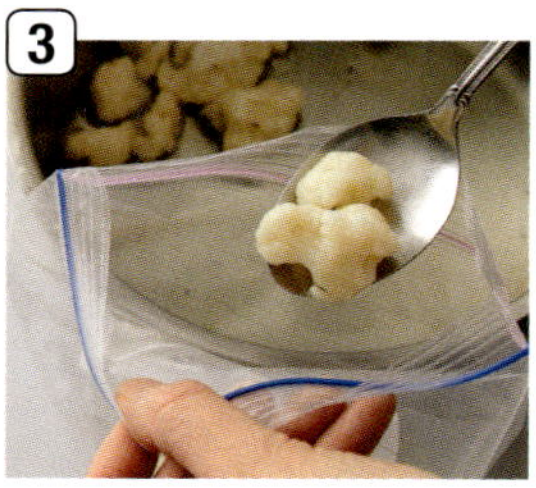

冷まして100gずつ密閉保存袋(容器)に入れる。

4 保存

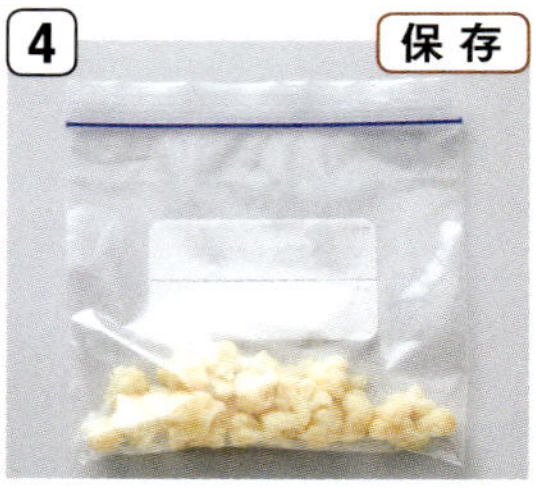

保存目安は冷凍で7〜8日。

コード4〜2-1

所用時間 25分

〈材料〉

カリフラワー煮…100g

和風だし汁(P.30参照)…大さじ2(30cc)

ミキサーゲル…小さじ1

〈作り方〉

1

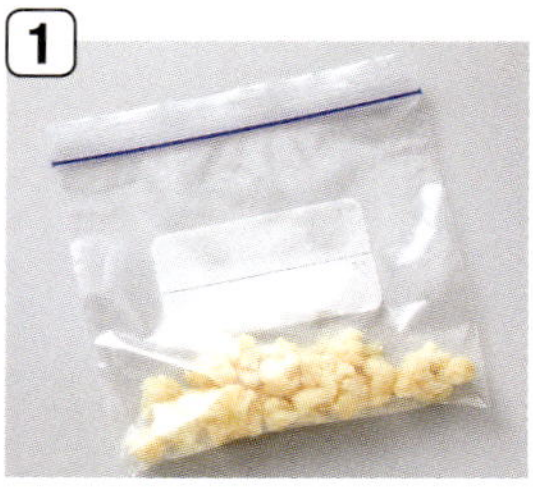

冷凍したカリフラワー煮を冷蔵庫で自然解凍する。

2

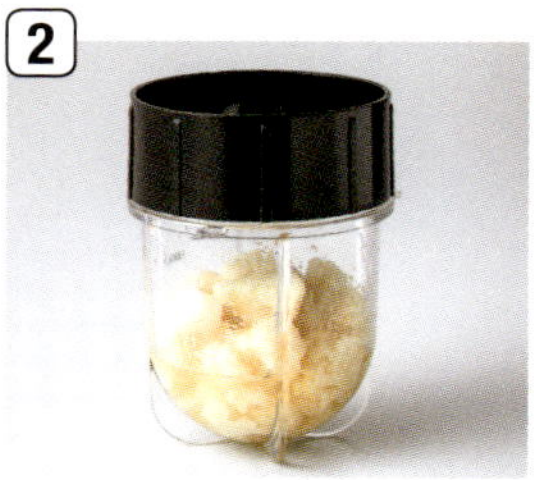

ミキサーカップに全ての材料を入れ、スプーンで全体を混ぜ、60秒なじませる。

3

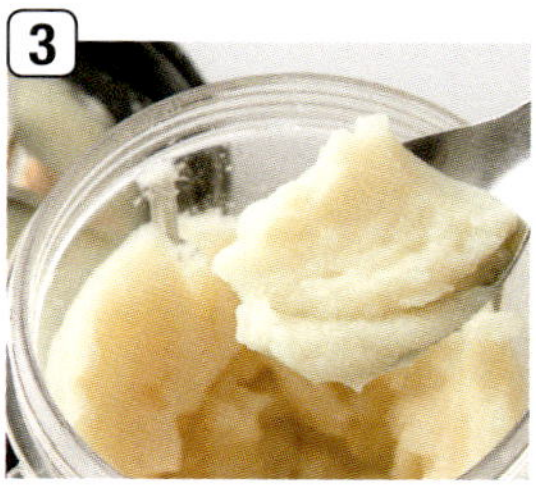

食材が均一にかかるようにミキサーごとふって30秒以上撹拌し、なめらかなムース状にする。

4

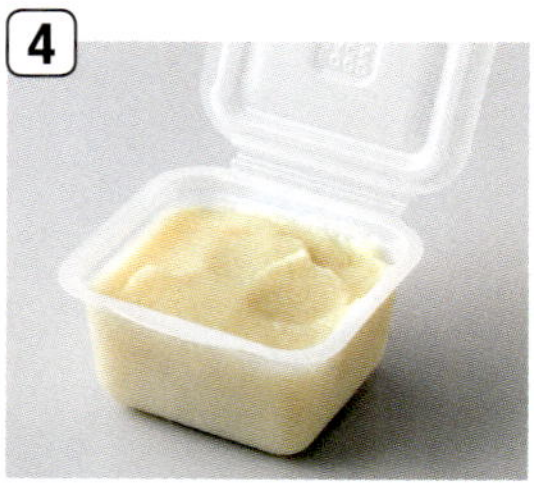

容器に流し入れて冷蔵庫で15分以上冷やし固める。

5 保存

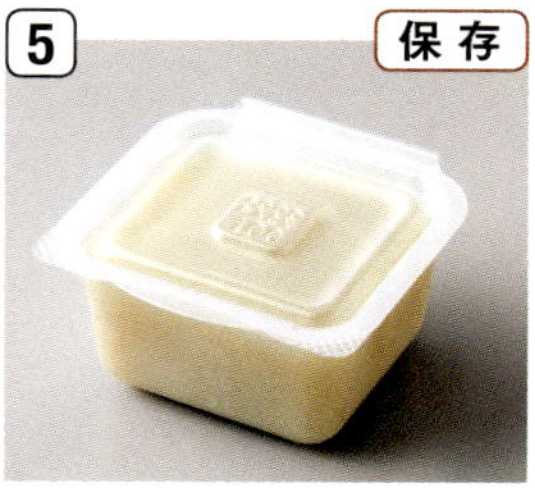

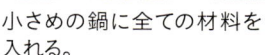

保存目安は冷蔵で2〜3日。

栄養価 エネルギー 43kcal / たんぱく質 2.7g / 脂質 0.1g / 炭水化物 0.5g / 塩分 0.4g

料理に加えることでコクを増す

炒め玉ねぎのムース

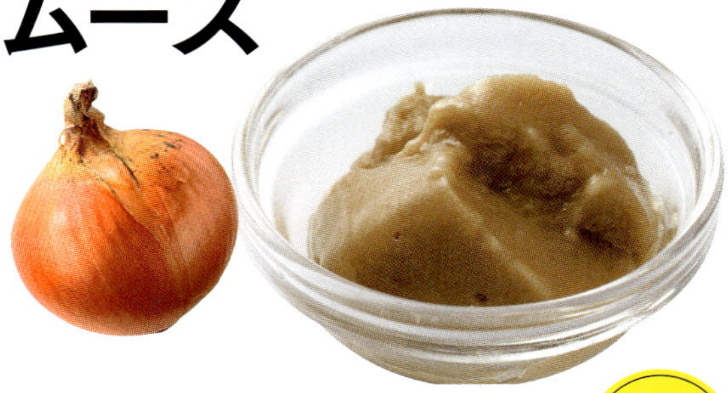

下準備 炒め煮 所用時間 25分 作り置き

〈材料〉

玉ねぎ…100g
油…大さじ1
水…200cc
コンソメ…1/2包

下準備

1
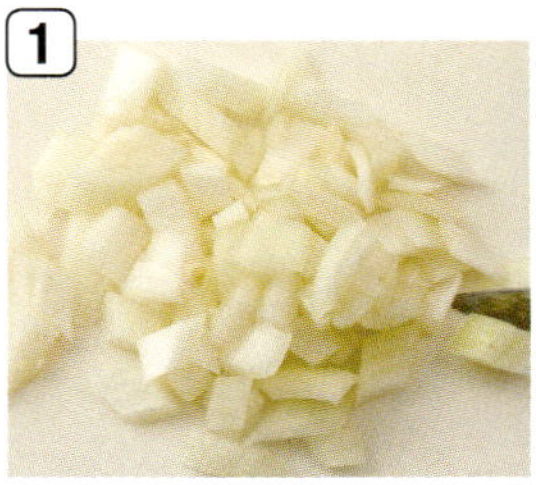
玉ねぎは包丁でみじん切りにする。
※ミキサーにかけると水が出やすい上、玉ねぎ臭くなるためNG。

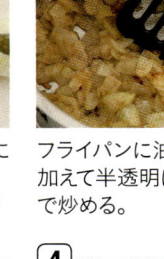

2
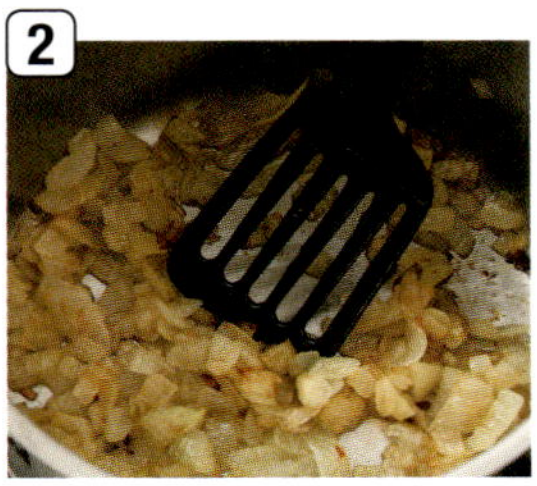
フライパンに油を引き、1を加えて半透明になるまで弱火で炒める。

3
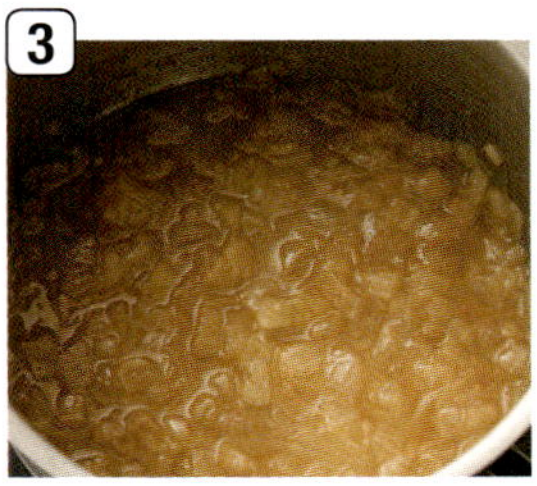
水、コンソメを加えて水分が半分量程度になるまで中火で煮詰める。

4 保存
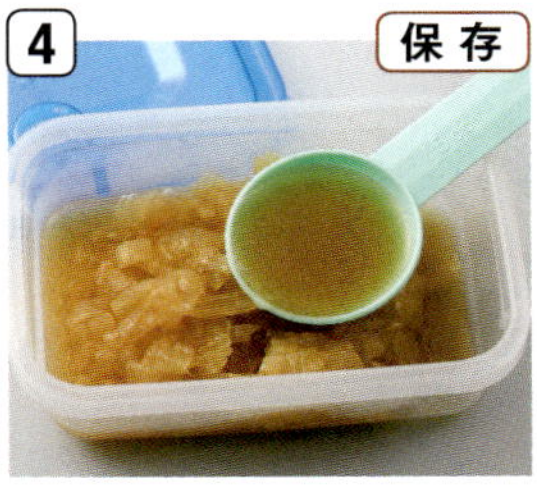
玉ねぎ70g＋煮汁30ccずつ密閉保存容器に入れ、冷凍する。保存目安は7〜8日。

コード4〜2-1 所用時間 25分

〈材料〉

玉ねぎの炒め煮…玉ねぎ70g ＋煮汁30cc
ミキサーゲル…小さじ1/2

〈作り方〉

1
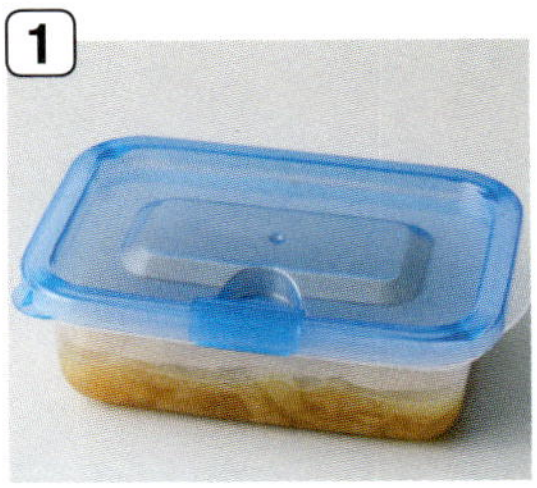
冷凍した玉ねぎの炒め煮を冷蔵庫で自然解凍する。

2
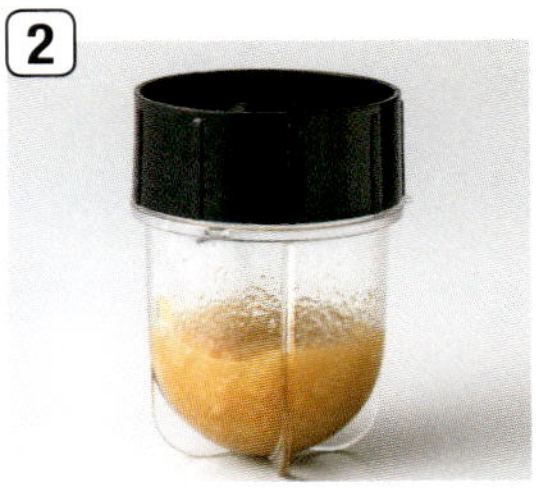
ミキサーカップに全ての材料を入れ、ふたをしてカップごとふって60秒なじませる。

3
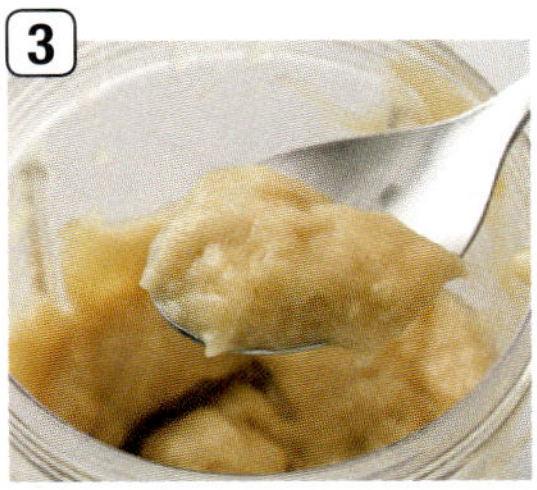
食材が均一にかかるようにミキサーごとふって30秒以上撹拌し、なめらかなムース状にする。

4
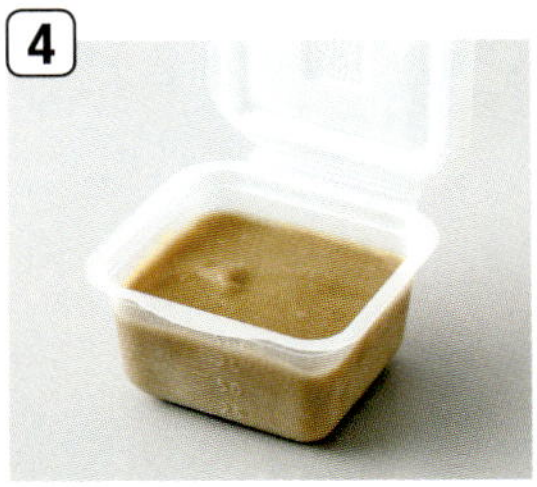
容器に流し入れ、冷蔵庫で15分以上冷やし固める。

5 保存
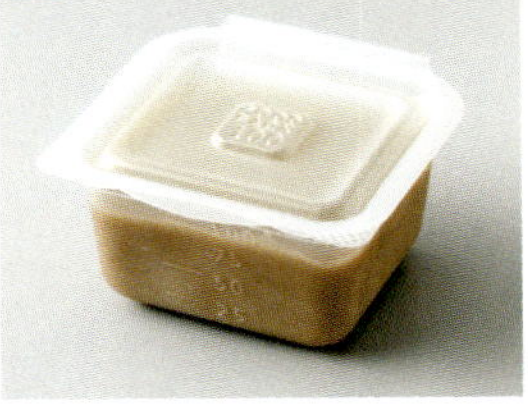
保存目安は冷蔵で2〜3日。

栄養価 ▶ エネルギー 155kcal ／ たんぱく質 1.2g ／ 脂質 12.2g ／ 炭水化物 10.1g ／ 塩分 1.0g

でんぷんが多い食材は冷めるとのどにつまりやすい。
ムースにして食べやすく調整をするのがコツ

じゃがいものムース

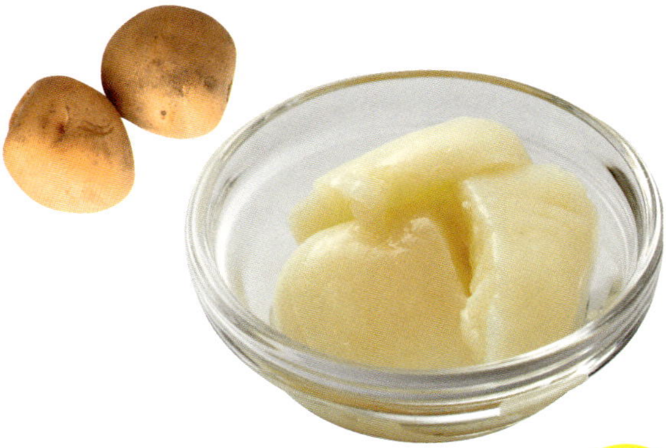

下準備 | **煮る** | 所用時間 15分 | **作り置き**

〈下準備材料〉

じゃがいも（男爵）…100g ←煮崩れしやすい種類を選ぶ

白だし汁（10倍希釈）…100cc

砂糖…小さじ2

塩…少々

下準備

1

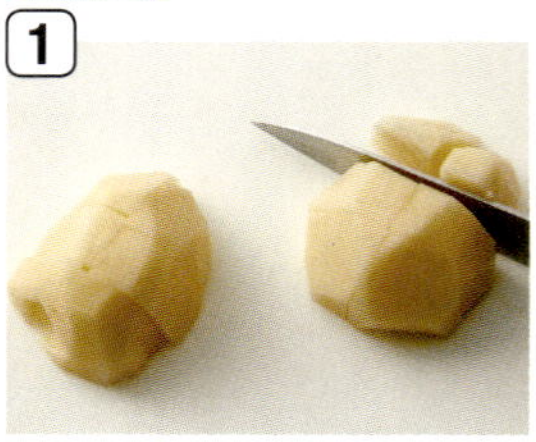

じゃがいもは皮をむいてひと口大に切る。

2

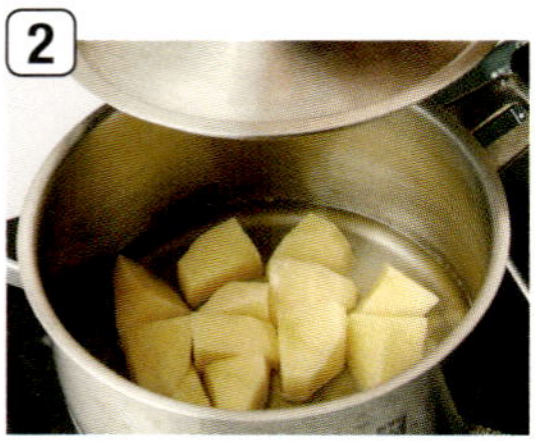

小さめの鍋に全ての材料を入れ、ふたをして煮る。

3

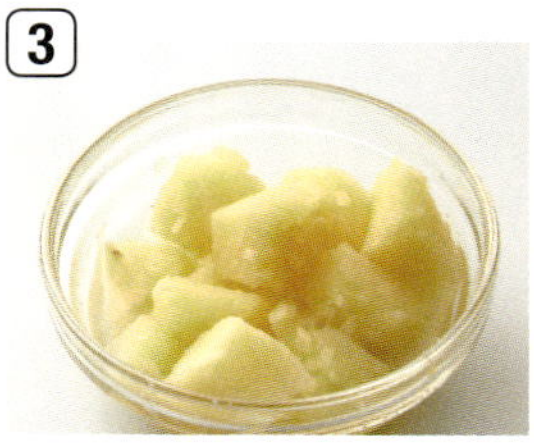

やわらかくなるまで煮たら冷ます。

4 **保存**

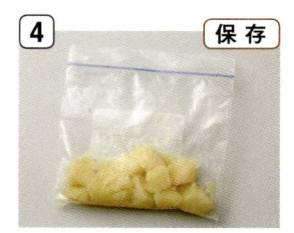

70gずつ密閉保存袋（容器）に入れて冷凍保存する。保存目安は冷凍で7〜8日。

電子レンジで加熱し、やわらかくしてから切っても良い

かぼちゃのムース

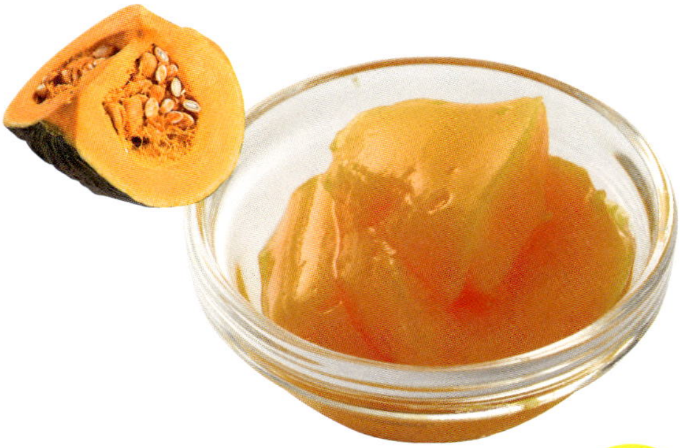

下準備 | **煮る** | 所用時間 15分 | **作り置き**

〈材料〉

かぼちゃ…100g

白だし汁（10倍希釈）…100cc

砂糖…小さじ2

塩…少々

下準備

1

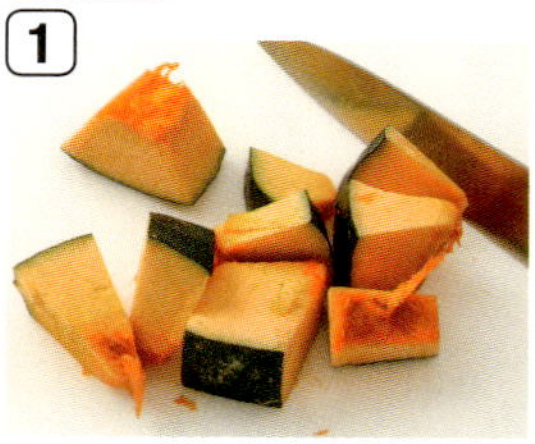

かぼちゃをひと口大に切る。

2

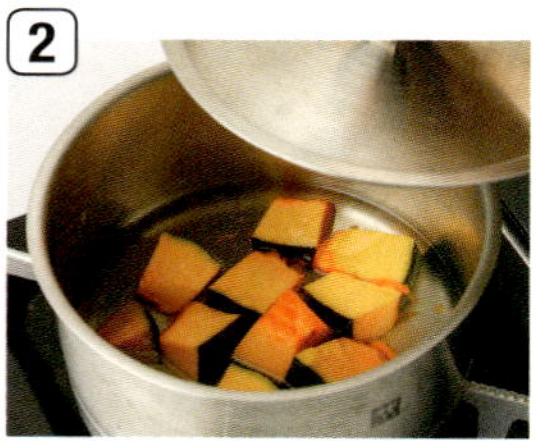

小さめの鍋に全ての材料を入れ、ふたをしてやわらかくなるまで煮る。

3

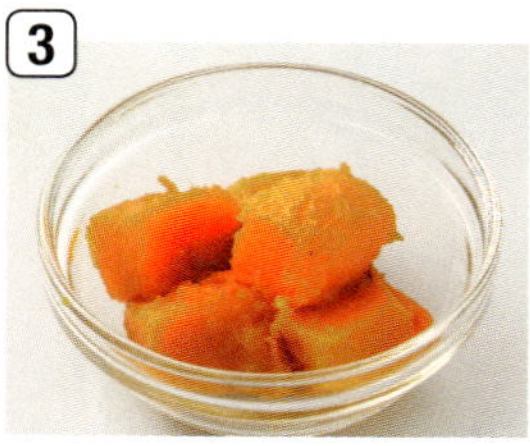

皮を外して冷ます。

4 **保存**

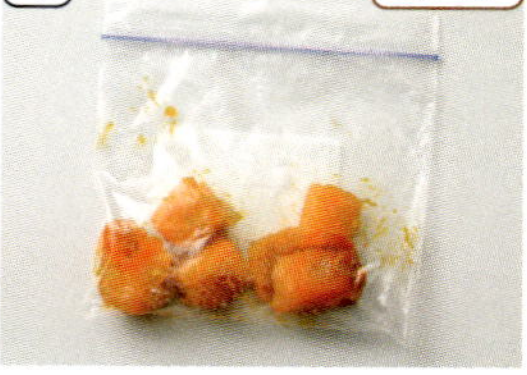

70gずつ密閉保存袋（容器）に入れて冷凍保存する。保存目安は冷凍で7〜8日。

コード4〜2-1

所用時間 25分

〈材料〉

じゃがいも煮(かぼちゃ煮)…70g ※さつまいもでも一緒

ホット&ソフト…小さじ1/2

和風だし汁(P.30参照)…50cc

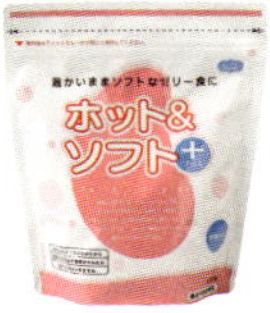

ゲル化剤はでんぷん分解酵素が入っている『ホット&ソフト』を使用

〈作り方〉 ※かぼちゃムースで説明

1

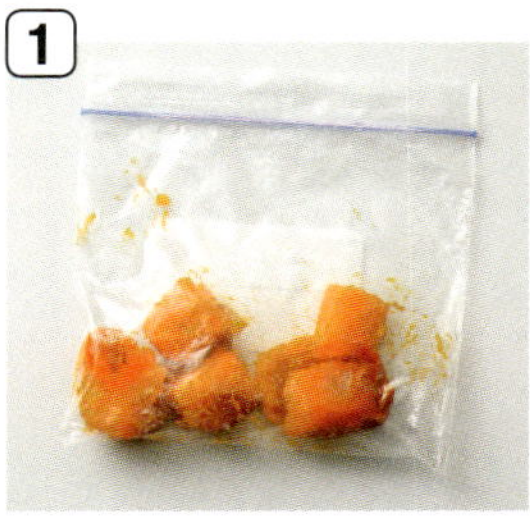

冷凍かぼちゃ煮(じゃがいも煮)は冷蔵庫で自然解凍する。

2

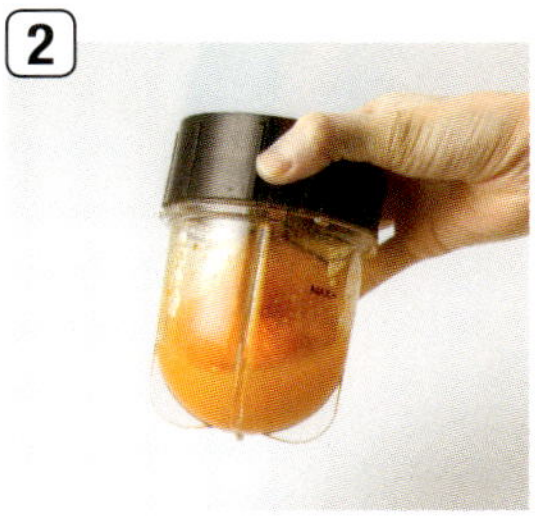

ミキサーカップに全ての材料を入れ、カップごとふって全体を混ぜる。

3

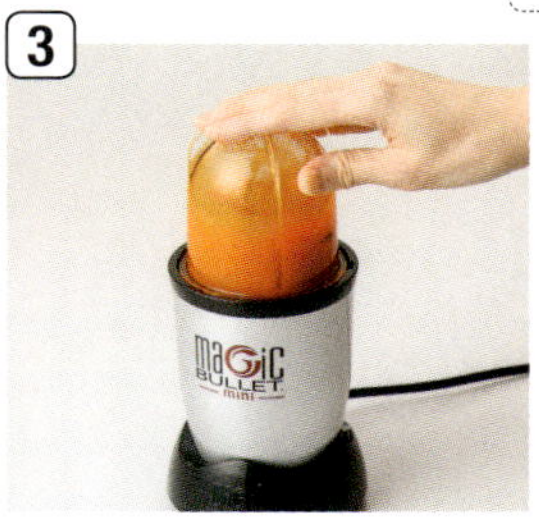

20秒撹拌する。

4

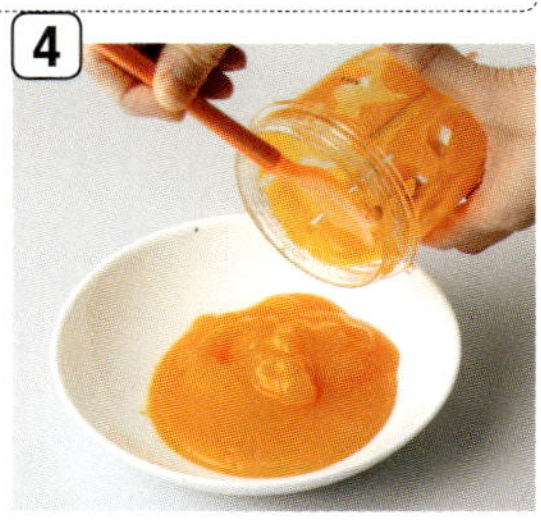

底が広めで浅い耐熱容器に移し、ラップをする。

5

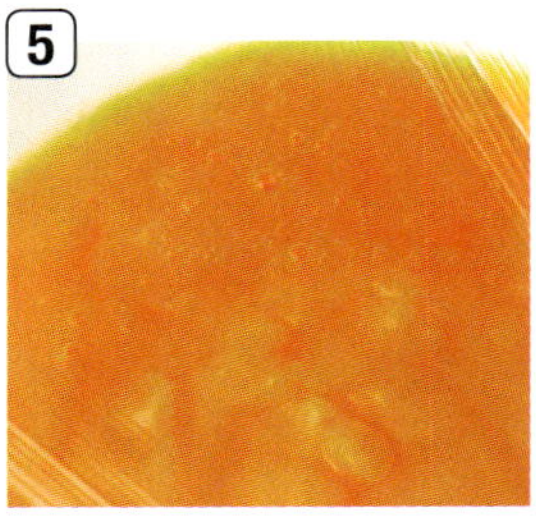

500Wの電子レンジで沸騰するまで30秒以上(ゲル化剤が反応する80℃以上になるまで)加熱する。

〈Point〉5〜6は鍋で行ってもOK。

6

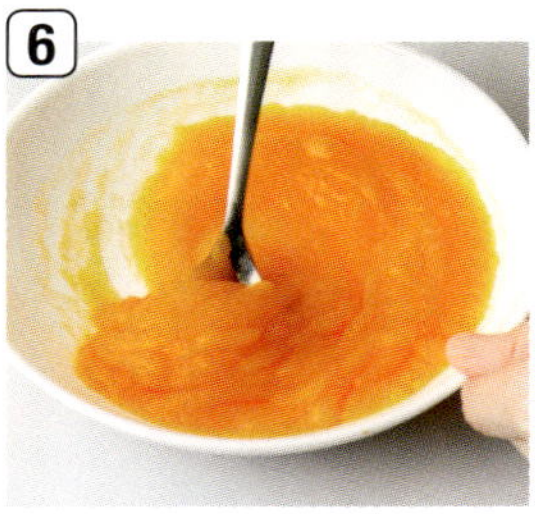

熱いうちに全体をムラなくかき混ぜる。

7

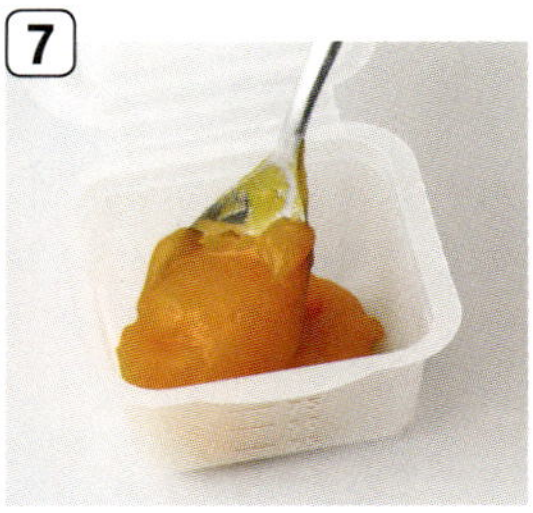

すぐに固まるので、温かいうちに容器に流し入れる。水分蒸発防止に密閉する。

8 保存

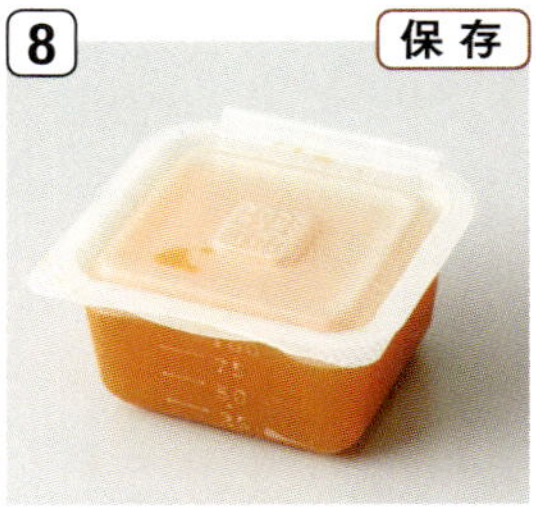

保存目安は冷蔵で2〜3日。

困ったときの対処方法

冷たく硬い場合

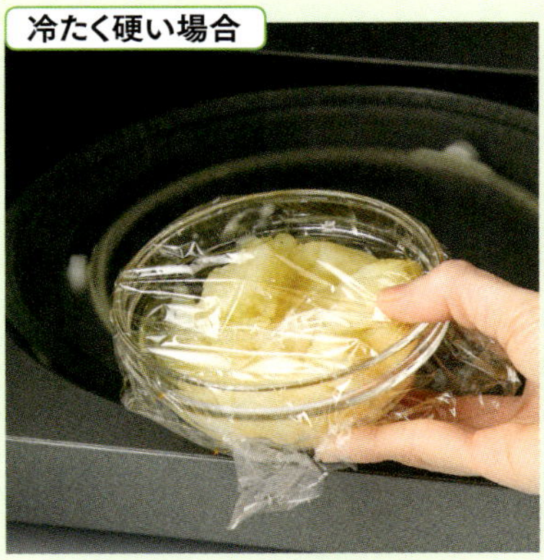

ラップをかけて、500Wの電子レンジで5〜10秒加熱する。

食材がミキサーにかかりにくい場合

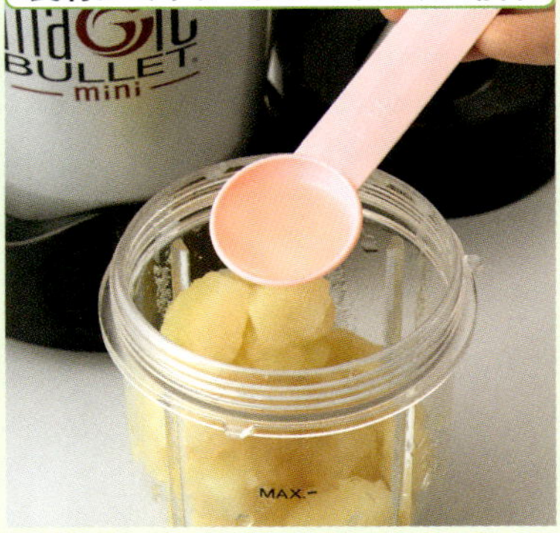

小さじ1ずつだし汁を足してミキサーにかけてみて、調整する。

じゃがいも

栄養価					
	エネルギー 74kcal	たんぱく質 1.1g	脂質 0.1g	炭水化物 17.7g	塩分 0.4g

かぼちゃ

栄養価					
	エネルギー 84kcal	たんぱく質 1.3g	脂質 0.2g	炭水化物 12.8g	塩分 0.4g

うま味成分が豊富で、料理をグッとおいしくする

干ししいたけ煮ムース

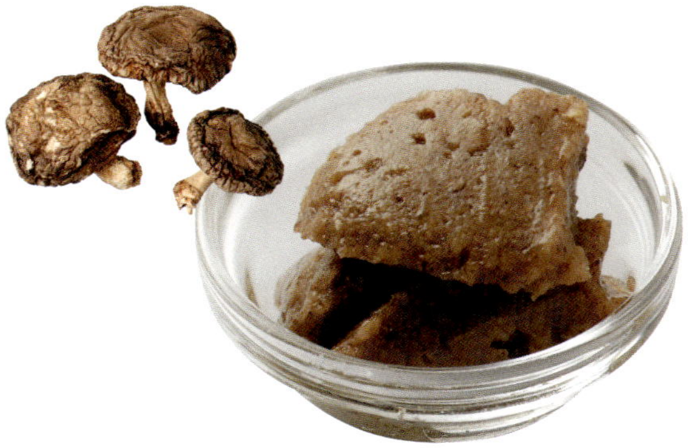

下準備 煮る 所用時間 15分 作り置き

〈材料〉

干ししいたけ…20g
砂糖…ひとつまみ
水…具材がつかるくらい

A
- めんつゆ（そうめんつゆ程度に希釈）…大さじ2
- 干ししいたけ戻し汁…50cc
- 砂糖…大さじ1
- 塩…少々

下準備

1 戻し方

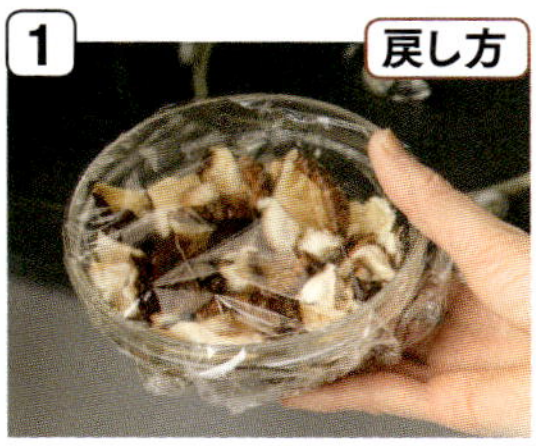

軸を取り、割った干ししいたけを耐熱容器に入れ、水、砂糖を加えて500Wの電子レンジで60秒加熱する。（又は1晩干ししいたけがつかるくらいの水につけておく）

2

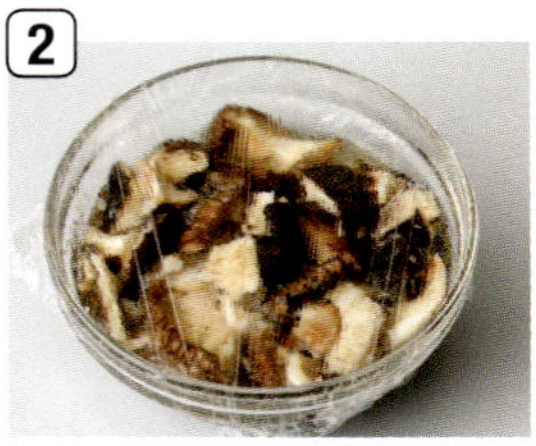

1の戻し汁を50cc残して水けをきり、Aを入れ、ラップをかける。

3

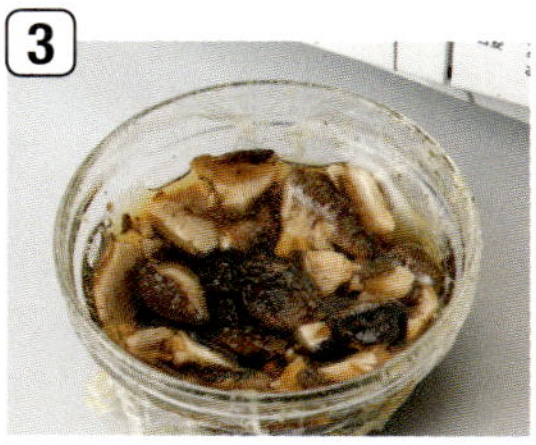

500wの電子レンジで干ししいたけがやわらかくなるまで2分ほど加熱する。

4 保存

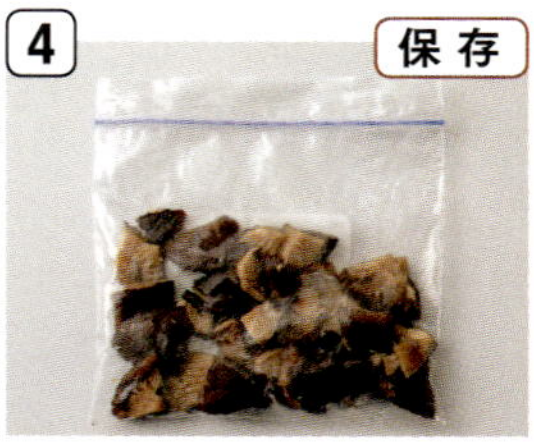

冷ましてから100gずつ密閉保存袋（容器）に入れて冷凍する。保存目安は7〜8日。

カルシウムが牛乳の12倍も含まれる！

ひじき煮ムース

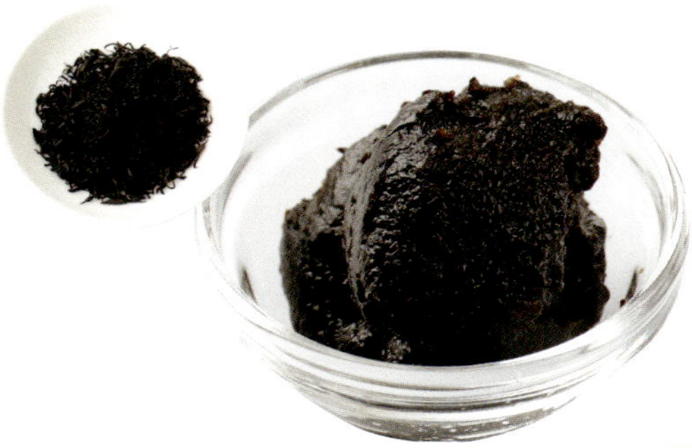

下準備 煮る 所用時間 20分 作り置き

〈材料〉

乾燥ひじき…20g（戻した状態で160g）
水…具材がつかるくらい

A
- めんつゆ（そうめんつゆ程度に希釈）…大さじ2
- 水…100cc
- 砂糖…大さじ1

下準備

1

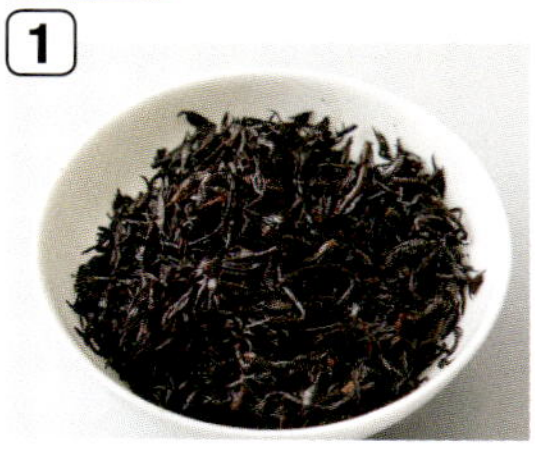

乾燥ひじきをひと晩水につけて戻しておく（生ひじきでも可）。

2

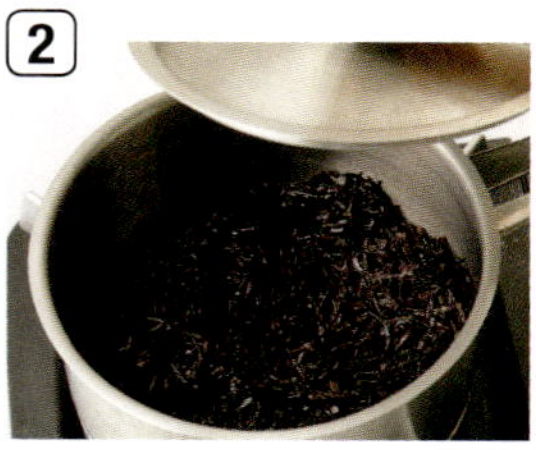

鍋に1とAを入れ、ふたをして柔らかくなるまで中火で煮る。

3 保存

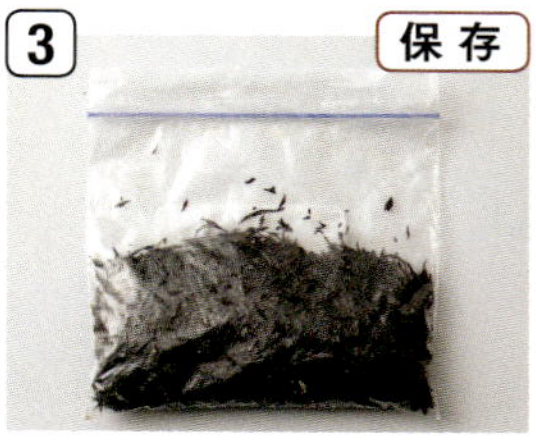

冷ましてから100gずつ密閉保存袋（容器）に入れて冷凍する。保存目安は7〜8日。

Point

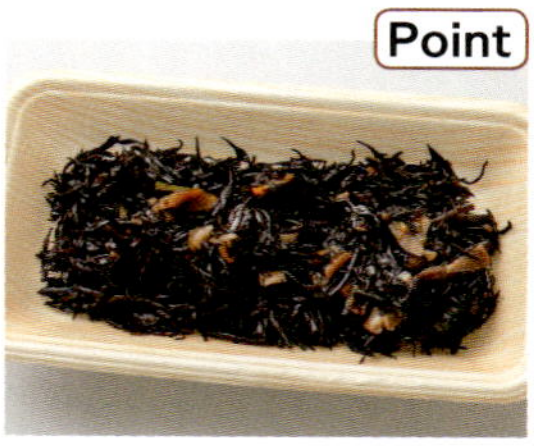

市販のひじき煮を活用してもよい。ミキサーにかけるので、大豆やにんじんが入っていてもOK。

コード4〜2-1

所用時間 25分

〈材料〉

干ししいたけ煮（ひじき煮）…100g
和風だし汁（P.30参照）…50cc
ミキサーゲル…小さじ1

〈作り方〉 ※干ししいたけ煮で説明

1

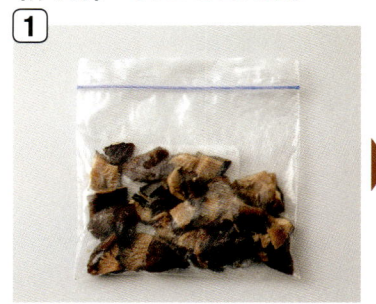

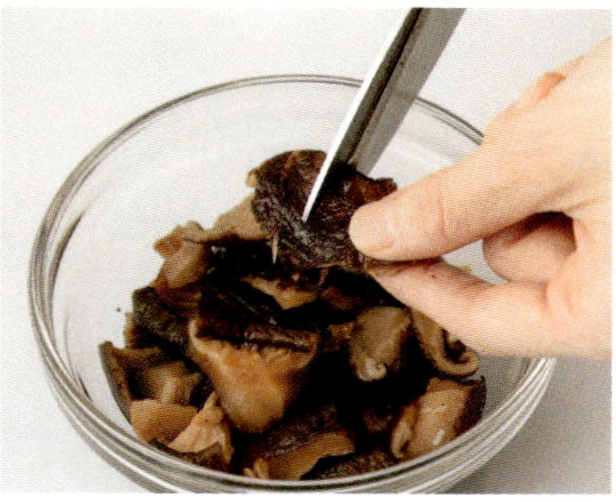

冷凍の干ししいたけ煮（ひじき煮）を冷蔵庫で自然解凍する。

干ししいたけ煮はミキサーにかかりやすいように、キッチンばさみで2cm大にカットする。

2

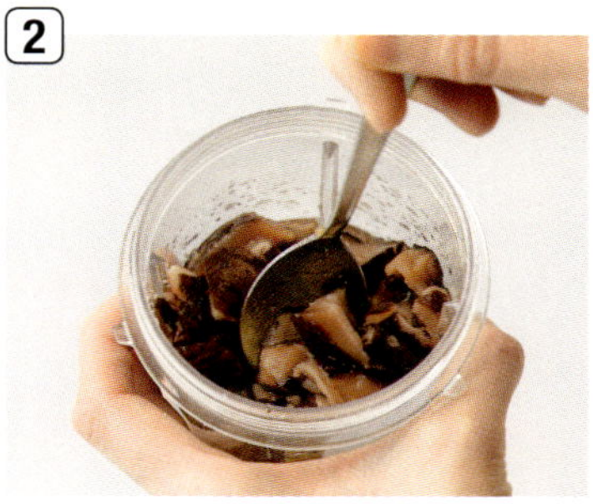

ミキサーカップに全ての材料を入れ、スプーンで全体を混ぜる。

3

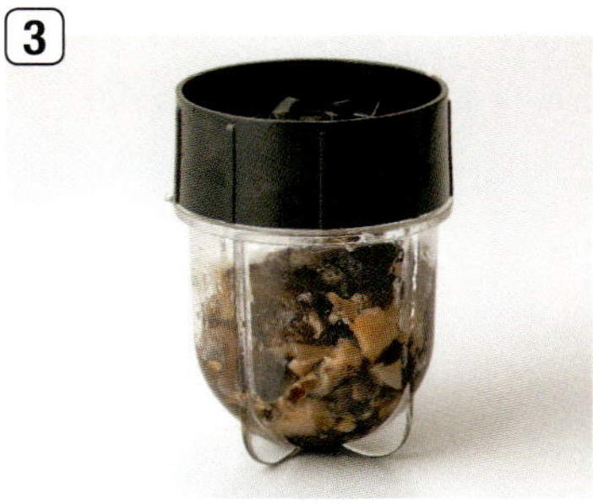

ミキサーゲルを、60秒なじませる。

4

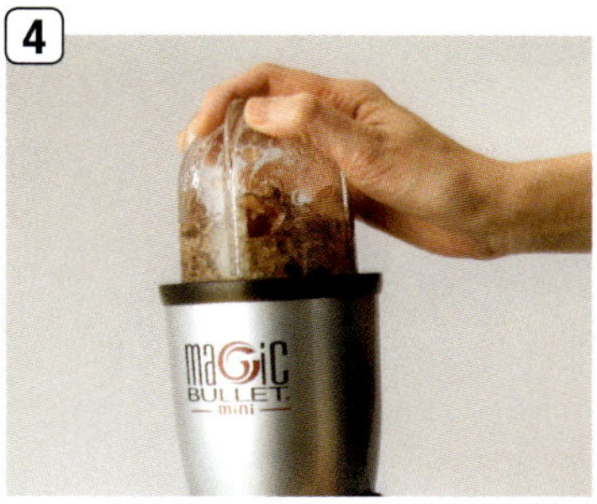

食材が均一にかかるようにミキサーごとふって60秒以上撹拌する。

5

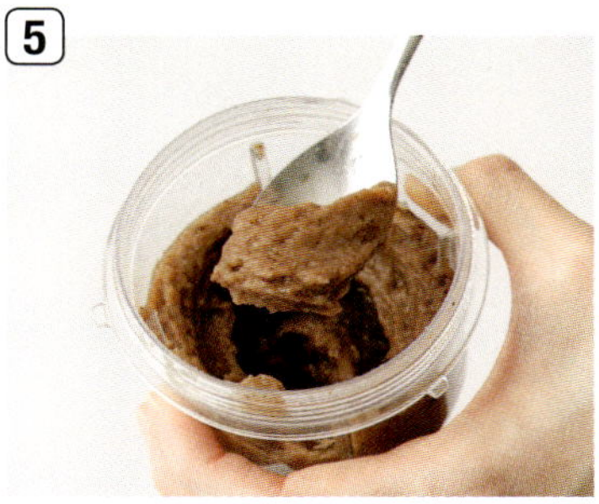

なめらかなムース状にする。

6

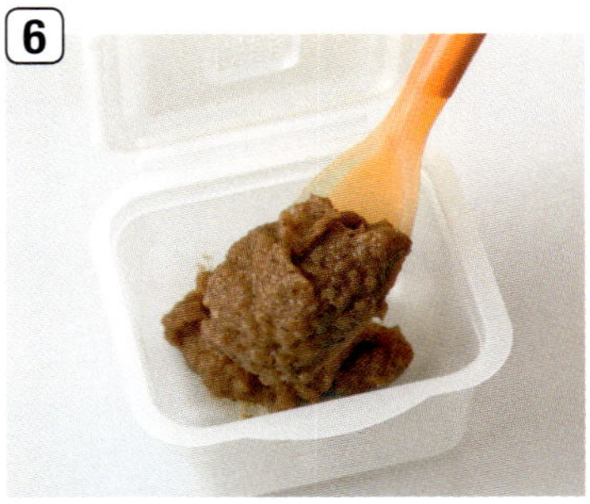

容器に流し入れて冷蔵庫で15分冷やす。

7 保存

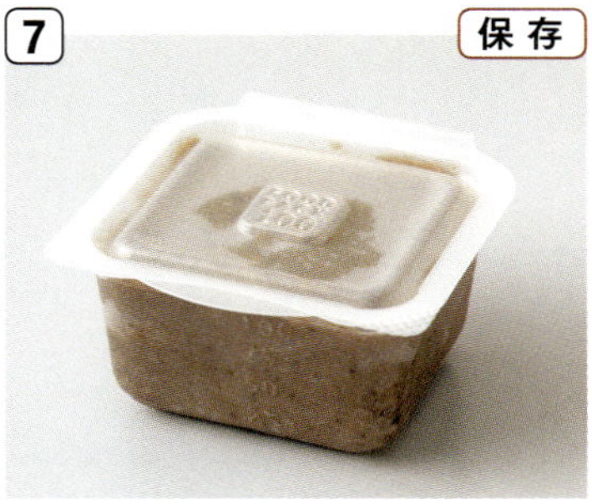

保存目安は冷蔵庫で2〜3日。

干ししいたけ煮

栄養価	エネルギー	たんぱく質	脂質	炭水化物	塩分
干ししいたけ煮	89kcal	4.6g	0.7g	25.5g	1.1g

ひじき煮

栄養価	エネルギー	たんぱく質	脂質	炭水化物	塩分
ひじき煮	35kcal	0.4g	0.0g	8.5g	0.7g

ビタミン、食物繊維たっぷり！　新鮮なおいしさが楽しめる！

新鮮！ 生野菜のフレッシュムース

Point！ できたてを食べるのが基本。作り置きはNG

カリウム豊富でむくみ解消に役立つ

きゅうりのフレッシュムース

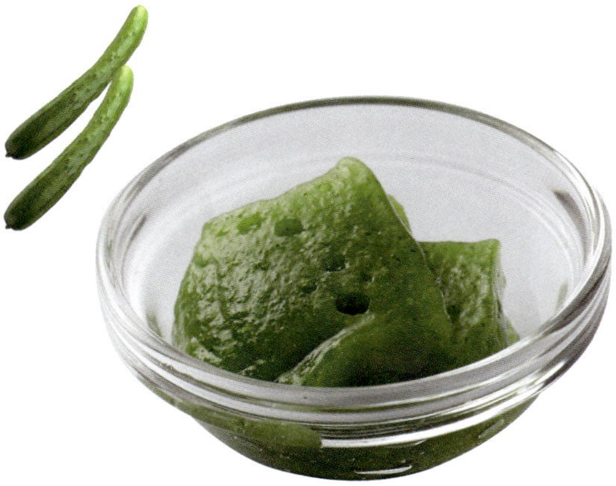

コード4～2-1　所用時間 25分

〈材料〉

きゅうり…100g

A
- 砂糖…小さじ1
- 塩…少々
- 酢…小さじ1

ミキサーゲル…小さじ1

〈作り方〉

1

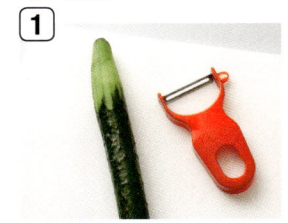

きゅうりはヘタ側の皮を1/3程度ピーラーでむく。
（青臭さが軽減される）

2

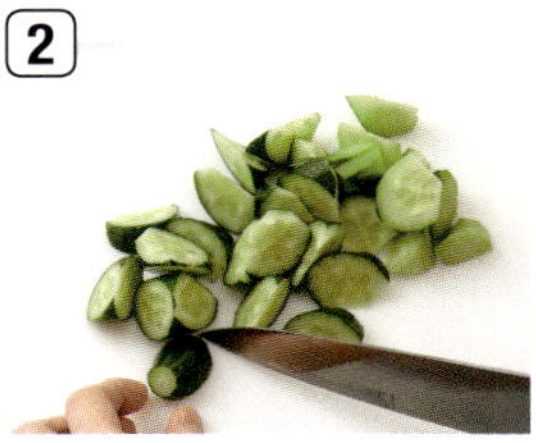

小さめの乱切りにする。

3

〈POINT!〉
ゲル化剤はまだ入れない

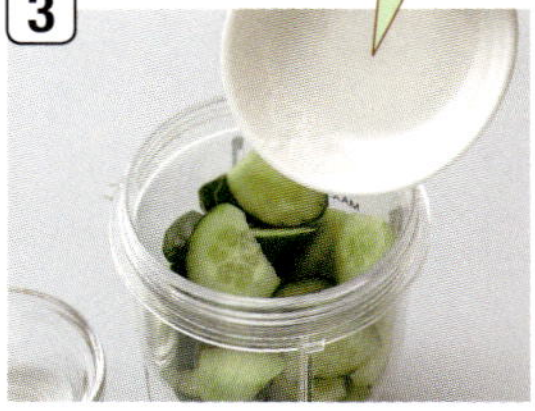

ミキサーカップにきゅうりと調味料**A**を加える。

4

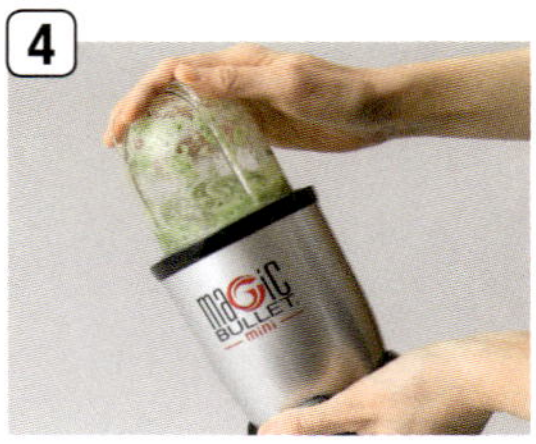

ミキサーごとふって、10秒撹拌する。

5

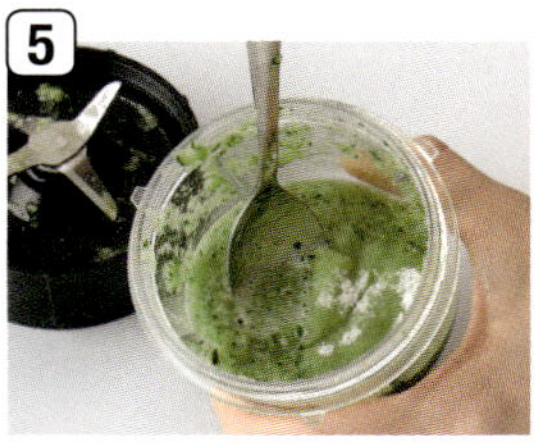

ミキサーゲルを加え、スプーンで全体を混ぜ、ミキサーゲルを60秒なじませる。

6

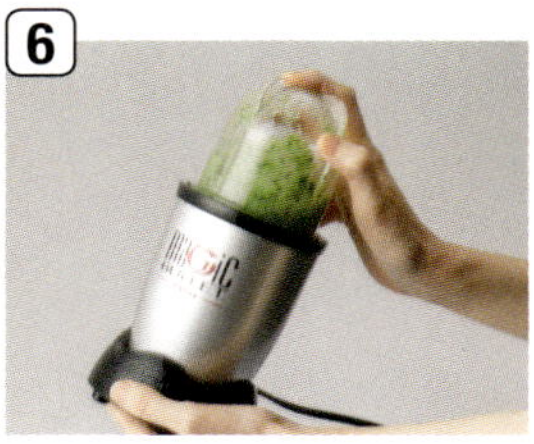

食材が均一にかかるようにミキサーごとふって30秒以上撹拌する。

7

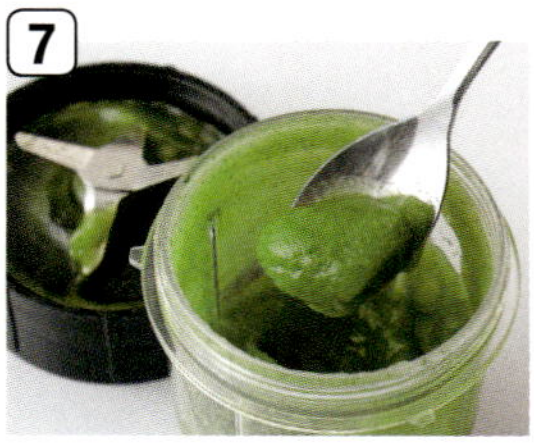

なめらかなムース状にする。

8

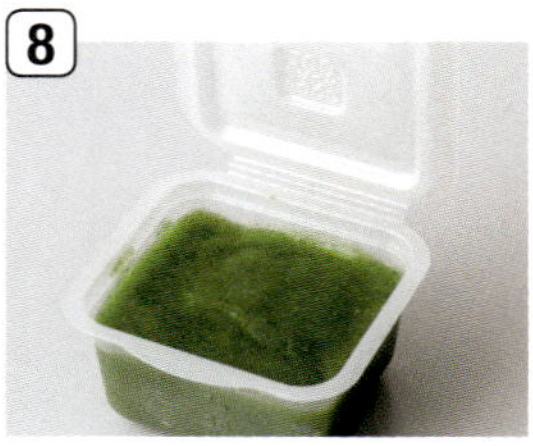

容器に流し入れ、冷蔵庫で15分以上冷やす。その日のうちに食べ切る。

栄養価

エネルギー	たんぱく質	脂質	炭水化物	塩分
30kcal	1.0g	2.1g	6.9g	0.2g

抗酸化作用があるリコピンが豊富

トマトのフレッシュムース

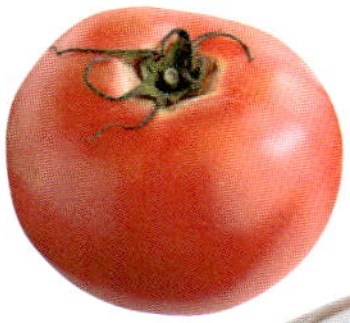

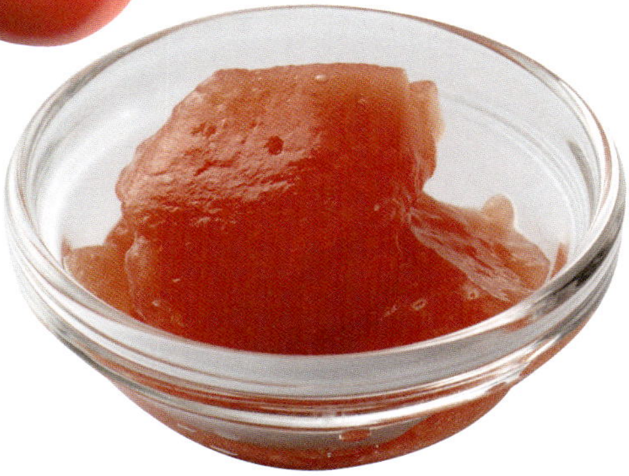

コード4〜2-1 所用時間 25分

〈材料〉

トマト…1個（100g） ←皮や種を外した状態で

A ［砂糖…小さじ1
　 ［塩…少々

ミキサーゲル…小さじ1

※青臭さを取るために砂糖と塩を加える

〈作り方〉

1

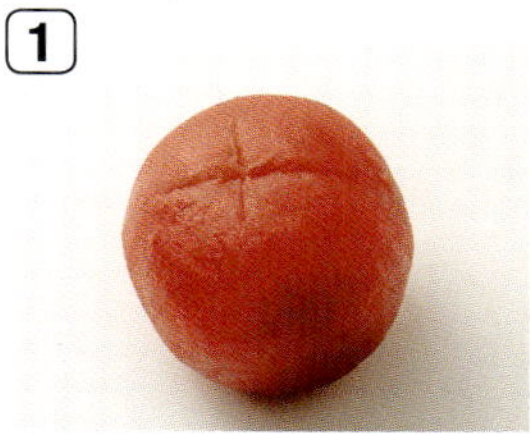

トマトは皮を湯むきをする。

2

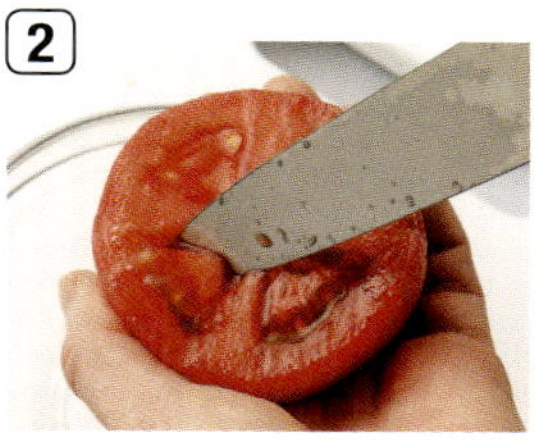

種のつけ根に包丁で切り込みを入れる。

3

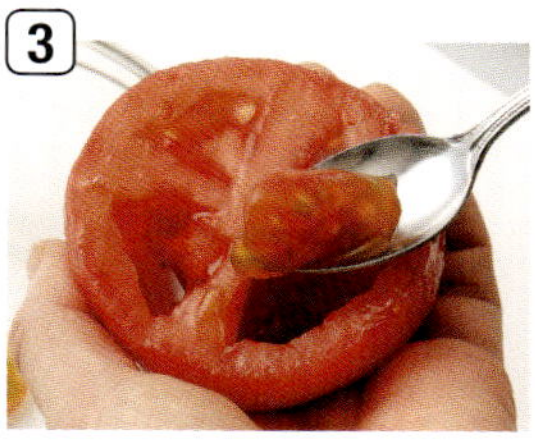

スプーンで種を取り出す。

4

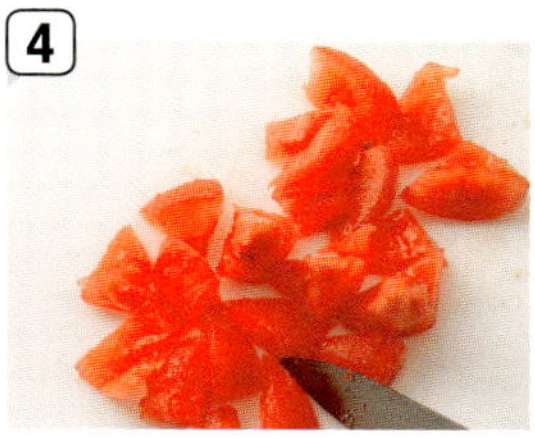

トマトを乱切りにする。

5

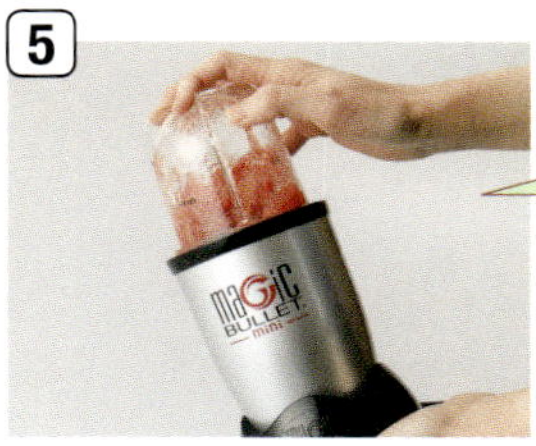

ミキサーカップにトマトと調味料Aを加え、ミキサーごとふって10秒撹拌する。

〈POINT!〉
ゲル化剤はまだ入れない

6

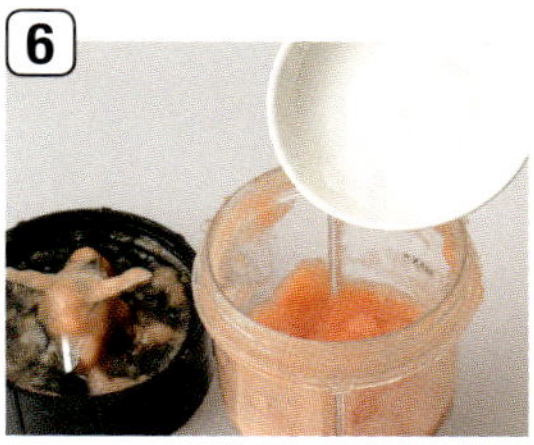

ミキサーゲルを入れる。

7

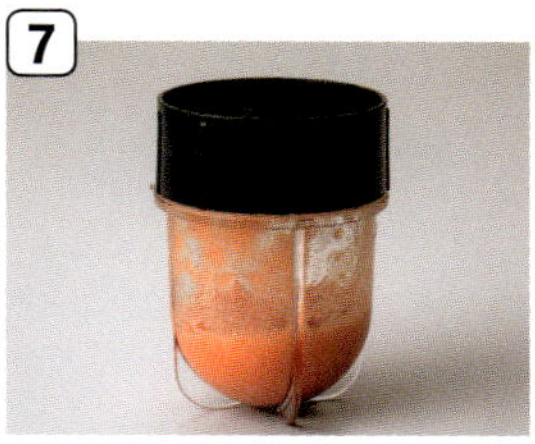

スプーンで全体を混ぜ、ミキサーゲルを60秒なじませる。

8

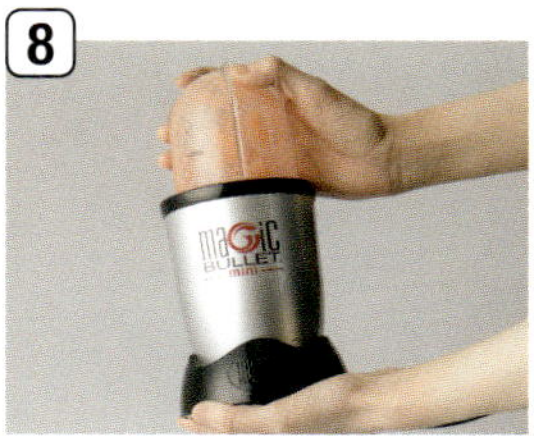

食材が均一にかかるようにミキサーごとふって30秒以上撹拌する。

9

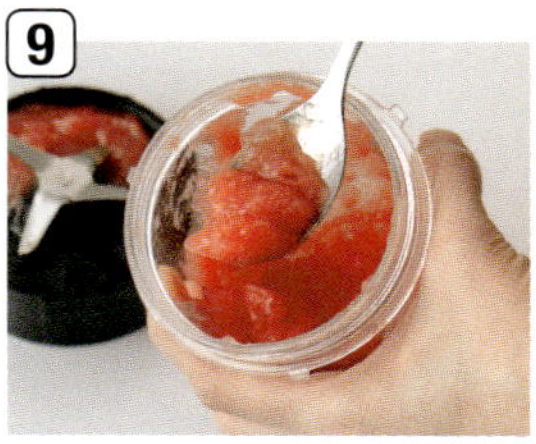

なめらかなムース状にする。

10

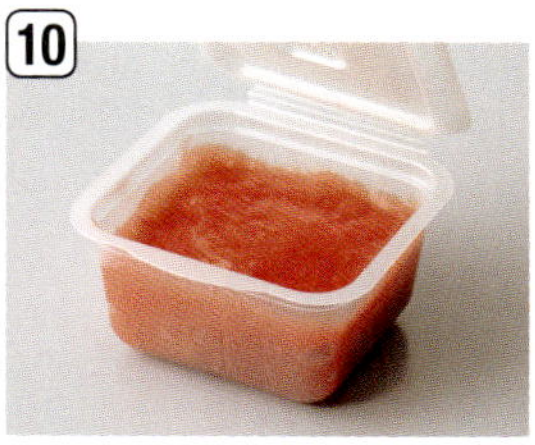

容器に流し入れ、冷蔵庫で15分以上冷やす。その日のうちに食べ切る。

栄養価 エネルギー 34kcal　たんぱく質 0.7g　脂質 0.1g　炭水化物 8.5g　塩分 0.2g

作り置きしておくと、食事バリエーションが豊かになる！

作り置き 肉のムース

保存目安 冷蔵で2～3日、冷凍で7～8日。 **解凍温め** 冷蔵庫で自然解凍。500Wの電子レンジでラップをかけて10秒加熱、またはフライパンで焼く。

安全においしく作るテクニック

●ゲル化剤

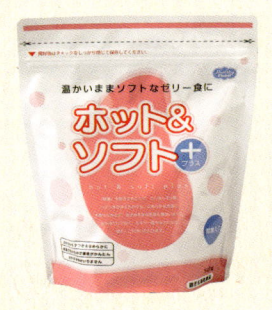

『ホット&ソフト』を使用しているため、温かいうちに食べられる。再調理、再加熱しても形が崩れにくいのも特長。

沸騰させてかき混ぜる作業は、電子レンジでやっても鍋でやってもOK。

●酵素の力で肉を柔らかく

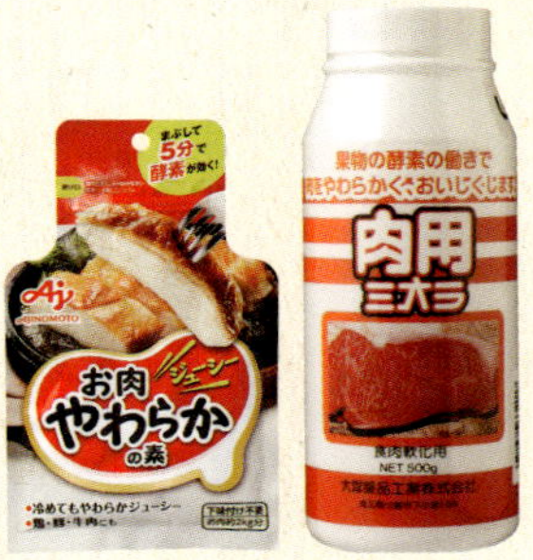

『お肉やわらかの素』(味の素)は味つけ済みなので、塩分制限がある方は『肉用ミオラ』(大塚薬品工業)がおすすめ。

●牛肉、豚肉の選び方

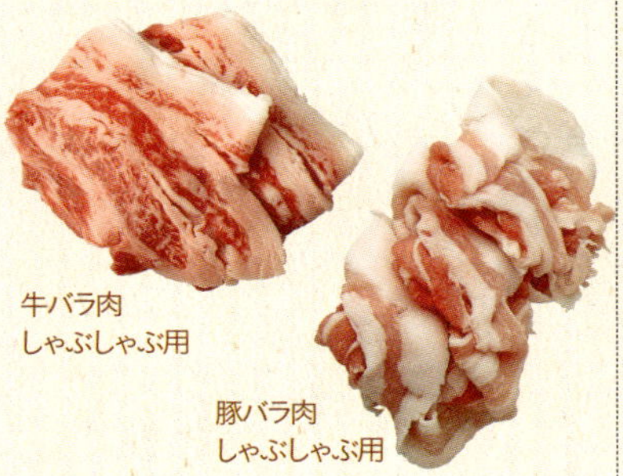

牛・豚バラ肉のしゃぶしゃぶ用などの脂が入ったやわらかい肉を選ぶ。エネルギーが高く、ミキサーにかかりやすい。

●鶏肉の下処理

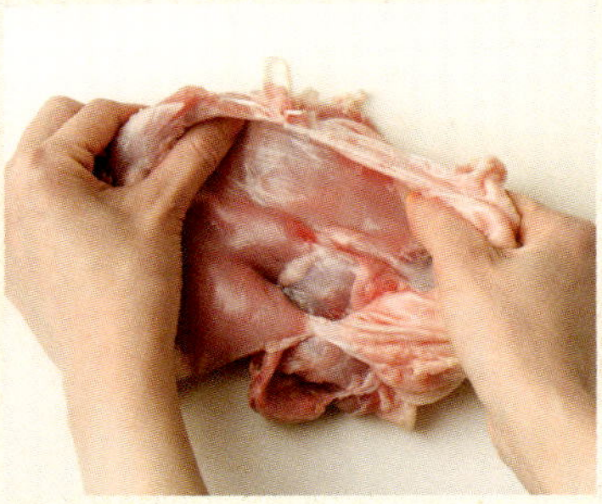

脂肪が多くやわらかい鶏もも肉を選ぶ。鶏皮はのどにはりつきやすいため、取り除くのが基本。

●ひき肉の加工

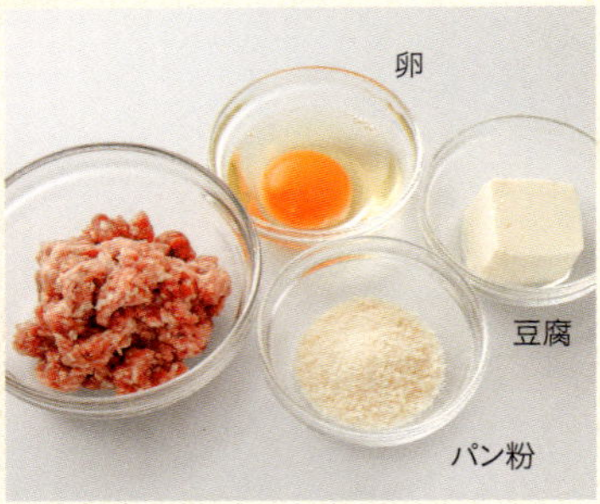

ひき肉はそのまま加熱するとたんぱく質がかたまり、口の中でバラバラになるため危険。豆腐や卵、パン粉(でんぷん)などのつなぎを用いる。

うま味アップの工夫

●余分な油をふき取る

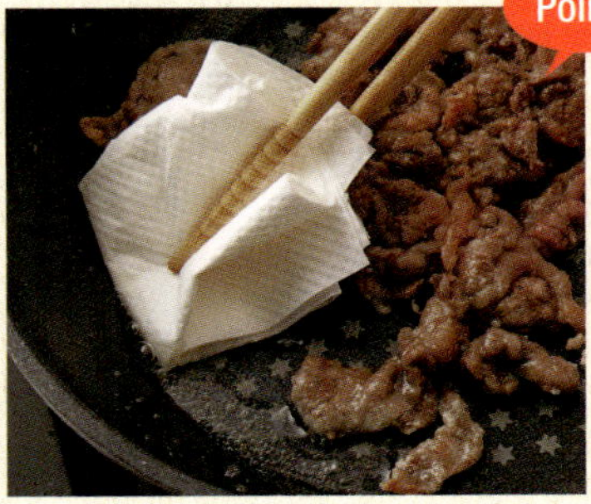

Point!

肉のうま味を引き出すために焼くのは必須。油が多いとゲル化剤が効かずゆるゆるになるので、しみでた油はキッチンペーパーでふき取る。

●蒸し焼きにする

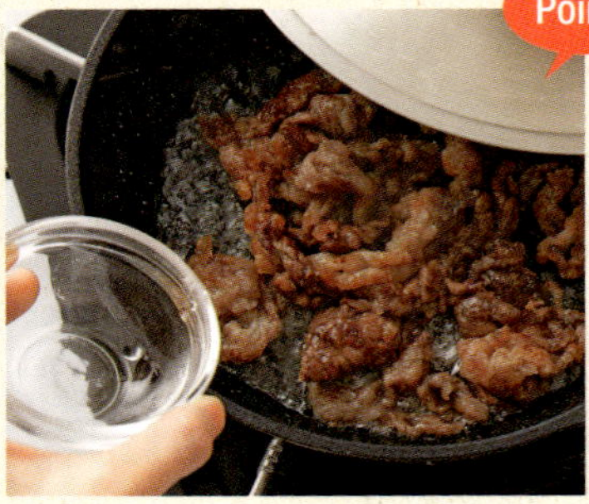

Point!

焼いただけだと固い部分が残るので、酒を加えてふたをして蒸し焼きにする。

ミキサーにかけるコツ

ミキサーカップに加えるもの

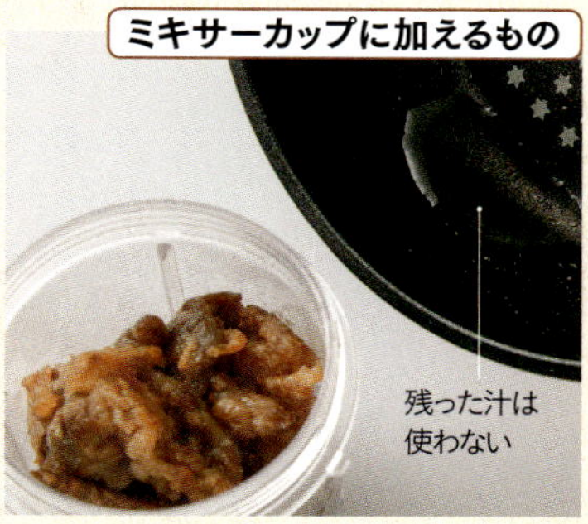

肉を焼いた後にフライパンに残った汁はミキサーカップに加えない。

※油が含まれるので、ゲル化剤が効きづらくなるためミキサーカップに加えない。

全体を混ぜる

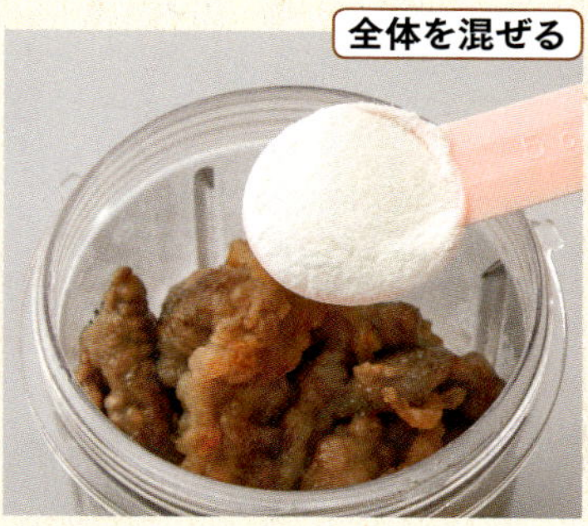

ゲル化剤「ホット&ソフト」を加えたら、全体をかき混ぜておくとムラなく仕上がる。

ミキサーにかかりづらい場合

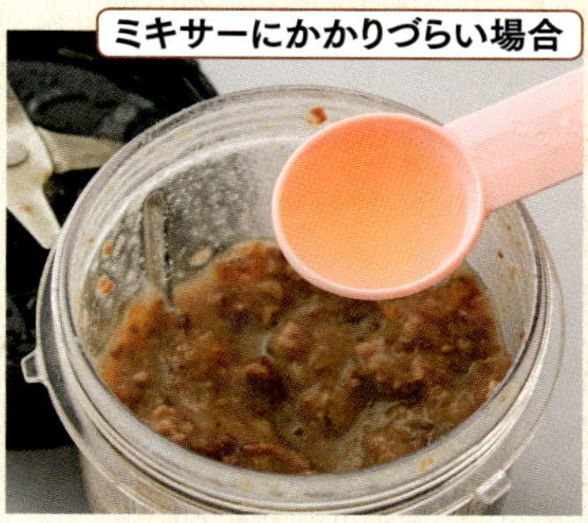

ミキサーがまわりづらい場合は、だし汁を小さじ1杯ずつ加えて撹拌し、様子をみる。

※水分が多いと味や栄養が薄まるため。

成形

熱々のうちに流し込む

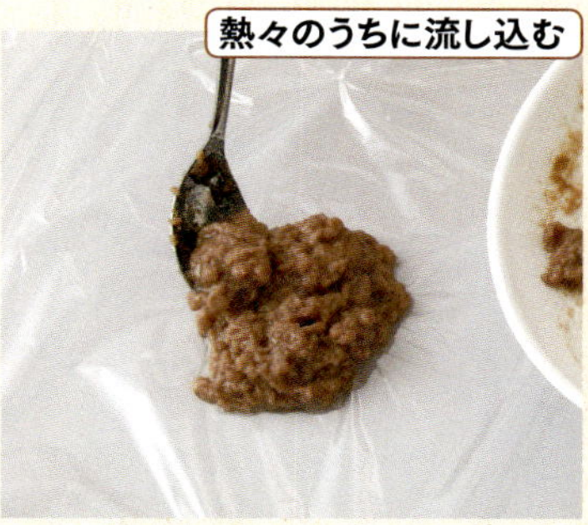

「ホット&ソフト」はすぐに固まるので、熱々のうちに型やラップに流す。

Point!

もし固まってしまったら?

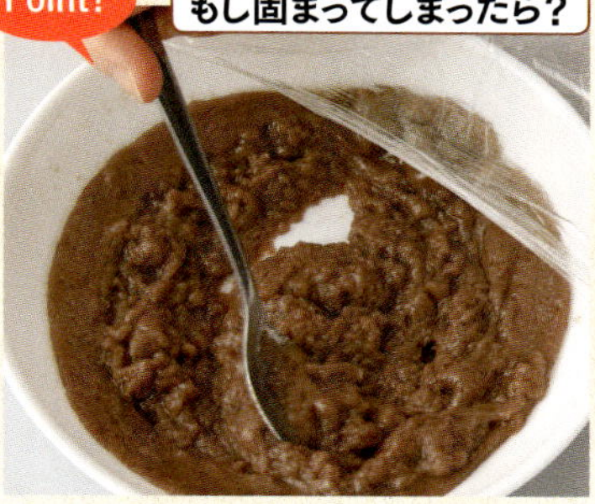

固まってしまってうまく流せなかった時は再び電子レンジで沸騰させて溶かし、流し直せば大丈夫。 ※加熱は鍋で行ってもOK。

冷やすと安定する

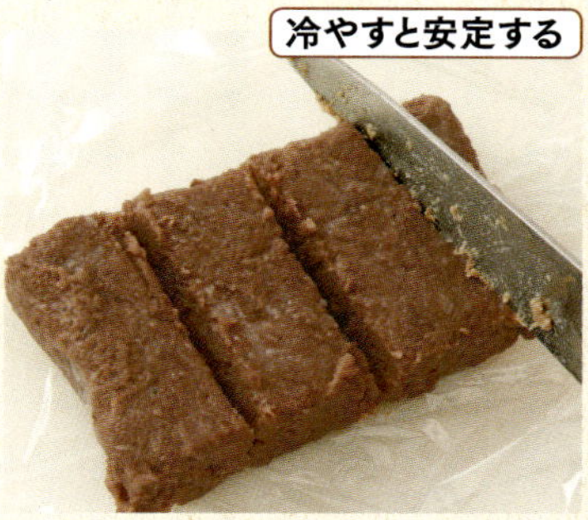

温かいうちにも食べられるが、切る場合は、1度冷やしてから作業すると上手くいく。

保存

保存

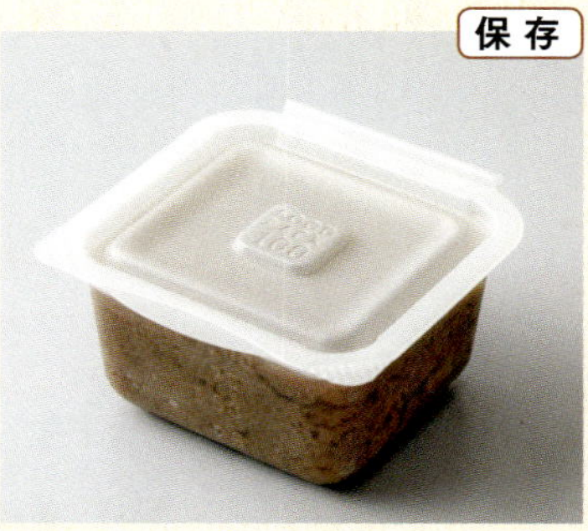

空気が入らないよう密閉して、冷蔵で2〜3日。冷凍で7〜8日が目安。

食べ方

※温めすぎるとゲル化剤が溶けるので、軽く温めるのが基本。

フライパン

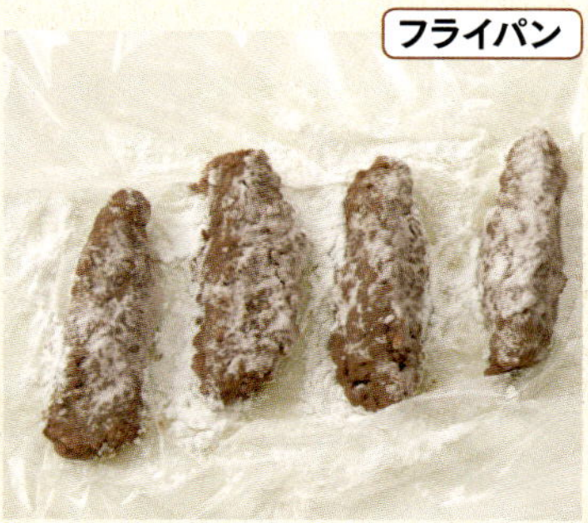

ゲル化剤が溶けないように粉をまぶしてからフライパンでサッと焼く。

電子レンジ

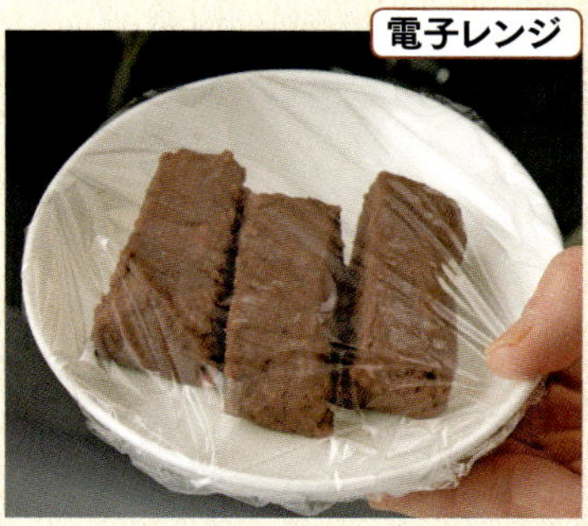

ラップをかけて、500Wの電子レンジで10秒ほど加熱しても良い。

酵素の分量が「豚肉」の半分！

牛肉ムース

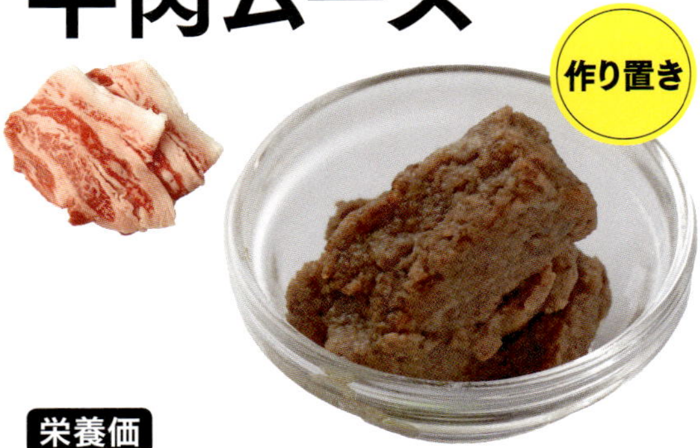

栄養価

エネルギー	612kcal	たんぱく質	11.2g
脂質	54g	炭水化物	10.7g
塩分	0.6g		

コード4〜2-1　所用時間 20分

〈材料〉

牛バラ肉しゃぶしゃぶ用(なければ薄切り)…100g
お肉やわらかの素(味の素)…小さじ1/2
※肉用ミオラの場合は…小さじ1/4

片栗粉…大さじ1
油…大さじ1
酒…大さじ1
ホット&ソフト…小さじ1

●だし汁

- **コード4〜3** 和風だし汁(P.30参照)…30cc
- **コード2-2〜2-1** 和風だし汁(P.30参照)…40cc

お肉やわらかの素（味の素）がない場合、しゃぶしゃぶ用の牛肉は酒に大さじ1に1晩つけてもおいてもよい。酒は一緒にフライパンに入れる

脂が出やすいため、余分な油はしっかり吸い取る

豚肉ムース

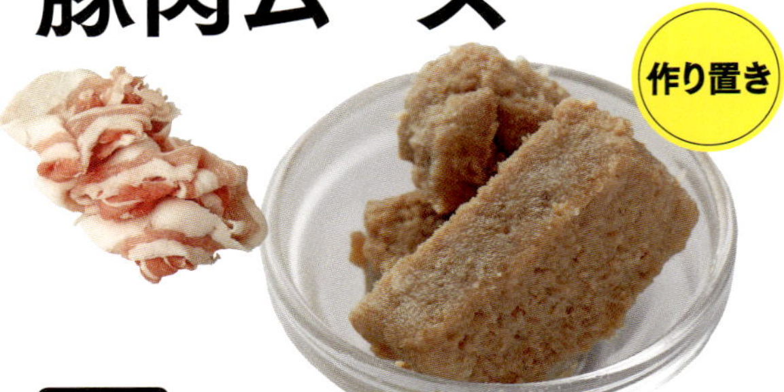

栄養価

エネルギー	483kcal	たんぱく質	14.9g
脂質	39.4g	炭水化物	11.2g
塩分	1.0g		

コード4〜2-1　所用時間 20分

〈材料〉

豚バラ肉しゃぶしゃぶ用…100g
お肉やわらかの素(味の素)…小さじ1
※肉用ミオラの場合…小さじ1/2

片栗粉…大さじ1
油…大さじ1
酒…大さじ1
ホット&ソフト…小さじ1

●だし汁

- **コード4〜3** 和風だし汁(P.30参照)…30cc
- **コード2-2〜2-1** 和風だし汁(P.30参照)…40cc

ミキサーで撹拌する時間が他の肉よりも長い

鶏肉ムース

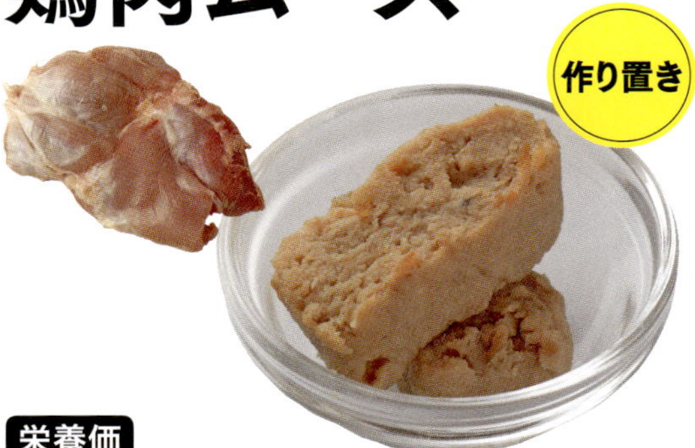

栄養価

エネルギー	236kcal	たんぱく質	22.5g
脂質	8.8g	炭水化物	11.1g
塩分	1.1g		

コード4〜2-1　所用時間 20分

〈材料〉

鶏もも肉(1〜2cm程度に切る)…100g
お肉やわらかの素(味の素)…小さじ1
※肉用ミオラの場合…小さじ1/2

片栗粉…適量
油…大さじ1
酒…大さじ1
ホット&ソフト…小さじ1

●だし汁

- **コード4〜3** 中華だし汁(P.30参照)…30cc
- **コード2-2〜2-1** 中華だし汁(P.30参照)…40cc

牛・豚・鶏肉　共通

〈作り方〉 ※下記写真は牛肉の作り方手順です

全コード共通

1

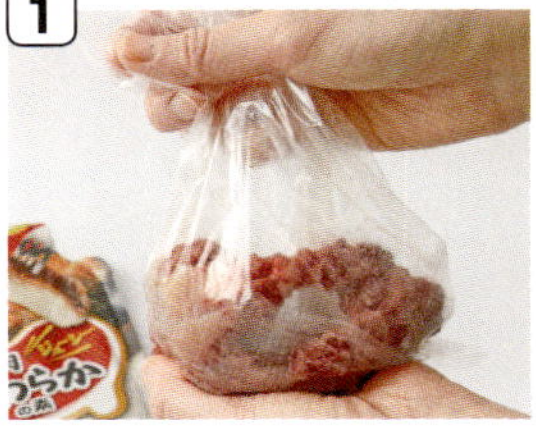

ビニール袋に、肉と『お肉やわらかの素』を入れて全体にもみ込み、5分置く。

2

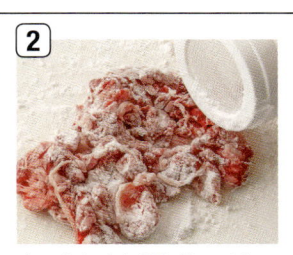

肉のうま味を閉じ込めるために、片栗粉を粉振りボトルに入れ、1に薄くまぶす。

3

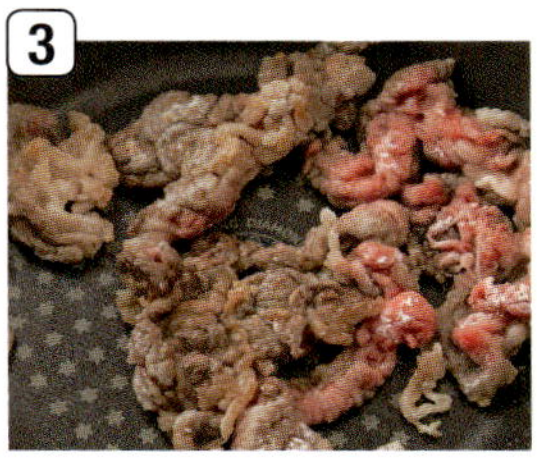

テフロン加工のフライパンに油を引き、2を入れて焼き色をつける。

4

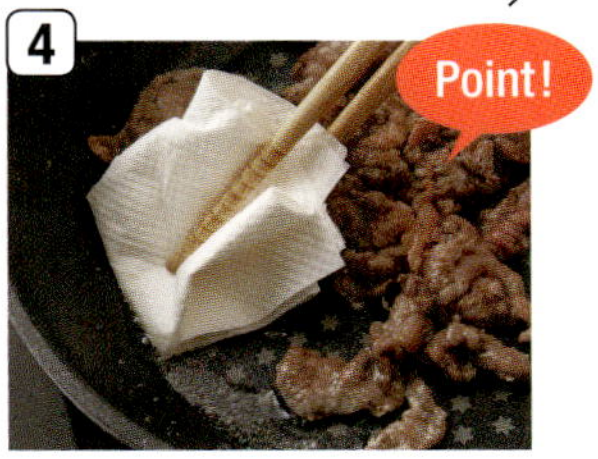

油が多いとゲル化剤が効きづらくなるので、しみ出してきた余分な油はキッチンペーパーでふき取る。

5

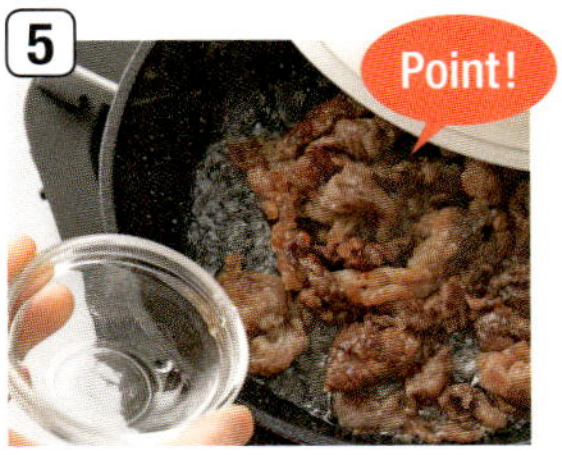

肉をやわらかく仕上げるため、酒を加えてふたをし、中火弱で2〜3分蒸し焼きにする。

6

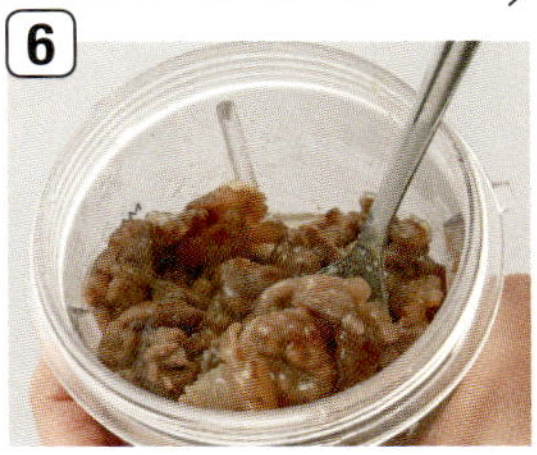

ミキサーカップに、キッチンばさみで細かく切った肉、だし汁、ホット&ソフトを加えてスプーンで混ぜる。

コード4〜3

7

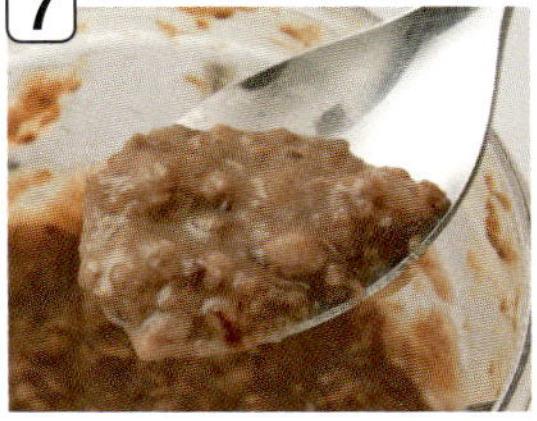

30秒ほど撹拌する。固い場合は、小さじ1ずつだし汁を足して撹拌し、調整する。

コード2-2

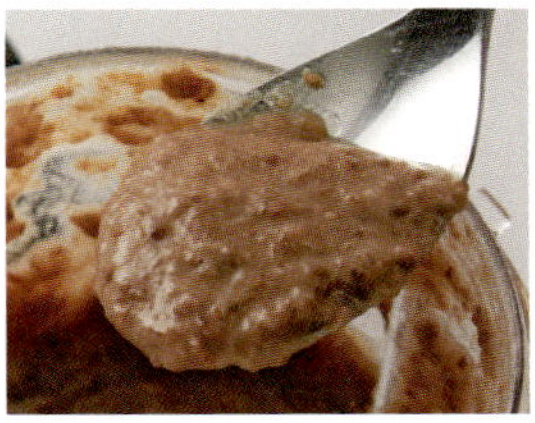

牛・豚は40秒（鶏は60秒）撹拌し、ざらつきのあるペースト状にする。固い場合は、小さじ1ずつだし汁を足して撹拌し、調整する。

コード2-1

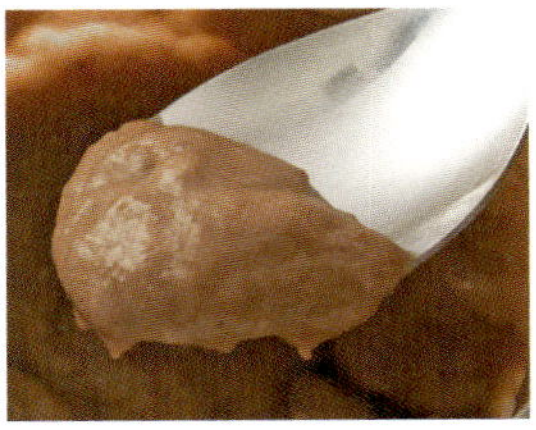

牛・豚は60秒（鶏は90秒）以上撹拌し、なめらかなペースト状にする。固い場合は、小さじ1ずつだし汁を足して撹拌し、調整する。

全コード共通

8

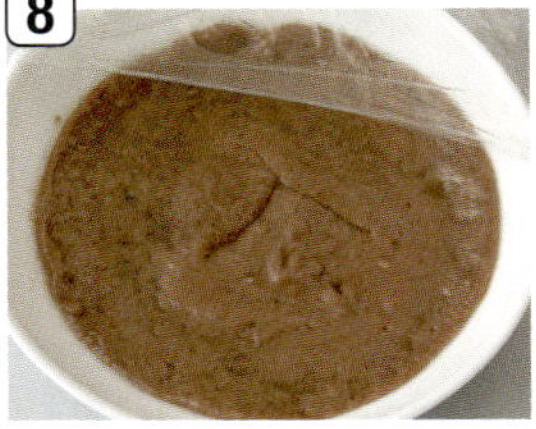

底が広めで浅い耐熱容器に移し、ラップをする。500Wの電子レンジで沸騰するまで30秒以上加熱する（80℃以上になるなで）。

〈Point〉8〜9は鍋で行ってもOK。

9

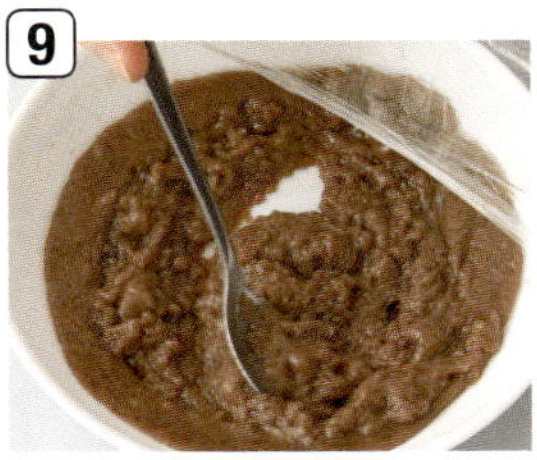

加熱ムラを無くすためによくかき混ぜる。

10

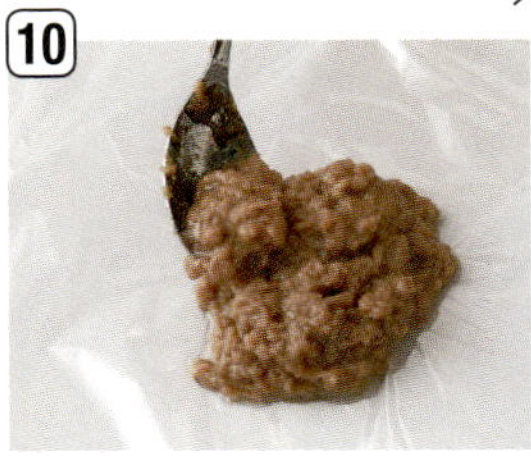

すぐに固まるので温かいうちにラップに流し入れる。

11

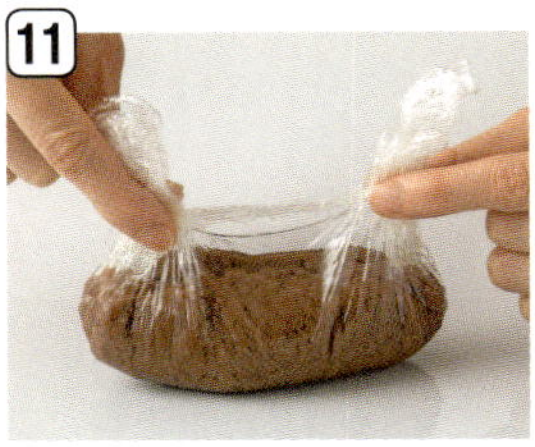

ラップの場合は手で持って固まるまで少し待つ。すぐに固まるので、温かいうちに食べられる。

12

保存

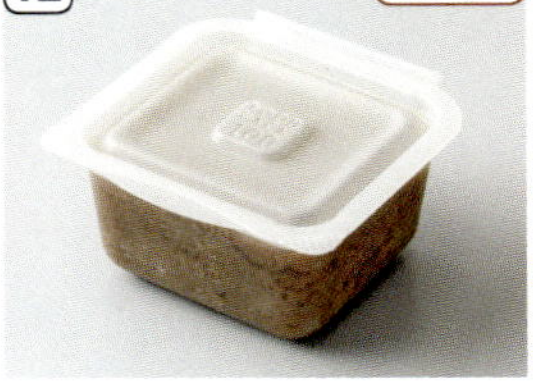

空気が入らないように密閉する。冷蔵で2〜3日、冷凍で7〜8日が目安。

解凍

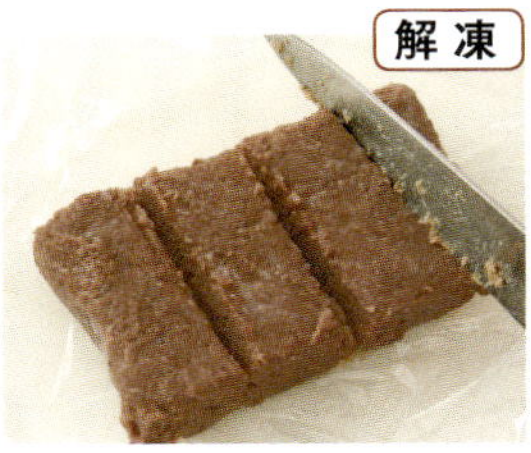

使うときは、冷蔵庫に移して自然解凍する。半解凍のうちに食べたい大きさに切る。

温め

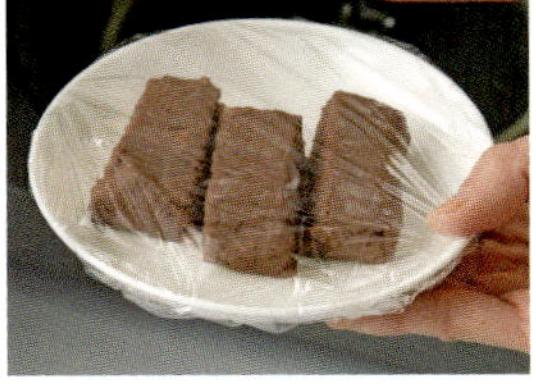

耐熱容器に入れてラップをかけ、500Wの電子レンジで10秒加熱する。

パラパラとして食べにくい素材は、
つなぎをいれることでふんわり食べやすく

ひき肉ムース

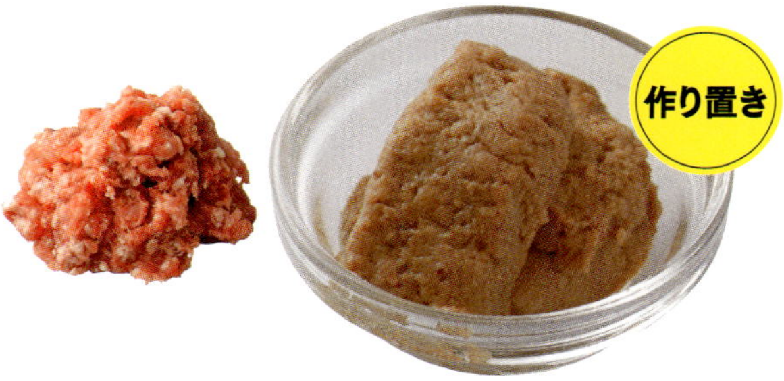

下準備 合いびき肉のたね

〈材料〉 所用時間 20分

A
- 牛豚合びき肉…200g（牛7：豚3）
- 玉ねぎ（みじん切り）…1/2個（50gくらい）
- 卵…1個
- パン粉…大さじ2
- 塩…小さじ1/2
- ケチャップ…小さじ1
- サラダ油…大さじ1

〈作り方〉

1. ビニール袋に、Aを入れて、粘りがでるまでよく混ぜる。
2. テフロン加工のフライパンに油を引き、1を1cm厚さに広げ、中火で熱する。
3. 焼き色がついたら、ヘラで裏返し、弱火で蓋をして蒸し焼きにする。

コード4～2-1

所用時間 20分

〈材料〉

合いびきの肉のたね（1～2cm角にほぐす）…100g

●だし汁

- コード4～3 和風だし汁（P.30参照）…15cc
- コード2-2～2-1 和風だし汁（P.30参照）…40cc

ホット&ソフト…小さじ1/2杯

●好みのソース

ソース、ケチャップ、大根おろし和風あん（P.31参照）…適量

〈Point!〉
肉がパサつきダマにもなりやすいため卵、パン粉などのつなぎをいれてふっくらとやわらかく調整する。

〈作り方〉

全コード共通

1

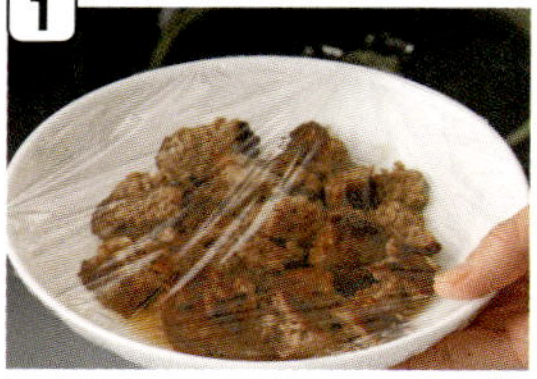

耐熱容器に、合いびきの肉のたね、ソース、だし汁を加え、ラップをかけて500Wの電子レンジで30秒加熱する。

2

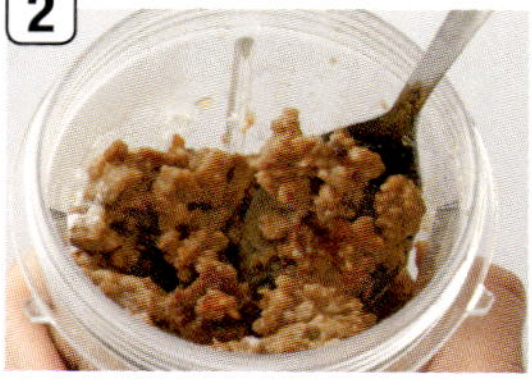

ミキサーカップに1、ホット&ソフトを加え、30秒ほど撹拌し全体を混ぜ合わせる。

コード4～3

3

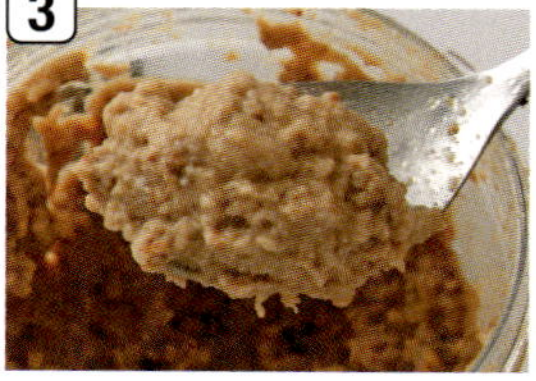

ミキサーごとふって30秒撹拌する。

コード2-2

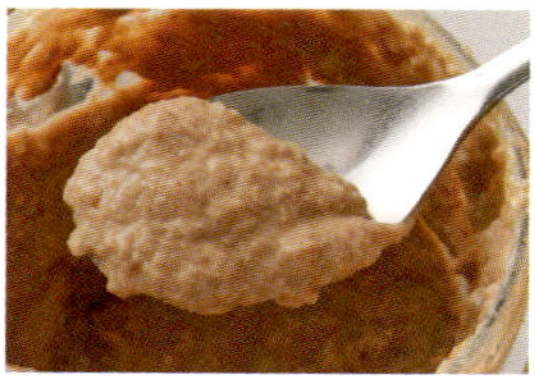

ミキサーごとふって90秒撹拌し、ざらつきのあるペースト状にする。

コード2-1

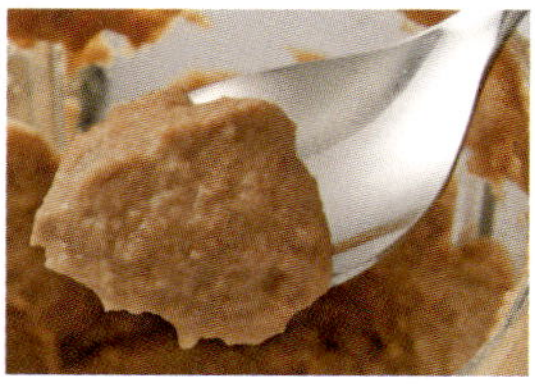

ミキサーごとふって100秒撹拌し、なめらかなペースト状にする。

全コード共通

4

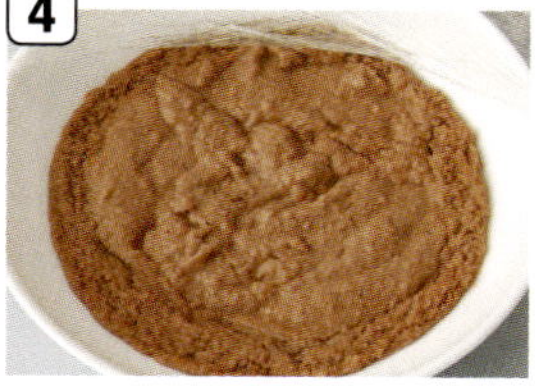

底が広めで浅い耐熱容器に移し、ラップをする。500Wの電子レンジで沸騰するまで加熱する（80℃以上になるまで）。

〈Point〉4～5は鍋で行ってもOK。

5

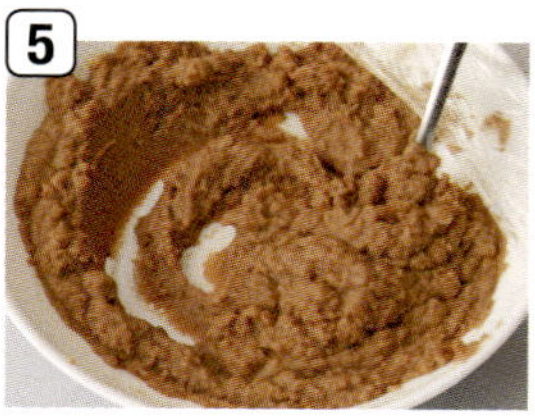

加熱ムラを無くすためによくかき混ぜる。

6 保存

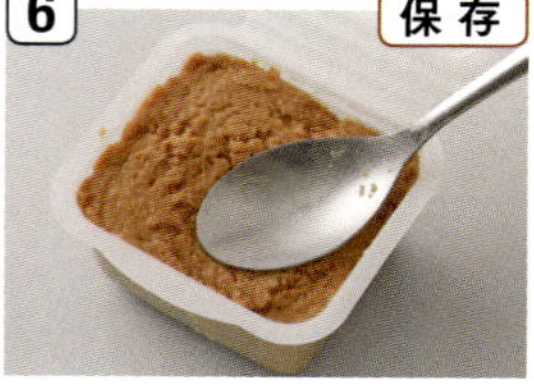

すぐに固まるので温かいうちに型に流す。空気が入らないように密閉する。冷蔵庫で2～3日、冷凍で7～8日保存が目安。

栄養価 ▶ エネルギー 186kcal ｜ たんぱく質 11.0g ｜ 脂質 11.5g ｜ 炭水化物 7.8g ｜ 塩分 1.6g

肉

ムースを厚めにカットしてステーキ風に仕上げたい

牛肉のステーキ風

アレンジ

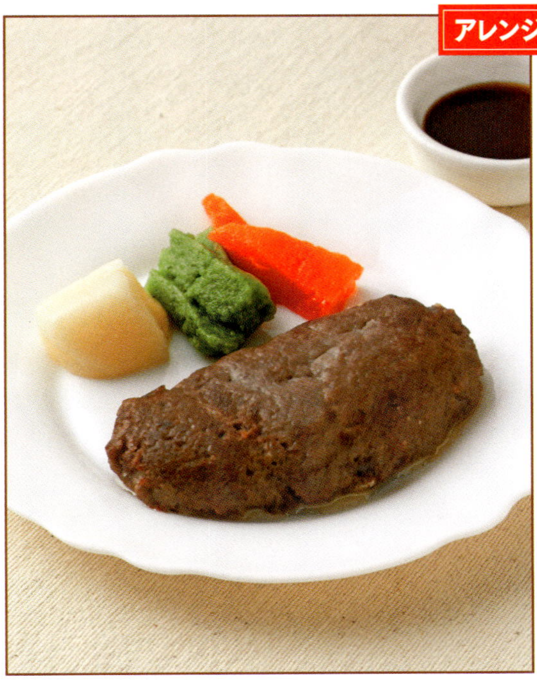

コード4〜2-1 所用時間 15分

〈材料　1人分〉

牛肉ムース（P.52参照）…80g

●衣

- 薄力粉…小さじ1
- 片栗粉…小さじ1（※天ぷら粉…小さじ2でも可）

●つけあわせ

- いんげんのムース（P.40参照）…15g
- じゃがいものムース（P.44参照）…15g
- にんじんのムース（P.38参照）…15g

コード4〜3

マヨネーズ…小さじ1

●ソース

コード4〜3

ステーキソースしょうゆ味（モランボン）…大さじ1

※モランボンが良い理由は具材の粒が小さく味も食べやすい。

コード2-2〜2-1 洋風だしあん（P.31参照）…大さじ1

〈衣について〉
そのまま焼くとムースが溶けるので、ゲル化剤溶け防止コーティングのため。

〈作り方〉

全コード共通

1

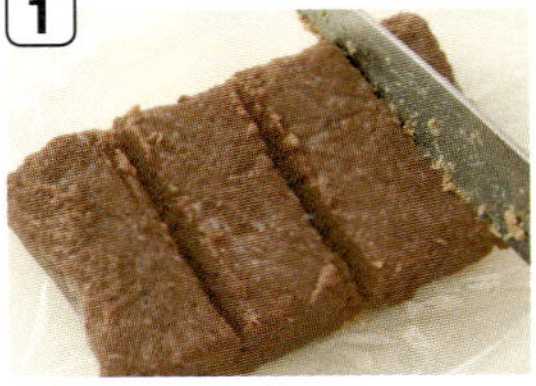

冷蔵庫で半解凍した牛肉ムースを1.5cm幅にカットする。

コード4〜3

2

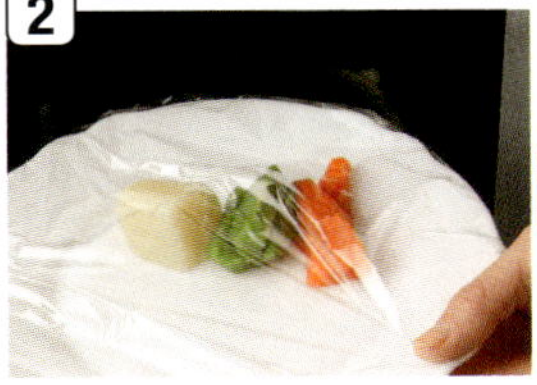

つけあわせの野菜ムースを耐熱容器に盛り、500Wの電子レンジでラップをかけて10秒加熱する。

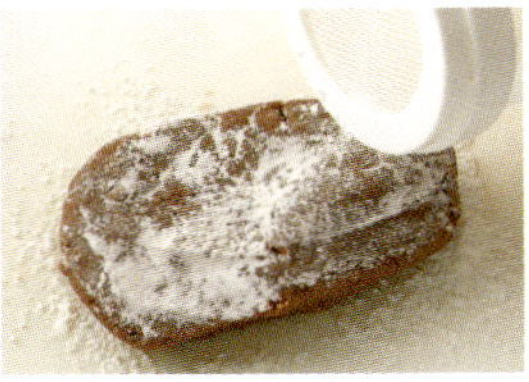

衣の材料を粉振りボトルに入れ、1に薄くまぶす。天ぷら粉でも可。

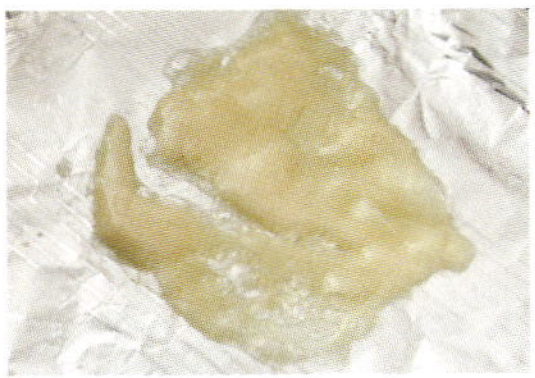

中火で熱したフライパンにフライパン用ホイルを敷き、マヨネーズをしぼり、少し溶けるまで待つ。

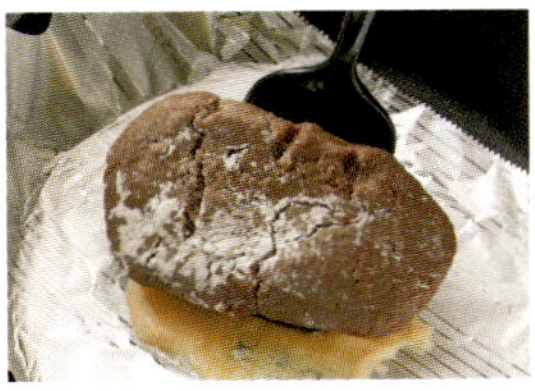

マヨネーズの上に肉ムースを乗せる。

※マヨネーズによってコクが増し、エネルギーも補える。

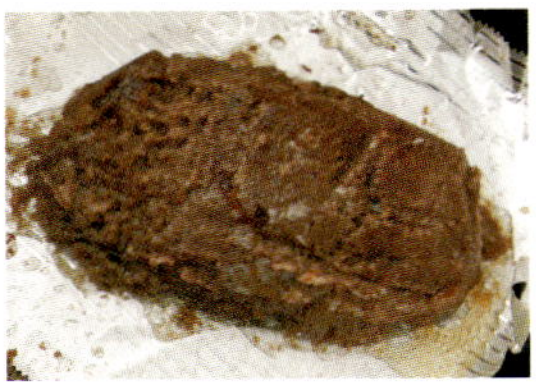

ゲル化剤が溶けない様に表面だけを軽く焼く。器に盛り、ステーキソースをかけて食べる。

コード2-2〜2-1

2

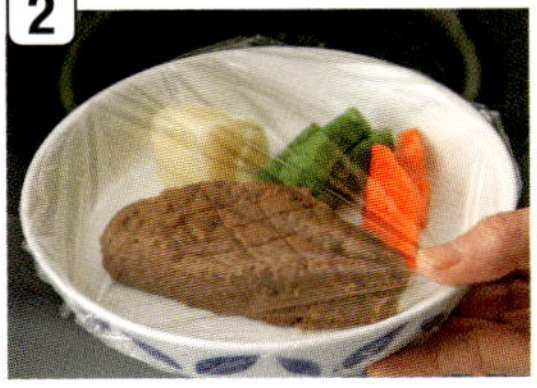

耐熱容器に野菜ムース、肉ムースを盛る。ラップをかけて500Wの電子レンジで10秒加熱する。

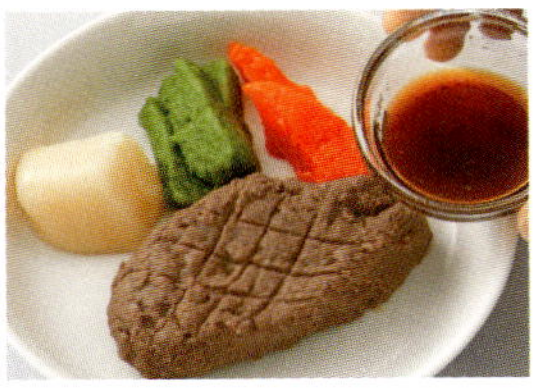

洋風だしあんをかけて食べる。

1人分	エネルギー	たんぱく質	脂質	炭水化物	塩分
	411kcal	7.1g	31.8g	19.4g	1.2g

トロミのついたすき焼きのたれと温泉玉子で
具材を食べやすくして、タンパク質もアップ

牛すき焼き

アレンジ

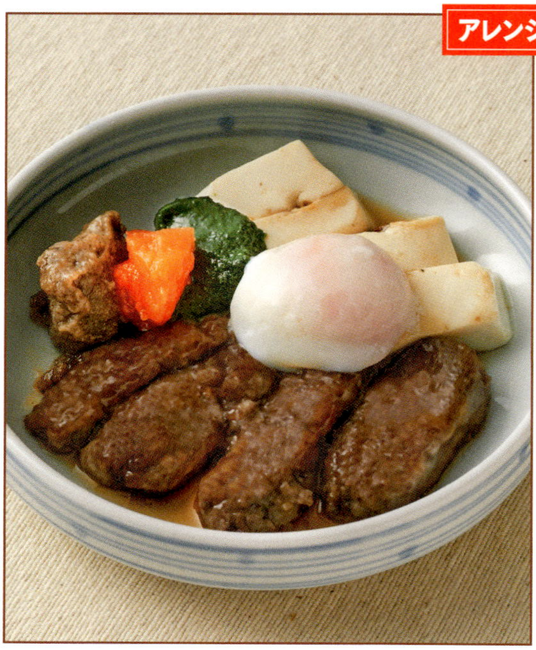

コード4〜2-1　所用時間 20分

〈材料　1人分〉

牛肉ムース（P.52参照）…50g
片栗粉…小さじ1（3g）　←ゲル化剤溶け防止
絹ごし豆腐（ひと口大に切る）…50g（1/6丁）

●つけあわせ

- ほうれん草のムース（P.41参照）…15g
- 干ししいたけ煮ムース（P.46参照）…15g
- にんじんのムース（P.38参照）…5g
- 温泉玉子（P.34参照）…1個

●すき焼きのたれ

コード4〜3

- めんつゆ（ストレート）…大さじ2
- 砂糖…大さじ1

（めんつゆ・砂糖は）市販すき焼きのたれ（大さじ2）でもOK

コード2-2〜2-1

- だし汁…大さじ1
- 砂糖…大さじ1
- トロミパワースマイル…小さじ1/2
- めんつゆ（ストレート）…大さじ2

（だし汁・砂糖は）市販すき焼きのたれ（大さじ2）でもOK

〈作り方〉

コード４〜３

1
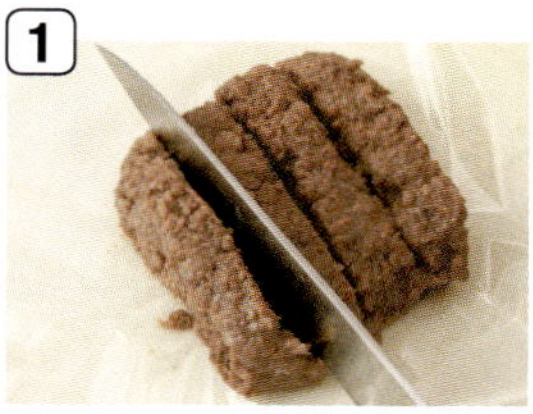
冷蔵庫で半解凍した牛肉ムースを8mm程度厚さに切る。

2
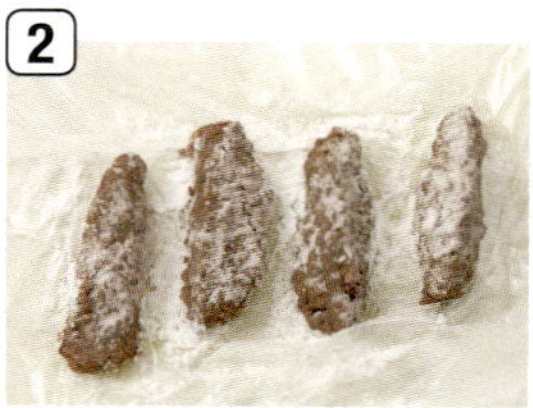
①に片栗粉を粉振りボトルで薄くまぶす（ゲル化剤溶け防止）。

3
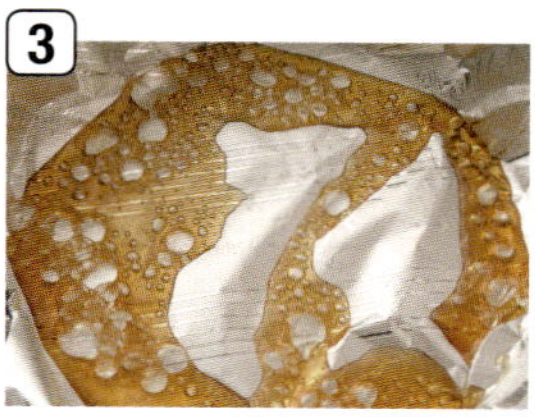
中火で温めたフライパンにフライパン用ホイルを敷き、**すき焼きのたれ**の材料を入れて煮詰める。

4
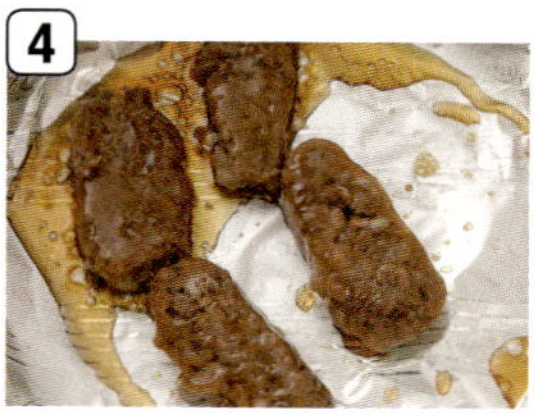
②をゲル化剤が溶けない様に表面だけをさっと焼いて取り出す。

5
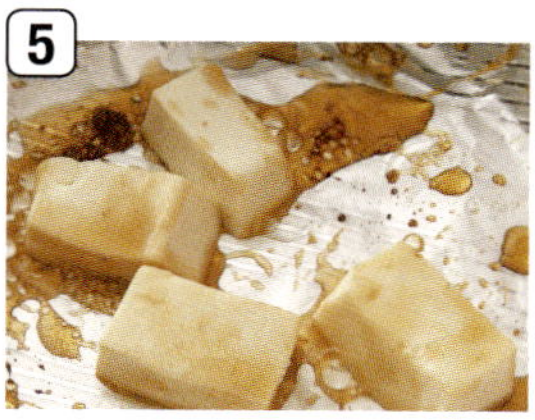
④の煮汁が残ったフライパンに、豆腐を加えてひと煮たちさせ、味を煮ふくませる。

6
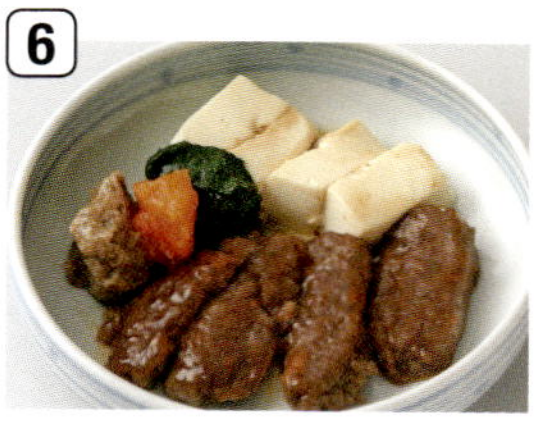
野菜ムースと共に器に盛る。

7
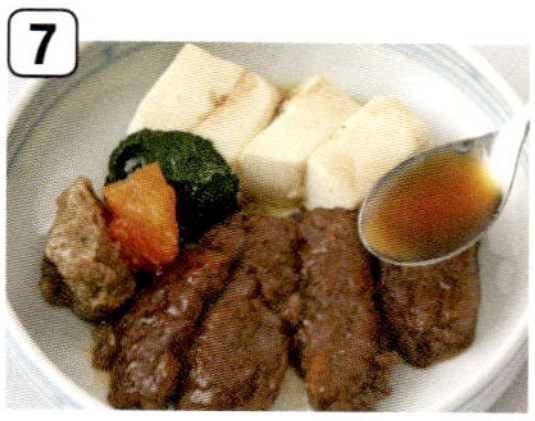
フライパンに残った**すき焼きのたれ**をかける。

8
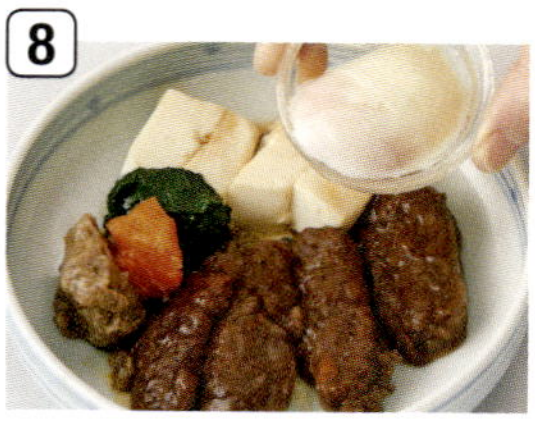
温泉玉子をのせる。

コード4〜3

1人分	エネルギー	たんぱく質	脂質	炭水化物	塩分
	386kcal	13.9g	25.2g	22.7g	1.3g

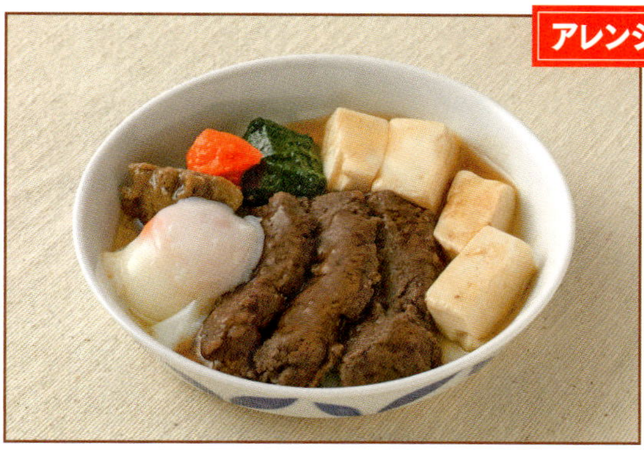

アレンジ

〈作り方〉

コード 2-2〜2-1

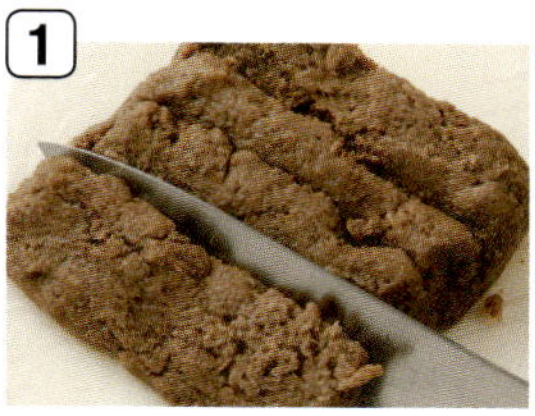

1 冷蔵庫で半解凍した牛肉ムースを薄めにスライスする。

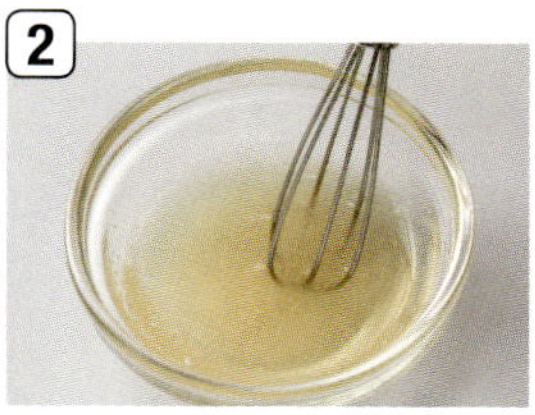

2 **すき焼きのたれ**を作る。だし汁、砂糖にトロミパワースマイルを溶いてトロミをつける。

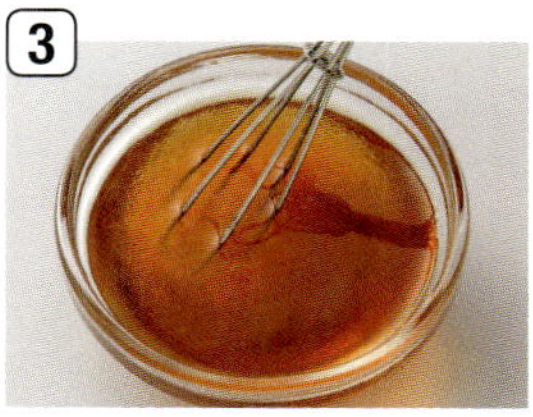

3 トロミがついたら、めんつゆを加えて混ぜる。
※塩分が多いとトロミがつかないので最後に混ぜる。

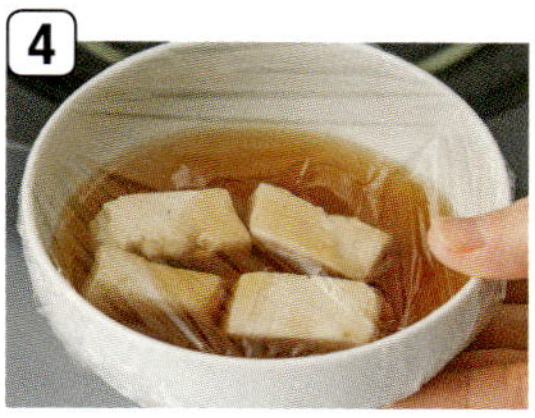

4 耐熱容器に豆腐、**すき焼きのたれ**を入れ500Wの電子レンジで15秒加熱する。

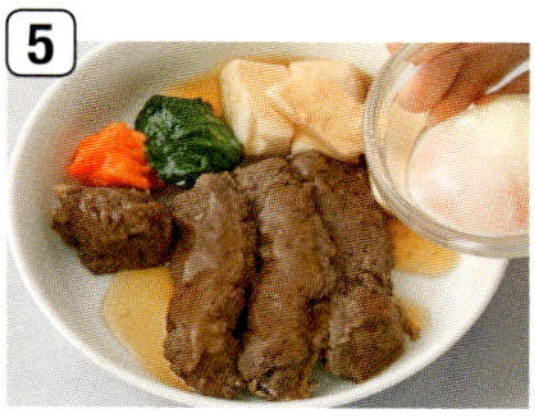

5 器に盛り、ラップをかけて500Wの電子レンジで10秒加熱し、温泉玉子をのせる。

コード 2-2〜2-1

1人分	エネルギー	たんぱく質	脂質	炭水化物	塩分
	377kcal	13.9g	25.0g	20.0g	1.3g

完熟トマトのポタージュで食べやすく食物繊維もアップする

牛ハンバーグのトマトソース

コード4〜2-1　所用時間 10分

〈材料　1人分〉

牛肉ムース（P.52参照）…70g（丸い型に流したもの）

●トマト煮ソース
- 湯…70cc
- トロミパワースマイル…小さじ1/2
- トマトのポタージュカップスープ（味の素）…1/2袋

ポーションミルク…1個（5cc）←トマトの酸味をまろやかにする

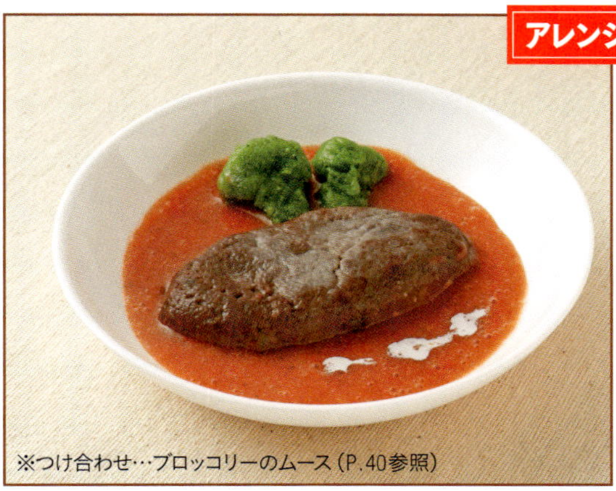

アレンジ

※つけ合わせ…ブロッコリーのムース（P.40参照）

〈作り方〉

トマト煮ソース

コード4〜3

1 器に湯を入れ、トロミパワースマイルを加えてミニ泡立て器でかき混ぜてトロミをつけてから、カップスープの素を加え、かき混ぜる（写真Ⓐ）。

コード2-2〜2-1

1 ミキサーカップにカップスープの素、湯、トロミパワースマイルを入れ、ミキサーで撹拌する（写真Ⓑ）。

全コード共通

2 冷蔵庫で半解凍した肉ムースを器に盛り、ラップをして500Wの電子レンジで15秒加熱する。

3 **トマト煮ソース**、ポーションミルクをかけて盛り付ける。

コード 4〜3

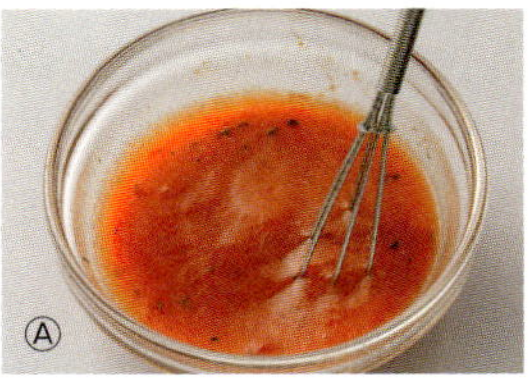

Ⓐ

コード 2-2〜2-1

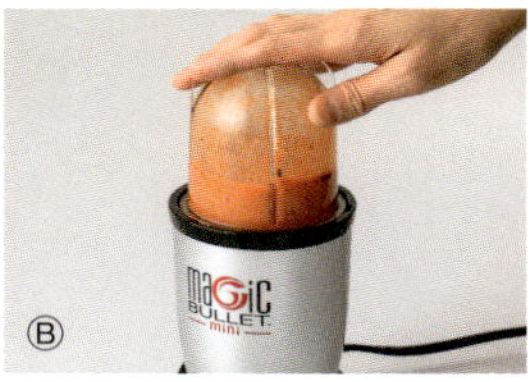

Ⓑ

1人分	エネルギー	たんぱく質	脂質	炭水化物	塩分
	334kcal	6.2g	27.1g	11.9g	0.8g

肉・野菜ムースを酢豚の甘酢あんで
まとめてバランスよく摂取

酢豚

アレンジ

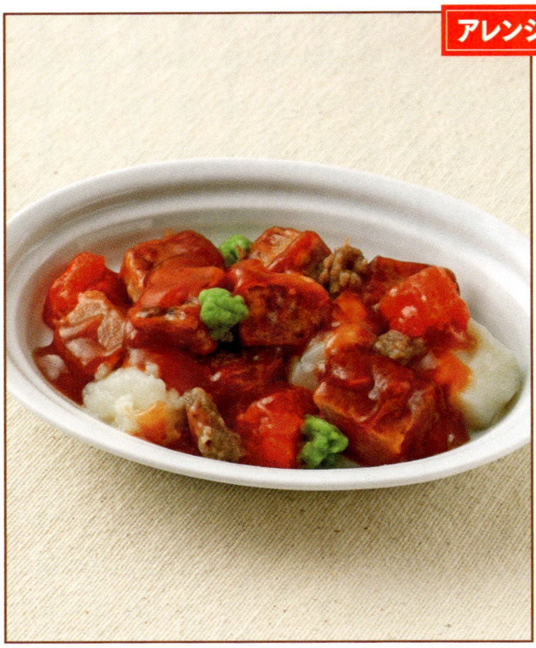

コード4～3　所用時間 20分

〈材料　1人分〉

豚肉ムース(P.52参照)…80g
片栗粉…大さじ1

●**つけあわせ**
- グリンピースのムース(P.40参照)…10g
- 干ししいたけ煮ムース(P.46参照)…15g
- パプリカのムース(P.37参照)…15g
- カリフラワーのムース(P.42参照)…15g

●**甘酢あん**
- めんつゆ(そうめんつゆ程度に希釈)…大さじ2
- ケチャップ…大さじ1
- 砂糖…小さじ1
- 水溶き片栗粉…片栗粉(小さじ1)＋水(大さじ2)
- ごま油…少々

〈Point!〉
塩分が多くトロミが付きづらいので、トロミ剤ではなく片栗粉を使用。

〈作り方〉

1
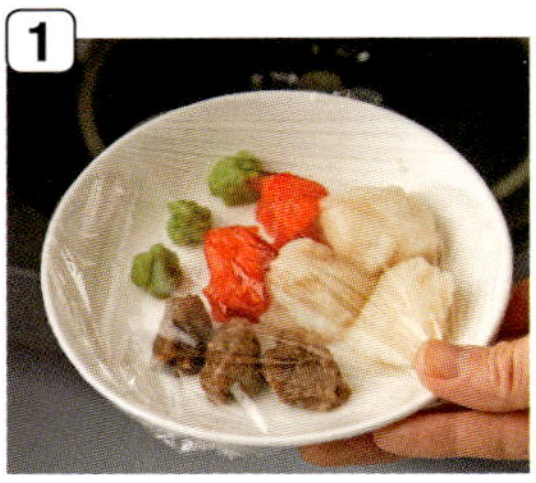
野菜ムースを耐熱容器に入れてラップをかけ、500Wの電子レンジで10秒加熱する。

2
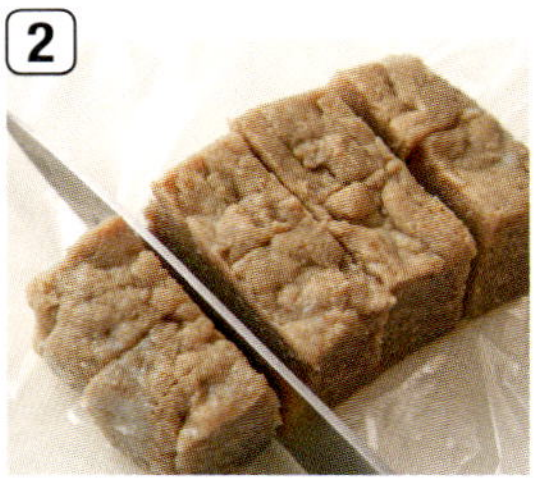
冷蔵庫で半解凍した豚肉ムースを小さめの角切りにする。

3
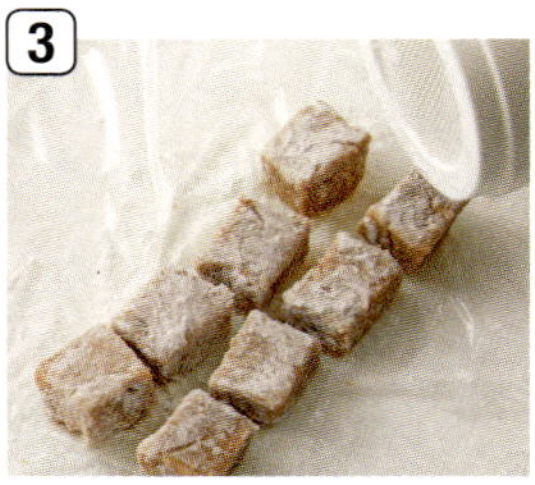
2に粉振りボトルで片栗粉を薄くまぶす。

4
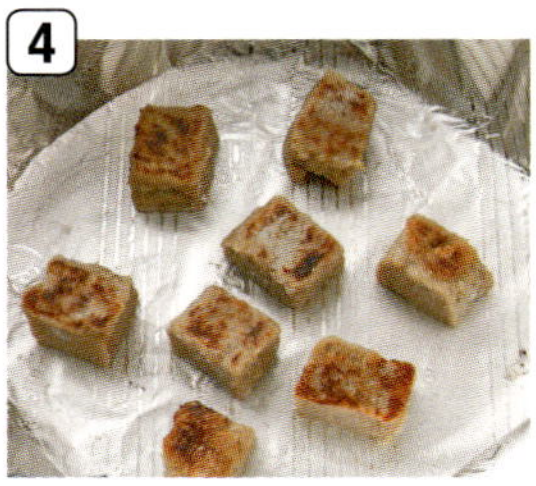
フライパンにフライパン用ホイルを敷き、中火で3の表面をゲル化剤が溶けないようにさっと焼く。

5　甘酢あん
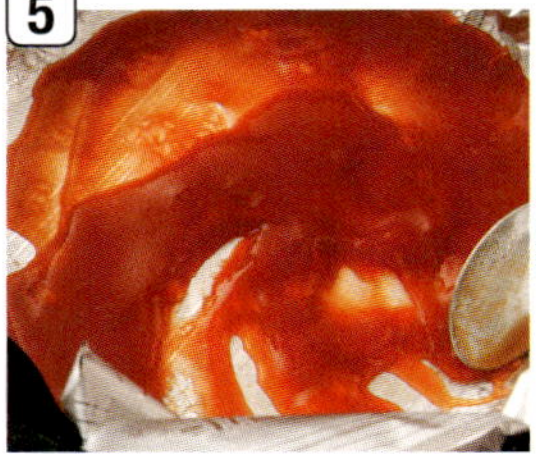
甘酢あんを作る。フライパンにめんつゆ、ケチャップ、砂糖を入れて弱火で熱し、水溶き片栗粉でトロミ付ける。

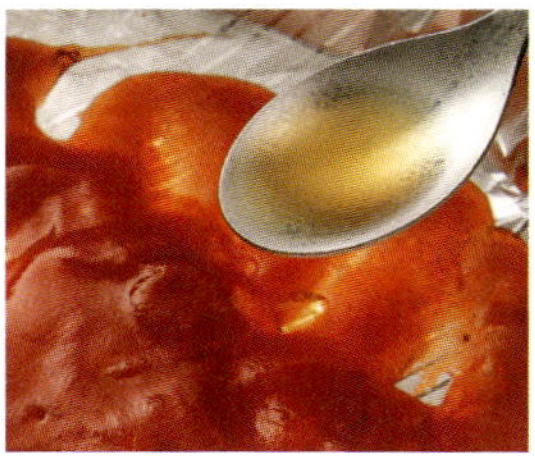
火を止めてからごま油を加えて風味づけする。

6
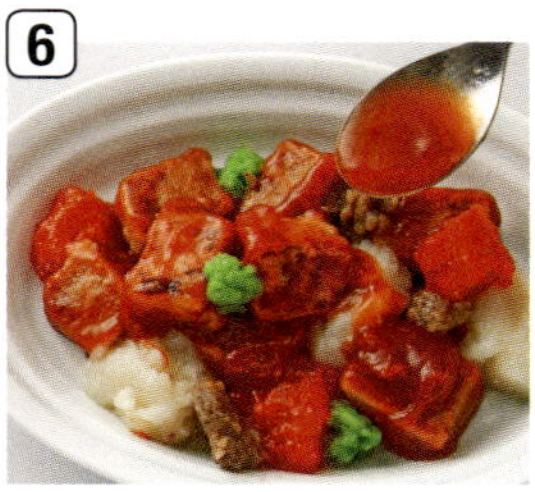
甘酢あんを野菜ムース、肉ムースにからめ、器に盛る。

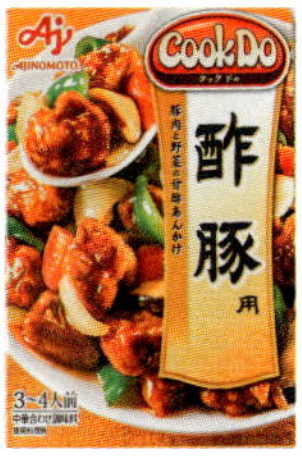

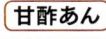

『Cook Do 酢豚用』(味の素)
※市販のあんを使用するときは耐熱容器に移してラップをかけ、500Wの電子レンジで5～10秒くらい温めてからかける。

コード4～3

1人分	エネルギー	たんぱく質	脂質	炭水化物	塩分
	373kcal	10.2g	21.2g	31.6g	2.2g

コード2-2～2-1 は、2の肉ムースを電子レンジで10秒温め、野菜ムースと共に盛り、甘酢あんをかけて食べる。

食べにくいカツも衣をたれにひたすとやわらかく

カツ煮風

アレンジ

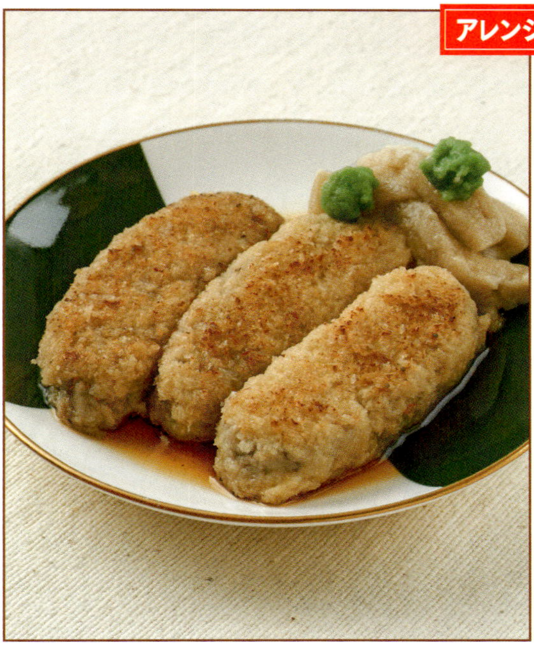

コード4〜3　所用時間 15分

〈材料　1人分〉

豚肉ムース(P.52参照)…50g

●衣

- 天ぷら粉…大さじ2
- 水…大さじ1と1/2
- 目の細かいパン粉…大さじ2

●たれ

- めんつゆ(そうめんつゆ程度に希釈)…大さじ2
- 砂糖…小さじ1

●つけあわせ

- グリンピースのムース(P.40参照)…15g
- 炒め玉ねぎのムース(P.43参照)…15g

〈作り方〉

1

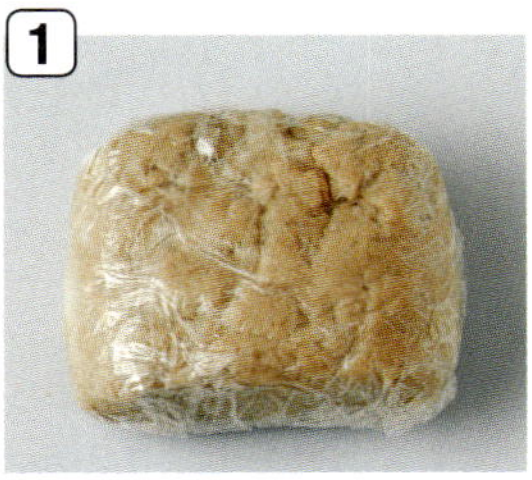

冷蔵庫で、豚肉ムースを自然解凍する。

2

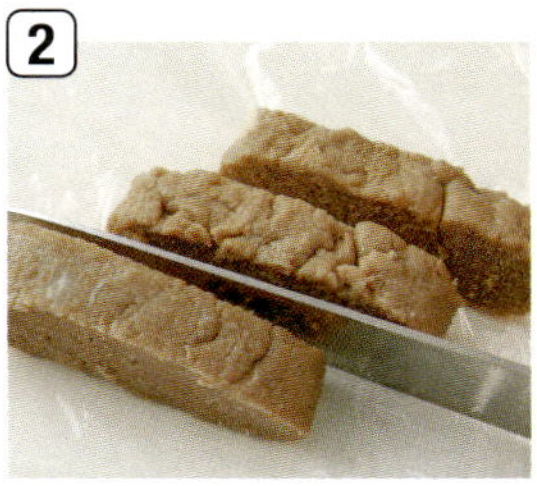

豚肉ムースは半解凍のうちに1.5cm厚さに切る。

3　衣

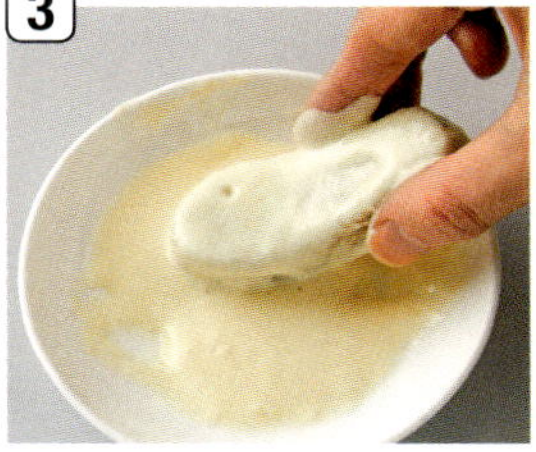

天ぷら粉と水をあわせて、豚肉ムースにからめる。

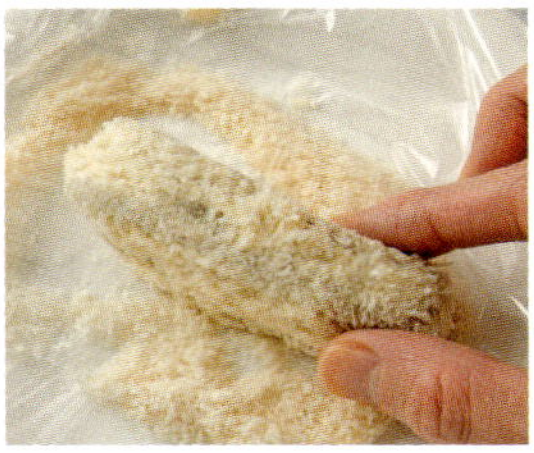

パン粉をつける。

4

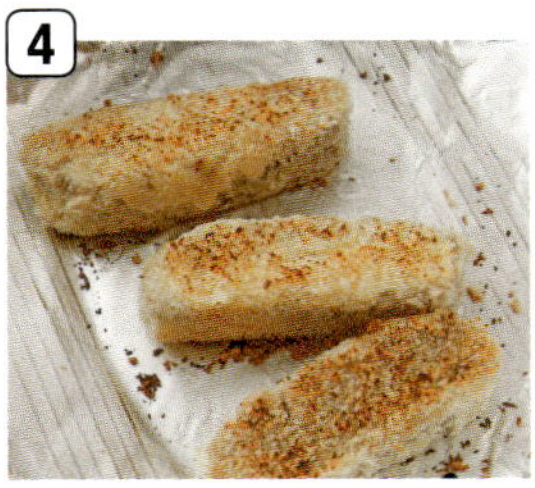

フライパンにフライパン用ホイルを敷き、3を入れてゲル化剤が溶けない様に表面だけを中火でさっと焼く。

5

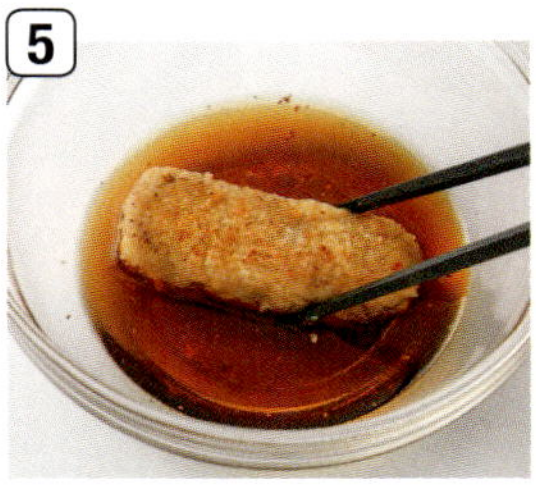

めんつゆと砂糖を温めて**たれ**を作り、4をひたして味をからませる。

6

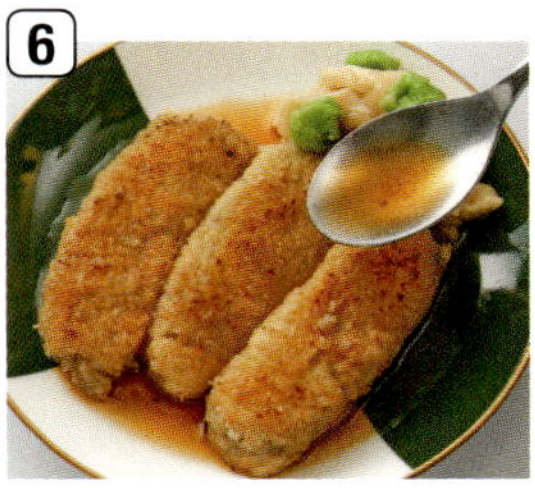

器にカツ煮、野菜ムースを盛り、**たれ**をかける。

〈MEMO〉
肉ムースに**衣**をつけずに、500Wの電子レンジで10秒温め、**たれ**をかけて食べてもよい。

コード4〜3

1人分 ▶ エネルギー 304kcal ／ たんぱく質 8.7g ／ 脂質 15.5g ／ 炭水化物 29.7g ／ 塩分 1.7g

コード2-2〜2-1 は、2の肉ムースを電子レンジで10秒温め、トロミをつけためんつゆをかけて食べる。

しょうが風味のたれで食欲を増進。
彩のよい野菜を添えて

豚肉のしょうが焼き

アレンジ

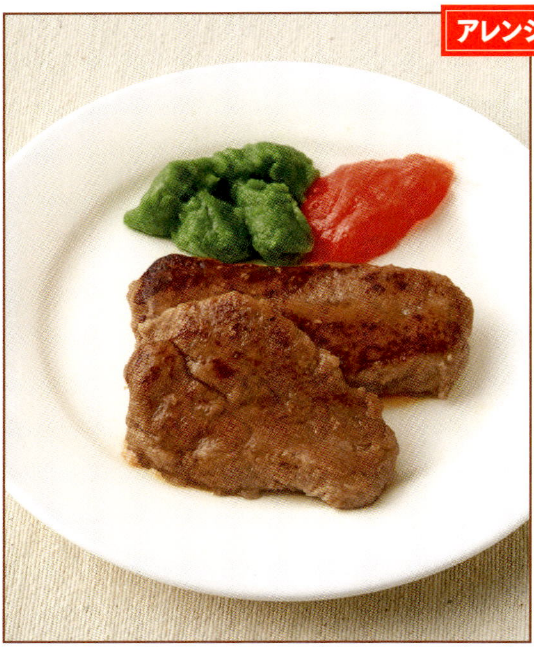

コード4～2-1

所用時間 20分

〈材料　1人分〉

豚肉ムース（P.52参照）…100g

片栗粉…大さじ1

●つけあわせ

- ブロッコリーのムース（P.40参照）…15g
- トマトのフレッシュムース（P.49参照）…15g

●たれ

- 水…大さじ1
- トロミパワースマイル…小さじ1/4
- めんつゆ（そうめんつゆ程度に希釈）…大さじ1
- 酒…小さじ1
- 砂糖…小さじ1
- おろししょうが（チューブ）…小さじ1

〈作り方〉

たれ

1

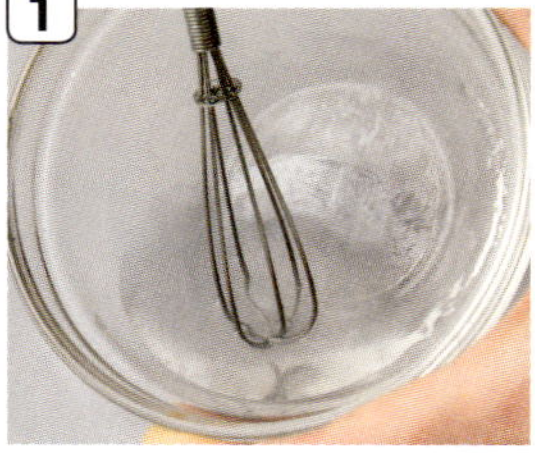

たれを作る。水にトロミパワースマイルを加えてミニ泡立て器でかき混ぜ、トロミをつける。

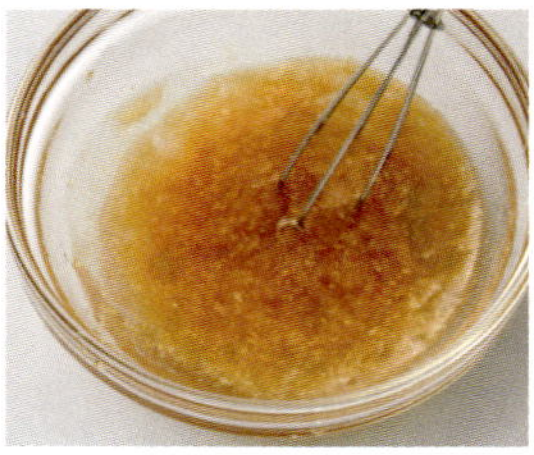

トロミがついたら、めんつゆ、酒、砂糖、おろししょうがを加えてかき混ぜる。

2

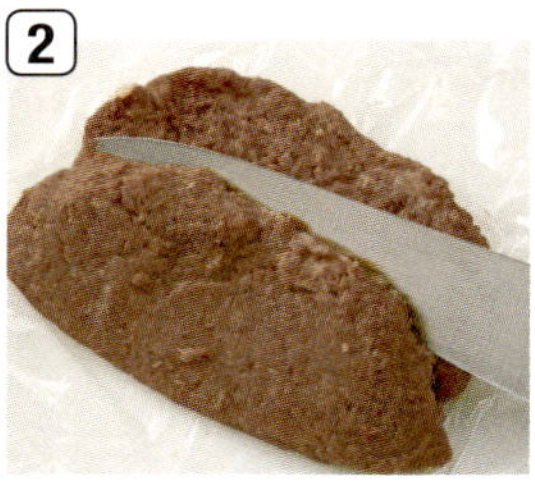

冷蔵庫で半解凍した豚肉ムースを薄めに切る。

3

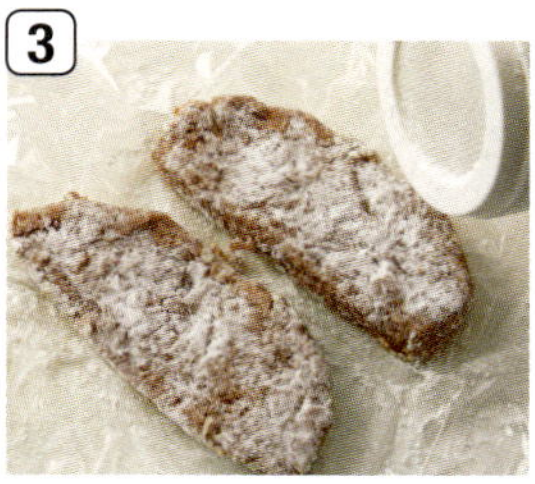

2に片栗粉を粉振りボトルで薄くまぶす。

4

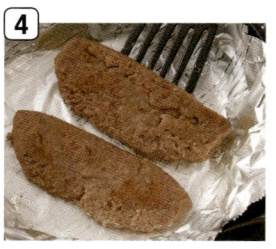

フライパンにフライパン用ホイルを敷き、中火で表面をさっと焼く。

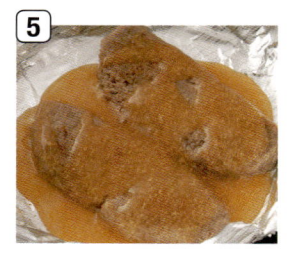

5

1の**たれ**をからませる。

6

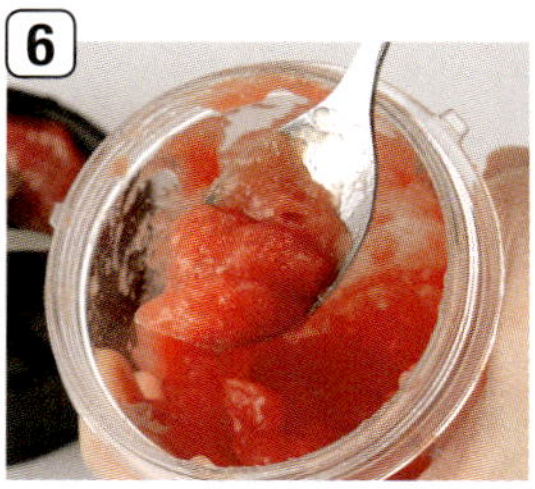

トマトのフレッシュムースはできたてが基本なので作る。

7

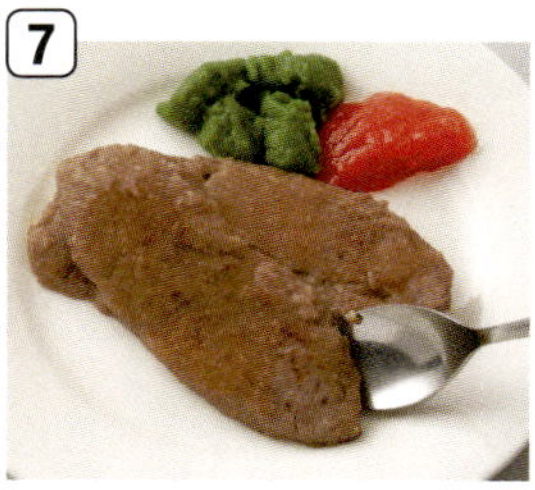

器に野菜ムースと共に盛りつける。

8

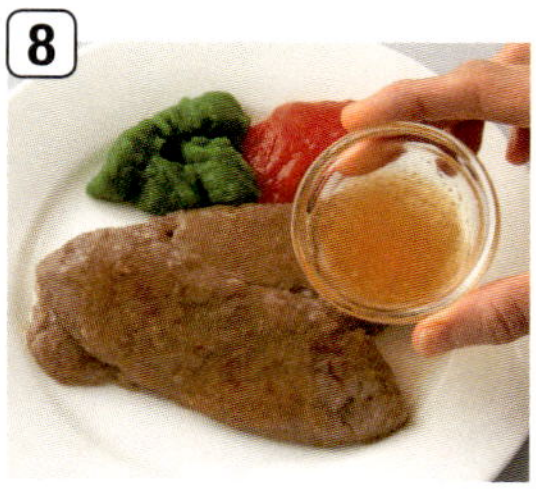

フライパンに残った**たれ**をかける。

〈MEMO〉
肉ムースに片栗粉をつけずに、500Wの電子レンジで10秒温め、たれをかけて食べてもよい。

1人分 ▶ エネルギー 394kcal ／ たんぱく質 10.7g ／ 脂質 26.3g ／ 炭水化物 21.9g ／ 塩分 1.2g

市販カレールゥのトロミを活用して食べやすく

肉ムースのカレー風

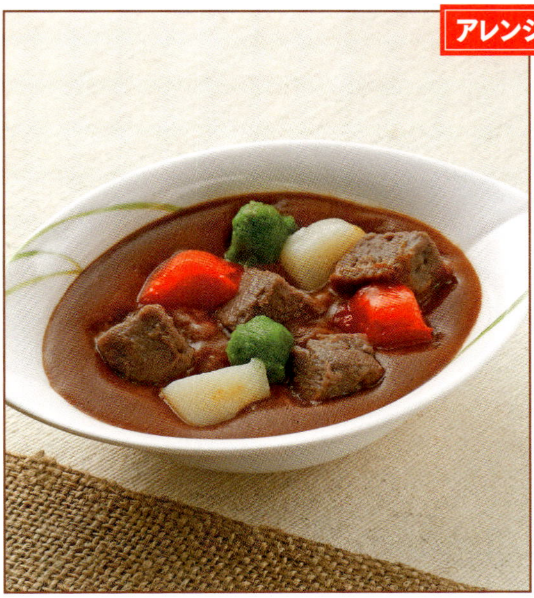

コード4～2-1 所用時間 15分

〈材料　1人分〉

好みの肉ムース(P.52～54参照)…80g

●カレーソース

- 市販カレールゥ….1個(20g)
- 熱湯….120cc
- 牛乳…大さじ1 ←味をまろやかにするため加える

●つけあわせ

- ブロッコリーのムース(P.40参照)…15g
- じゃがいものムース(P.44参照)…15g
- パプリカのムース(P.37参照)…15g

〈Point!〉
2のルゥを溶かす行程は、電子レンジ行っても、鍋で行ってもOK!

〈作り方〉

1

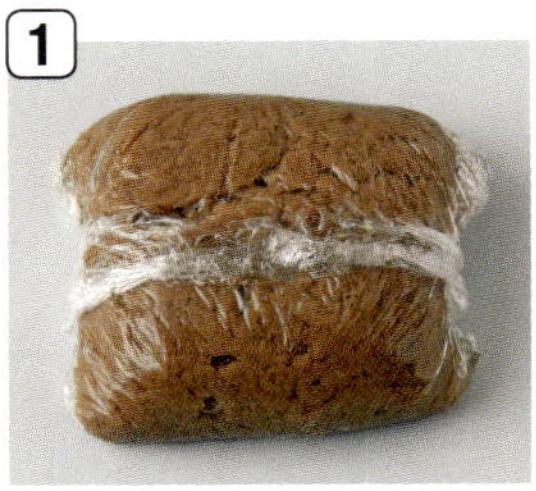

冷蔵庫で肉ムースを自然解凍しておく。半解凍のうちにひと口大に切る。

●電子レンジでルゥを溶く

2

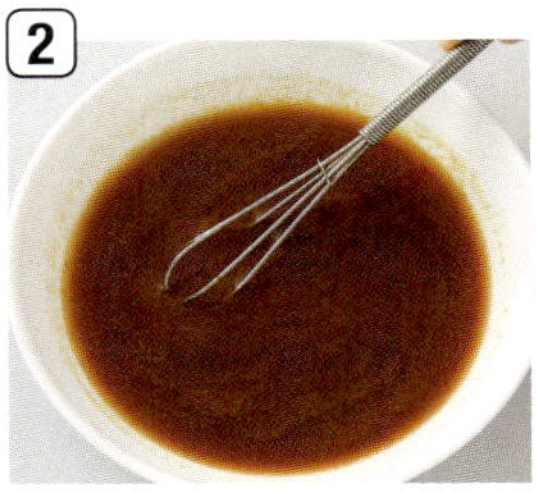

カレーソースを作る。底が広めで浅い耐熱容器にカレールゥを熱湯で溶かす。

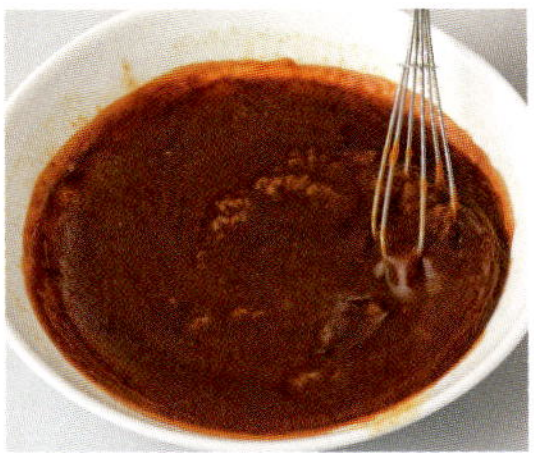

ラップをかけて500Wの電子レンジでフツフツと沸騰するまで加熱して混ぜる。

3

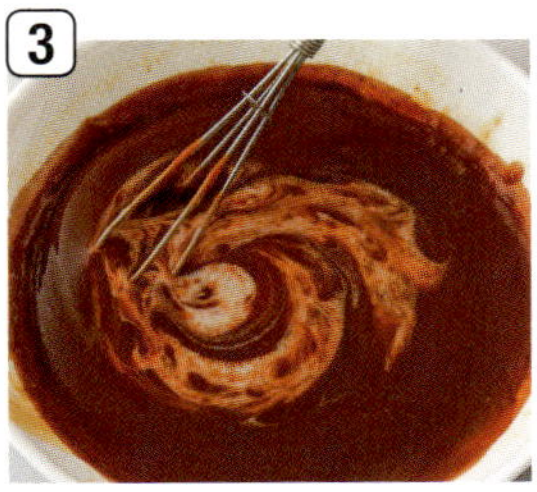

味をまろやかにするため、牛乳を加える。

4

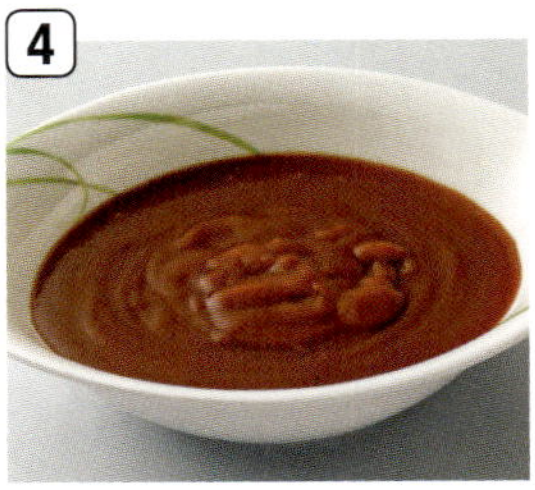

カレーソースを器に盛る。

5

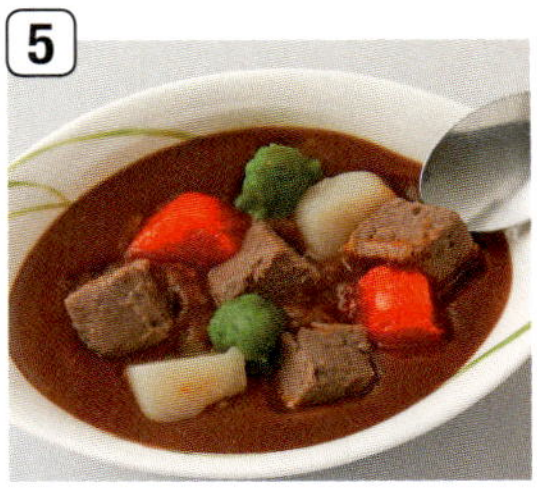

肉ムース、野菜ムースをのせる。

2の作業を鍋でやってもOK

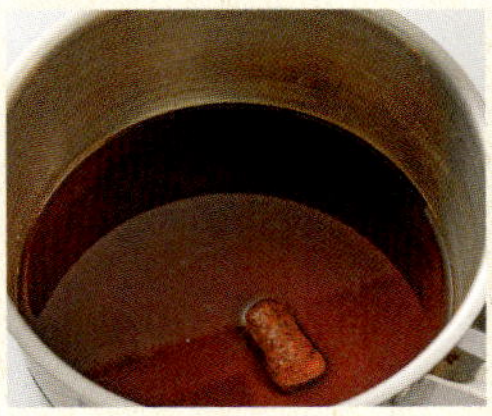

鍋にルゥを割り入れ、熱湯を注ぎ、そのまま5分間置く。

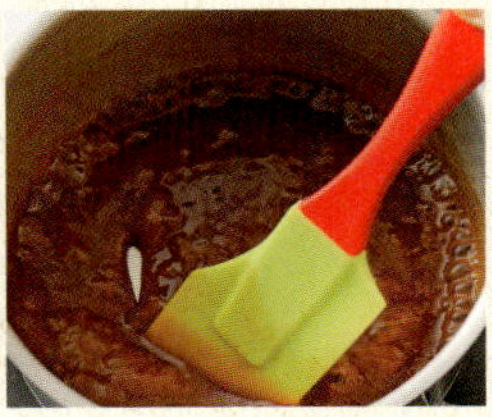

弱火でゆっくりとヘラでかきまぜながらフツフツと沸騰するまで煮溶かす。

1人分 ▶ エネルギー 456kcal　たんぱく質 8.4g　脂質 36.2g　炭水化物 19.6g　塩分 2.4g

クルミだれでビタミンEやミネラル、
食物繊維も摂取し、老化を予防

豚肉の冷しゃぶ

アレンジ

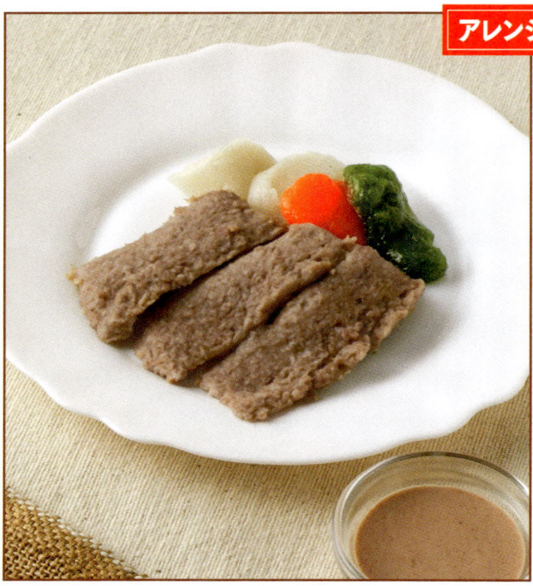

1人分

エネルギー 301kcal　たんぱく質 8.7g
脂質 23.1g　炭水化物 11.6g　塩分 0.9g

コード4～2-1　所用時間 10分

〈材料　1人分〉

豚肉ムース(P.52参照)…60～80g

●つけあわせ

- にんじんのムース(P.38参照)…10g
- カリフラワーのムース(P.42参照)…20g
- きゅうりのフレッシュムース(P.48参照)…15g

●たれ

クルミだれ(P.31参照)…大さじ1

〈作り方〉

1

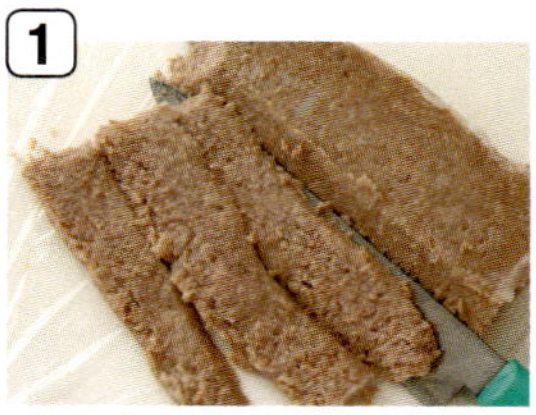

冷蔵庫で半解凍した豚肉ムースを薄く長めにスライスする。

2

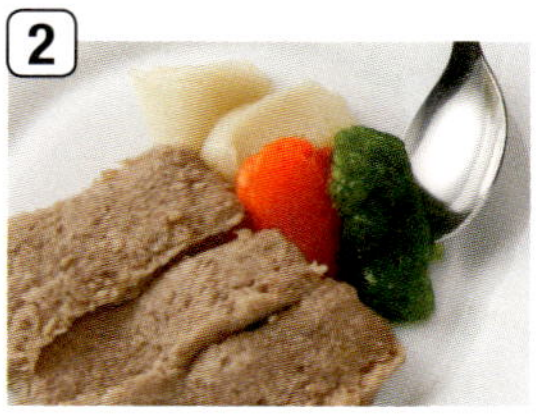

野菜ムースを食べやすくカットして盛り付ける。

3

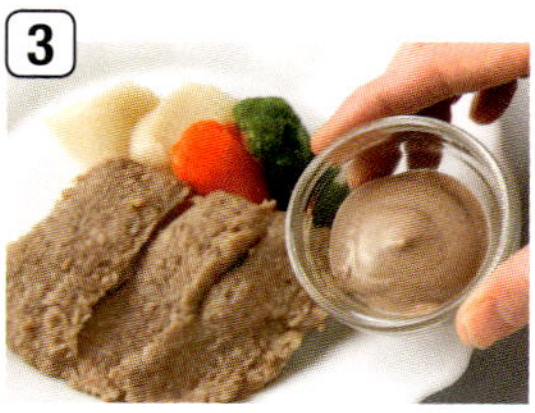

たれをかけて食べる。

〈作り方〉

全コード共通

1

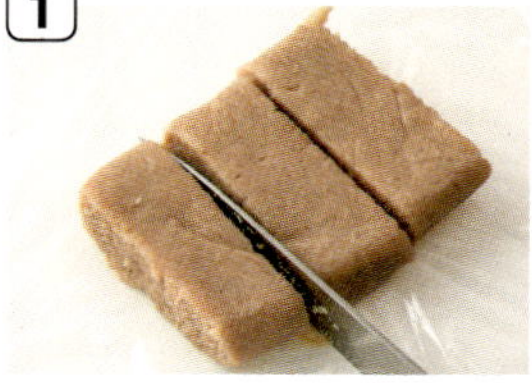

冷蔵庫で半解凍した鶏肉ムースを食べやすい大きさに切る。

コード4～3

2

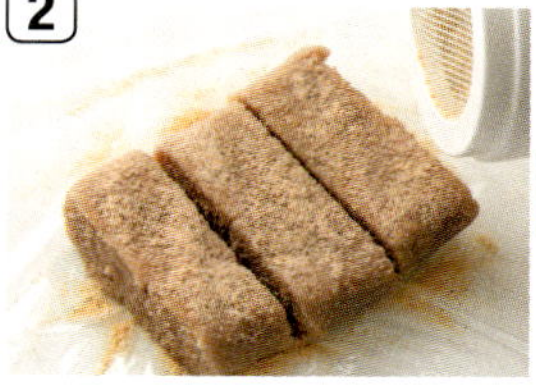

[2]全体にから揚げ粉を粉振りボトルで薄くまぶす。

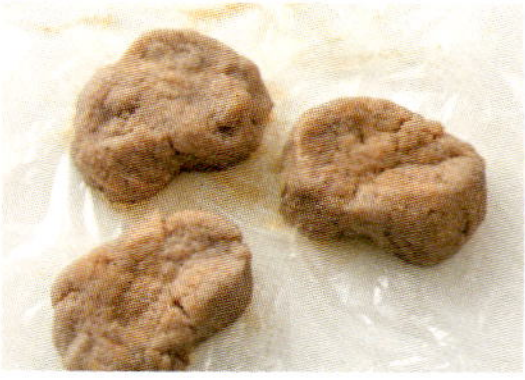

ナゲットの形に成形する。

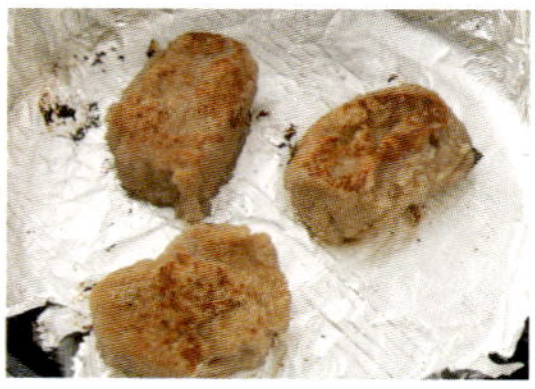

フライパンにフライパン用ホイルを敷き、ゲル化剤が溶けない様に中火で表面だけをさっと焼く。

コード2-2～2-1

2

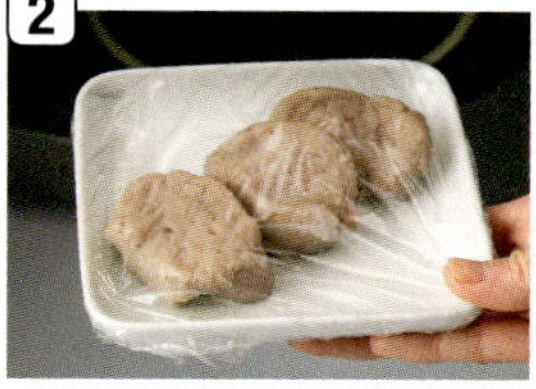

[1]のムースを1口大に切り、500 Wの電子レンジで10秒加熱する。

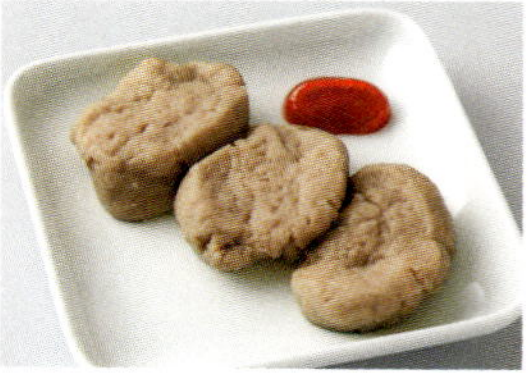

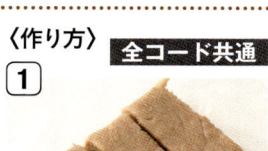

ケチャップをかけて盛り付ける。

肉

マヨネーズでコクと風味
エネルギーをプラスする

鶏肉のマヨ焼き

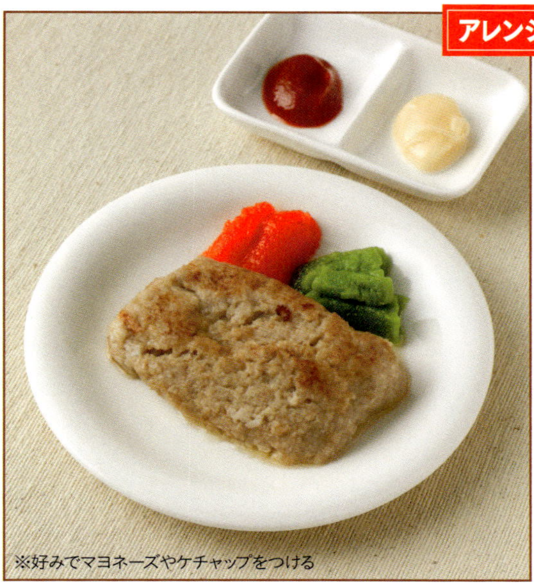

アレンジ

※好みでマヨネーズやケチャップをつける

コード4〜2-1 所用時間 10分

〈材料　1人分〉

鶏肉ムース(P.52参照)…80g

●衣

- 薄力粉…大さじ1
- 片栗粉…大さじ1

●マヨ焼き用

マヨネーズ…大さじ2

●つけあわせ

- パプリカのムース(P.37参照)…15g
- いんげんのムース(P.40参照)…15g

〈作り方〉

1

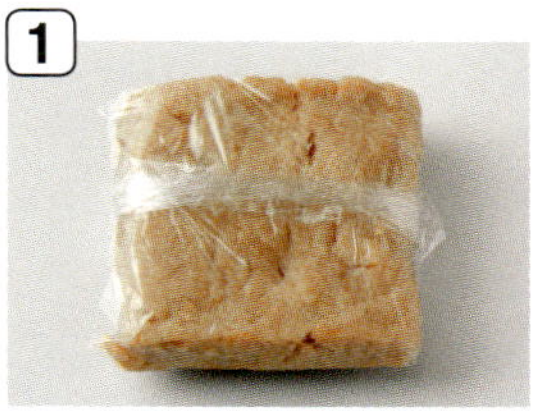

冷蔵庫で鶏肉ムースを半解凍しておく。

2

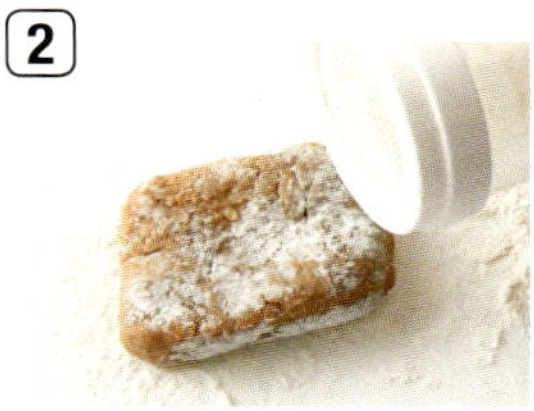

衣材料を粉振りボトルに入れ、鶏肉ムースに薄く全体的にまぶす。

3

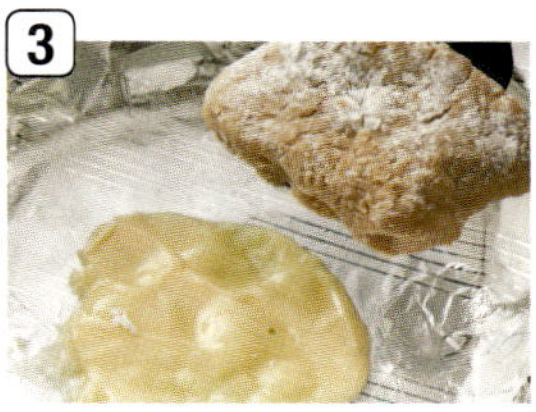

フライパンにフライパン用ホイルを敷き、マヨネーズを入れる。マヨネーズが少し溶けたら2を入れる。

4

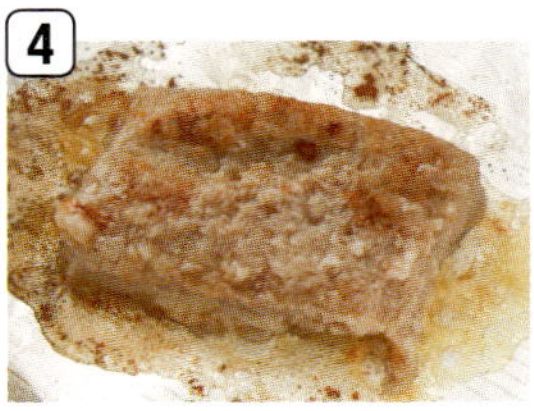

ゲル化剤が溶けないように、表面をさっと焼く。

1人分

エネルギー 282kcal　たんぱく質 13.2g
脂質 13.8g　炭水化物 22.7g　塩分 0.8g

〈MEMO〉
肉ムースに**衣**をつけずに、500Wの電子レンジで10秒温め、**ソース**をかけて食べてもよい。

から揚げ粉で風味をつけ
やわらかいナゲットに仕上げる

チキンナゲット

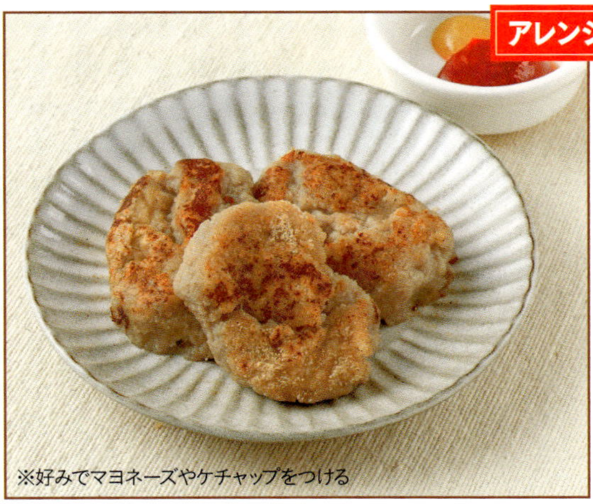

アレンジ

※好みでマヨネーズやケチャップをつける

コード4〜2-1 所用時間 10分

〈材料　1人分〉

鶏肉ムース(P.52参照)…60〜80g

●衣

- から揚げ粉…少々　←から揚げの風味がつく
- サラダ油…大さじ1

1人分 エネルギー 251kcal　たんぱく質 11.3g　脂質 16.2g　炭水化物 11.5g　塩分 1.5g

衣がついた惣菜や、コロッケなどはベタ付き防止に『ホット＆ソフト』を使用

市販の肉惣菜 活用レシピ

Point! 惣菜は薄めにカットされたスジが少ないふっくらとやわらかい肉を選ぶ。例えば豚肉のしょうが焼きなど。

揚げものは衣が少なく軟らかいものを選ぶ

カツ煮ムース

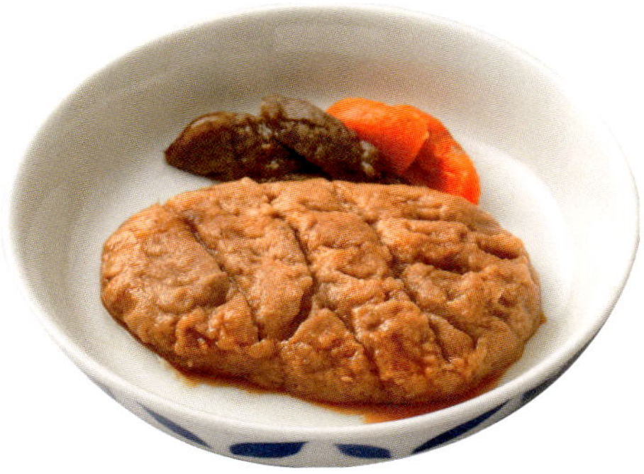

※干ししいたけ煮ムース（P.46参照）、にんじんのムース（P.38参照）をつけ合わせで使用

コード4～2-1 所用時間 20分

〈材料　1人分〉

市販カツ煮…50g（衣を外した肉+卵とじの卵と合わせて）

和風だし汁（P.30参照）…50cc

ホット＆ソフト…小さじ1/2杯 ←衣の付着性を下げる

しょうがすりおろし（チューブ）…1.5cc

〈アレンジ〉

材料の「カツ煮」を「鶏から揚げ」に変えて、から揚げ衣を外さず調理をすれば、カツ煮と同じ行程で作れます。

〈作り方〉 全コード共通 →

1

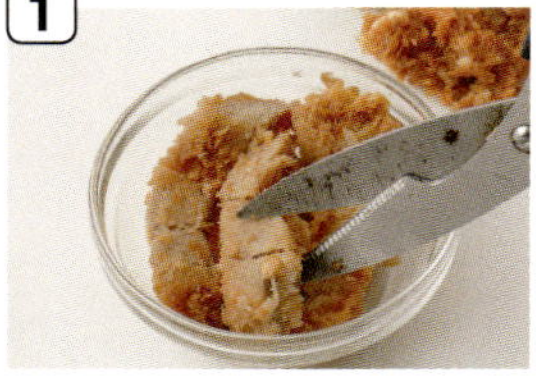

カツは衣を外し、肉をキッチンばさみで1～2cmにカットする。

2

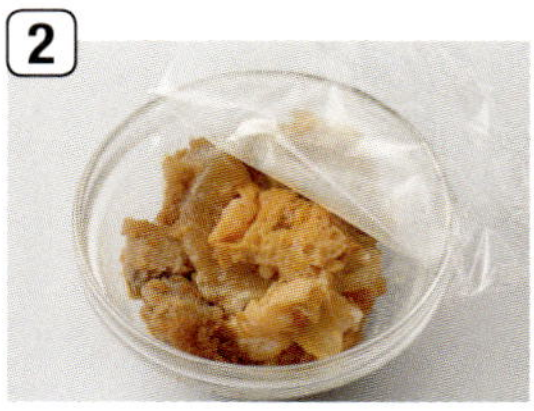

肉全部と、卵とじの卵を合わせて50gにする。ラップをかけて電子レンジで10秒加熱する。

3

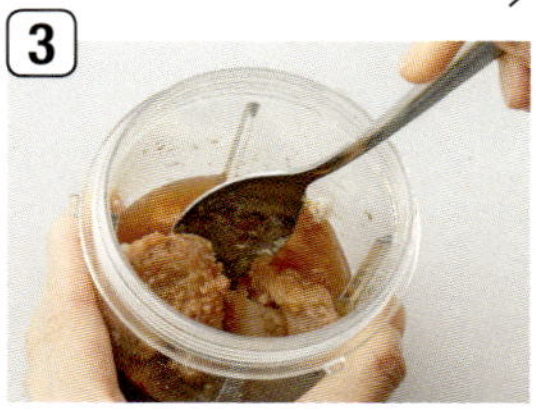

ミキサーカップに2、だし汁、ホット&ソフト、しょうがを入れてスプーンで混ぜる。

コード4～3

4

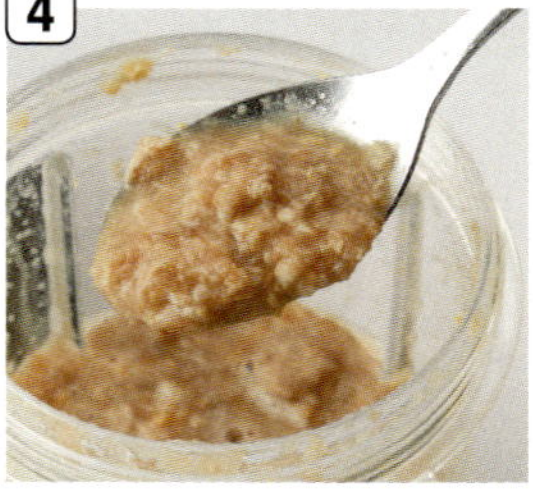

ミキサーごとふって30秒以上撹拌する。

コード2-2

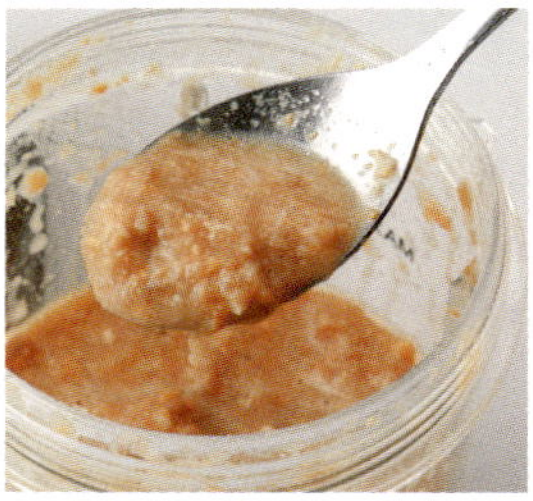

ミキサーごとふって50秒以上撹拌し、ざらつきのあるペースト状にする。

コード2-1

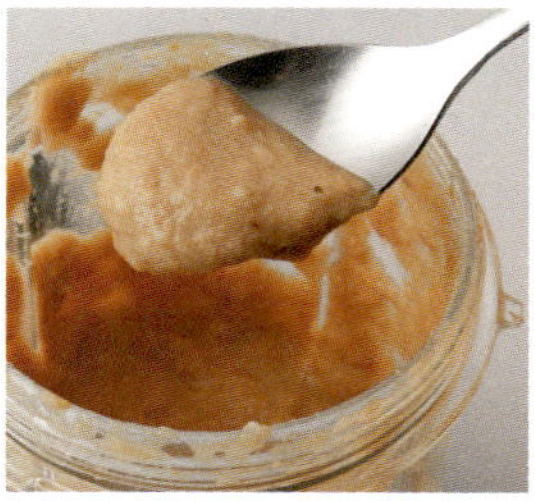

ミキサーごとふって60秒以上撹拌し、なめらかなペースト状にする。

全コード共通 →

5

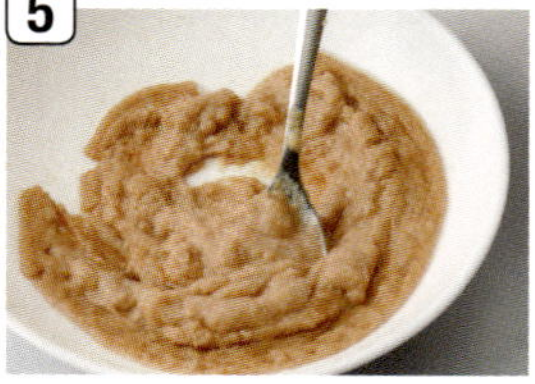

耐熱の平たい容器に移してラップをし、500Wの電子レンジで沸騰するまで（80℃以上になるまで）加熱し、加熱ムラを無くすためによくかき混ぜる。

〈Point〉鍋で行ってもOK。

6

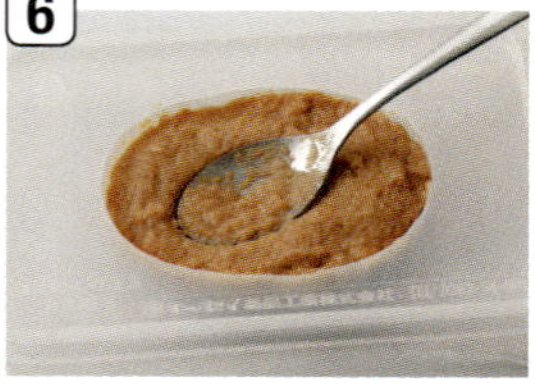

すぐに固まるので温かいうちにハンバーグ型やタッパーに流し入れ、ラップをして固める。温かいうちに食べられる。

	エネルギー	たんぱく質	脂質	炭水化物	塩分
1人分	170kcal	5.6g	12.4g	8.2g	0.8g

※つけ合わせ含まず

**肉は筋が残りやすいので、
食材が刃にあたるようミキサーにかける**

ハンバーグムース

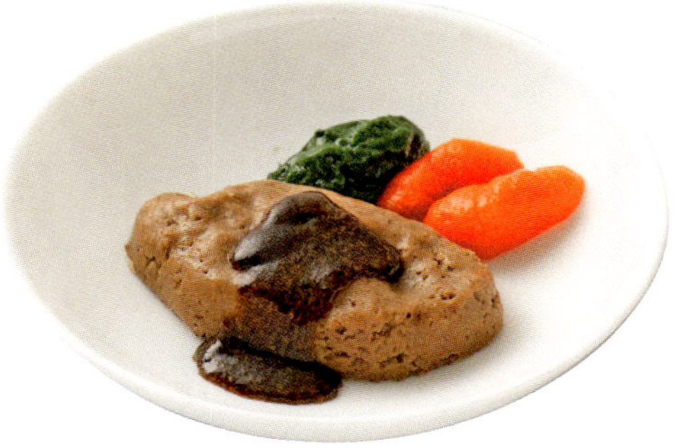

※ほうれん草のムース（P.41参照）、にんじんのムース（P.38参照）をつけ合わせで使用。

コード4〜2-1　所用時間 20分

〈材料　1人分〉

『金の直火焼きハンバーグ』（セブンイレブン）…1/2個（固形73g）

『金の炭火焼きハンバーグ』のソース…大さじ1 ←後からかける

●**洋風だし汁**（P.30参照）
- **コード4〜3**…大さじ1
- **コード2-2〜2-1**…大さじ2

ホット&ソフト…小さじ1/2

〈ソースを後からかける理由〉
ソースは塩分が多いのでホット&ソフトがゲル化しにくくなるため。

〈作り方〉

全コード共通

1
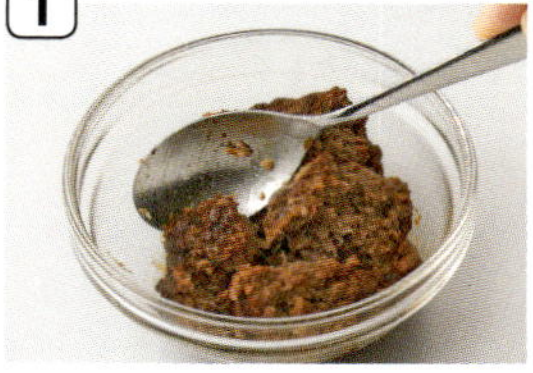
ハンバーグを袋の表示通り温め、1/2個分を1〜2cm大にほぐしておく。

2
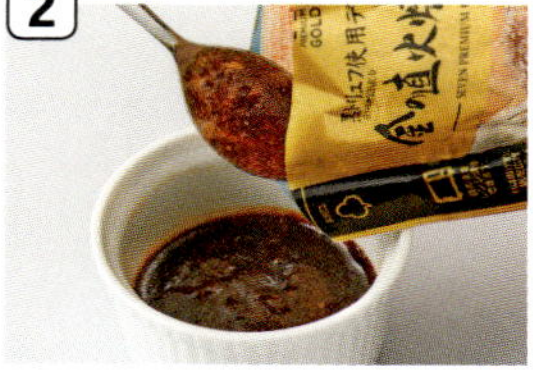
ソースは別容器にとっておく。

3
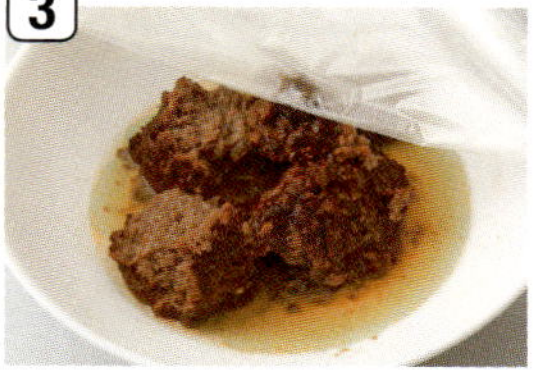
耐熱容器にハンバーグ（1/2個分）、だし汁を入れ、ラップをして500Wの電子レンジで30秒加熱する。

コード4〜3

4
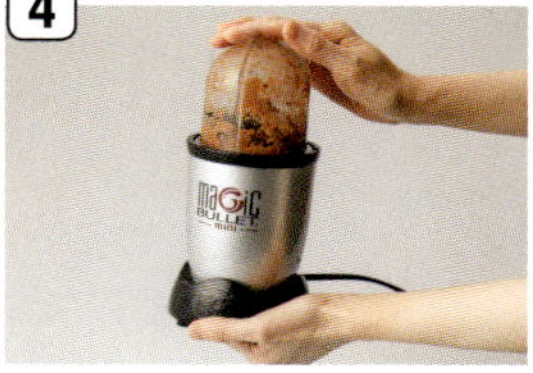
肉の筋が残りやすいので、ゲル化剤を入れる前にミキサーごとふって30秒撹拌する。

コード2-2〜2-1
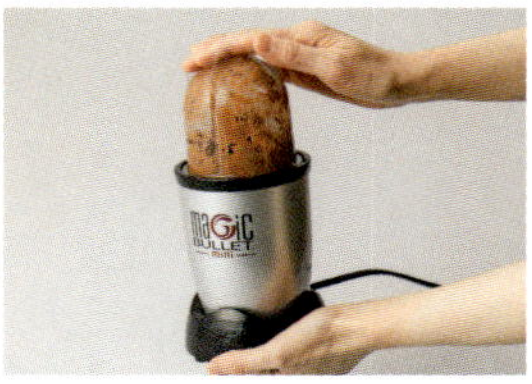
肉の筋が残りやすいので、ゲル化剤を入れる前にミキサーごとふって60秒以上撹拌する。

全コード共通

5
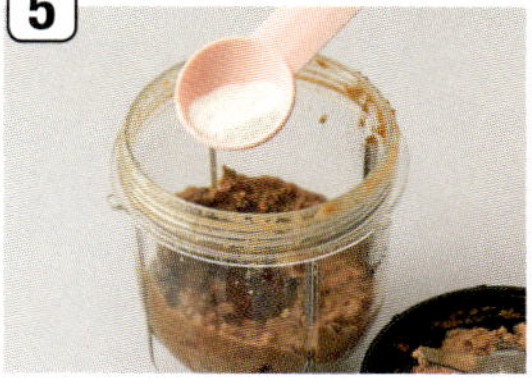
肉をペースト状にしてから、ホット&ソフトを入れる。

コード4〜3

6
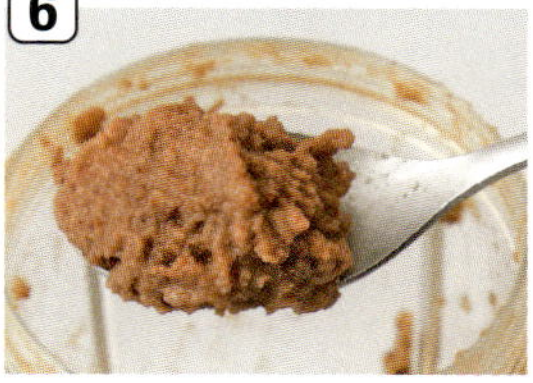
ミキサーごとふって、30秒以上撹拌する。

コード2-2
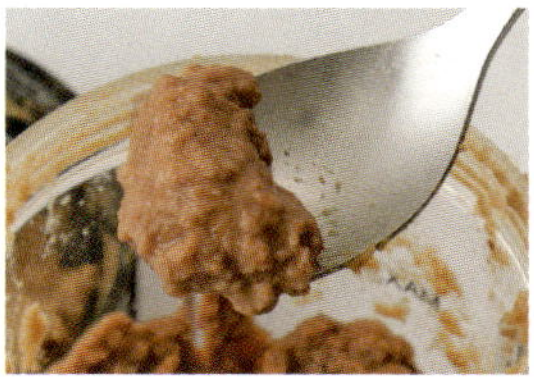
ミキサーごとふって60秒以上撹拌し、ざらつきのあるペースト状にする。

コード2-1
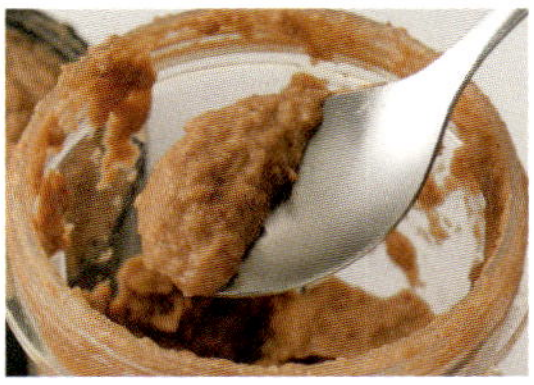
ミキサーごとふって90秒以上撹拌し、なめらかなペースト状にする。

全コード共通

7
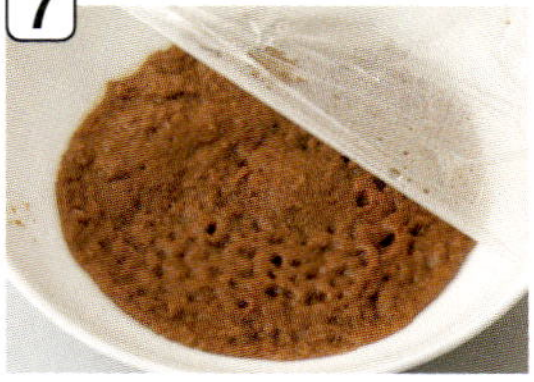
⑥を底が広めで浅い耐熱容器に移し、 ラップをする。500Wの電子レンジで沸騰するまで加熱する（80℃以上になるまで）。
〈Point〉⑦〜⑧は鍋で行ってもOK。

8
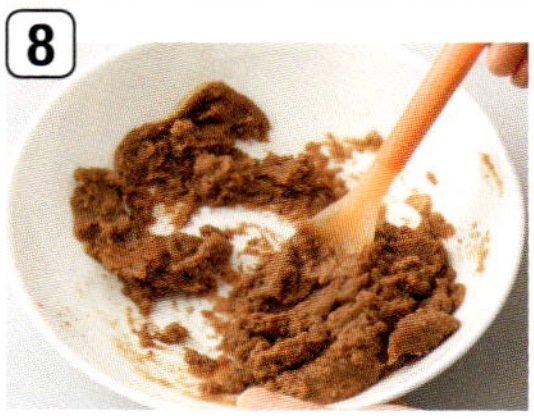
加熱ムラを無くすためによくかき混ぜる。

9
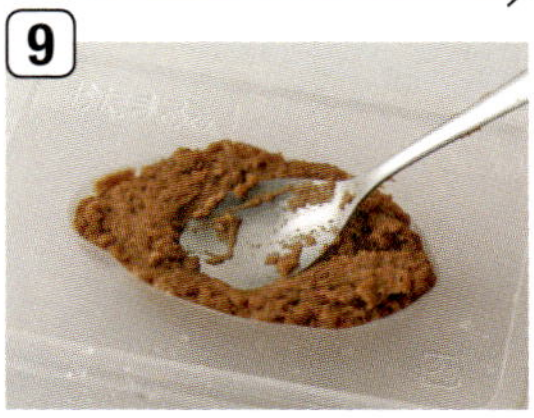
すぐに固まるので温かいうちにハンバーグ型に流し入れ、ラップをして固める。『金のハンバーグ』のソースをかけて食べる。

1人分	エネルギー	たんぱく質	脂質	炭水化物	塩分
	207kcal	10.3g	15.0g	8.0g	1.3g

※つけ合わせ含まず

作り置きしておくと、食事バリエーションが豊かになる

作り置き 魚介のムース

保存目安 冷蔵で2〜3日、冷凍で7〜8日。 **解凍温め** 冷蔵庫で自然解凍。500Wの電子レンジでラップをして10秒加熱、または「マヨ焼き」(P.70参照)に。

安全においしく作るテクニック

●ゲル化剤

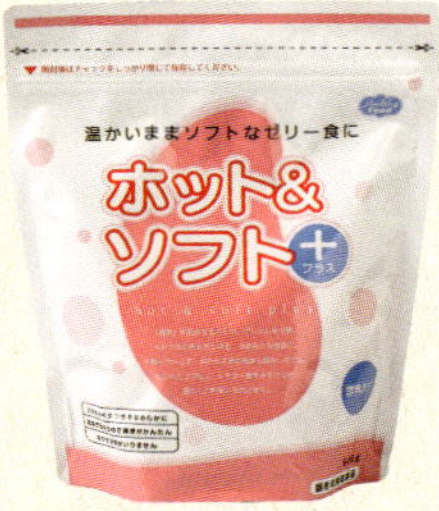

『ホット&ソフト』を使用しているため、温かいうちに食べられる。再調理、再加熱しても形が崩れにくいのも特長。

沸騰させてかき混ぜる作業は、電子レンジでやっても鍋でやってもOK。

●魚の選び方

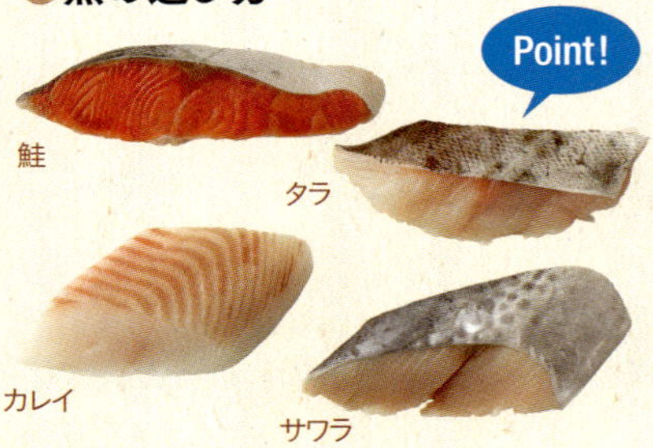

骨やスジが少なく、適度な脂がのったパサツキの少ない魚を選ぶ。加水量が少なくてもミキサーにかけやすい。

※塩分が多い場合はゲル化剤が効きづらいので注意。

●柔らかく調理するコツ

酒をかける

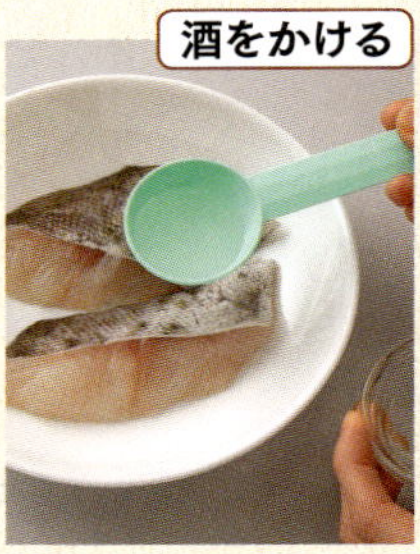

レンジで温める

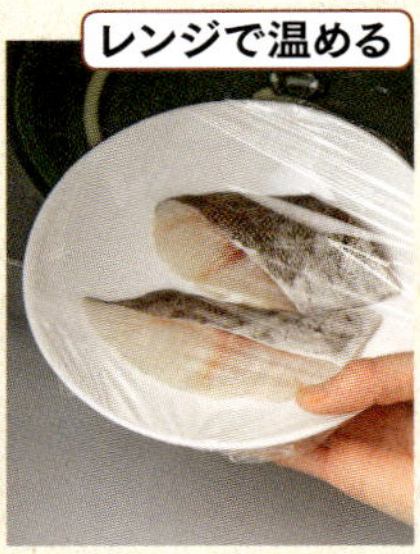

パサパサの身には酒をふりかけたり、ミキサーにかかりづらい場合は少し食材を温めると良い。

成形

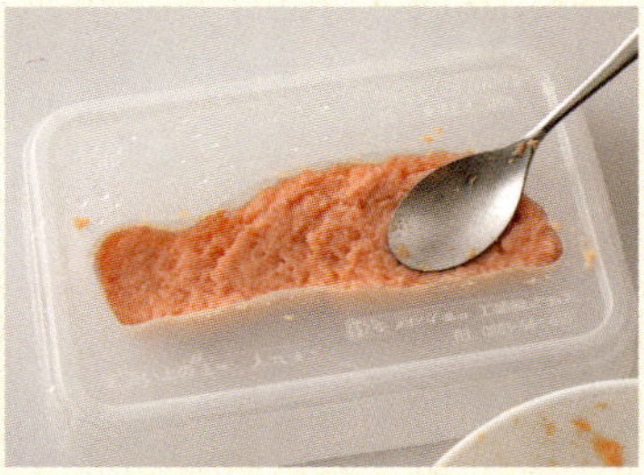

熱々のうちにラップ(型)に流す。魚の切り身をイメージして、厚さ1cmくらいに成形し、くるむ。すぐに固まるので温かいまま食べられる。

保存

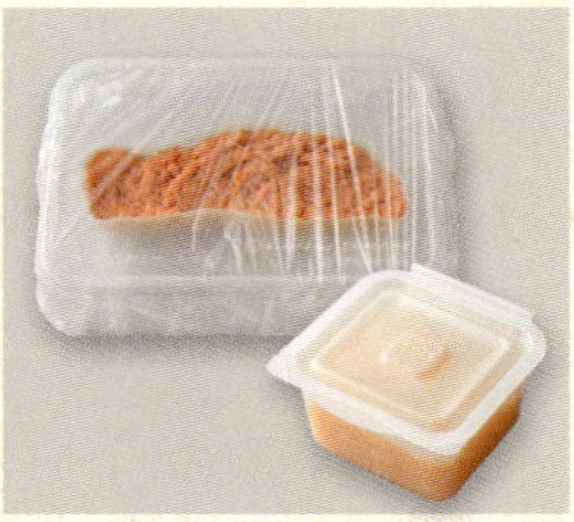

水分蒸発防止のため密閉する。保存目安は冷蔵で2〜3日。冷凍で7〜8日。

※型に流し入れたものは、凍ったらタッパーなどに移し替えても良い。

解凍・温め

電子レンジ

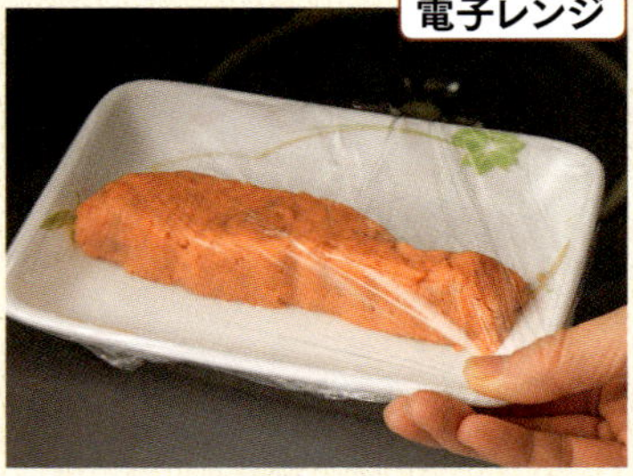

冷蔵庫で自然解凍後、耐熱容器に入れてラップをかけ、500Wの電子レンジで10秒ほど加熱する。

フライパン

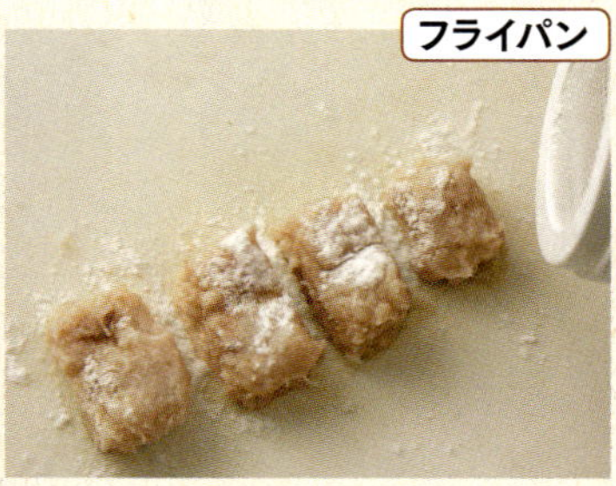

冷蔵庫で自然解凍後、ゲル化剤の溶け防止に粉を全体にまぶす。

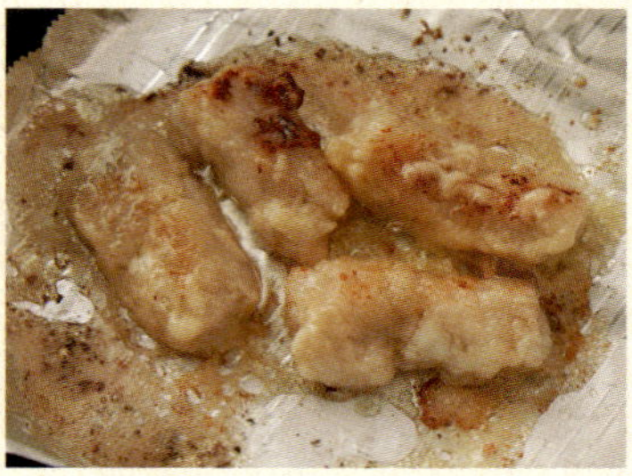

ゲル化剤が溶けないようにフライパンでさっと焼く(P.70参照)。

パサつく魚もゲル化剤を用いて
口当たりのよいムースになる

魚ムース

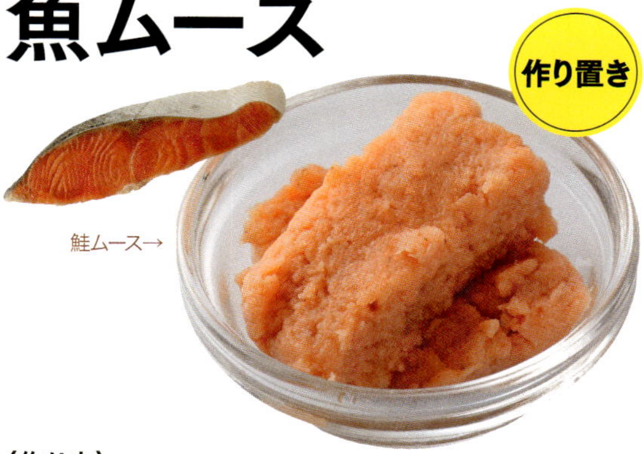

コード4〜2-1

所用時間 25分

〈材料〉

魚…1切れ(60g)　←鮭はおいしくできてイチオシの魚
酒…少々
和風だし汁(P.30参照)…30〜50cc
ホット&ソフト…小さじ1/2
油…適量

〈Point!〉
魚に脂が多い場合はだし汁30cc程度でミキサーがまわるが、脂が少ない場合（鯖、かじき、たらなど）はミキサーが回らないので50ccくらいにする。

〈作り方〉

全コード共通

1
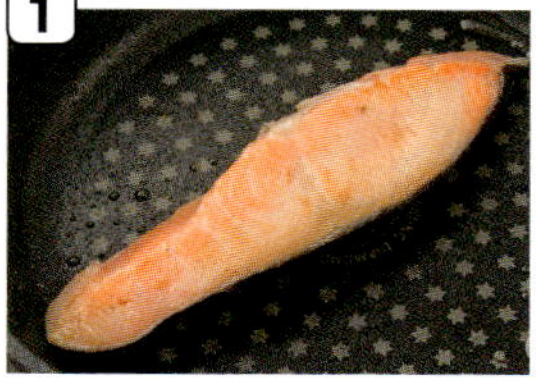
テフロン加工のフライパンに油を引き、魚を入れて弱火で焼く。

2
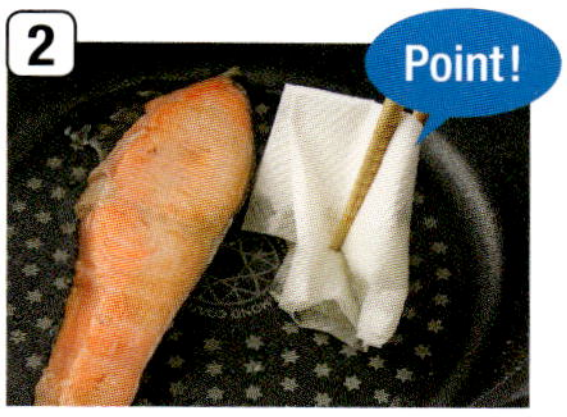

油が多いとゲル化剤が効きづらくなるので、しみ出してきた余分な油はキッチンペーパーで拭き取る。

3
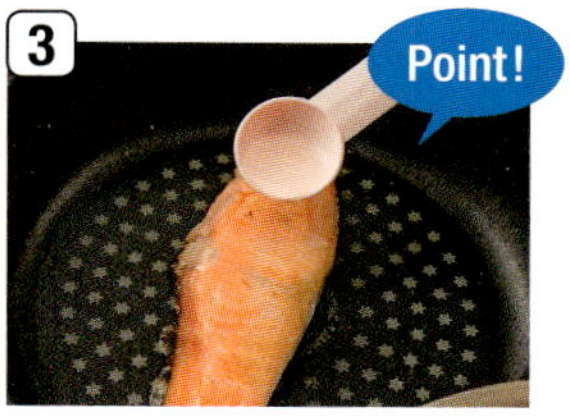

身が固くならないよう、酒をふりかけ、ふたをして蒸し焼きにする。

4
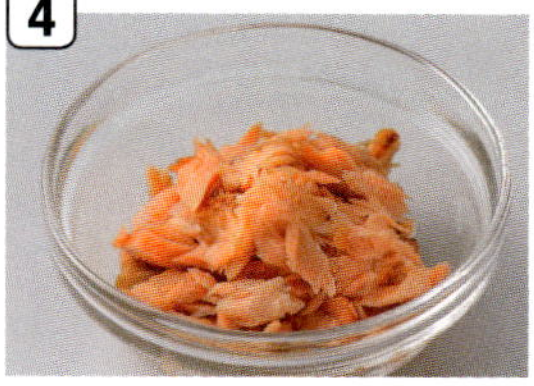
皮や骨を取り除き、身をほぐす。

5
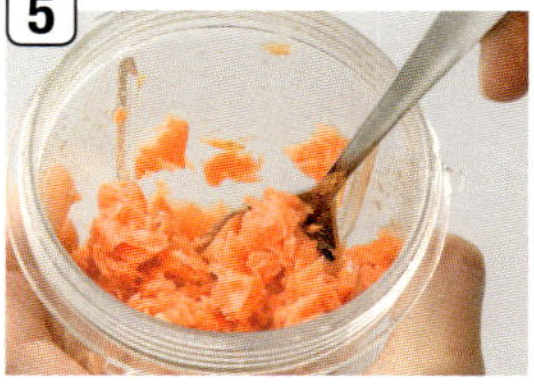
ミキサーカップにほぐした魚、だし汁、ホット&ソフトを加えてスプーンで混ぜる。

コード4〜3

6
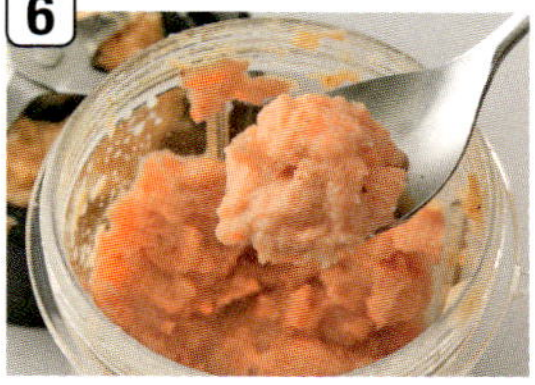
15秒ほど撹拌する。

コード2-2

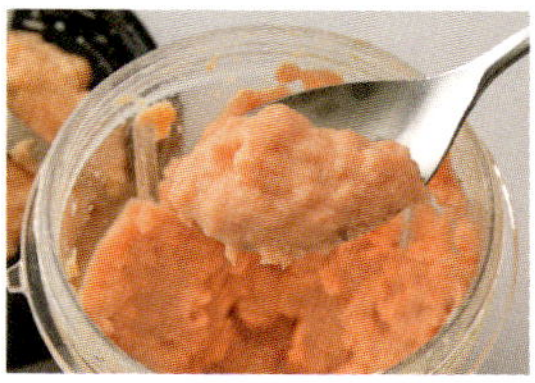
60秒以上撹拌し、ざらつきのあるペースト状にする。

コード2-1

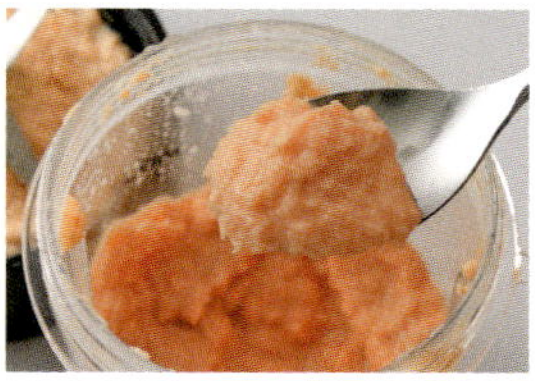
70秒以上撹拌し、なめらかなペースト状にする。

全コード共通

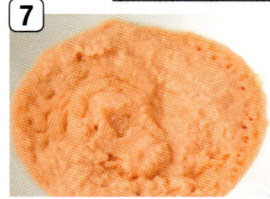

7

耐熱の平たい容器に移してラップをし、500Wの電子レンジで沸騰するまで30秒以上(80℃以上になるまで)加熱する。
〈Point〉7〜8は鍋で行ってもOK。

8
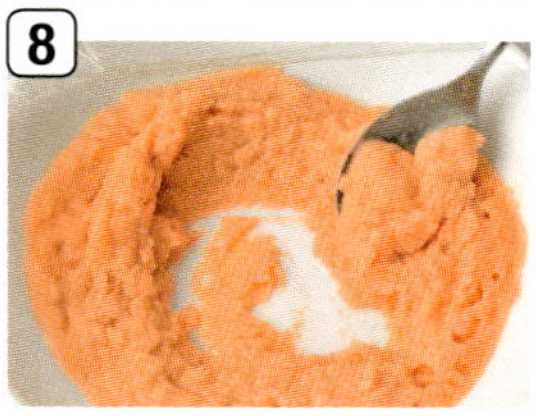
よくかき混ぜる。

9
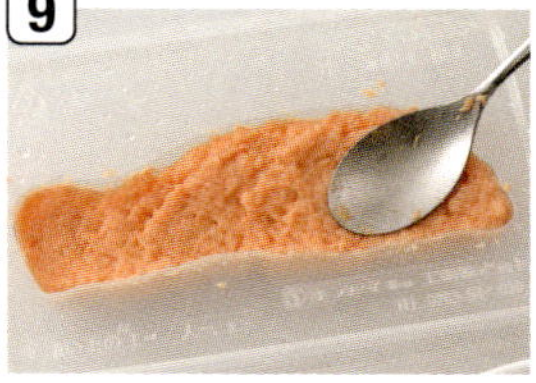
すぐに固まるので温かいうちに型やラップに流し入れ成形する。

10 保存
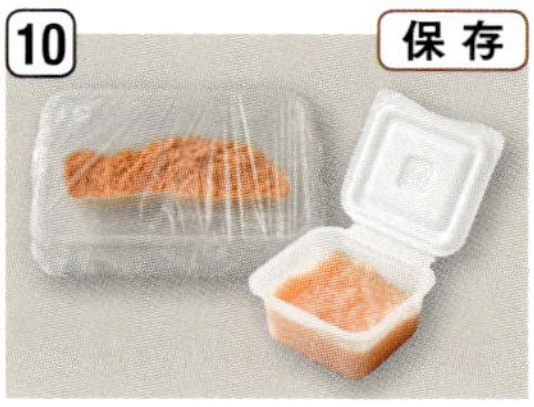
密閉して冷蔵で2〜3日、冷凍で7〜8日が保存目安。

栄養価 エネルギー 103kcal　たんぱく質 13.4g　脂質 4.5g　炭水化物 1.2g　塩分 0.1g

エビのムースとイカのムースは同じレシピで作れます

エビ、イカのムース

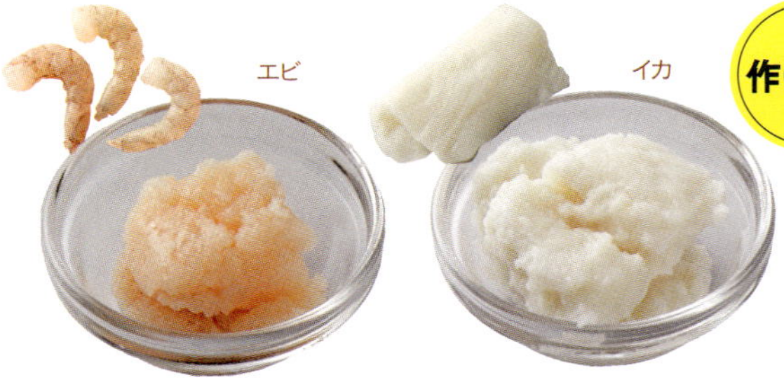

作り置き

コード4～2-1 所用時間 20分

〈材料〉

むきエビ（冷凍ロールイカ）…60g
酒…大さじ1
はんぺん…30g ←つなぎの役割
和風だし汁（P.30参照）…大さじ2
ホット&ソフト…小さじ1/2

〈Point!〉
エビやイカのプリプリした食感は固くて飲み込みづらい。はんぺんを混ぜるとふわっと仕上がる

〈作り方〉 ※エビで説明

全コード共通

1

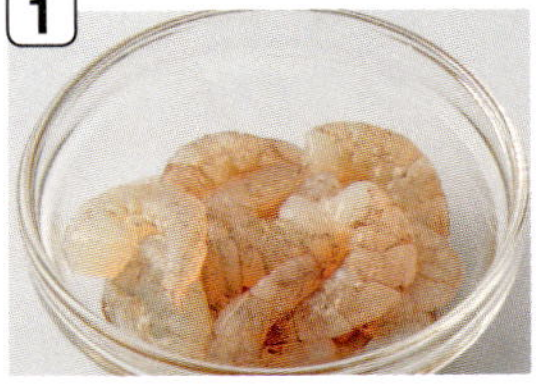

半解凍したエビ（ロールイカ）を1～2cmにカットし、酒を少量ふりかける。

2

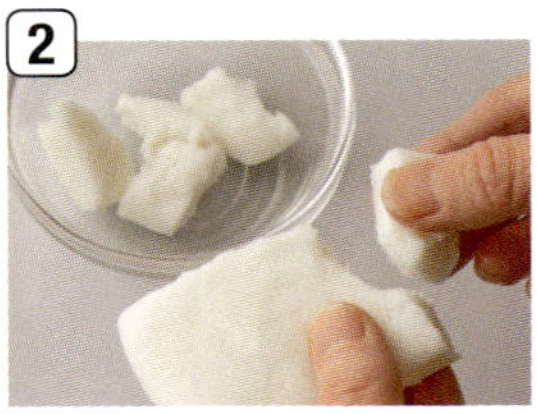

つなぎにするはんぺんを適当な大きさにちぎる。

3

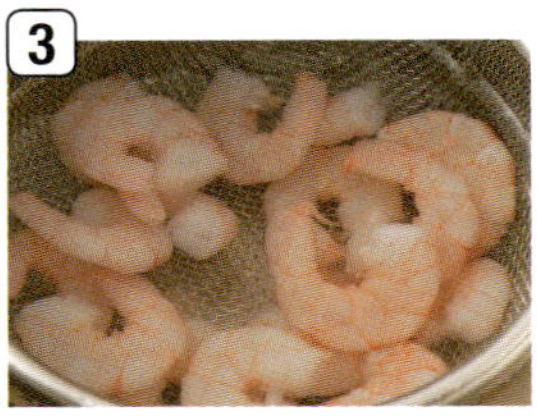

1のエビ（ロールイカ）を沸騰した湯で10秒ほどさっとゆでる。

4

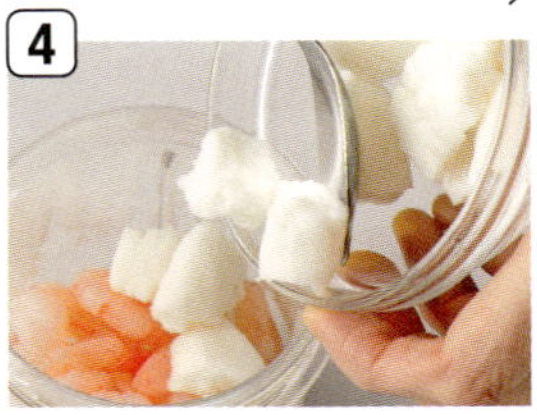

ミキサーカップに3の温かいエビ、温かい和風だし汁（60℃くらい）、はんぺんを入れる。

5

コード4～3

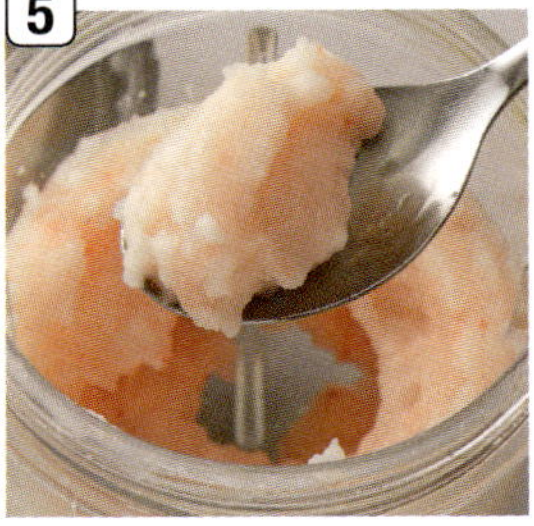

30秒以上撹拌する。

コード2-2

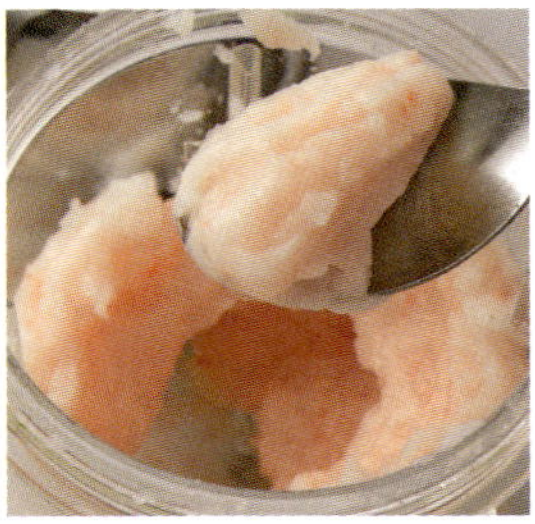

40秒以上撹拌し、ざらつきのあるペーストにする。

コード2-1

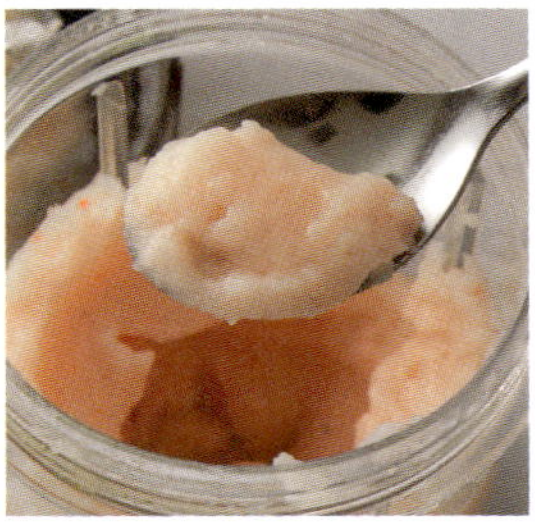

50秒以上撹拌し、なめらかなペースト状にする。

全コード共通

6

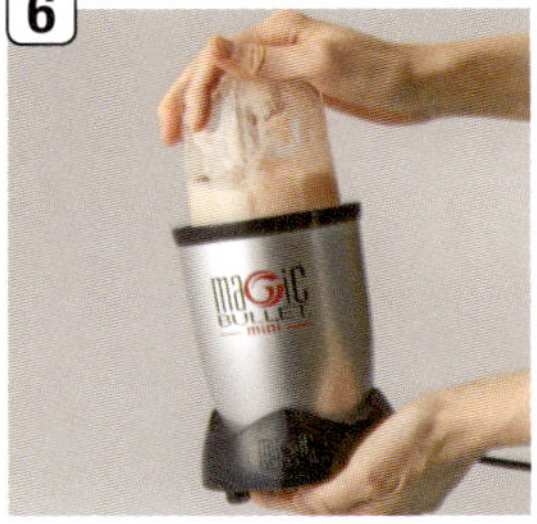

ホット&ソフトを加えて15秒撹拌する。

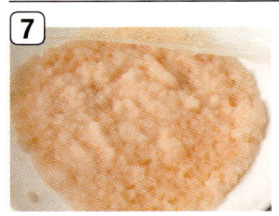

7

底が広めで浅い耐熱容器に移し、ラップをする。500Wの電子レンジで沸騰するまで30秒以上（80℃以上になるまで）加熱する。

〈Point〉7～8は鍋で行ってもOK。

8

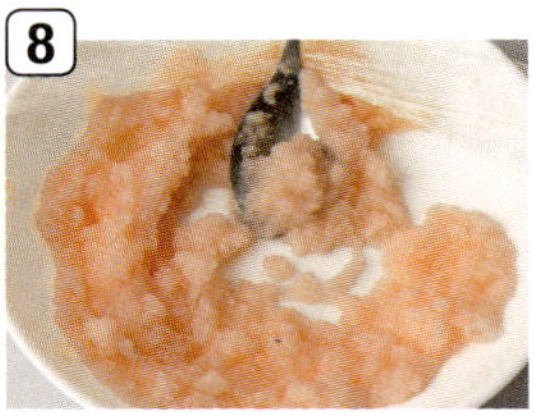

加熱ムラがないようによくかき混ぜる。

9

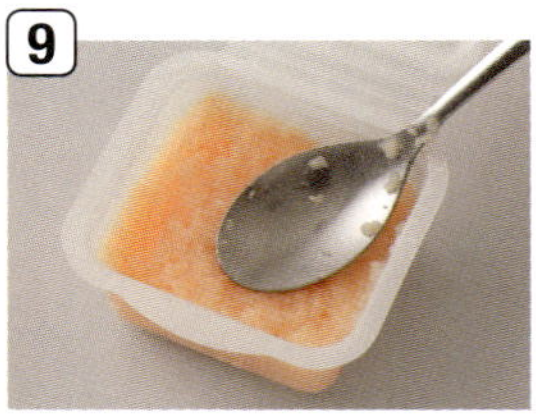

すぐに固まるので温かいうちに型に流し入れラップをかける。温かいうちに食べられる。

10 保存

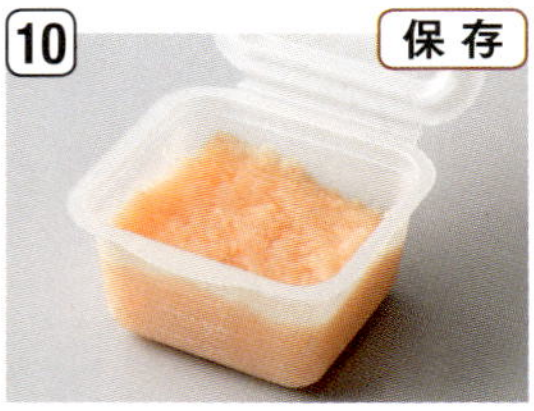

密閉して冷蔵で2～3日、冷凍で7～8日が保存目安。

	栄養価	エネルギー	たんぱく質	脂質	炭水化物	塩分
エビ	栄養価	104kcal	15.3g	0.7g	5.2g	0.4g
イカ	栄養価	94kcal	12.4g	0.9g	5.3g	0.4g

トロミしょうゆ（P.31）をかけて食べる

お刺身 マグロ、ハマチ、甘エビ ホタテ貝柱、ねぎとろ、ウニ

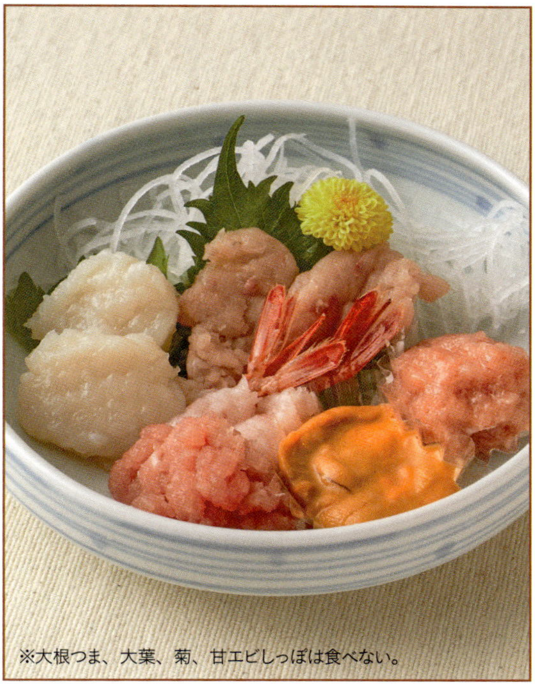

※大根つま、大葉、菊、甘エビしっぽは食べない。

〈Point!〉
魚の身が硬く、脂肪量が少なくプリプリしていたり、繊維を強く感じるときはすり鉢ですりつぶすほうが口あたりよくまとまり、喉ごしもよくなる。

コード4～2-1

所用時間 15分

〈材料　1人分〉

- マグロ…2切れ ┐
- ハマチ…2切れ ┘（1切れ10g程度）
- 甘エビ…2尾（1切れ7g程度）
- ホタテ貝柱…2個（1個15g程度）
- ねぎとろ…30～50g ┐
- ウニ…2～3切れ（1切れ15g）┘ 調理せずそのまま食べられる

〈作り方〉

●マグロ

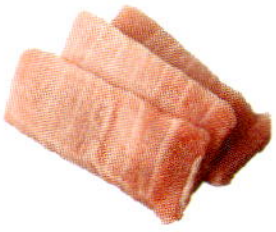

コード4～3

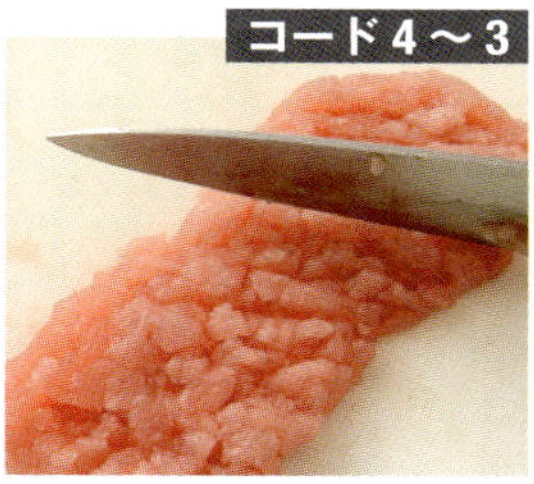

まな板の上で細かく包丁でたたく。

コード2-2～2-1

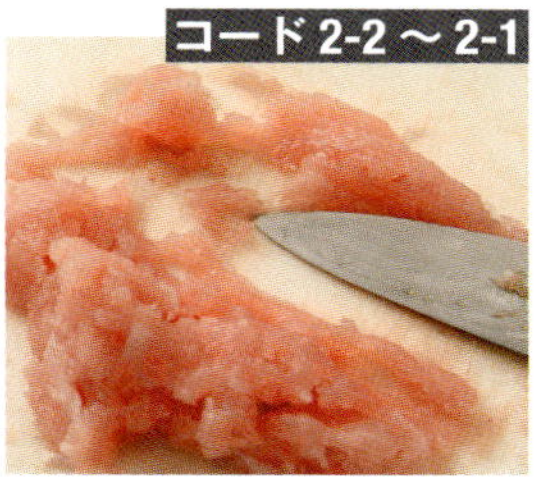

さらに包丁の背ですりつぶす。

●ハマチ

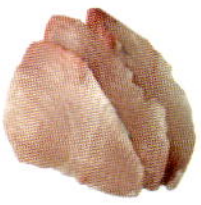

コード4～3

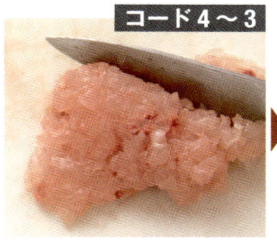

まな板の上で細かく包丁でたたく。

コード2-2～2-1

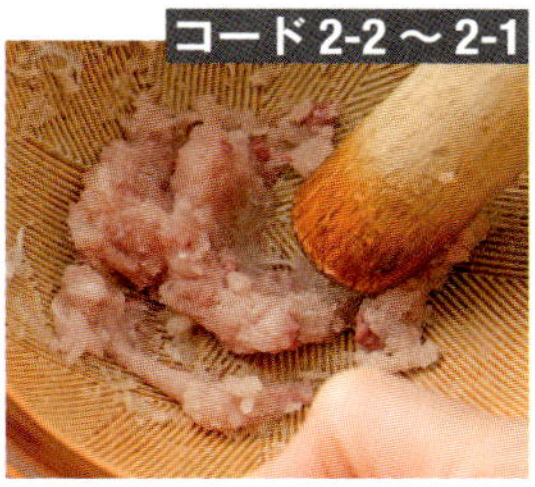

さらに筋をすりつぶすため、すり鉢でする。

全コード共通

●甘エビ

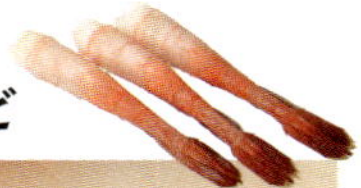

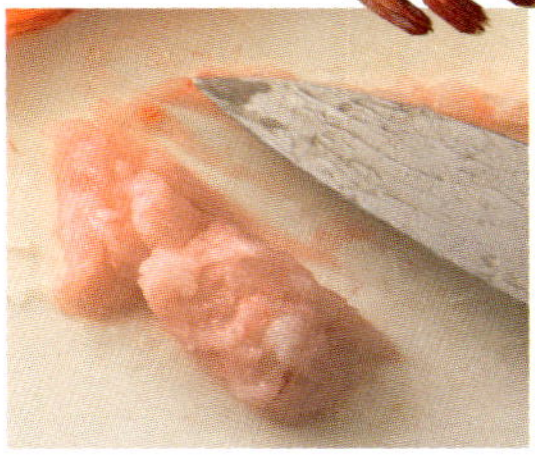

まな板の上で細かく包丁でたたき、包丁の背ですりつぶす。

●ホタテ貝柱

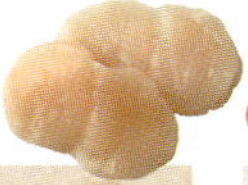

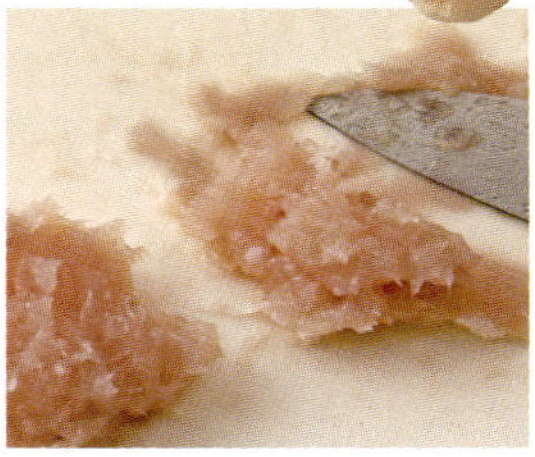

まな板の上で細かく包丁でたたき、包丁の背ですりつぶす。

●ウニ

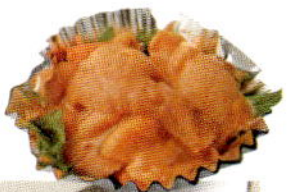

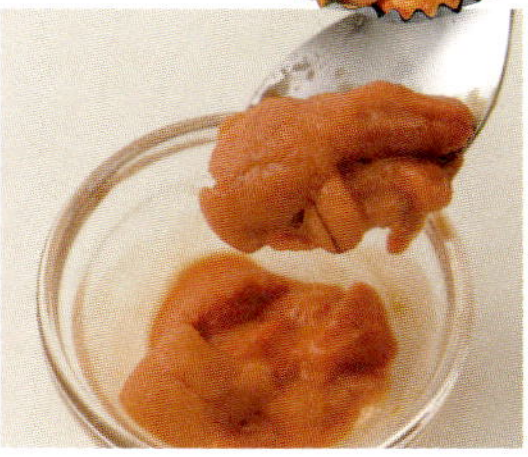

調理せずそのまま食べられる。

●ねぎとろ

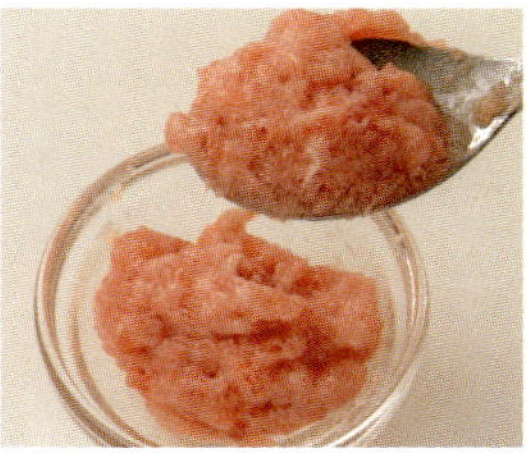

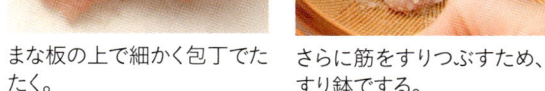

調理せずそのまま食べられる。

1人分	エネルギー	たんぱく質	脂質	炭水化物	塩分
	233kcal	24.8g	13.2g	1.0g	0.4g

マヨネーズで焼いて、
うま味とエネルギーをアップ

魚ムースのマヨ焼き

アレンジ

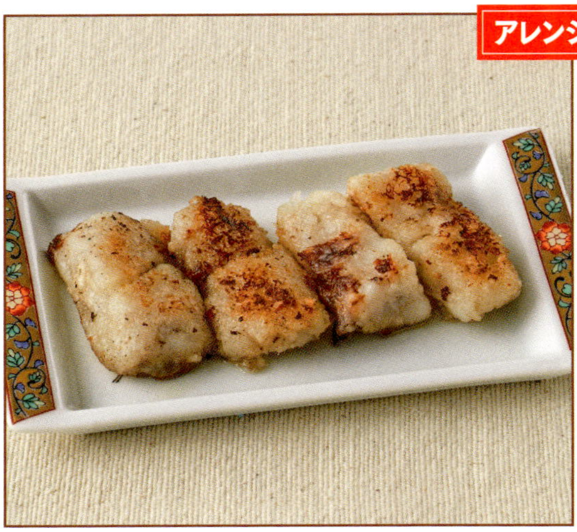

コード4〜2-1 所用時間 15分

〈材料　1人分〉

魚ムース(P.67参照)…100g

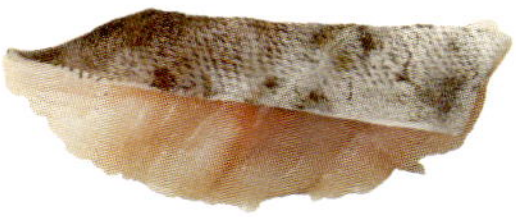

タラで作った魚ムースで説明

●衣

- 片栗粉…大さじ1
- 小麦粉…大さじ1

●マヨ焼き

コード4〜3
- マヨネーズ…大さじ1

●ソース

コード2-2〜2-1
- マヨネーズ…大さじ1

〈衣について〉
片栗粉だけだと焼いたときに固くなり、小麦粉だけだと焼いたとき白くなって、美味しそうな焼き色がつかない。片栗粉＋小麦粉でゲル化剤溶け防止をするのがベスト

〈作り方〉

全コード共通

1

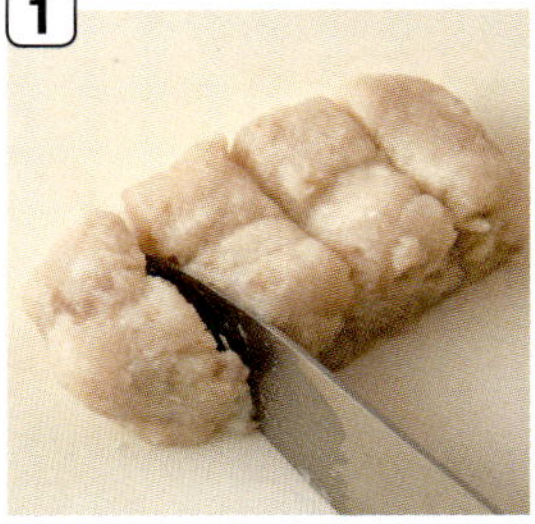

半解凍した魚ムースを厚さ1cmのひと口大サイズにカット する。

コード4〜3

2

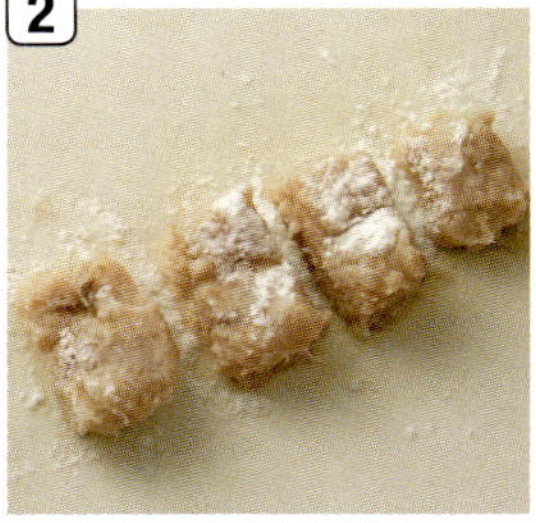

衣の材料を粉振りボトルに入れ、魚ムースにまんべんなく薄くまぶす。

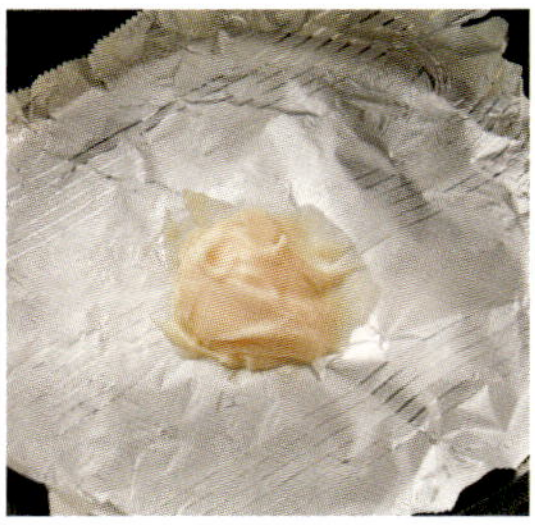

中火で熱したフライパンにフライパン用ホイルをしき、マヨネーズをしぼる。

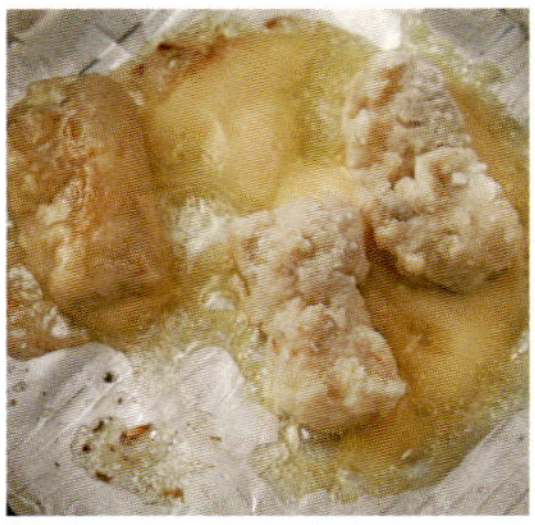

マヨネーズが溶けてきたら、魚ムースを乗せる。

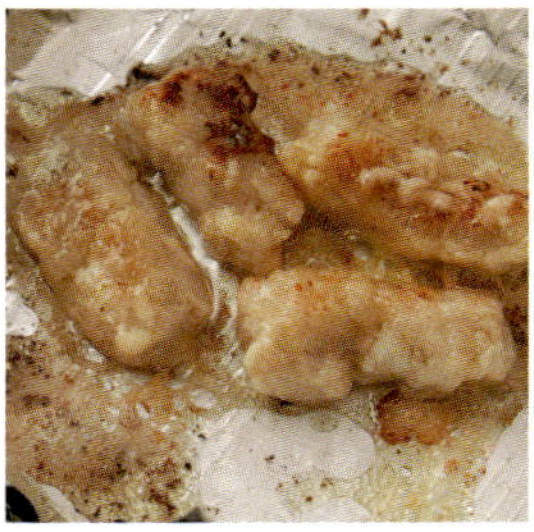

ゲル化剤が溶けない様に表面だけをさっと焼く。

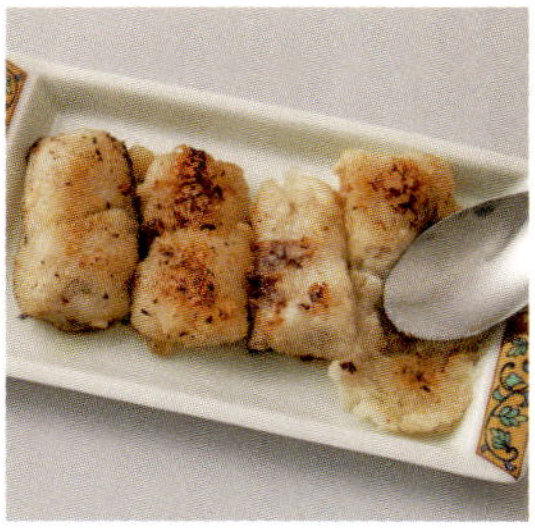

好みのソースをつけて食べる。硬い時はつぶして食べる。

コード2-2〜2-1

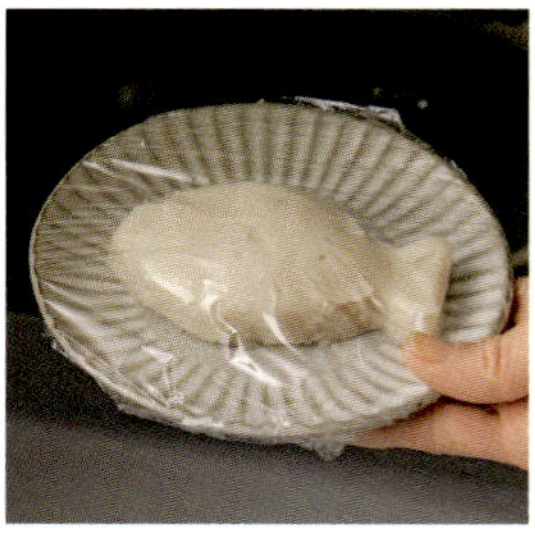

耐熱容器に魚ムースをのせてラップをかけ、ゲル化剤が溶けないように500Wの電子レンジで10秒加熱する。
※魚型に流したものを使用。

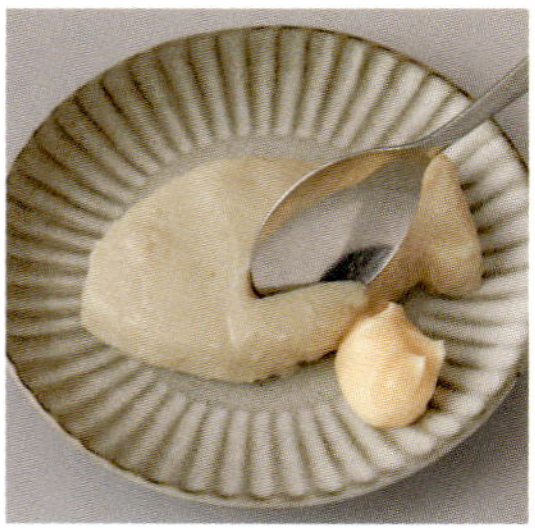

マヨ焼きをしていないので、マヨネーズをつけて食べる。

1人分	エネルギー	たんぱく質	脂質	炭水化物	塩分
	198kcal	11.3g	9.3g	15.7g	0.4g

照り焼きをイメージして、格子状の切れ目を入れて食欲をそそる

イカの照り焼き風

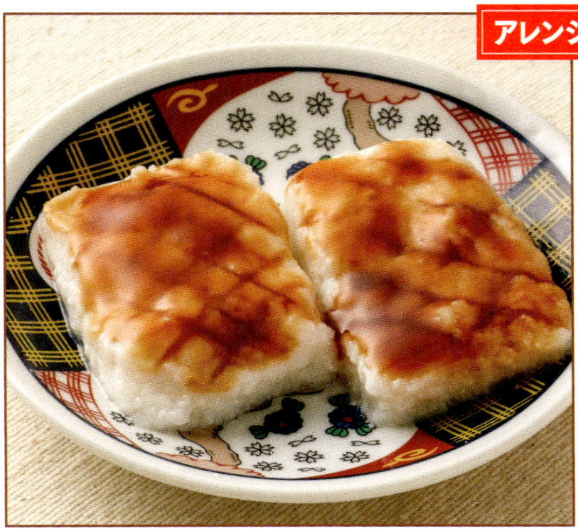

アレンジ

コード4〜2-1　所用時間 10分

〈材料　1人分〉

イカのムース（P.68参照）…50g ※魚のムースでもOK

●たれ

- しょうゆ…小さじ1
- みりん…小さじ1
- 砂糖…小さじ1/2
- しょうが絞り汁…少々

〈イカのムースを焼かない理由〉
イカが固くなるのを防止するため、再び加熱をしていない。

〈作り方〉

1

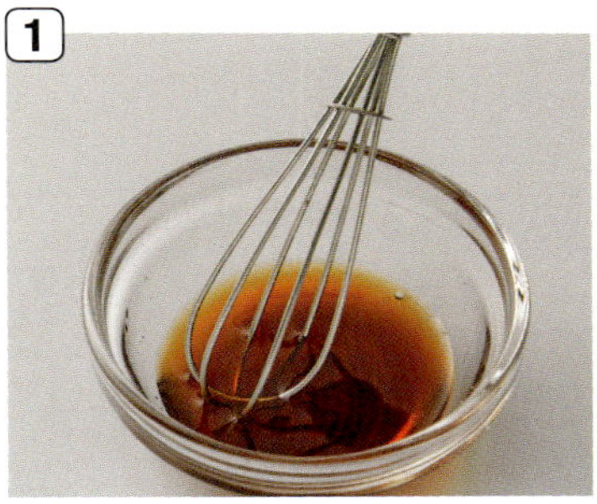

耐熱容器に**たれ**をあわせ、500Wの電子レンジで10秒加熱し、混ぜておく。

2

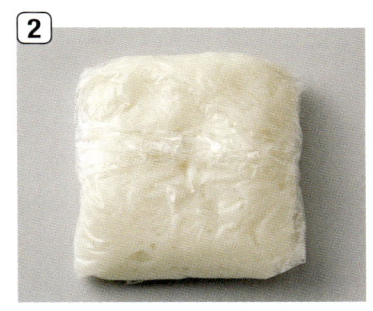

冷蔵庫でイカのムースを自然解凍する。

3

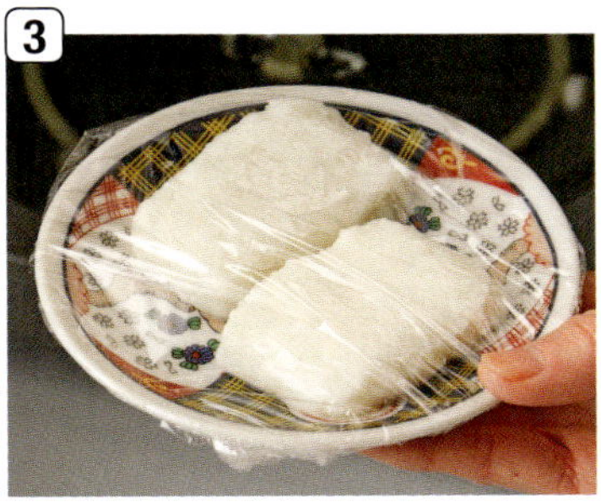

半解凍のうちに食べやすい大きさに切る。器に盛りラップをかけて500Wの電子レンジで15秒温める。

4

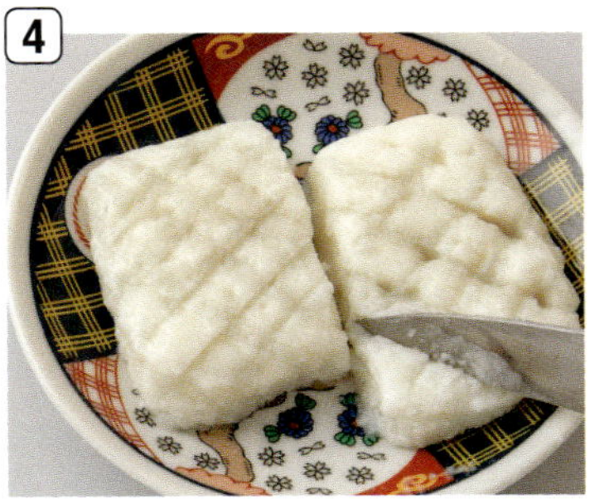

包丁で格子状の飾り切れ目を入れる。

5

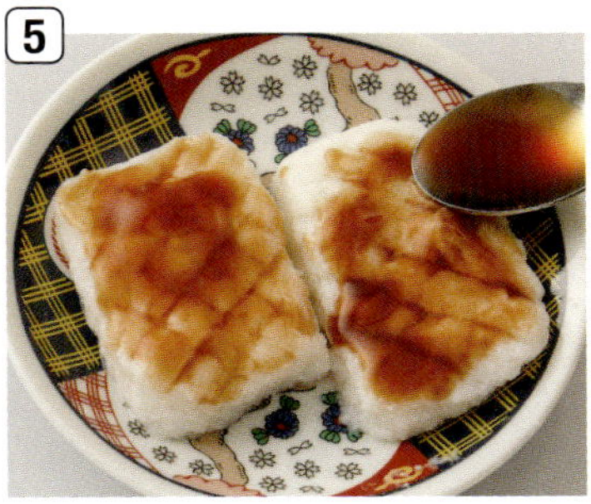

スプーンでたれを塗って照り焼き風にする。

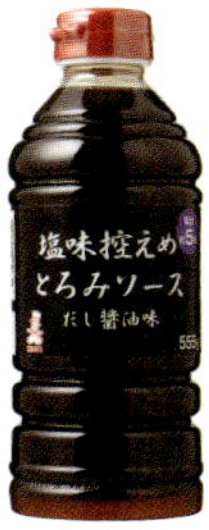

たれのかわりに『塩分控えめとろみソース』（ケンコーマヨネーズ）を使ってもよい。

1人分 ▶ エネルギー 60kcal　たんぱく質 5.1g　脂質 0.3g　炭水化物 6.8g　塩分 1.1g

ふっくらとやわらかく薄味に加工されたものを選ぶとよい

市販の魚惣菜・缶づめ 活用レシピ

Point! 魚の身がしまっていると硬くて加工しにくい。

市販の煮魚にゲル化剤を使って手軽に食べやすく

サバの味噌煮

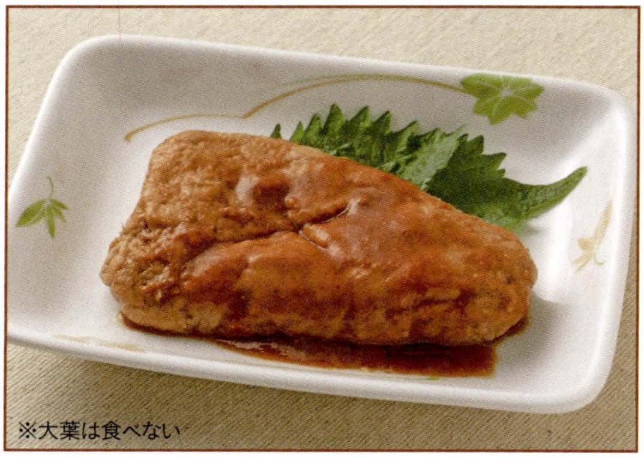

※大葉は食べない

コード4〜2-1 所用時間 25分

〈材料　1人分〉

サバの味噌煮（市販）…身だけ60g　※汁は後でかける

和風だし汁（P.30参照）…大さじ2

●ミキサーゲル

- コード4〜3 …小さじ1/2
- コード2-2〜2-1 …小さじ1

和風だしあん（P.31参照）…お好みで

〈Point!〉
煮魚は水分量が多いのでパサパサにならず
加水量も少なくて済んで優秀！

〈作り方〉 全コード共通

1

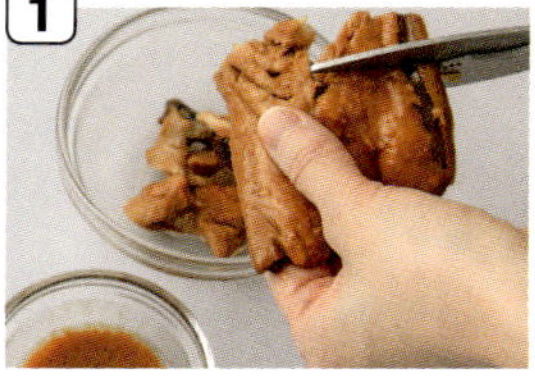

サバの味噌煮を1〜2cmにカットし、汁はとっておく。

2

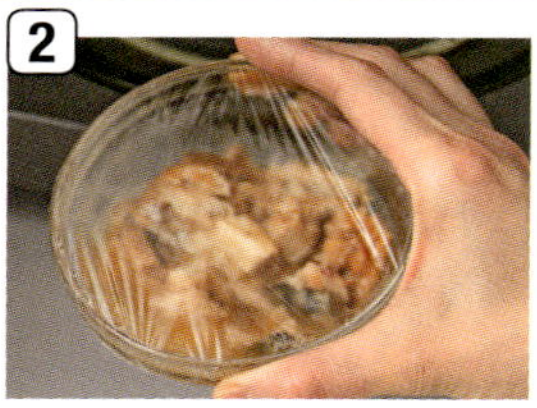

耐熱容器に1、だし汁を加えてラップをかけ、500Wの電子レンジで20秒加熱する。

3

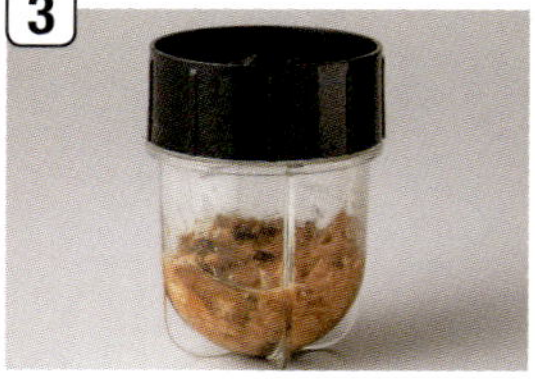

ミキサーカップに身をほぐした2、ミキサーゲルを加える。スプーンで混ぜ、ミキサーゲルを60秒なじませる。

コード4〜3

4

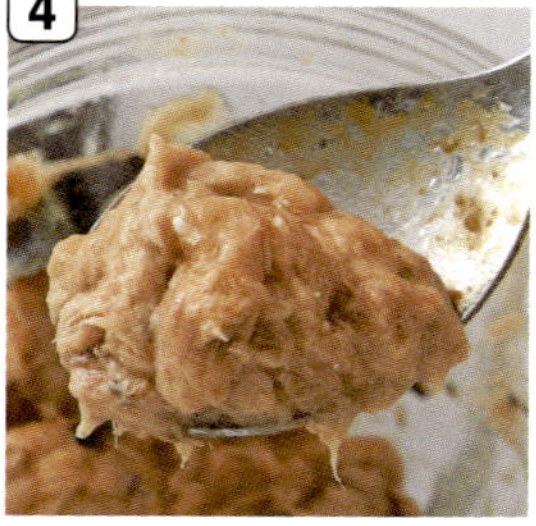

15秒撹拌する。

コード2-2

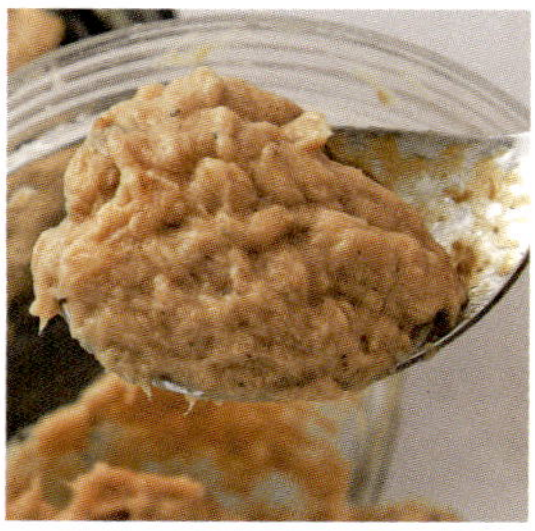

50秒撹拌し、ざらつきのあるペースト状にする。

コード2-1

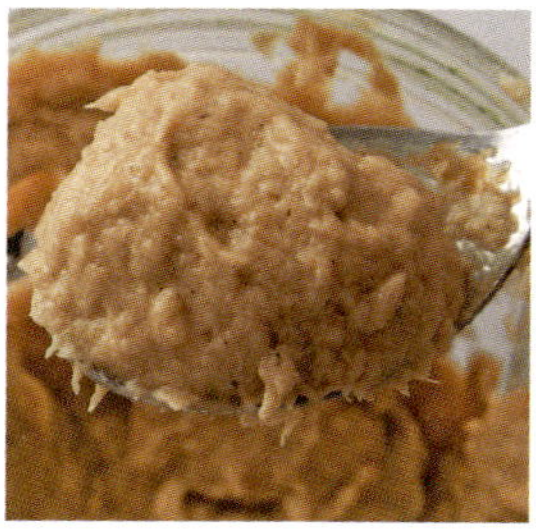

60秒以上撹拌し、なめらかなペースト状にする。

全コード共通

5

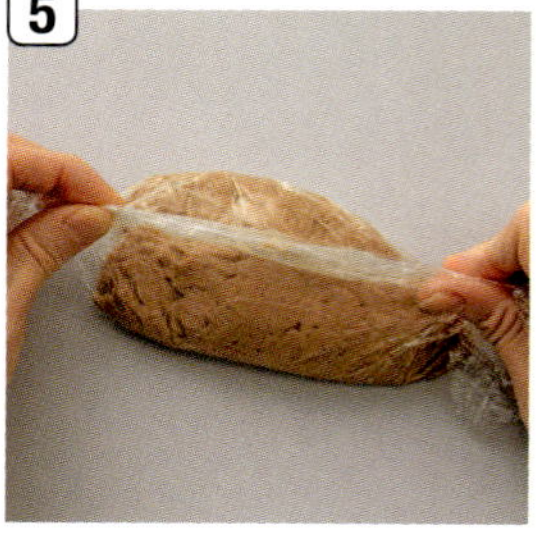

4をラップや型に流し入れ、成形し、冷蔵庫で15分ほど冷やす。

6

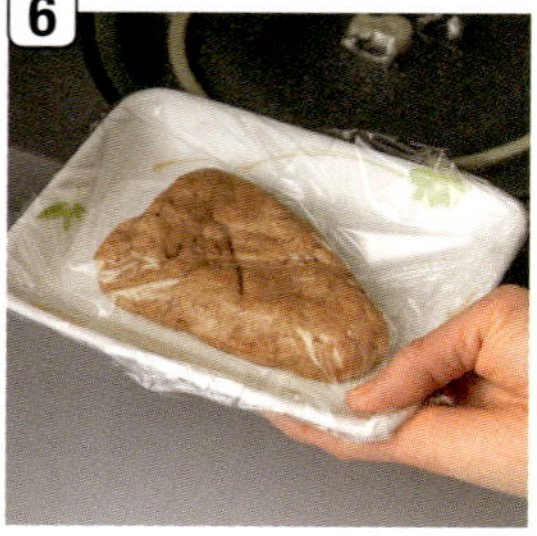

器に盛り、ラップをかけて500Wの電子レンジで15秒加熱する。とっておいた汁をかけて食べる。

1人分 エネルギー 237kcal ／ たんぱく質 13.1g ／ 脂質 12.4g ／ 炭水化物 6.6g ／ 塩分 1.1g

カルシウム豊富なサンマの缶づめは常備したい

サンマの蒲焼き

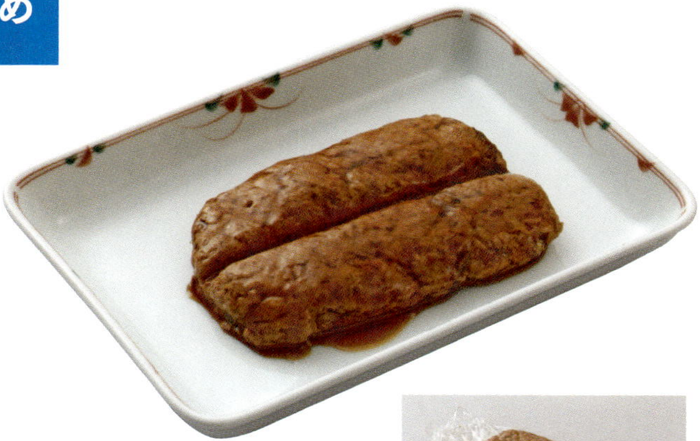

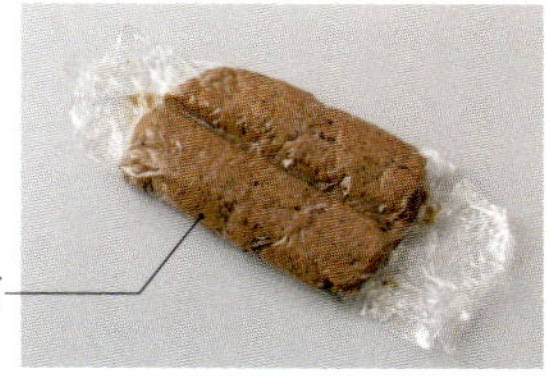

ラップで成形して蒲焼き風に。

コード4～2-1　所用時間 25分

〈材料　1人分〉

サンマの蒲焼き缶（マルハニチロ）…1缶／80g（固形量）
和風だし汁（P.30参照）…30cc
ミキサーゲル…小さじ1

〈作り方〉

全コード共通

1 耐熱容器にサンマの蒲焼を入れ、ラップをかけて500wの電子レンジで20秒加熱する。

2 ミキサーカップに、1、だし汁、ミキサーゲルを加えてスプーンで混ぜ、60秒なじませる。

コード4～3

3 30秒ほど撹拌する。

コード2-2～2-1

3 40秒以上撹拌し、なめらかなペースト状にする。

全コード共通

4 ラップで成形し、冷蔵庫に入れて15分程待ち、固まったら器にもりつけ、缶のタレをかけて食べる。

※固めに仕上がった場合は好みの和風だしあん（P.31参照）をかけて、飲み込みやすく調整する。

1人分	エネルギー	たんぱく質	脂質	炭水化物	塩分
	205kcal	12.7g	13.9g	7.4g	1.4g

オイル漬けツナ缶はトロミ剤を使用

ツナ缶大根おろし和風あん

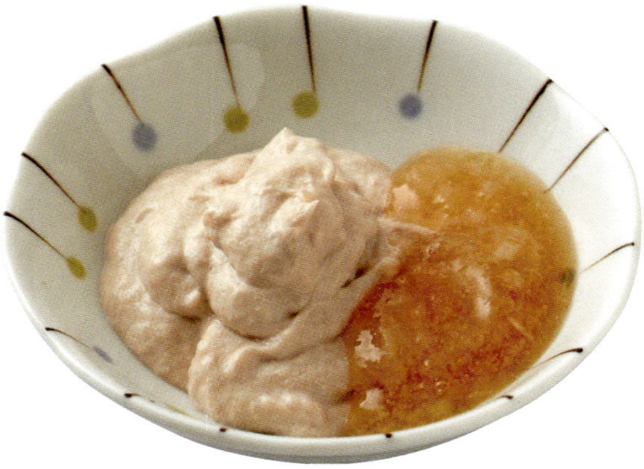

コード4～2-1　所用時間 15分

〈材料　1人分〉

ツナ缶（いなば食品）…1缶／70g（固形量）　※汁は使わない
和風だし汁（P.30参照）…30cc
トロミパワースマイル…小さじ1/2
大根おろし和風あん（P.31参照）…適量

〈作り方〉

全コード共通

1 ミキサーカップに汁を切ったツナ缶を入れ、だし汁、パワースマイルを加えて混ぜ60秒なじませる。

2 **コード4～3** 30秒以上撹拌する。
コード2-2～2-1 60秒以上撹拌し、なめらかなペースト状にする。

3 器に盛りつけ、大根おろし和風あんをつけ食べる。**コード2-2～2-1** はあんの量を多くすると飲み込みやすい。

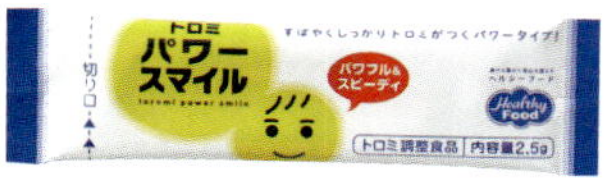

油分が多い食材にはトロミパワースマイルを使う。

〈なぜトロミ剤を使う？〉
ツナ缶は油が多く、ミキサーゲル（ゲル化剤）だとだれやすくまとまりにくいため、トロミパワースマイル（トロミ剤）を使用する。

1人分	エネルギー	たんぱく質	脂質	炭水化物	塩分
	220kcal	12.0g	18.6g	1.2g	0.8g

主食のお粥はでんぷんが多くベタつきやすい。
冷めると離水するためムセやすい。

作り置き ごはん

保存目安 冷蔵で2～3日、冷凍で7～8日。
解凍温め 〈お粥、ゼリー粥〉500Wの電子レンジで60秒加熱。〈ゼラチン寒天ごはん〉500Wの電子レンジで2～3分加熱。

やわらかくまとまりの良い
お粥状態であることがポイント

お粥

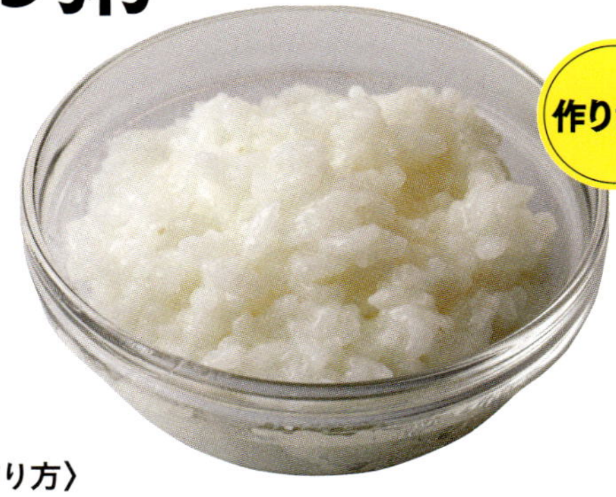

作り置き

コード4～3　所用時間 60分　※浸水時間は除く

〈材料〉※できあがり約500g

米…1/2カップ(75g)

水…450cc

●トッピング

鮭フレーク(市販)…15g ┐
ほうれん草のムース(P.41参照)…20g ┘ 1食分

〈Point!〉
米のでんぷん質をトロミとして利用している

〈作り方〉

1

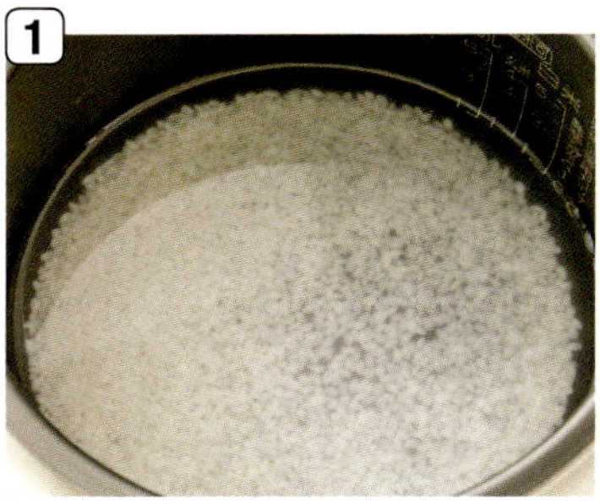

お米を洗って、分量の水に60分浸け置く。

2

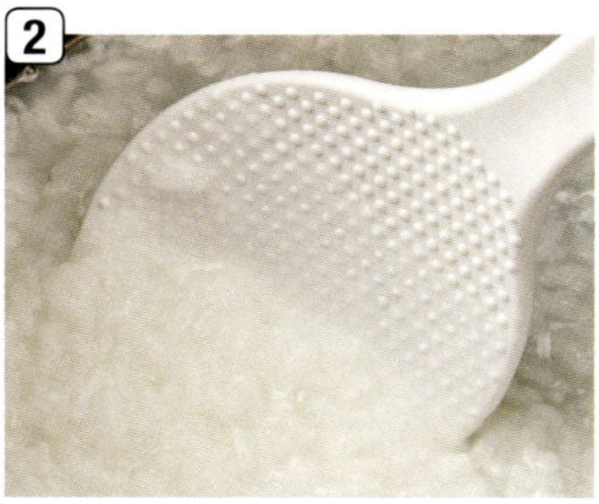

炊飯する(お粥モードがあればお粥モードで)。

4 保存

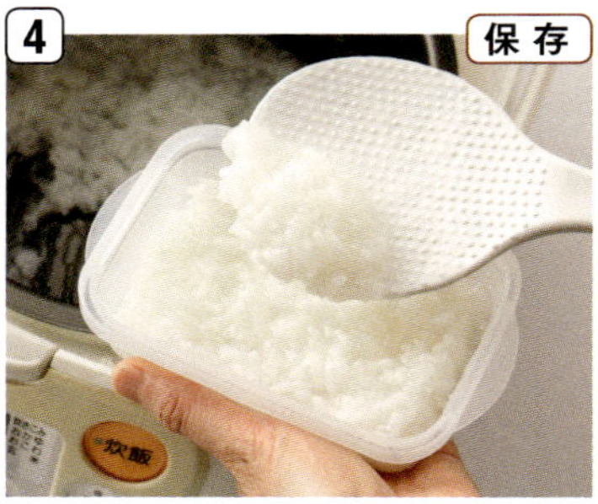

炊き上がりを3等分にして1食分(150g)ずつに分けて冷凍する。保存目安は7～8日。

5 解凍

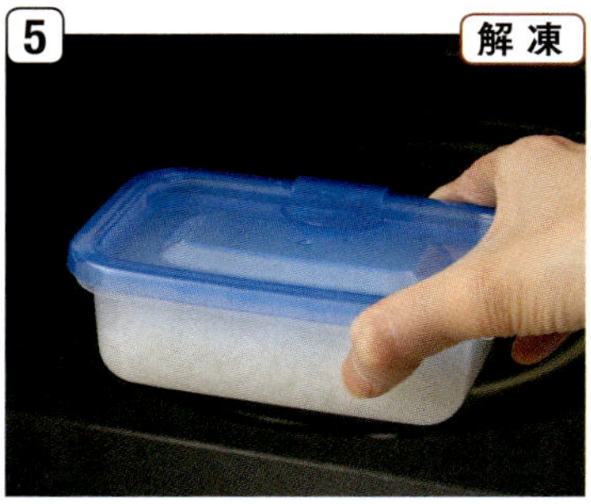

500Wの電子レンジで60秒加熱する。
※かかり具合をみて時間を追加する。

食べ方

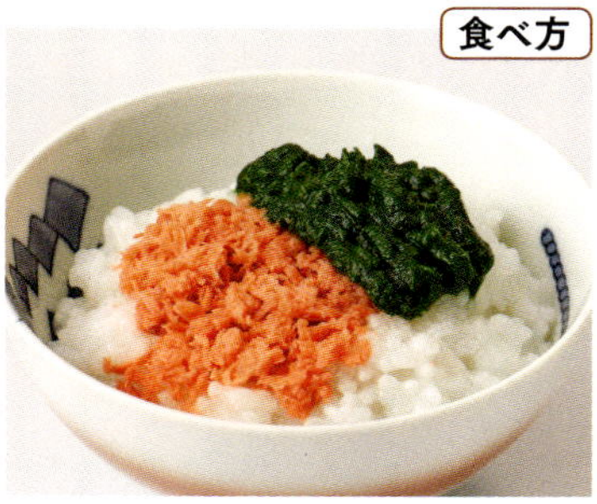

トッピングを乗せて食べる。

トッピング有

1食(150g)	エネルギー 120kcal	たんぱく質 5.7g	脂質 1.1g	炭水化物 20.3g	塩分 0.5g

お粥のみ

1食(150g)	エネルギー 90kcal	たんぱく質 1.5g	脂質 0.2g	炭水化物 19.4g	塩分 0.0g

べたつきの多い米のでんぷんを
ホット＆ソフトでプルンと飲み込みやすく

ゼリー粥

作り置き

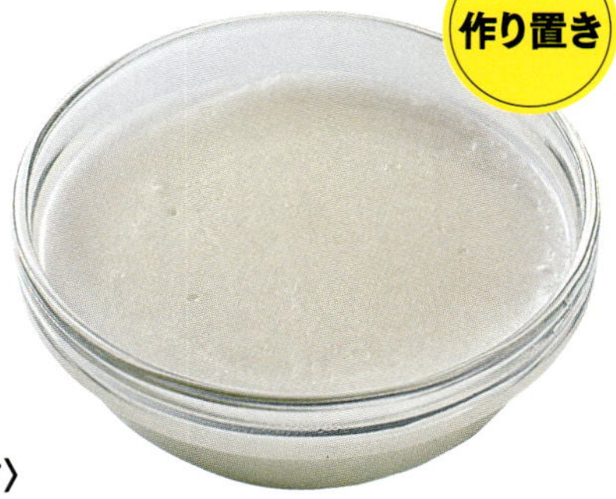

コード2-2〜2-1

所用時間 70分 ※浸水時間は除く

〈材料〉※できあがり約500g

米…1/2カップ（75g）
水…450cc
ホット＆ソフト…小さじ3

●トッピング（1食分）

ほうれん草のムース（P.41参照）…20g
鮭フレーク（市販）…15g
和風だし汁（P.30参照）…20cc
トロミパワースマイル…小さじ1/4

〈Point!〉
べたつきの多い米のでんぷんを、ゲル化剤でプルンと飲み込みやすくする。

〈作り方〉

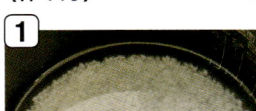

1
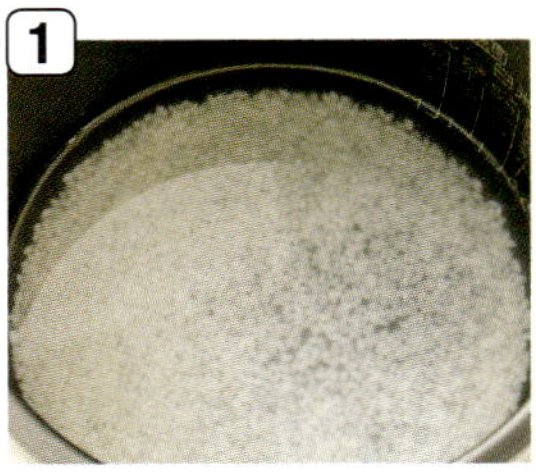
お米を洗って、分量の水に60分浸け置く。

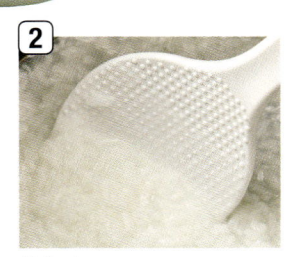

2

炊飯する（お粥モードがあればお粥モードで）。

3
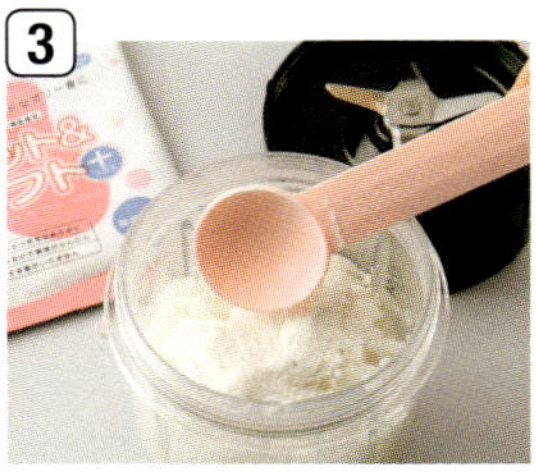
1食分（150g）を温かいうちにミキサーカップに入れ、ホット＆ソフトを加える。

4
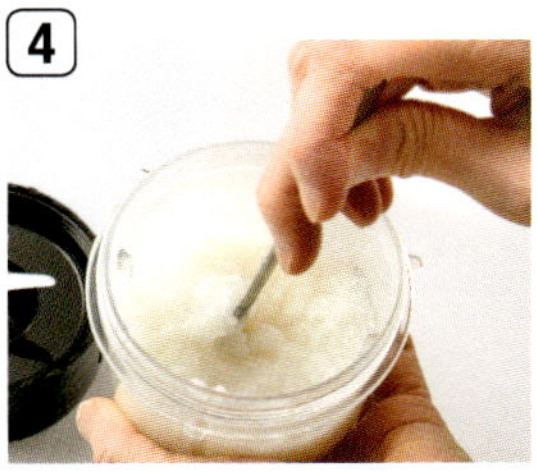
スプーンで混ぜる。

5
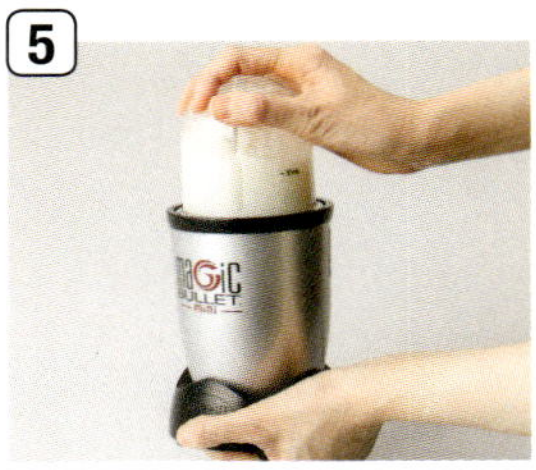
ミキサーごとふって30秒以上撹拌する。

6
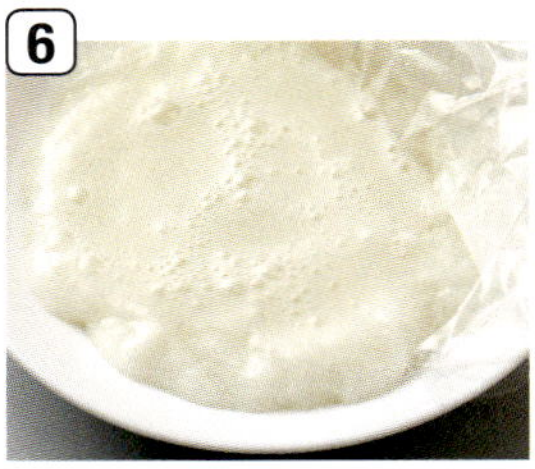
底の広い浅めの耐熱容器に5を入れ、ラップをかけて500W電子レンジで約30秒、沸騰するまで（80℃以上になるまで）加熱する。
〈Point〉6〜7は鍋で行ってもOK。

7
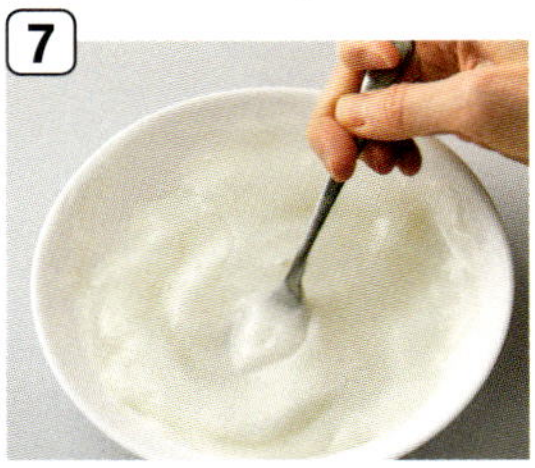
加熱ムラを無くすためによくかき混ぜる。

8
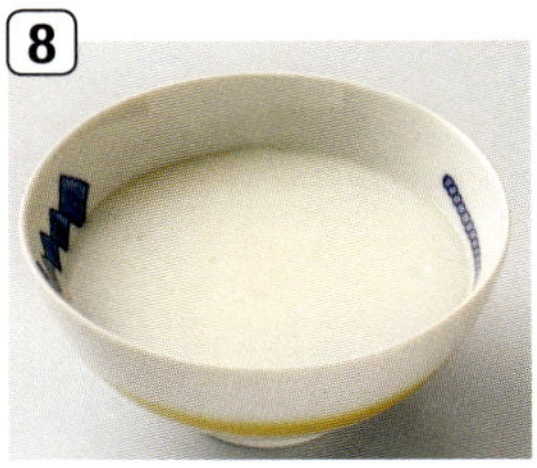
ホット＆ソフトが完全に溶け、サラットしたら熱いうちに器に流し込み、固める。

9
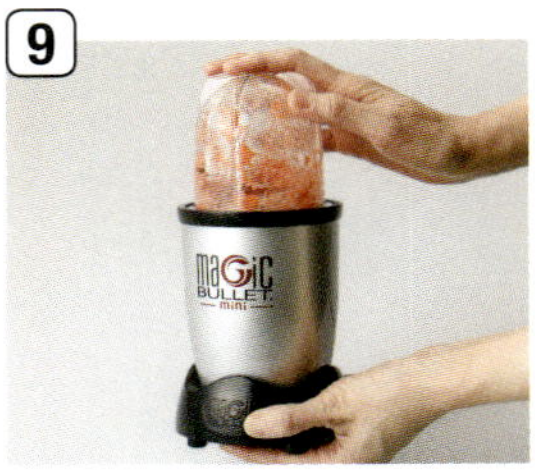
ミキサーカップに鮭フレーク、和風だし汁、トロミパワースマイルを入れ、20秒撹拌する。

10
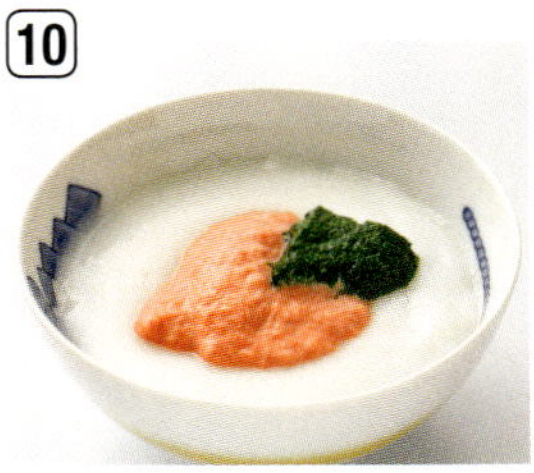
9の鮭フレークムースとほうれん草のムースをトッピングする。

保存
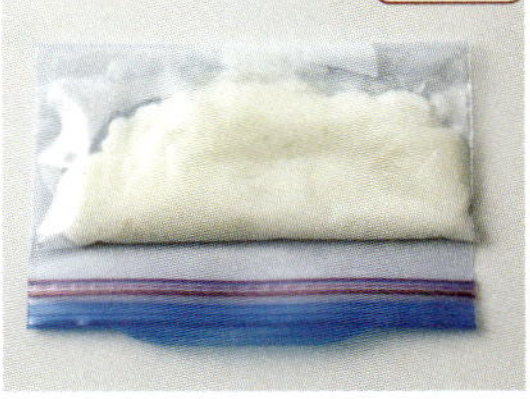
1食分（150g）ずつ密閉保存袋（容器）に流し入れ、冷凍する。保存目安は7〜8日。

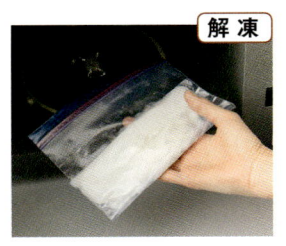

解凍

500Wの電子レンジで60秒加熱する。

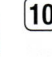

トッピング有

	エネルギー	たんぱく質	脂質	炭水化物	塩分
1食（150g）	131kcal	5.7g	1.1g	22.9g	0.5g

ゼリー粥のみ

	エネルギー	たんぱく質	脂質	炭水化物	塩分
1食（150g）	100kcal	1.5g	0.2g	21.9g	0.0g

冷めてもやわらかく
水分が分離することなく飲み込みやすい

ゼラチン寒天ごはん

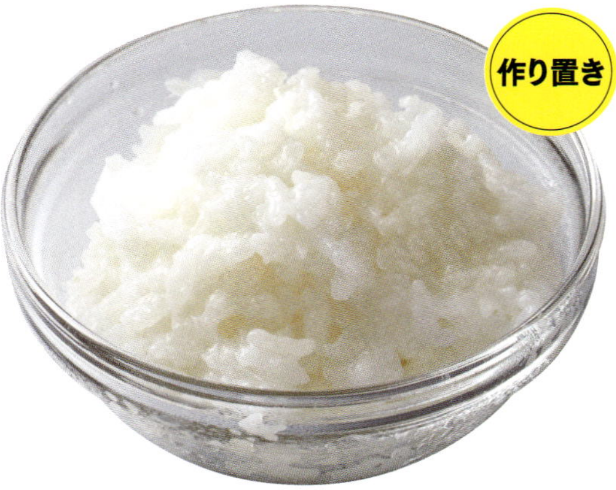

作り置き

コード4〜3　所用時間 60分　※浸水時間は除く

〈材料〉※できあがり約600g

米…1カップ(150g)

水・…450cc

ゼラチン寒天(伊那食品工業)…2.5g(1袋)

●**トッピング**

- 梅肉(市販)…大さじ1
- ほうれん草のムース(P.41参照)…20g

〈Point!〉
ゼラチン寒天を入れて炊飯すると、離水を防ぐメリットがある。

〈作り方〉

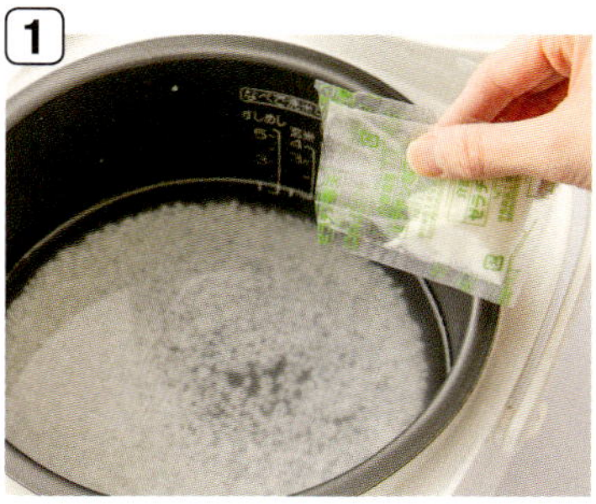

1 ゼラチン寒天ごはんを炊く。米を60分浸け置き、炊く直前にゼラチン寒天を加える。

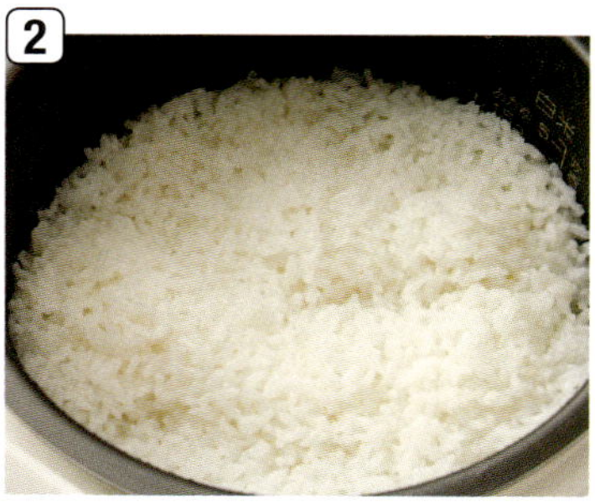

2 炊飯する(お粥モードがあればお粥モードで)。

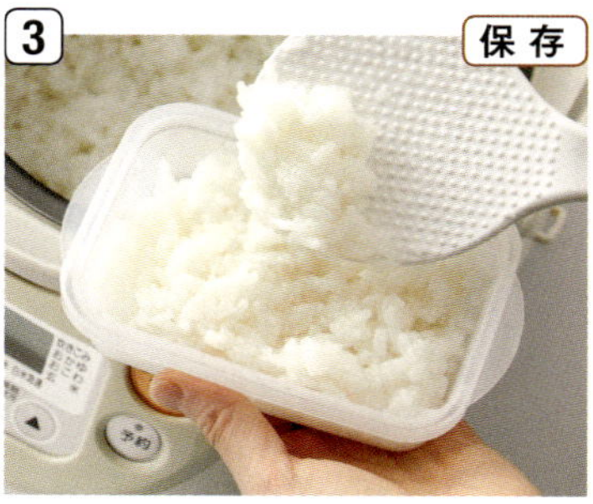

3 保存

1食分(150g)ずつに分け、ラップで2cm厚さくらいに包み、冷凍する。7〜8日保存可。

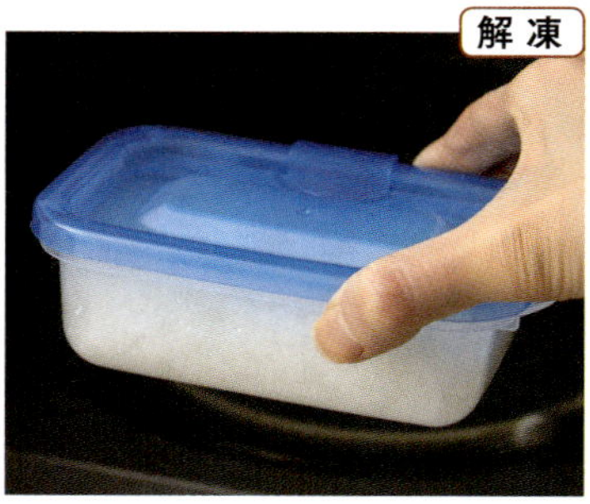

解凍

500Wの電子レンジで2〜3分加熱する。
※かかり具合をみて時間を追加する。

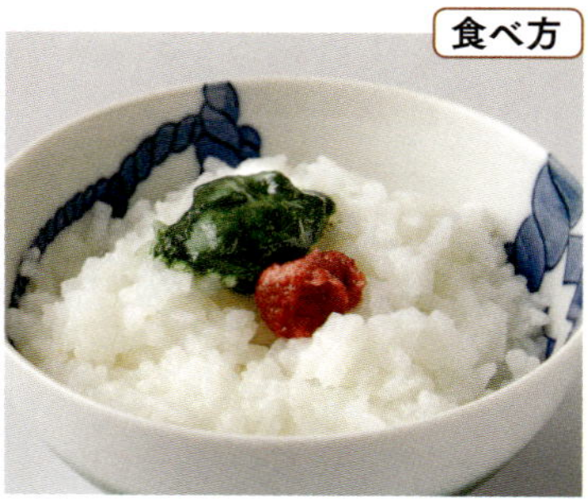

食べ方

トッピングの梅肉とほうれん草のムースを乗せて食べる。

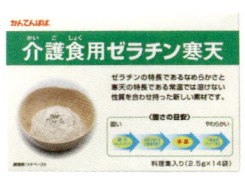

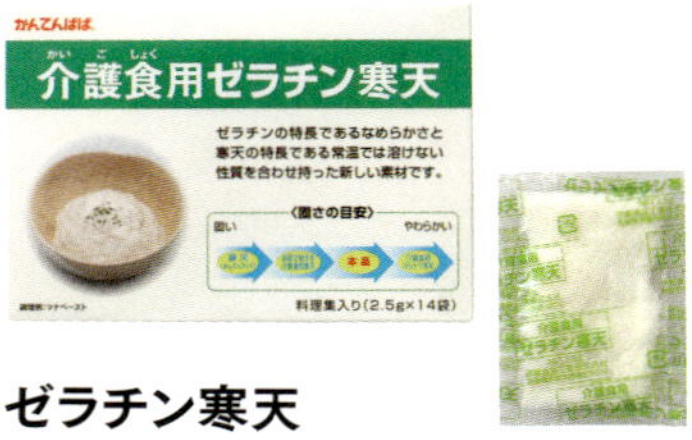

ゼラチン寒天

臭いがない寒天と、口の中で食材がバラけるのを防ぐゼラチンの良い所を合わせた食品。

〈問い合わせ先〉伊那食品工業
0120-321-621

トッピング有

1食(150g)	エネルギー 146kcal	たんぱく質 2.8g	脂質 0.4g	炭水化物 30.8g	塩分 0.8g

ごはんのみ

1食(150g)	エネルギー 136kcal	たんぱく質 2.2g	脂質 0.2g	炭水化物 29.9g	塩分 0.0g

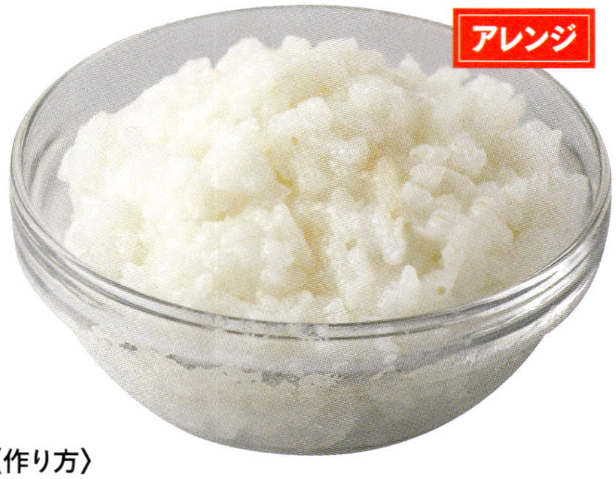

アレンジ

ゼラチン寒天ごはんにすしの素を混ぜる

ゼラチン寒天寿司飯

コード4〜3　所用時間 5分

〈材料　1人分〉

ゼラチン寒天ごはん(P.76参照)…1食分(150g)

すしの素(市販)…小さじ1(5g)

※『すしのこ』(タマノイ)を使用

〈作り方〉

1

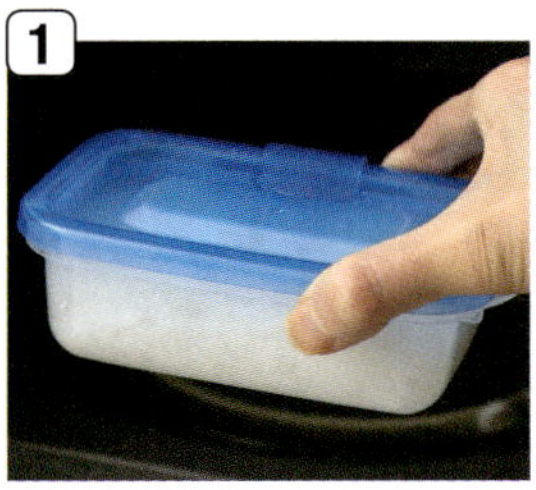

冷凍したゼラチン寒天ごはんを500Wの電子レンジで2〜3分加熱し、解凍する。

2

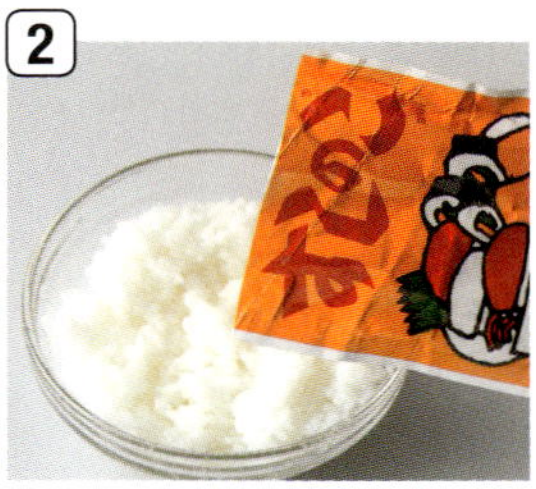

すしの素を加える。

3

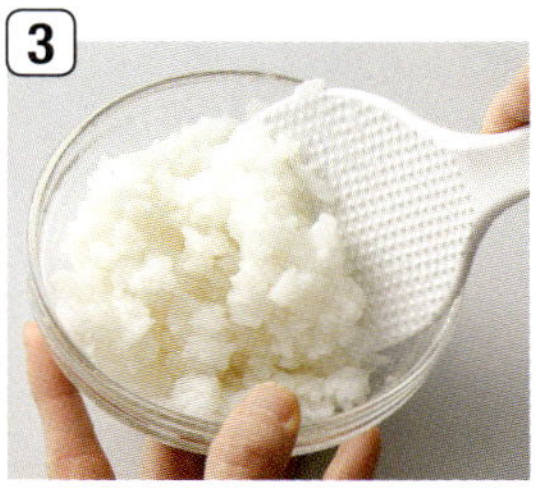

混ぜてやわらかめの寿司飯を作る。保存せずに食べる。

1人分	エネルギー	たんぱく質	脂質	炭水化物	塩分
	152kcal	2.2g	0.3g	33.0g	1.1g

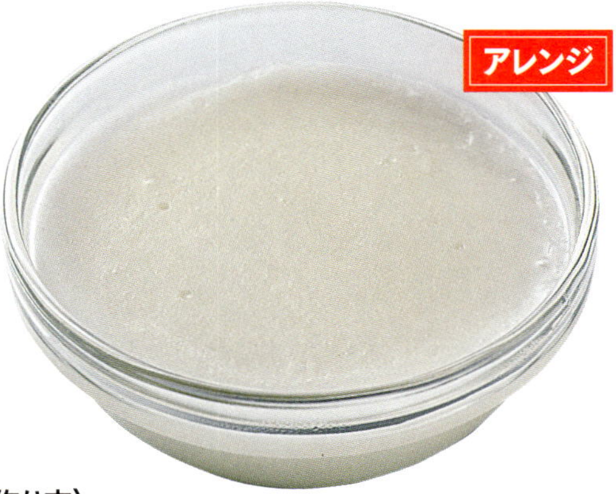

アレンジ

ゼリー粥にすしの素を混ぜる

ゼリー粥寿司飯

コード2-2〜2-1　所用時間 25分

〈材料　1人分〉

ゼリー粥(P.75参照)…1食分(150g)

すしの素(市販)…小さじ1(5g)

※『すしのこ』(タマノイ)を使用

〈作り方〉

1　解凍

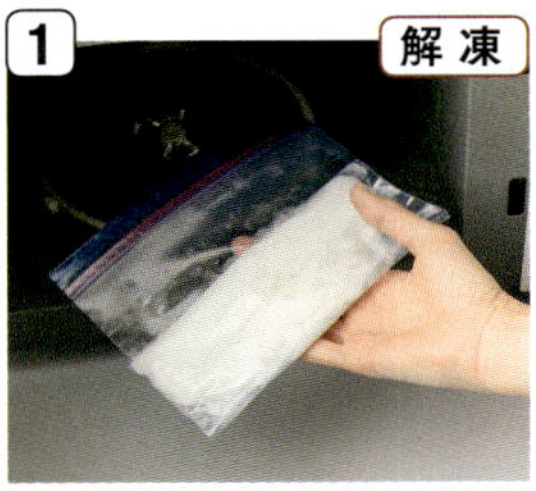

500Wの電子レンジでゼリー粥を沸騰するまで加熱する。

2

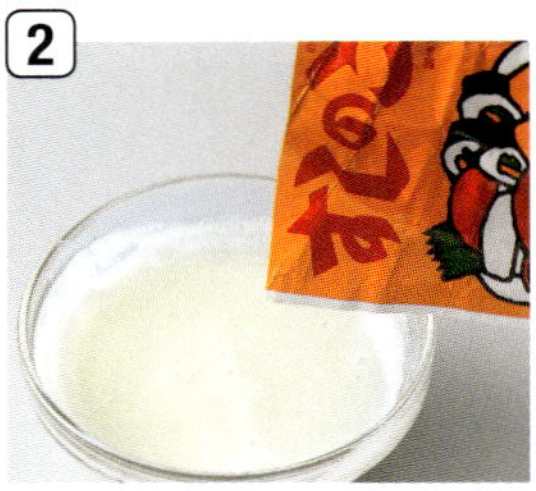

溶けたゼリー粥を熱々のうちに器に流し、すしの素を加えて、よくかき混ぜる。

3

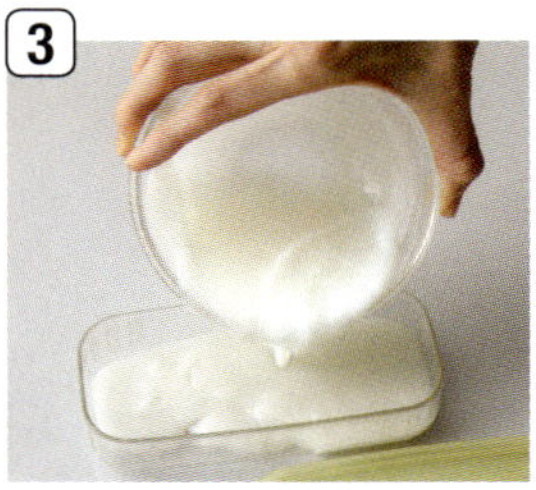

固めたい容器に流し入れ、密閉して冷蔵庫で20分冷やし固める。保存せずに食べる。

4

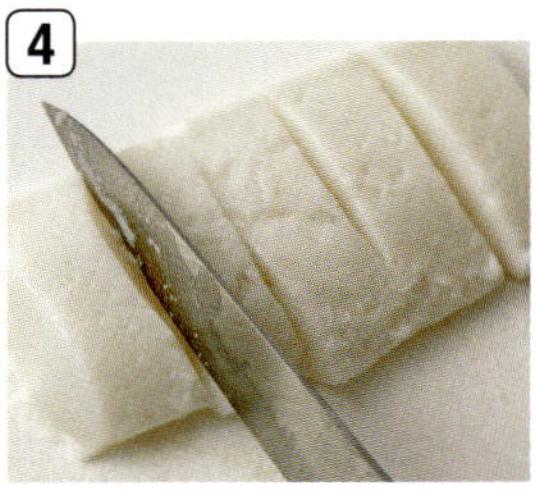

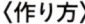

カットするとにぎり寿司風にできる(P.79参照)。

1人分	エネルギー	たんぱく質	脂質	炭水化物	塩分
	116kcal	1.5g	0.2g	25.0g	1.1g

にぎり寿司風盛りつけと
食べやすい寿司ねたのうまみが咀嚼をひきだす

にぎり寿司

アレンジ

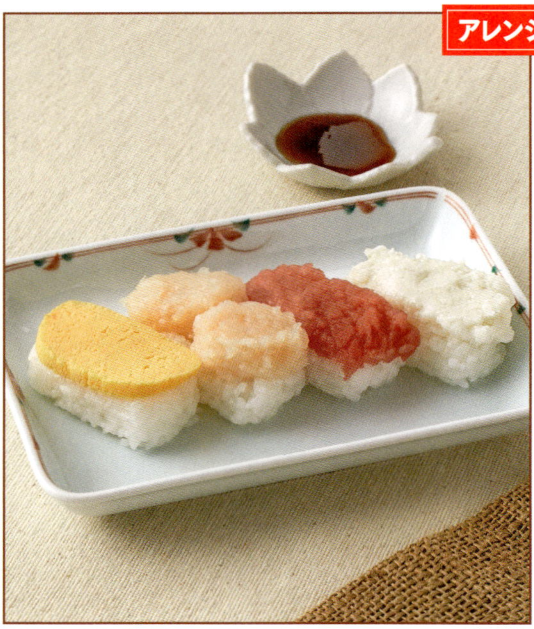

コード4～3　所用時間 20分

〈材料　1人分〉

●寿司飯

ゼラチン寒天寿司飯(P.77参照)…1食分(150g)

●寿司ねた

- イカのムース(P.68参照)…20g
- マグロ…2切れ(1切れ10g程度)
- ホタテ貝柱…2個(1個15g程度)
- やわらかい厚焼き玉子(市販)…20g

トロミしょうゆ(P.31参照)…10g

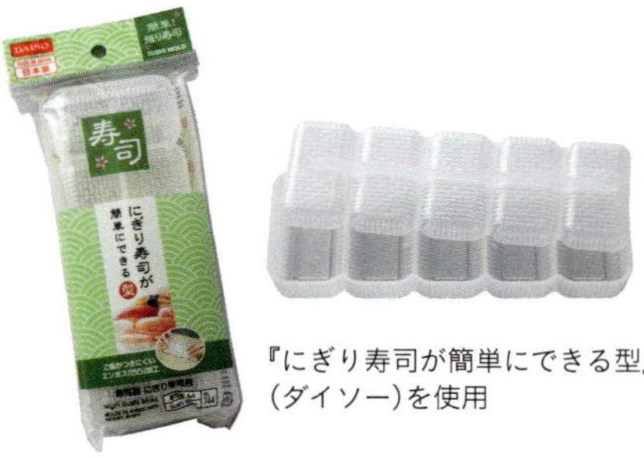

『にぎり寿司が簡単にできる型』
(ダイソー)を使用

〈作り方〉

1 寿司飯

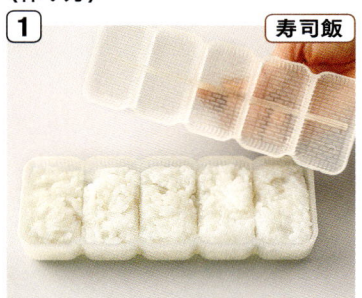

ゼラチン寒天寿司飯を市販の寿司型(100均)で型抜きする。(1個20gくらいが食べやすい)

2 イカのムース

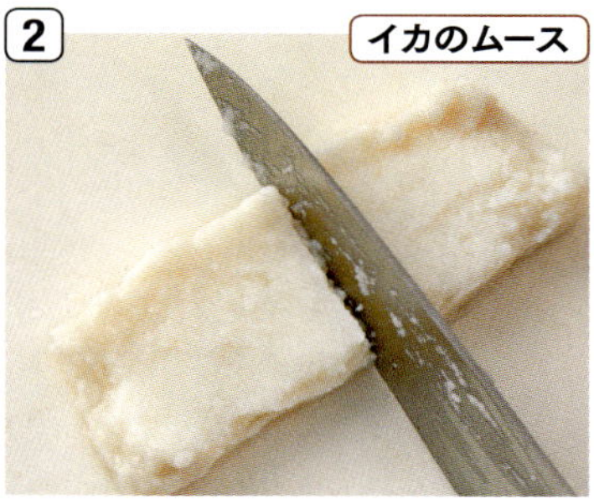

冷蔵庫で自然解凍し、食べやすい大きさに切る。

3 マグロ

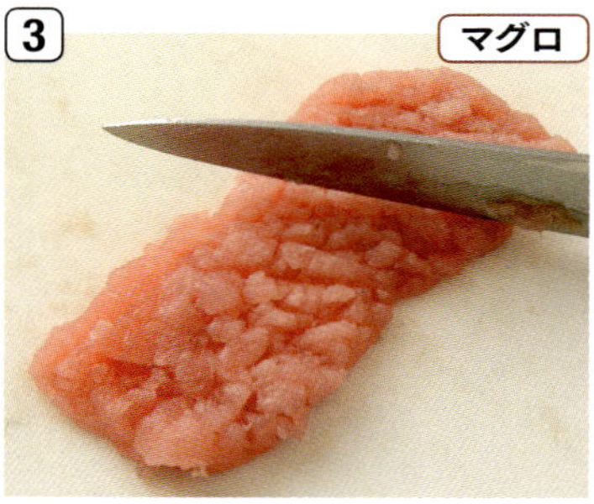

まな板の上で細かく包丁でたたく。

4 ホタテ貝柱

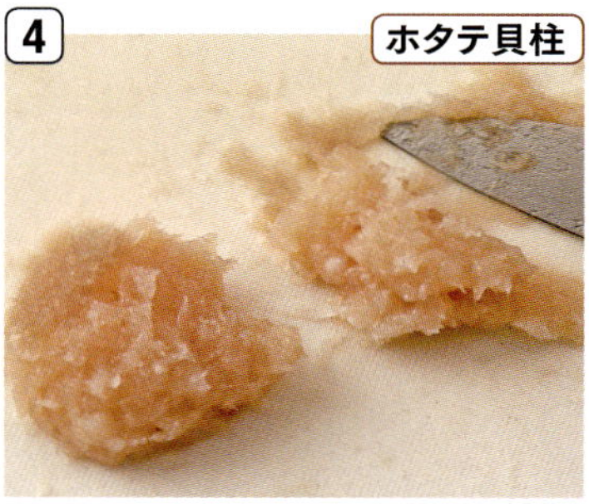

まな板の上で細かく包丁でたたき、さらに包丁の背ですりつぶす。

5 厚焼き玉子

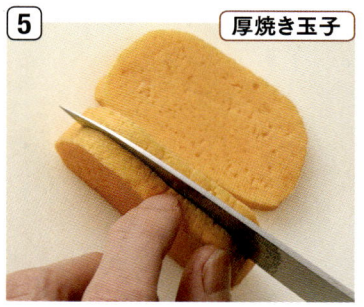

やわらかい厚焼き玉子は2mmくらいにカットする。

6 盛りつけ

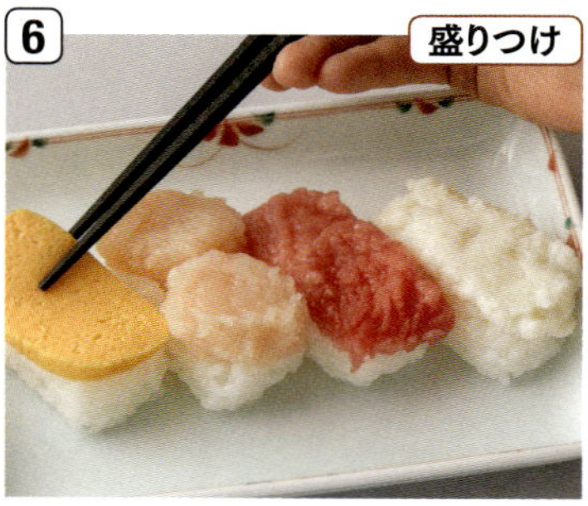

1の寿司飯に**寿司ねた**を盛り付け、トロミしょうゆをかけて食べる。

1人分 ▶ エネルギー 246kcal　たんぱく質 15.9g　脂質 2.0g　炭水化物 35.0g　塩分 2.1g

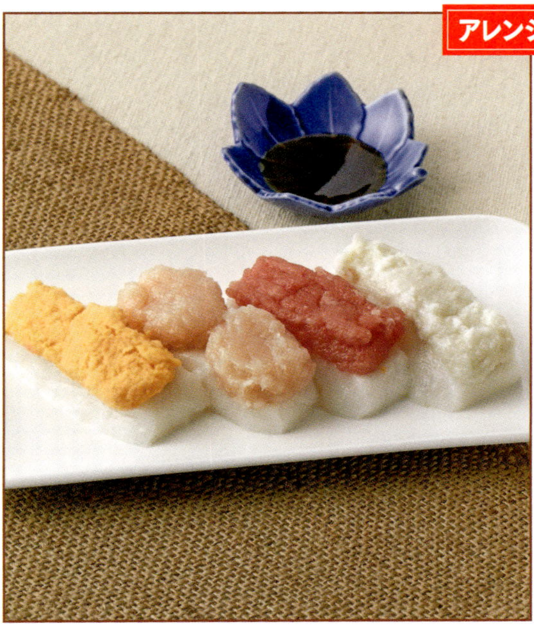

アレンジ

コード2-2～2-1

所用時間 20分

〈材料　1人分〉

●**寿司飯**

ゼリー粥寿司飯（P.77参照）…1食分（150g）

●**寿司ねた**

- イカのムース（P.68参照）…20g
- マグロ…2切れ（1切れ10g程度）
- ホタテ貝柱…2個（1個15g程度）
- やわらかい厚焼き玉子（市販）…20g

トロミしょうゆ（P.31参照）…10g

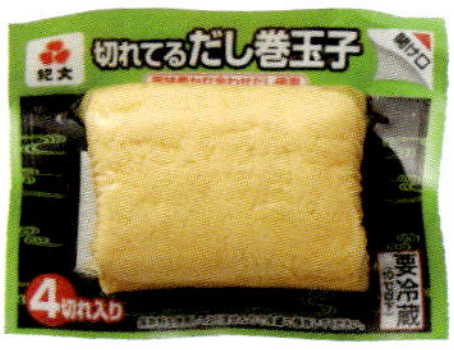

『切れてるだし巻玉子』（紀文）を使用

〈作り方〉

1 寿司飯

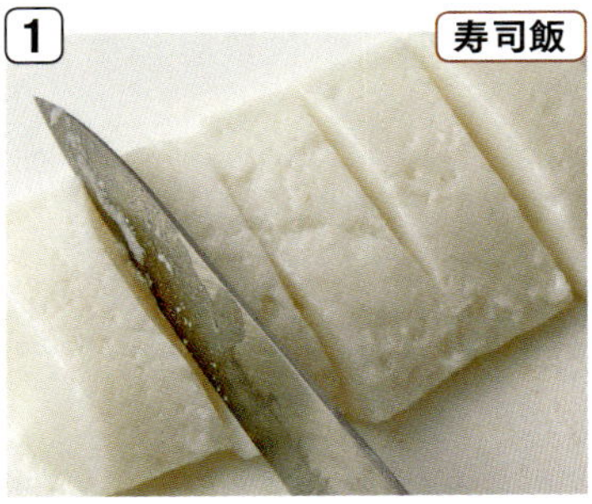

ゼリー粥寿司飯をにぎり寿司をイメージしてカットする。

2 イカのムース

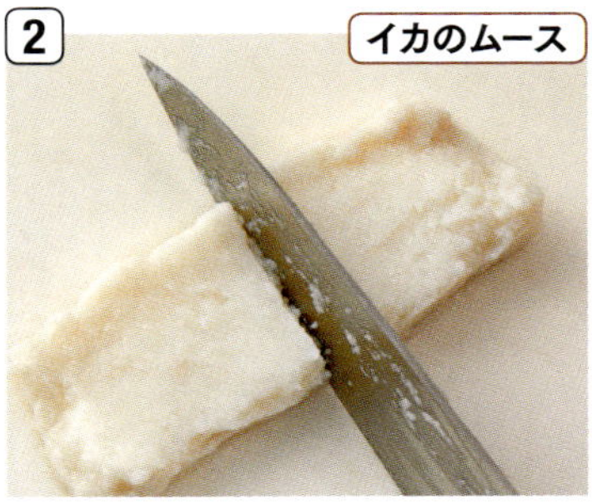

冷蔵庫で自然解凍し、食べやすい大きさに切る。

3 マグロ

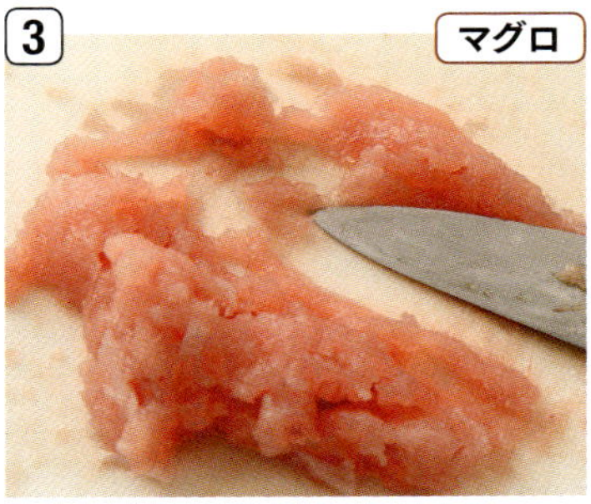

まな板の上で細かく包丁でたたき、さらに包丁の背ですりつぶす。

4 ホタテ貝柱

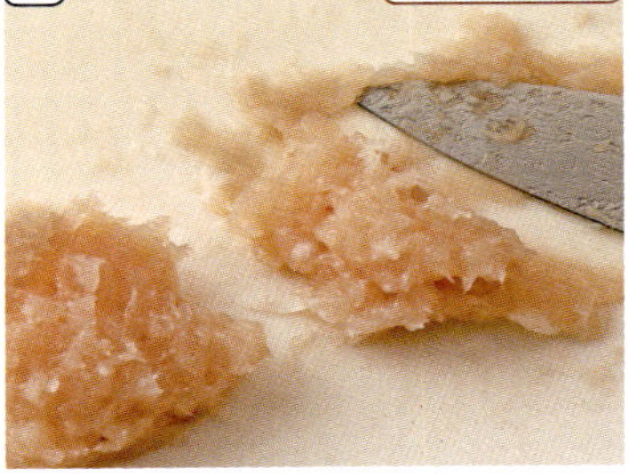

まな板の上で細かく包丁でたたき、さらに包丁の背ですりつぶす。

5 厚焼き玉子

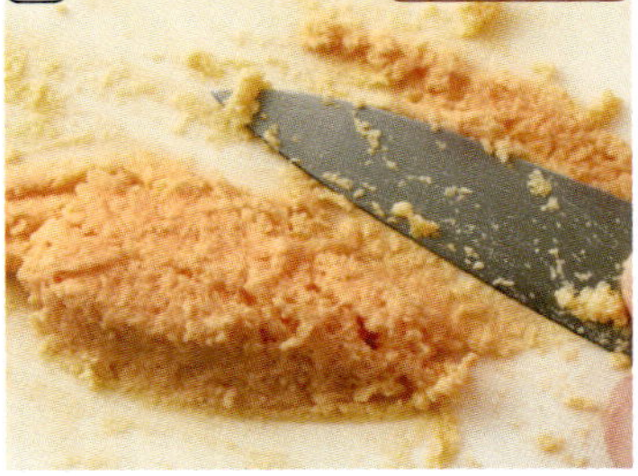

やわらかい厚焼き玉子はまな板の上で細かく包丁でたたき、さらに包丁の背ですりつぶす。

6 盛りつけ

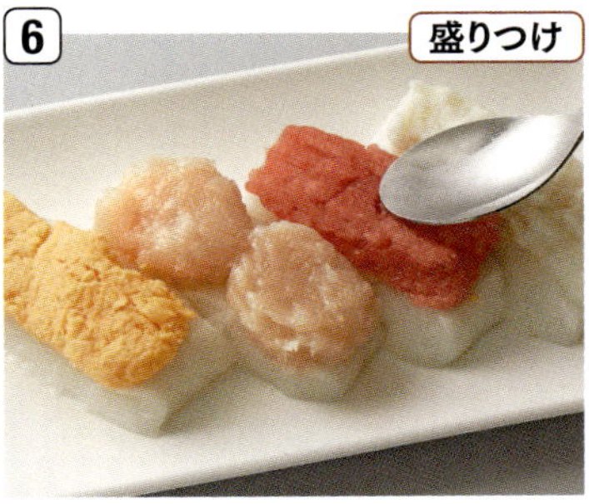

1の寿司飯に**寿司ねた**を盛り付け、トロミしょうゆをかけて食べる。

1人分 ▶ エネルギー 210kcal ｜ たんぱく質 15.2g ｜ 脂質 2.0g ｜ 炭水化物 28.0g ｜ 塩分 2.1g

寿司味のやさしい刺激は唾液の分泌を促し
食べ物を口の中でまとめやすく、送り込みもよくなる

ちらし寿司

アレンジ

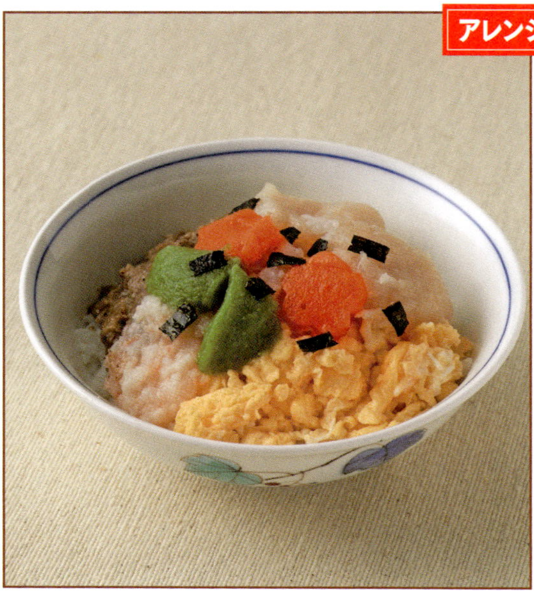

コード4～2-1 所用時間 20分

〈材料　1人分〉

●トッピング

- エビのムース(P.68参照)…20g
- レンジ炒り卵(P.33参照)…20g
- ホタテ貝柱…1個(15g程度)
- いんげんのムース(P.40参照)…15g
- 干ししいたけ煮ムース(P.46参照)…15g
- にんじんのムース(P.38参照)…15g

●寿司飯

コード4～3
ゼラチン寒天寿司飯(P.77参照)…1食分(150g)

コード2-2～2-1
ゼリー粥寿司飯(P.77参照)…1食分(150g)

●飾り

コード4～3 刻みのり…少々
コード2-2～2-1 ひじき煮ムース(P.46参照)…小さじ1

トロミしょうゆ(P.31参照)…適量

〈作り方〉

全コード共通

1 トッピング

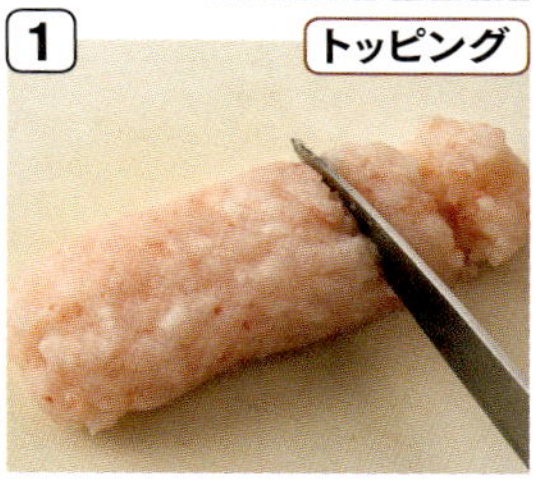

エビのムースを冷蔵庫で自然解凍し、食べやすい大きさに切る。

2

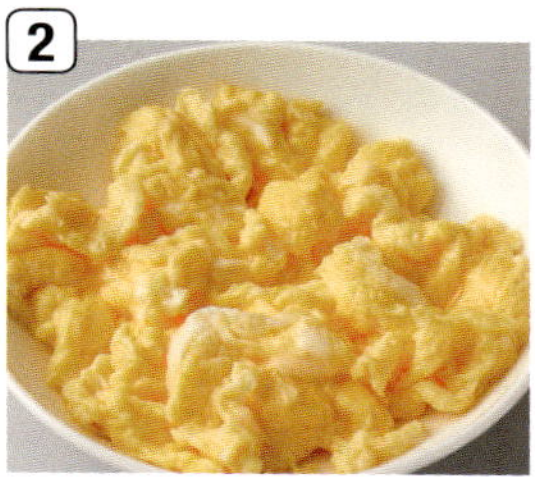

レンジ炒り卵は作りたてが基本なので作る。

3

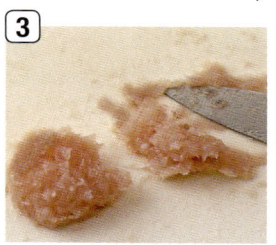

ホタテ貝柱は、まな板の上で細かく包丁でたたき、包丁の背ですりつぶす。

コード4～3

4 寿司飯

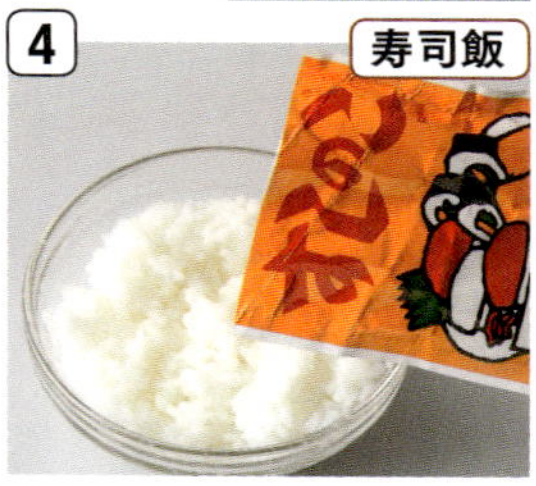

ゼラチン寒天寿司飯を作る(P.77参照)。

盛り付け

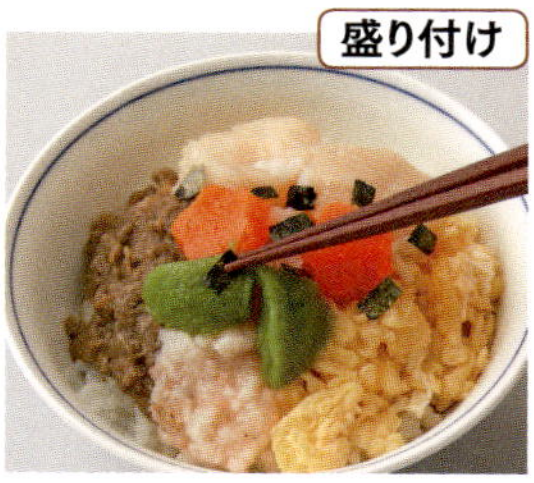

4のすし飯に**トッピング**を彩りよく盛り、刻みのりをかけ好みでトロミしょうゆをかける。

コード2-2～2-1

寿司飯

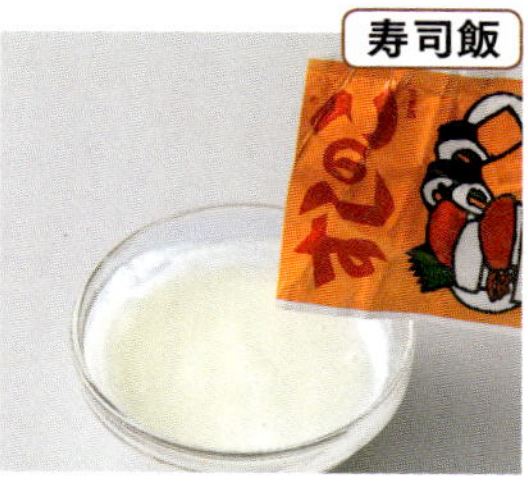

ゼリー粥寿司飯を作る(P.77参照)。

盛り付け

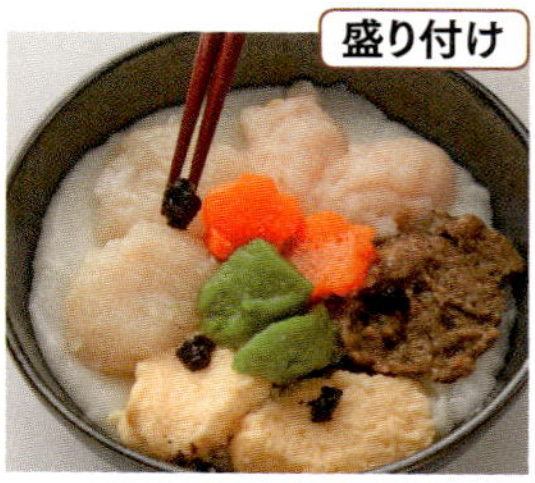

ゼリー粥寿司飯にトッピングを彩りよく盛り、ひじき煮ムースをのせる。好みでトロミしょうゆをかける。

〈温め〉
寿司飯が冷めてかたくなったらラップをかけて、500Wの電子レンジで10秒くらい加熱すると良い。

コード4～3

	エネルギー	たんぱく質	脂質	炭水化物	塩分
1人分	227kcal	9.6g	2.0g	40.0g	2.1g

コード2-2～2-1

	エネルギー	たんぱく質	脂質	炭水化物	塩分
1人分	192kcal	8.6g	2.0g	33.0g	2.1g

噛みにくいいなり揚げもムース状でやわらかく

やわらかいなり寿司

アレンジ

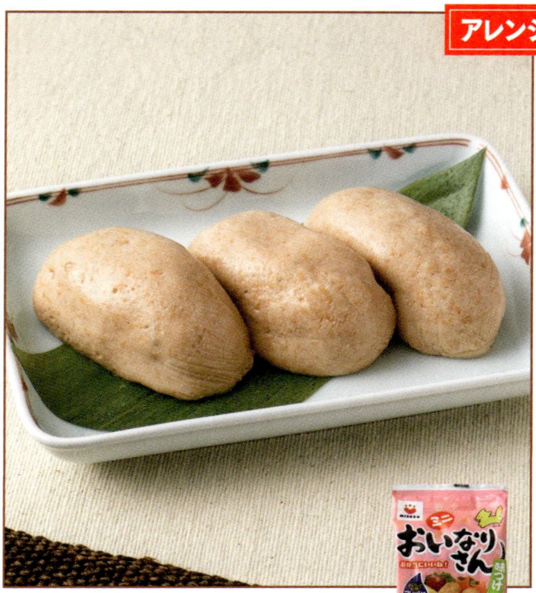

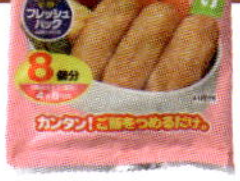

※『ミニおいなりさん』（みすず）を使用

コード4〜2-1 所用時間 25分

〈材料　1人分〉

●味つけいなりムース

- 味付けいなり（市販）…1袋（80g）
- 和風だし汁（P.30参照）…60cc
- ミキサーゲル…小さじ1/2

●寿司飯

コード4〜3

- ゼラチン寒天寿司飯（P.77参照）…120g（40g×3個）

コード2-2〜2-1

- ゼリー粥寿司飯（P.77参照）…120g（40g×3個）

〈作り方〉

全コード共通

1 味つけいなりムース

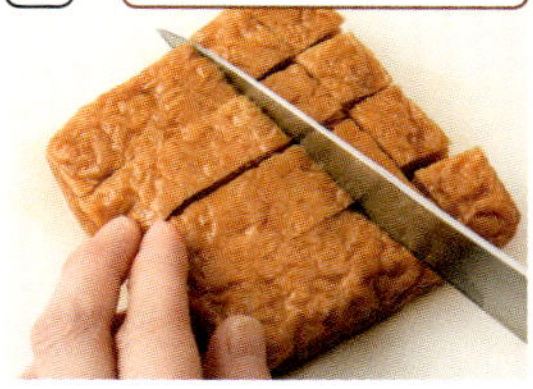

常温の味付けいなりを1〜2cmにカットする。

※冷たい場合は電子レンジで少し温める。

2

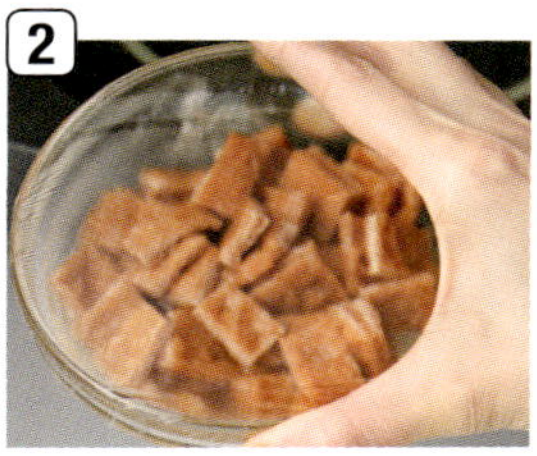

耐熱容器に1、だし汁を入れラップをかけて500Wの電子レンジで20秒加熱する。

3

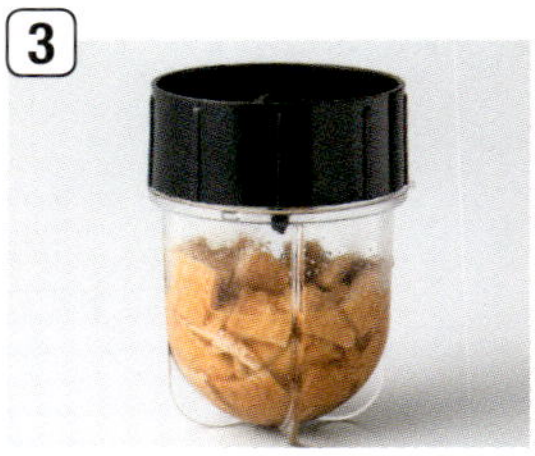

ミキサーカップに2、ミキサーゲルを加えてスプーンで全体を混ぜ、60秒ほどなじませる。

4

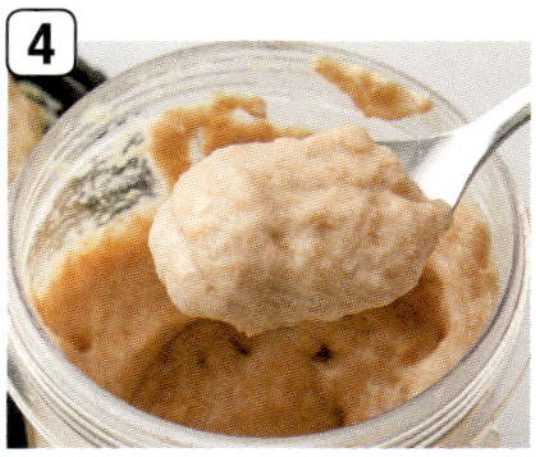

ミキサーごと振って30秒撹拌する。

5

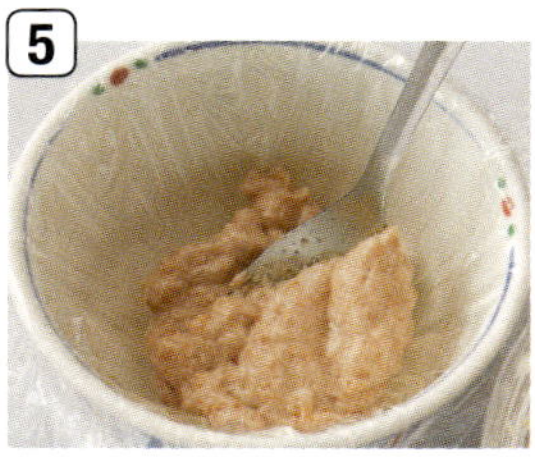

カップまたは100ccくらいの湯飲みにラップを敷き、4を流し込む。

コード4〜3

6 寿司飯

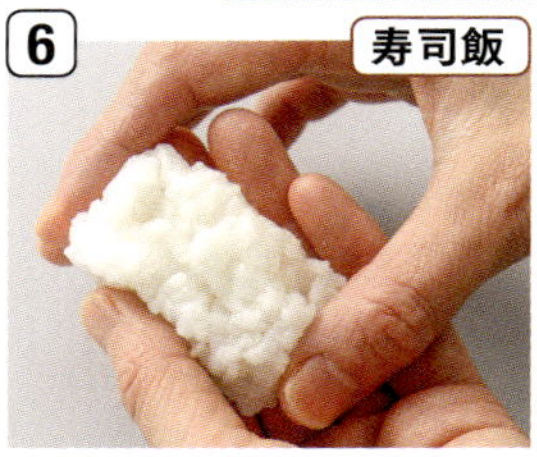

ゼラチン寒天寿司飯を作り（P.77参照）、3個（1個40g程度）に分け、俵形のにぎりにする。

成形

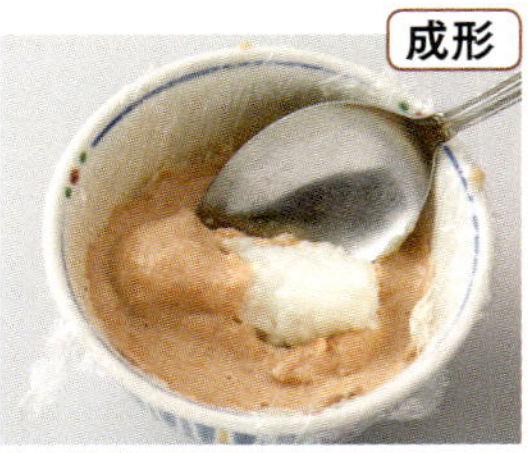

5にゼラチン寒天寿司飯を入れる。

コード2-2〜2-1

寿司飯

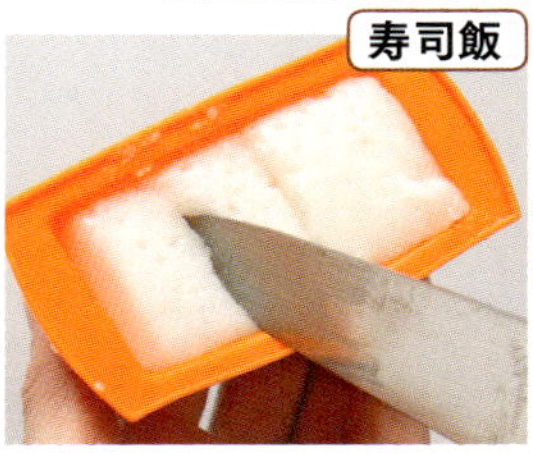

型に流した120gのゼリー粥寿司飯を3等分（1個40g程度）にカットする。

成形

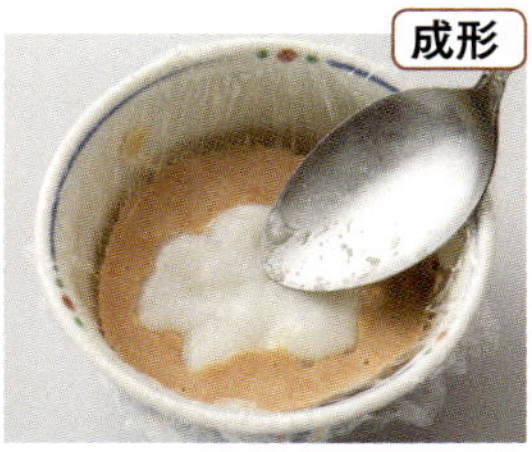

5にゼリー粥寿司飯を入れる。

全コード共通

7

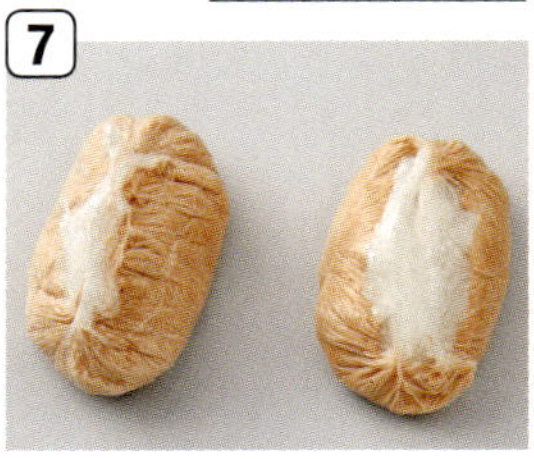

寿司飯を包むようにラップで成形し、冷蔵庫で15分冷やし固める。その日のうちに食べる。

コード4〜3

1人分 エネルギー 305kcal　たんぱく質 11.6g　脂質 10.0g　炭水化物 40.0g　塩分 2.2g

コード2-2〜2-1

1人分 エネルギー 276kcal　たんぱく質 11.0g　脂質 9.0g　炭水化物 34.0g　塩分 2.2g

洋風のハンバーグ、オムレツやカレー、
シチューにもあう。

やわらかピラフ

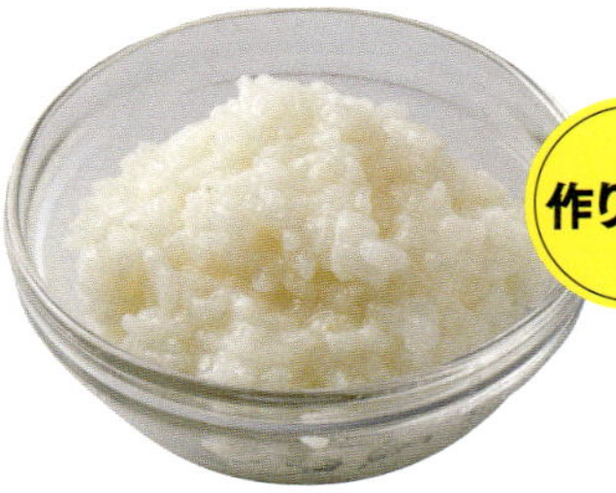

作り置き

コード4〜3　所用時間 60分　※浸水時間は除く

〈材料〉※できあがり約450g（150g×3個）

米…100g
水…350cc
コンソメ…小さじ1/2
ゼラチン寒天（伊那食品工業）…2.5g（1袋）　※P.76参照
バター…4g（小さじ1）

●**お好み**
カレー粉や、ケチャップをくわえてもよい

〈作り方〉

1 浸水（60分浸け置き）させた米に、炊く直前にコンソメ、ゼラチン寒天を加えてよく混ぜ炊飯する（お粥モードがあればお粥モードで）。
2 炊き上がったらバターを加えて全体を混ぜあわせる。

保 存
1食分（150g）ずつ保存容器分け、冷凍保存する。冷凍で7〜8日保存可。

解 凍
温めるときは、500Wの電子レンジで2〜3分加熱する。
※かかり具合をみて時間を追加する。

1食（150g）　エネルギー 129kcal　たんぱく質 2.0g　脂質 1.0g　炭水化物 26.0g　塩分 0.2g

市販のおかゆを使って
手軽に作れる

洋風ゼリー粥

コード2-2〜2-1　所用時間 20分

〈材料　1人分〉
お粥（市販）…1袋（150g）
コンソメ…小さじ1/4
バター…4g
ホット&ソフト…小さじ1

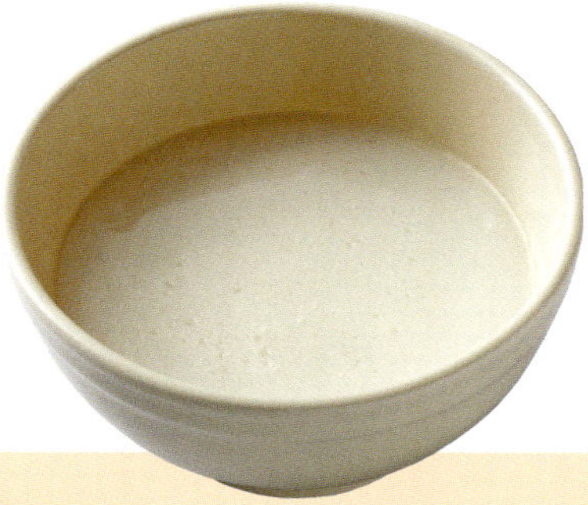

〈Point!〉
器に流す前に固まってしまったら、再度電子レンジ（または鍋）で沸騰させ、流し直すとよい。

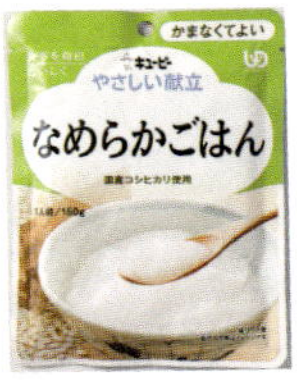

キューピー『やさしい献立やわらかごはん』を使用。『なめらかごはん』でもOK。

〈作り方〉

1
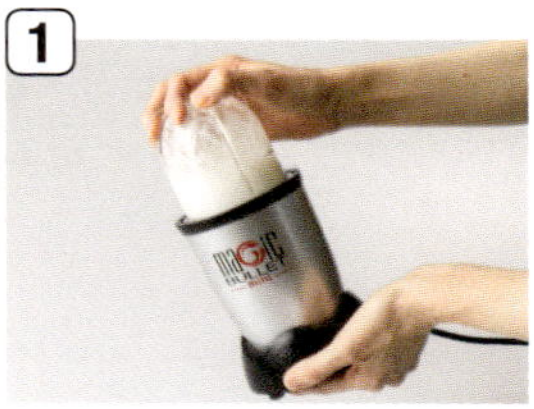

ミキサーカップに少し温めたお粥、コンソメ、ホット&ソフトを加えてかき混ぜ、温かいうちに撹拌する。

2
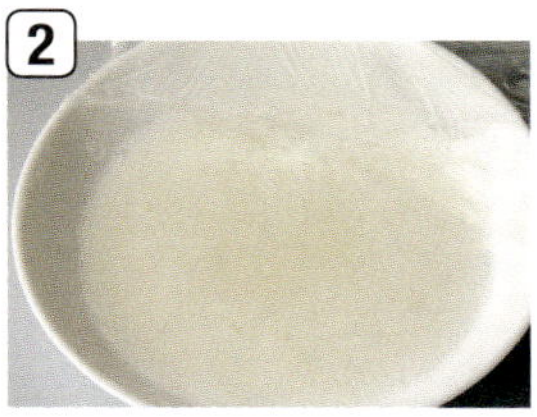

1を耐熱容器に移してラップをし、500Wの電子レンジでフツフツ沸騰するまで（70℃以上になるまで）加熱する。
〈Point〉2〜3は鍋で行ってもOK。

3
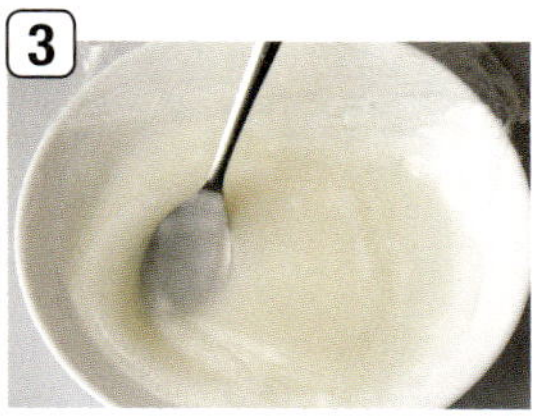

加熱ムラを無くすためによくかき混ぜる。

4
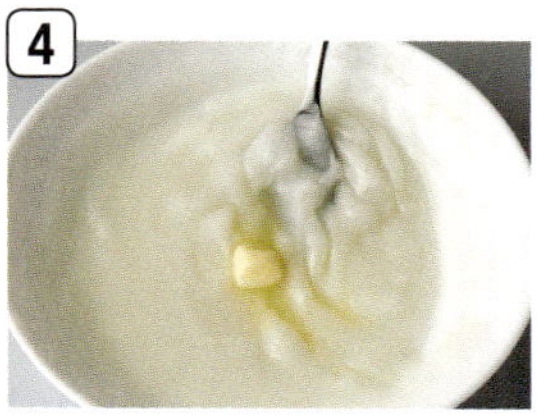

風味づけにバターを加え、かき混ぜる。
※最初から加えると油分で分離してしまう。

5
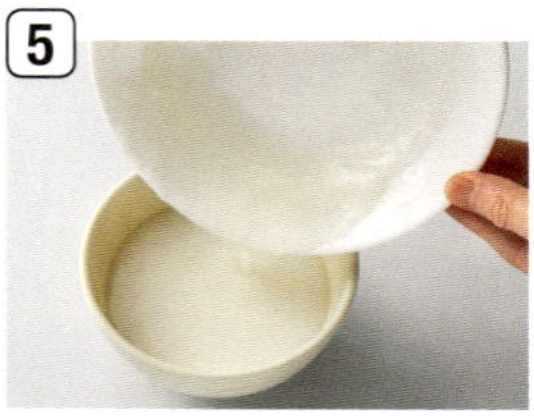

すぐ固まるので、温かいうちに器に流す。塩分や油分でゼリーがゆるくなるので保存せずに食べる。

1人分　エネルギー 129kcal　たんぱく質 1.0g　脂質 3.4g　炭水化物 23.0g　塩分 0.4g

トマトソースと卵を使って
栄養豊富に彩りよく

オムライスリゾット風

アレンジ

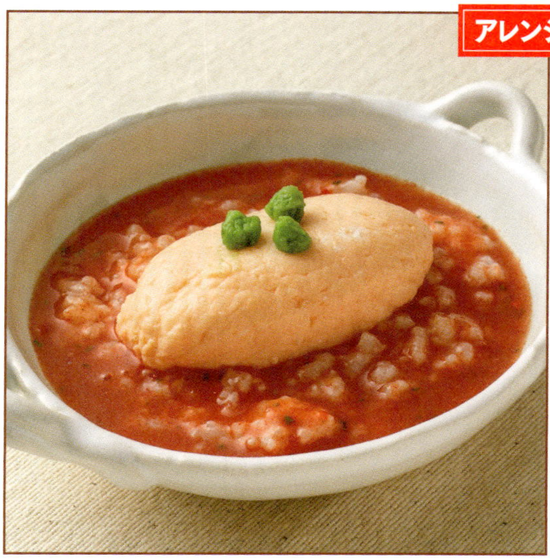

コード4～2-1 所用時間 25分

〈材料　1人分〉

●**洋風ごはん**

コード4～3

やわらかピラフ（P.82参照）…1食分（150g）

コード2-2～2-1

洋風ゼリー粥（P.82参照）…1食分（150g）

●**トマトソース**

トマトポタージュカップスープ（味の素）…1/2袋（約10g）
湯（熱湯）…80cc
トロミパワースマイル…小さじ1/2

●**オムレツ**

オムレツ（P.33参照）…1人分

●**トッピング**

グリンピースのムース（P.40参照）…5g

〈作り方〉　全コード共通

1 オムレツ

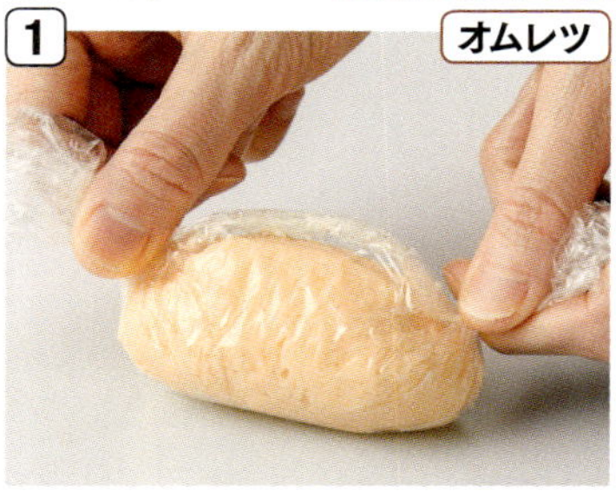

レンジ炒り卵、オムレツ（P.33参照）の作り方①～⑨を行い、オムレツを作る。

2 ソース

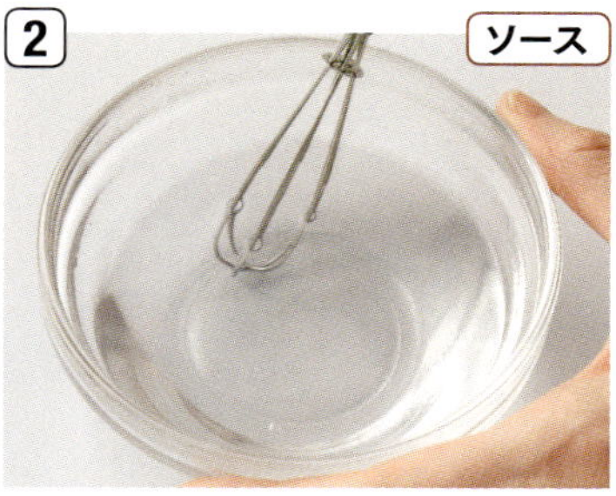

湯にトロミパワースマイルを加えミニ泡立て器で20秒撹拌する。

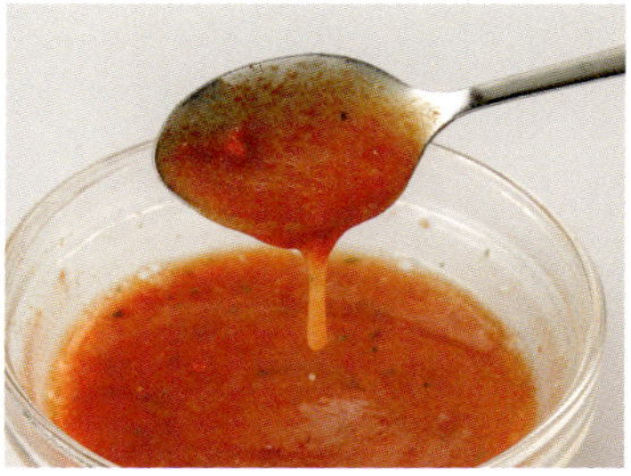

トロミがついてからトマトポタージュを入れ、ミニ泡立て器で撹拌する。

3 ごはん

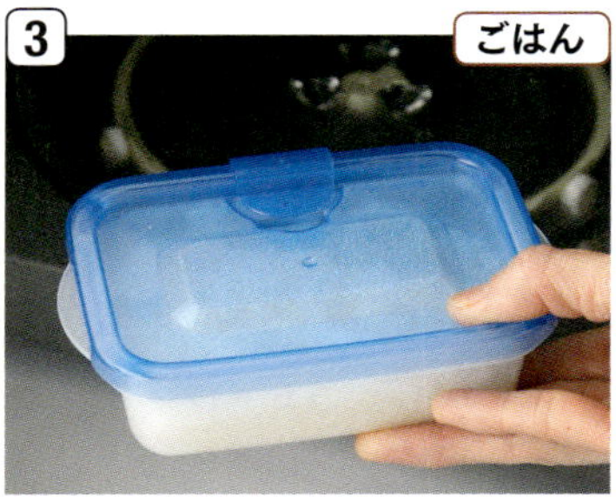

冷凍のやわらかピラフを500Wの電子レンジで2～3分ほど（ゼリー粥は10秒）温める。

コード4～3

4 仕上げ

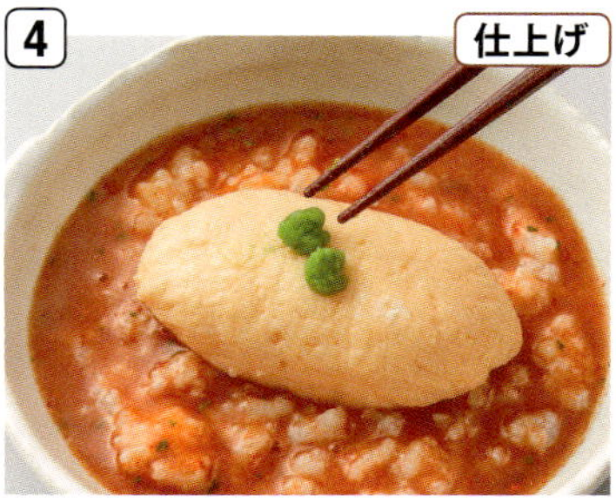

やわらかピラフを器に盛り、トマトソースをかけ、オムレツをのせる。**トッピング**のグリンピースのムースを飾る。

コード2-2～2-1

仕上げ

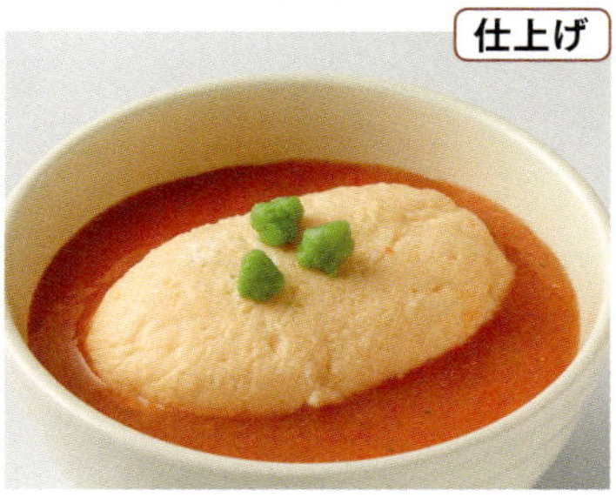

洋風ゼリー粥を器に流し入れ（P.82参照）、トマトソースをかけ、オムレツをのせる。**トッピング**のグリンピースのムースを飾る。

コード4～3

1人分	エネルギー	たんぱく質	脂質	炭水化物	塩分
	250kcal	8.7g	7.0g	36.2g	1.1g

コード2-2～2-1

1人分	エネルギー	たんぱく質	脂質	炭水化物	塩分
	248kcal	7.2g	8.7g	34.7g	1.3g

もっちり食感をうたう食パンや、やわらか白パンは
義歯や口腔内にはりつきやすい

作り置き パン

保存目安 〈白いパンプディング〉〈玄米フレークプディング〉冷凍で3～4日。

解凍温め 〈白いパンプディング〉〈玄米フレークプディング〉冷蔵庫で自然解凍し、500Wの電子レンジで10秒加熱。

弾力のあるパンや
硬いフランスパンなどは食べにくい。

やわらかパン

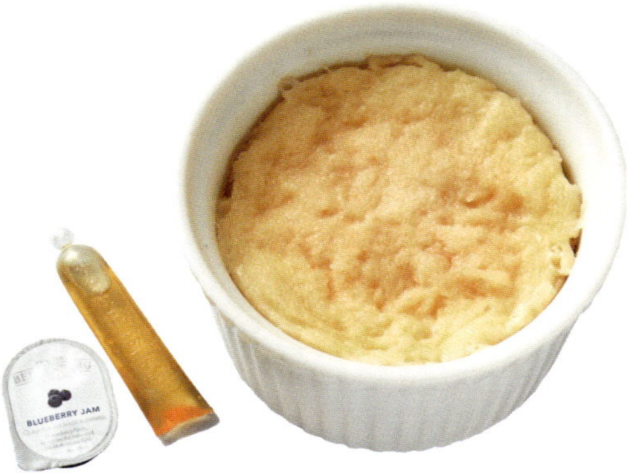

コード4～3 所用時間 10分 ※ふやかす時間は除く

〈材料　1人分〉

耳なし食パン(8枚切り)…2枚(60g)
牛乳…120cc
卵…1個
塩…少々
砂糖…小さじ1　←パサつき感をなくして保水性を上げる

●お好み

バター、はちみつ、ジャム、レバーペースト、生クリーム

〈Point!〉
こんな形の空き容器で作ると、食パン風に仕上がる(P.87参照)。

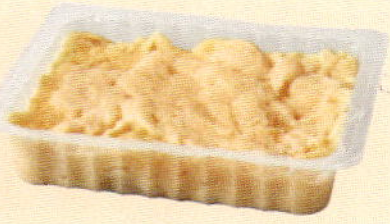

〈作り方〉

1 ちぎる

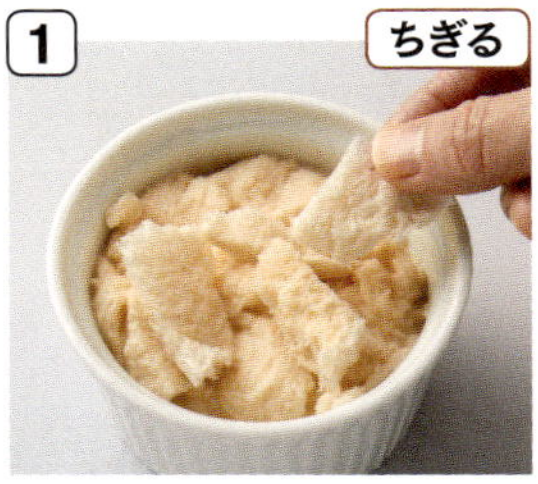

器に牛乳、卵、塩、砂糖を混ぜて、食パンをちぎって入れる。

2 ふやかす

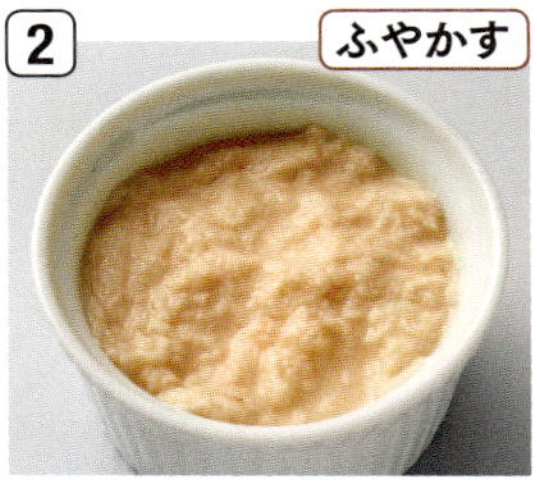

パンがふやけるまで、冷蔵庫で2～3時間～1晩ひたす。

3 加熱

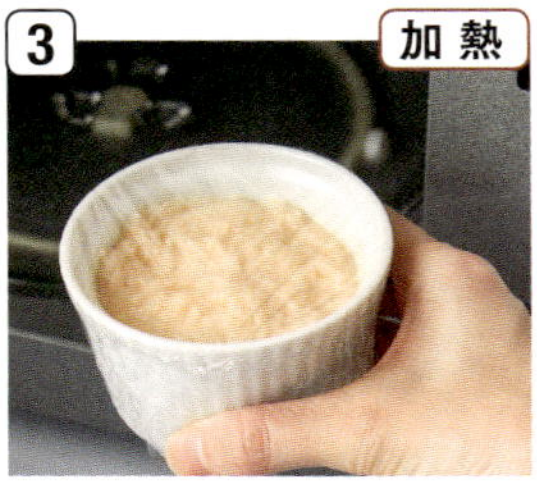

ラップをして500wの電子レンジで50秒加熱し、固める。

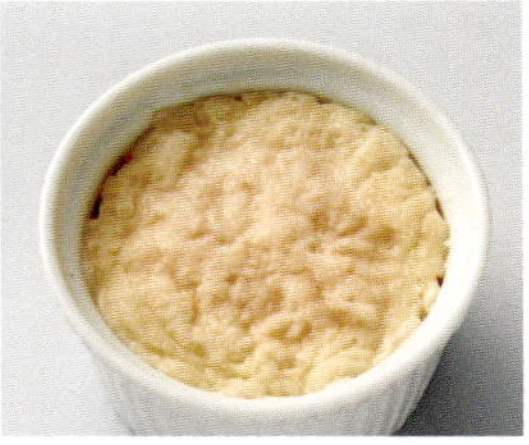

保存せずにその日のうちに食べる。

食べ方

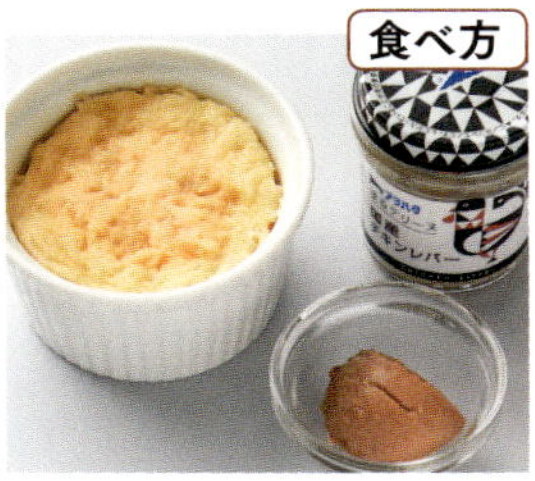

甘いのが苦手な方はレバーペーストを添える。

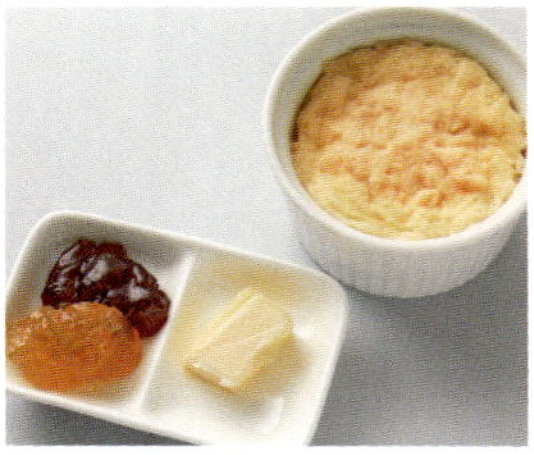

好みでバターやジャムなどを添えるとスイーツに。

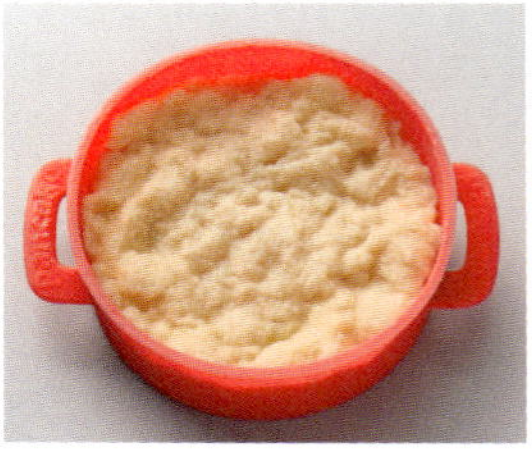

シリコンの丸型に流し入れてもよい。

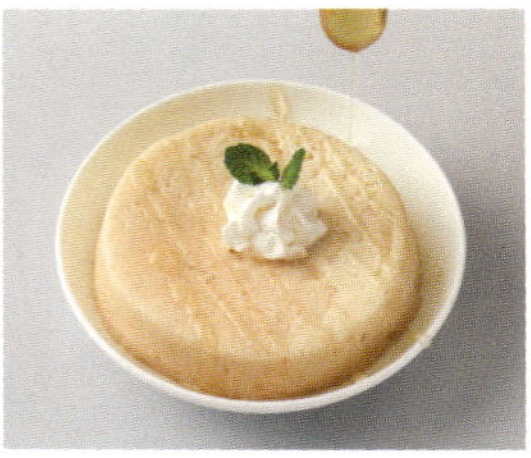

型から出して器に盛り、生クリームやはちみつをかけるとパンケーキ風になる。

お食事系　　スイーツ系

1人分	エネルギー	たんぱく質	脂質	炭水化物	塩分
	326kcal	15.8g	12.4g	37.0g	1.3g

牛乳を加えてたんぱく質の
栄養をプラスα

白いパンプディング

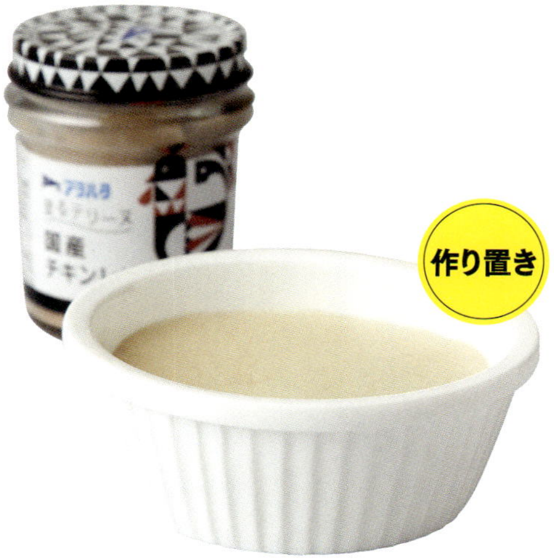

作り置き

コード2-2～2-1

所用時間 15分

〈材料　1人分〉

耳なし食パン(8枚切り)…1枚(30g)
牛乳…120cc
砂糖…小さじ1　←パサつき感をなくして保水性を上げる
ホット&ソフト…小さじ1

●お好み
バター、はちみつ、ジャム、レバーペースト

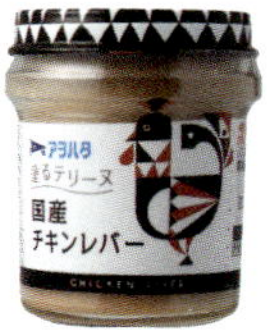

レバーペーストは不足しがちな栄養素が補えるので、おすすめ。

〈Point!〉
パンや米など、でんぷんの多い食材は『ホット&ソフト』を使用すると、付着性をなくしてキレイなプリン状にしてくれる。

〈作り方〉

1

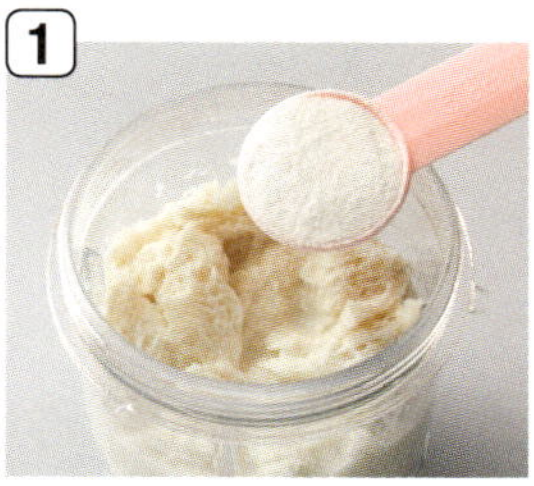

ミキサーカップにちぎった食パン、牛乳、砂糖、ホット&ソフトを入れる。

2

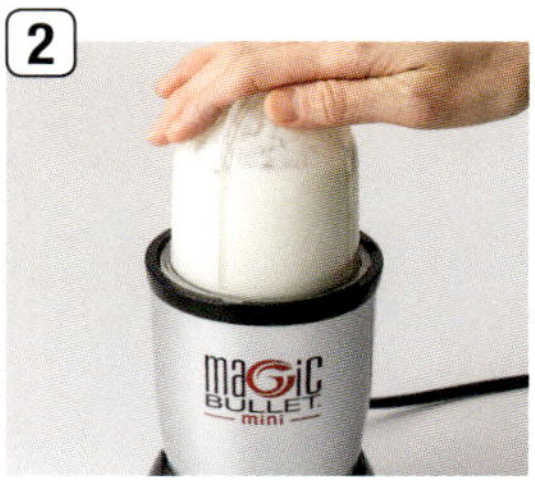

ミキサーで30秒撹拌する。

3

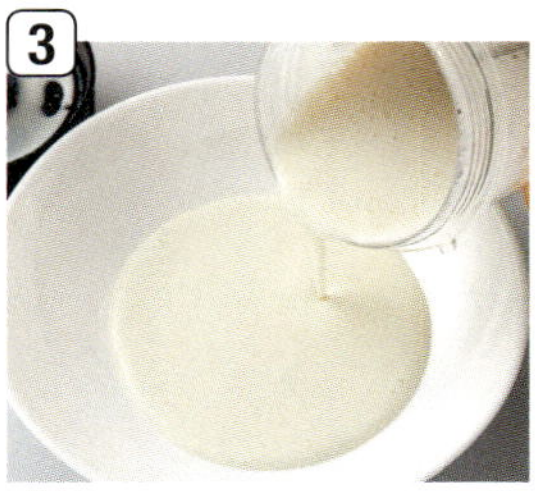

底が広めで浅い耐熱容器に移し、ラップをする。

4

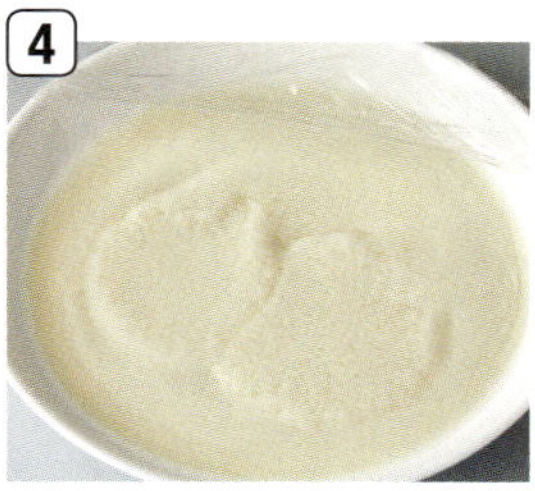

500Wの電子レンジで沸騰するまで加熱する(ゲル化剤が反応する80℃以上になるまで)。
〈Point〉4～5は鍋で行ってもOK。

5

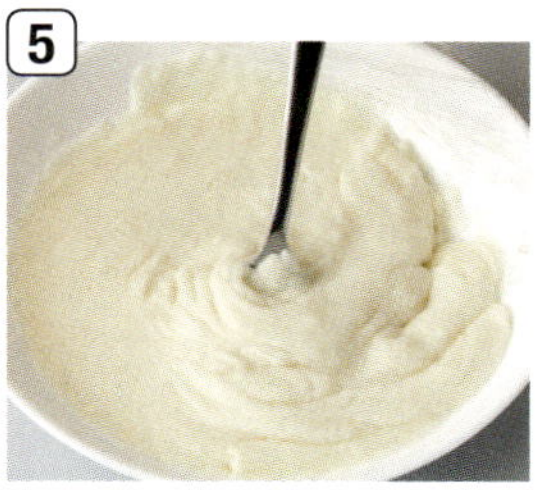

加熱ムラを無くすためによくかき混ぜる。

6

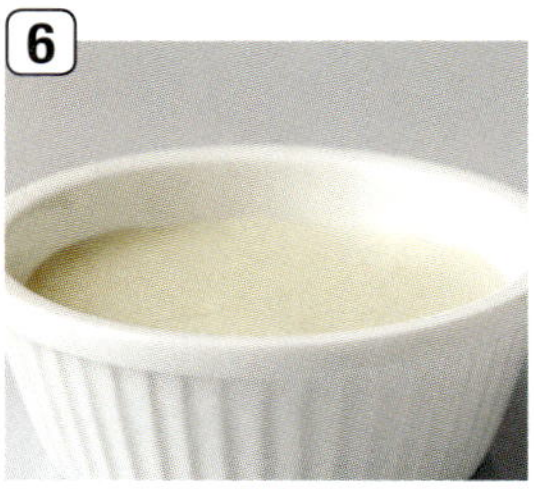

すぐに固まるので温かいうちに器に流し入れ固める。

食べ方

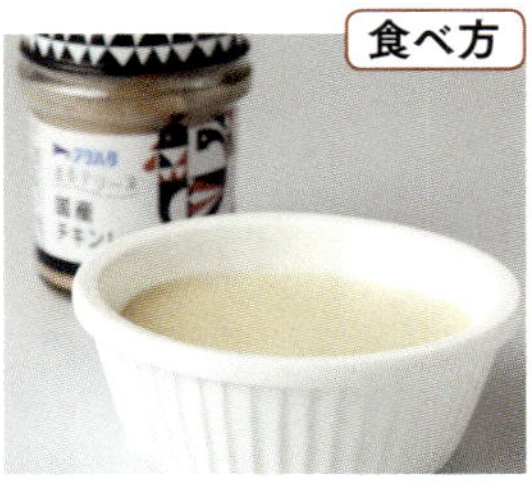

甘いのが苦手な方はレバーペーストを添える。

お食事系

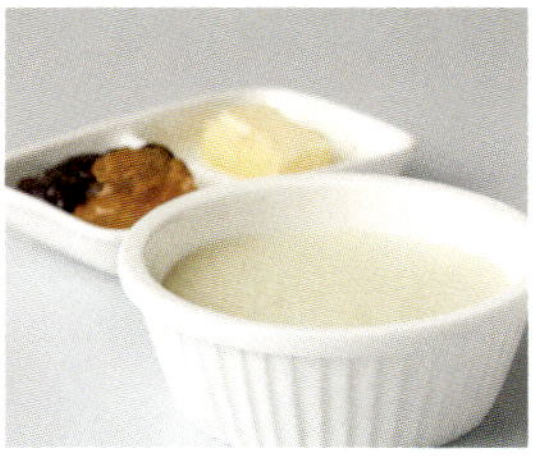

好みでバターやジャムなどを添えるとスイーツに

スイーツ系

保存

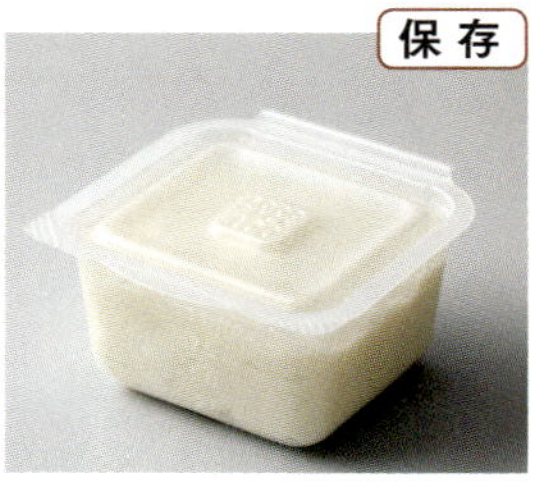

作り方6で保存容器に流し入れ、密閉して冷凍する。保存は冷凍で3～4日。

解凍

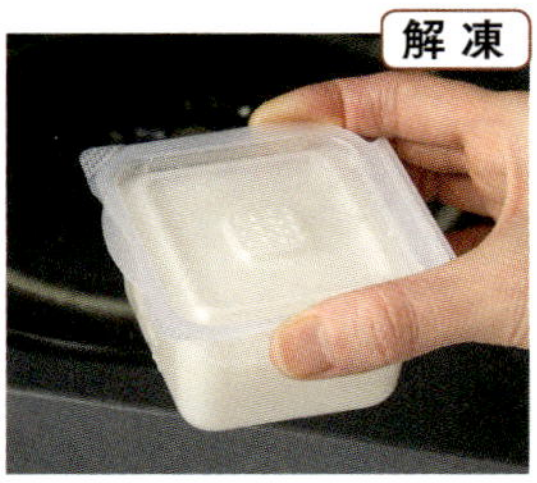

冷蔵庫で自然解凍し、500Wの電子レンジで10秒加熱する。

1人分	エネルギー	たんぱく質	脂質	炭水化物	塩分
	180kcal	6.8g	5.9g	24.8g	0.5g

でんぷん消化酵素入りゲル化剤
ホット&ソフトを使用

玄米フレークプディング

作り置き

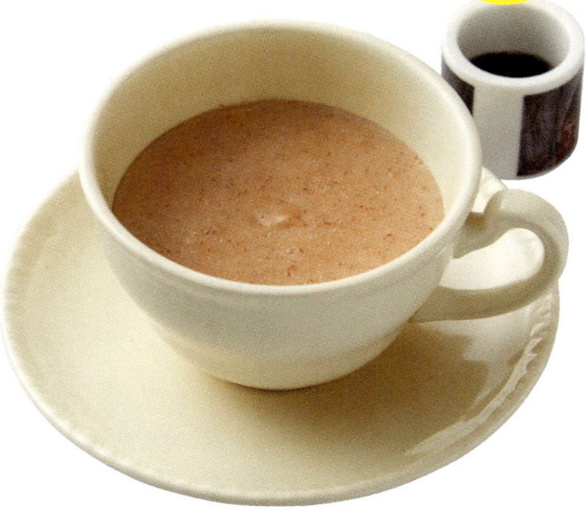

コード4～2-1　所用時間 15分

〈材料　1人分〉

玄米フレーク（ケロッグ）…20g
湯（80℃くらい）…50cc
牛乳（50℃くらいに温める）…50cc
ホット&ソフト…小さじ1

●お好み
黒みつ、ジャム、はちみつ

〈玄米フレークを使う理由〉
コーンフレークでも可能だが、雑穀が多いとミキサーにかかりづらくザラついて、口あたりが悪い。

〈湯を加える理由〉
全部牛乳だとベタつきが多くなり、玄米の香ばしさが少なくなる。

〈作り方〉

1
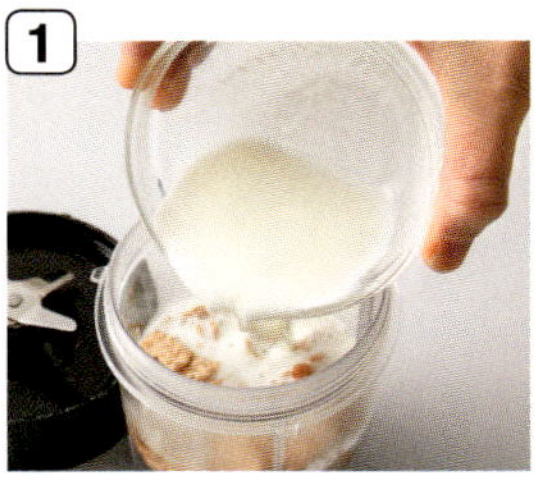
ミキサーカップに玄米フレーク、湯、50℃くらいに温めた牛乳を加える。
※50℃以上に温めると牛乳に膜が張るのでNG。

2
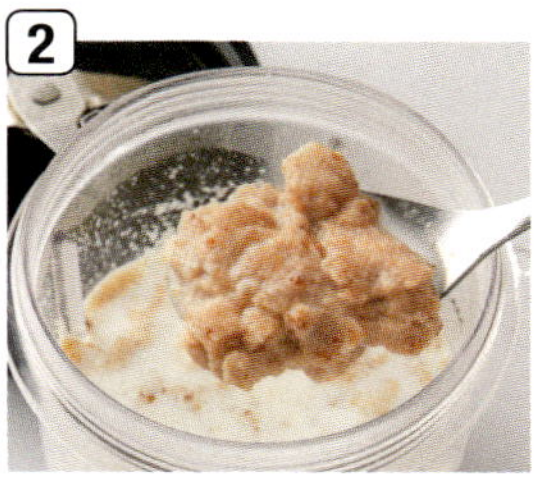
5分程ひたしやわらかくする。
※時間は長いほどやわらかくなるが風味が落ちる。

3
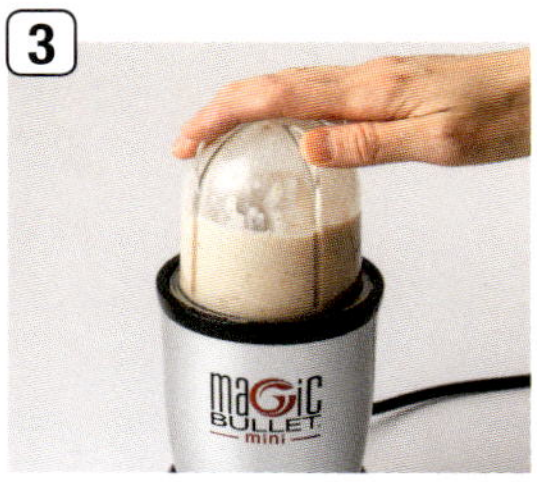
2にホット&ソフトを加え、ミキサーごとふって60秒ほど撹拌する。

4
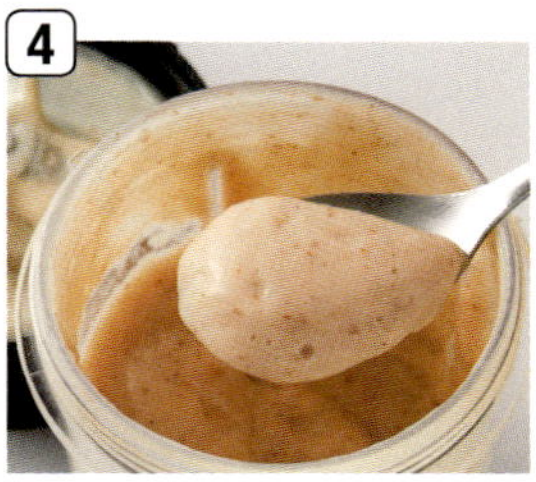
なめらかなペースト状にする。

5
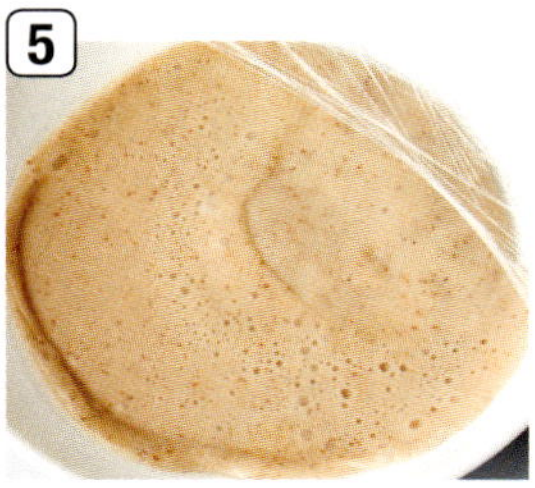
底が広めで浅い耐熱容器に移し、ラップをする。500Wの電子レンジで沸騰するまで30秒以上加熱する（80℃以上になるまで）。
〈Point〉5～6は鍋で行ってもOK。

6
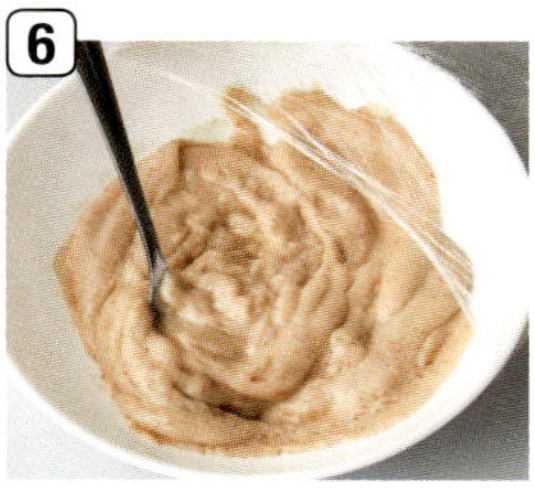
加熱ムラを無くすためによくかき混ぜる。

7
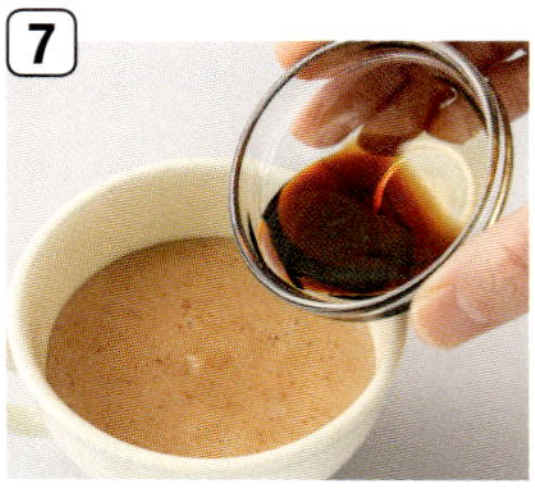
好みで黒みつ、ジャム、はちみつなどをかける。

8　保存
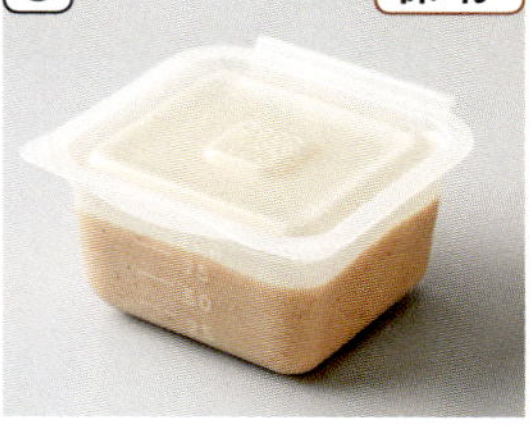
温かいうちに保存容器に流し入れ、冷凍する。保存目安は3～4日。温めは自然解凍後、電子レンジで10秒加熱する。

1人分	エネルギー	たんぱく質	脂質	炭水化物	塩分
	119kcal	3.0g	2.5g	21.3g	0.4g

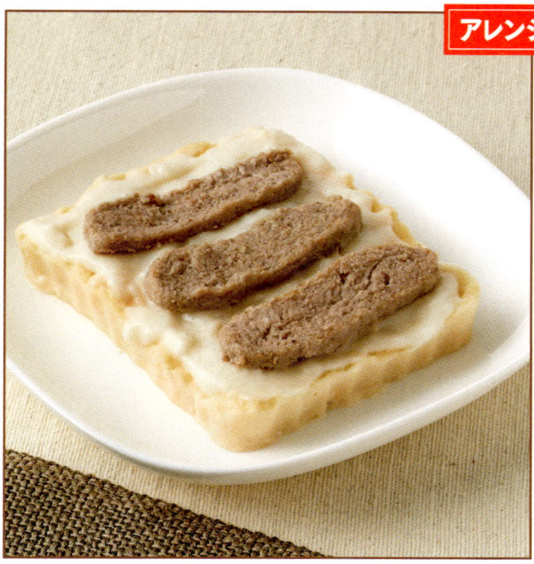

アレンジ

肉ムース、ホワイトソースをのせて
たんぱく質アップ

クロックムッシュ風

コード4～2-1　所用時間 15分　※パンをふやかす時間を除く

〈材料　1人分〉

●**パン**

コード4～3
やわらかパン(P.84参照)…1人分
コード2-2～2-1
白いパンプディング(P.85参照)…1人分(120～150g)

●**ソース**

ホワイトソース(市販)…40g
粉チーズ…小さじ1

●**トッピング**

好みの肉ムース(P.52～54参照)…30g

〈作り方〉

全コード共通

1

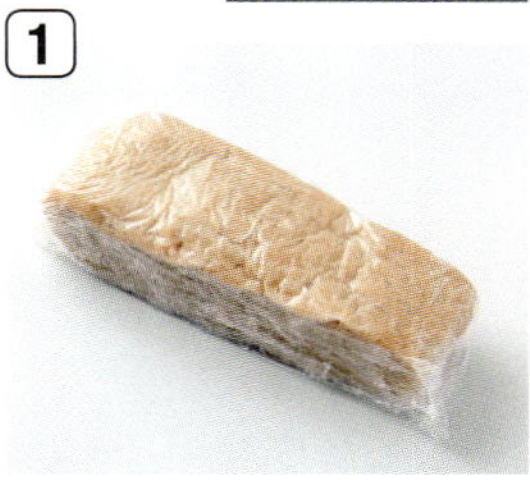

冷蔵庫で肉ムースを自然解凍しておく。

2

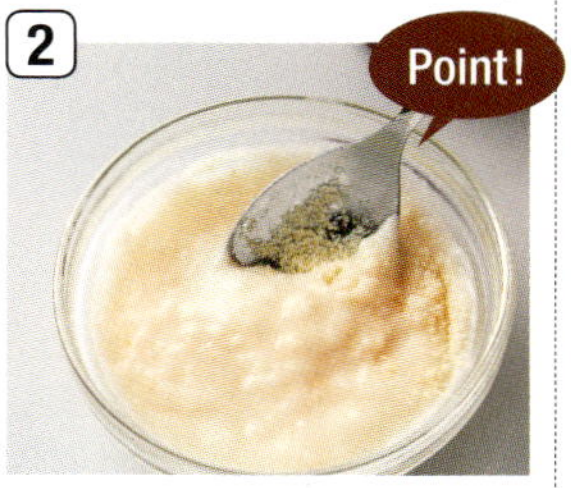

チーズの固まり防止にホワイトソースに粉チーズを混ぜておく。

コード4～3

3

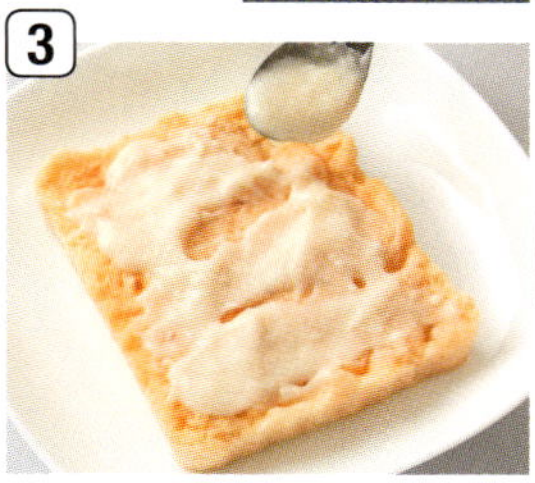

やわらかパンに2のソースをふちまで塗る。

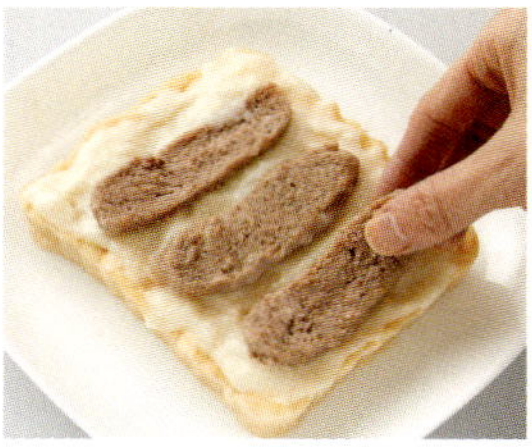

食べやすい大きさに切った肉ムースをのせる。

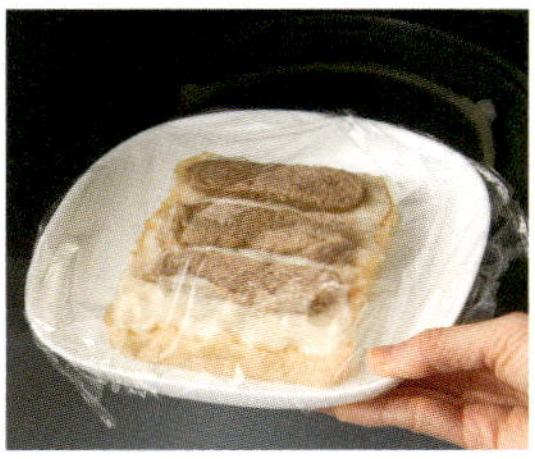

ラップをかけて500Wの電子レンジで10～15秒加熱する。

コード2-2～2-1

3

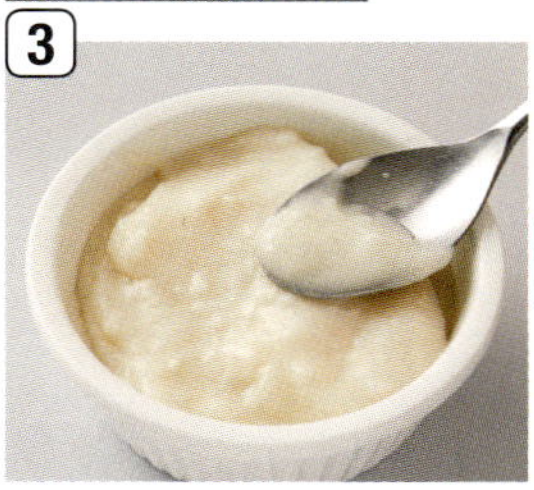

白いパンプディングに2のソースを塗る。

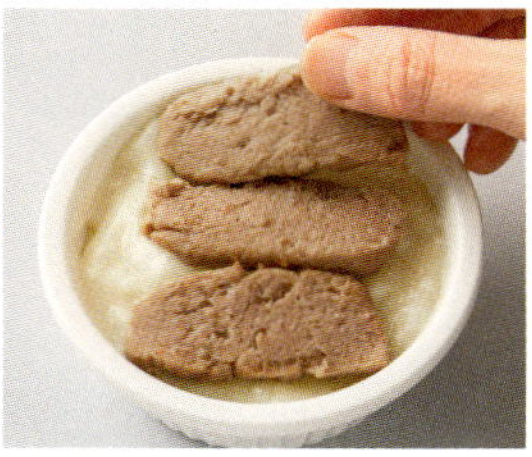

食べやすい大きさに切った肉ムースをのせる。

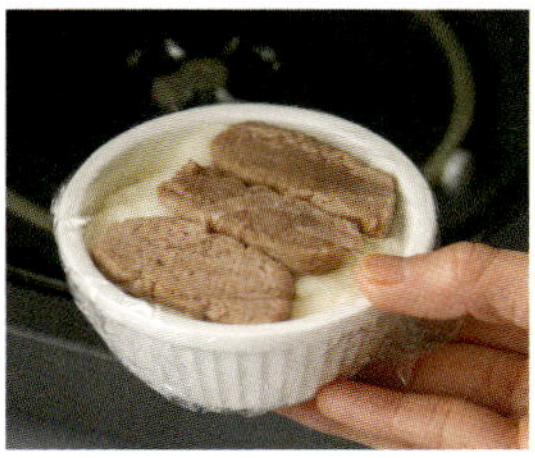

ラップをかけて500Wの電子レンジで10～15秒加熱する。

〈お好みで〉

●ツナマヨをすり鉢ですりつぶしたものをのせたり、野菜ムースを追加してもいい。

●クノールコーンスープ(1/3袋)+湯(40cc)+トロミパワースマイル(小さじ1/2)をミニ泡立て器で混ぜ、ホワイトソース代わりにパンに塗ってもよい。

コード4～3

	エネルギー	たんぱく質	脂質	炭水化物	塩分
1人分	432kcal	20.3g	19.0g	42.7g	2.4g

コード2-2～2-1

	エネルギー	たんぱく質	脂質	炭水化物	塩分
1人分	285kcal	11.7g	12.5g	30.5g	1.5g

“コシの強い麺”は長めにゆでても
やわらかくなりづらく、冷めるとまた硬くなる。
麺の選び方が大切です。

作り置き 麺

保存目安 冷凍で7～8日。 **解凍温め** 〈そうめん〉〈中華麺〉500Wの電子レンジで60秒加熱。

100均など、安い麺のほうがコシが弱く
嚥下食に適してる

そうめん

作り置き

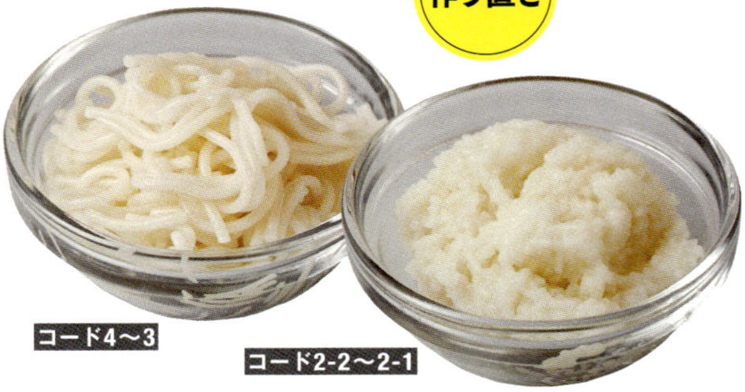

コード4～2-1 所用時間 15分

〈材料　1人分〉

そうめん…1束(50g) ←コシが弱い麺を選ぶ

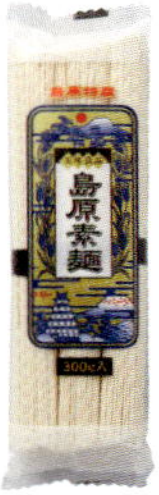

100均で販売している、
コシのない『島原手延素麺』
(たなか物産)を使用。

〈作り方〉 **全コード共通** →

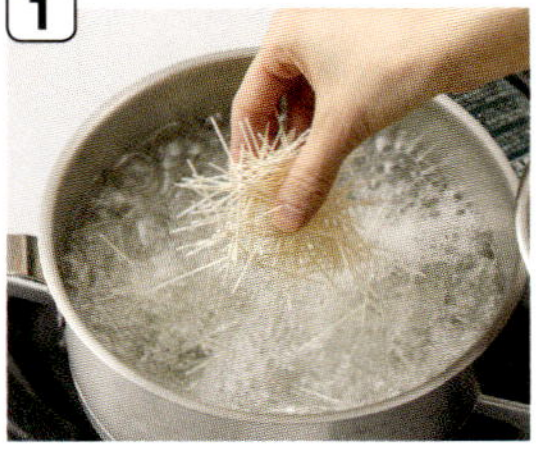

1 鍋に湯を沸かし、4～5cm長さに折った麺を袋に記載されているゆで時間の倍ゆでる。

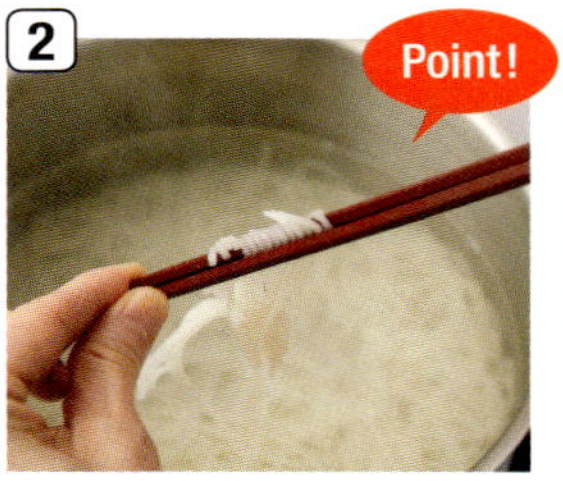

2 ゆで汁につけたまま、2～3分蒸らし、箸で切れるくらいのやわらかさにする。

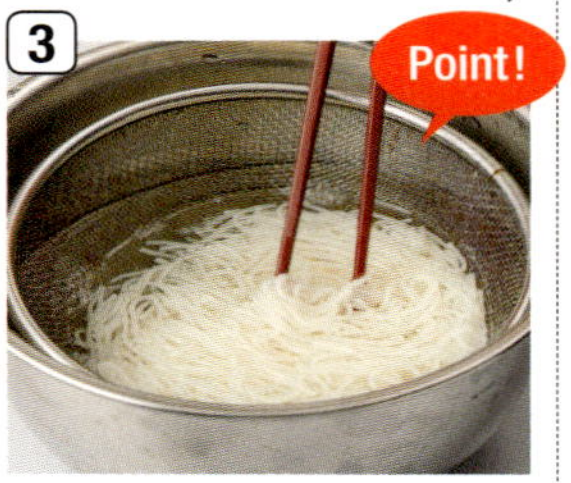

3 湯切りしたら、水を張ったボウルで麺を洗い、ぬめりを取る。

コード4～3

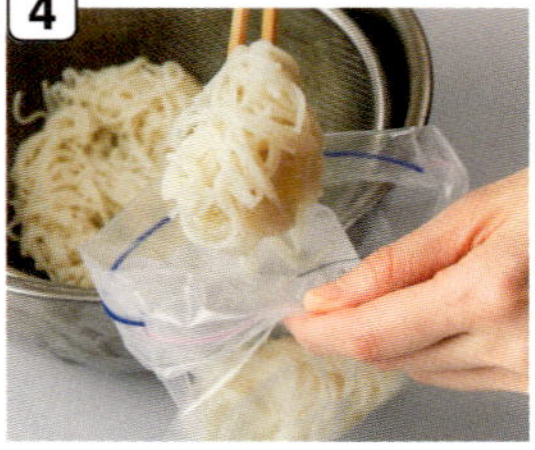

4 水切りして、1/2玉ずつ保存袋に入れて冷凍する。保存目安は7～8日。

コード2-2～2-1 →

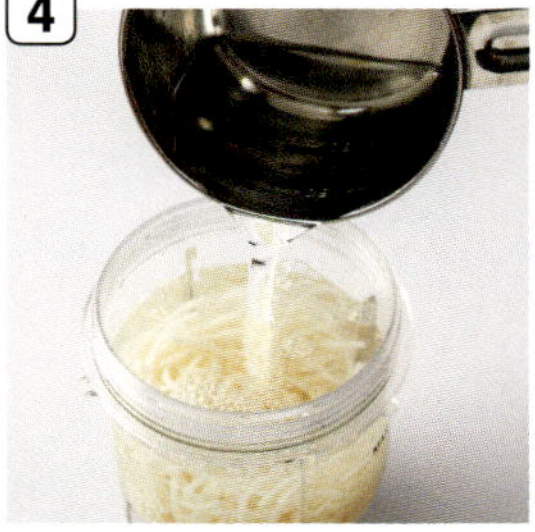

4 ミキサーカップに200ccの水、1/4玉の麺を入れる。

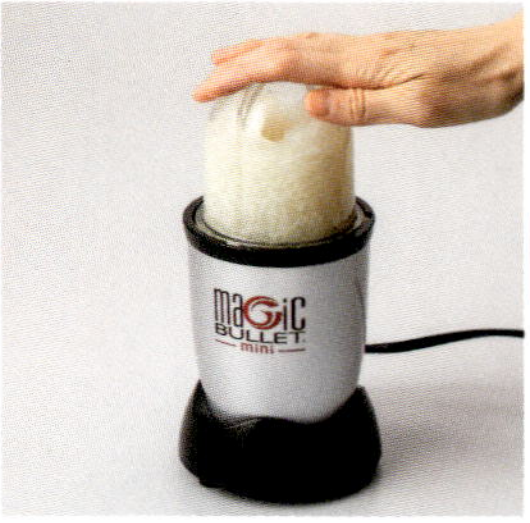

5～10秒攪拌し、米粒状にする。

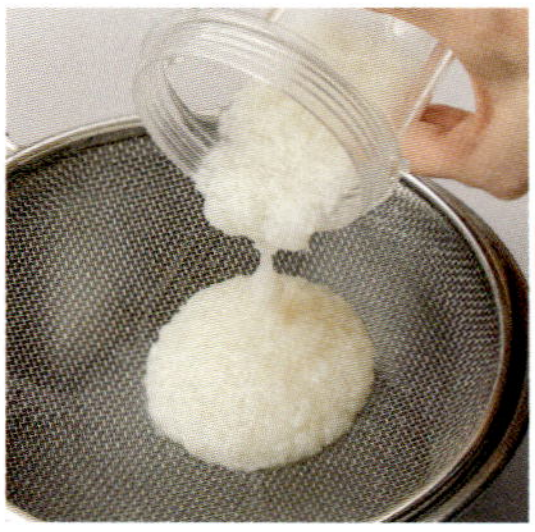

ザルで水気を切る。

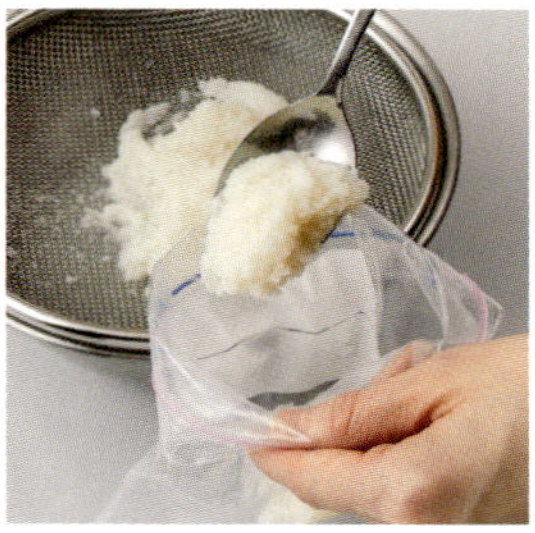

1/2玉ずつ保存袋に入れて冷凍保存する。保存目安は7～8日。

	エネルギー	たんぱく質	脂質	炭水化物	塩分
1束分	174kcal	4.9g	0.9g	36.7g	0.3g
1/2束分	87kcal	2.5g	0.5g	18.4g	0.2g

冷凍ラーメンで作っても良いが
コシの強いタイプはNG

中華麺

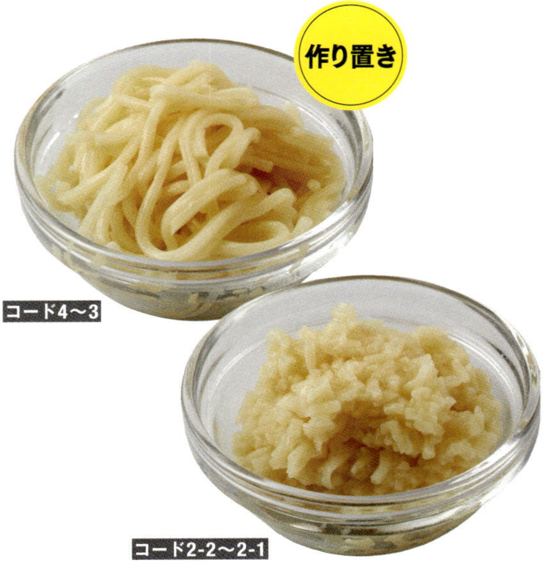

コード4〜2-1 所用時間 20分

〈材料　2人分〉

生ラーメン…1玉（約110g）←コシが弱い麺を選ぶ

中華だし汁（P.30参照）…200cc

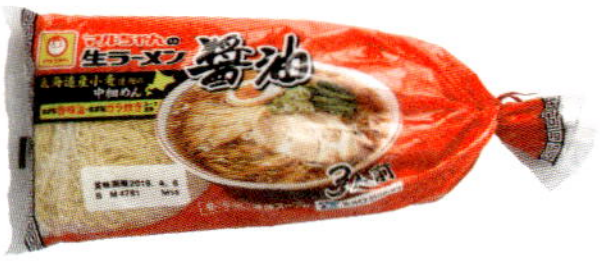

焼きそば麺のように油コーティングされている麺は使わない。コシのない『マルチャンの生ラーメン』（マルちゃん東洋水産）を使用。

〈作り方〉 **全コード共通**

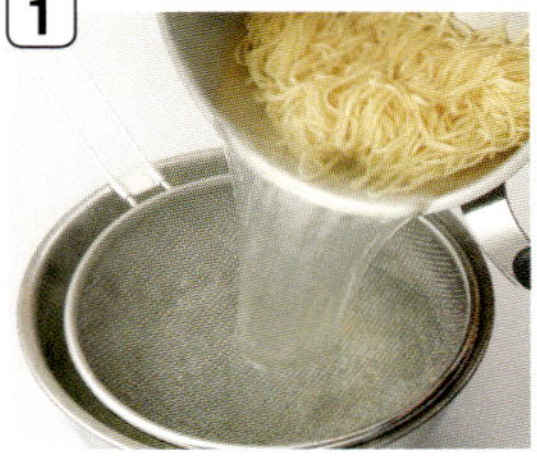

1 鍋にたっぷりの湯を沸かし、生ラーメンを2分ゆでで、ザルで湯切をする。

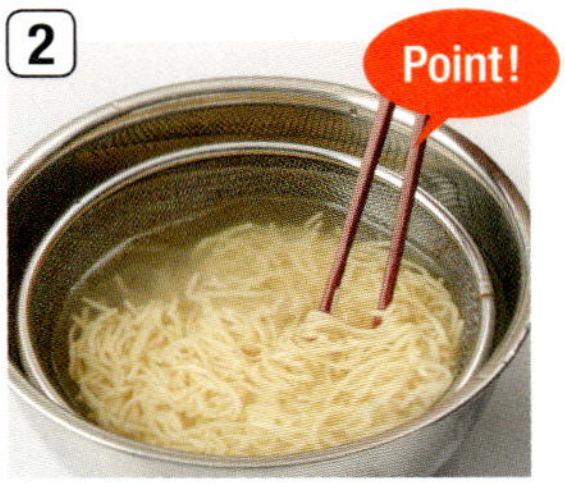

2 湯切りしたら、水を張ったボウルで麺を洗い、ぬめりを取る。

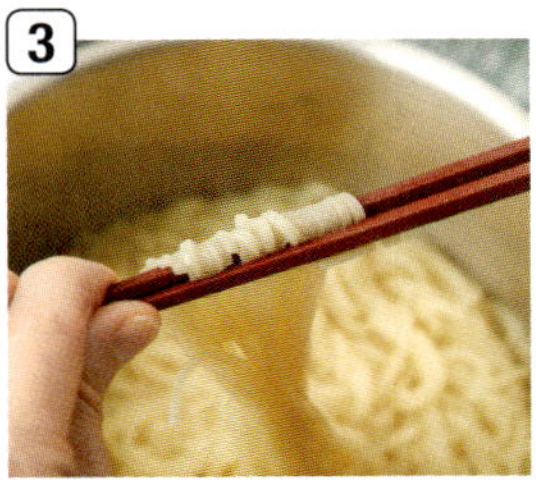

3 中華だし汁を煮立て、2の麺を加え、袋に記載されているゆで時間の倍ゆでる。箸で切れるくらいのやわらかさにする。

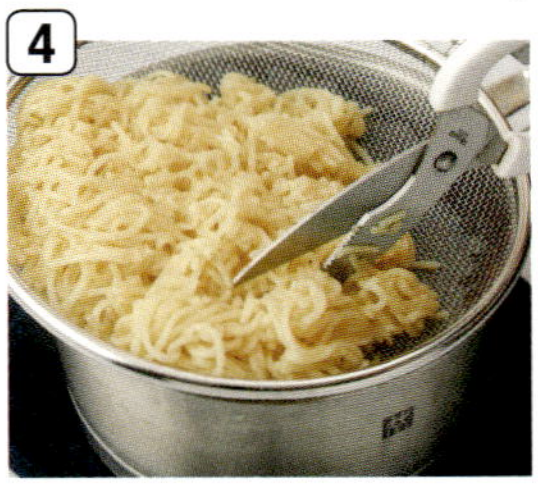

4 ザルで煮汁を切って、4〜5cm長さにキッチンばさみで切る。

コード4〜3

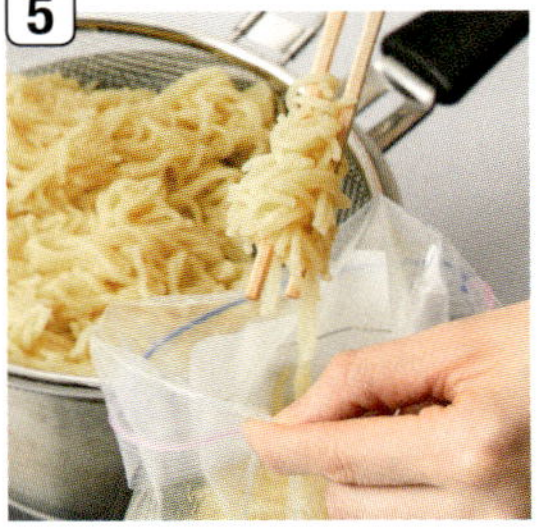

5 1/2玉ずつ保存袋に入れて冷凍する。保存目安は7〜8日。

コード2-2〜2-1

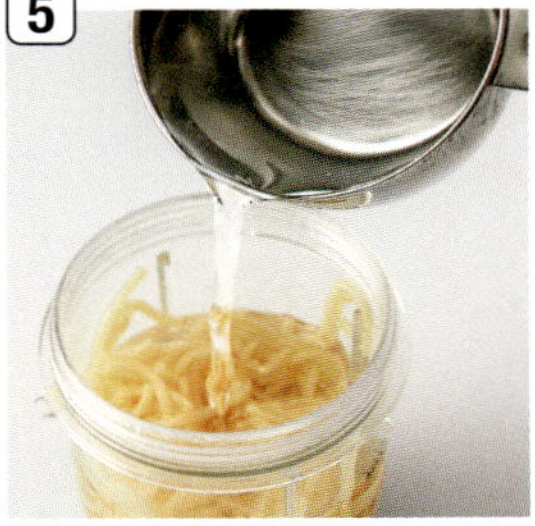

5 ミキサーカップに200ccの水、1/4玉の麺を入れる。

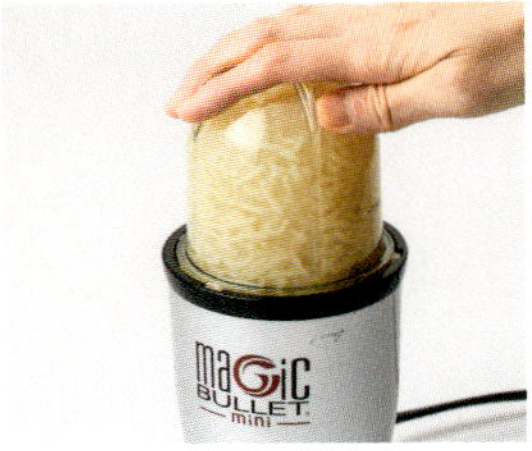

2、3プッシュして麺を米粒状にする。ミキサーにかけすぎると麺が水に溶けてしまうので注意。

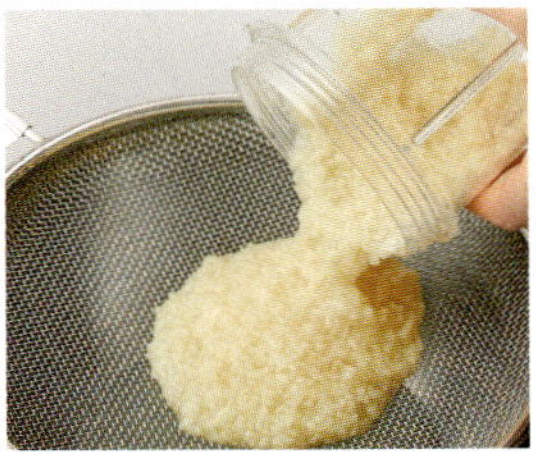

ザルで水気を切る。

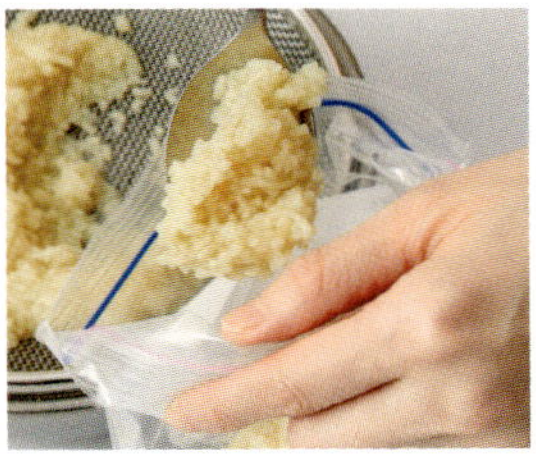

1/2玉ずつ保存容器に入れて冷凍保存する。保存目安は7〜8日。

温め

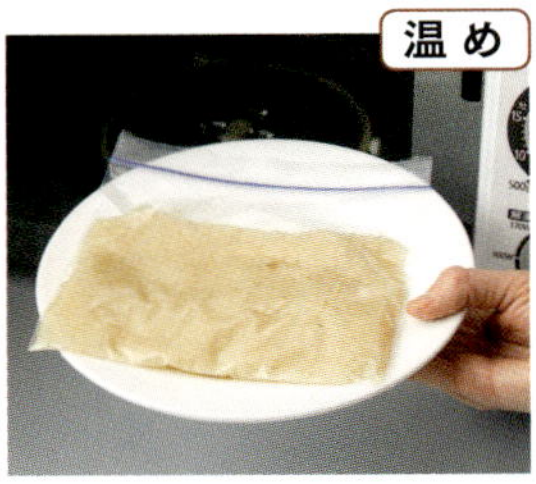

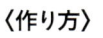

冷凍のまま500Wの電子レンジで片面30秒ずつ、合計60秒加熱する。

	エネルギー	たんぱく質	脂質	炭水化物	塩分
1玉分	311kcal	9.7g	1.3g	61.5g	1.0g
1/2玉分	156kcal	4.8g	0.7g	30.7g	0.5g

野菜ムースや温泉玉子のトッピングで
麺を飲み込みやすくする

具だくさんにゅうめん

アレンジ

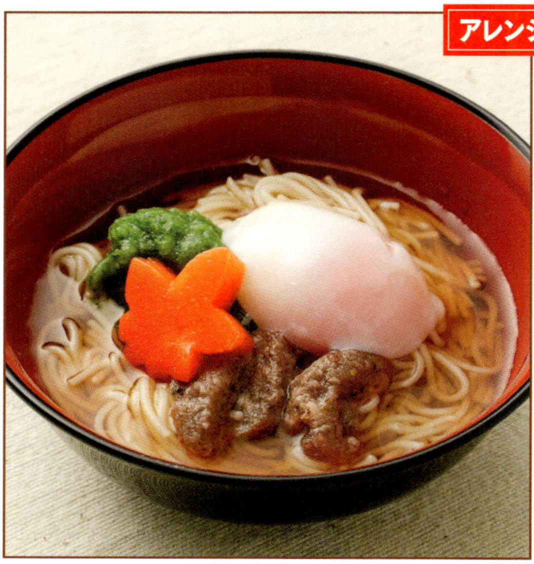

コード4～2-1 所用時間 15分

〈材料　1人分〉

●麺

そうめん（P.88参照）…1食分（1/2束分）

●つゆ

- めんつゆ（そうめんつゆ程度に希釈）…80cc
- 和風だし汁（P.30参照）…80cc
- トロミパワースマイル…小さじ1

●トッピング

- 温泉玉子（P.34参照）…1個
- オクラのムース（P.39参照）…15g
- 干ししいたけ煮ムース（P.46参照）…15g
- にんじんのムース（P.38参照）…15g

〈Point!〉
そうめん単体ではなく、温泉玉子や野菜ムースなどのトッピングを多くすることで飲み込みを助ける

〈作り方〉 **全コード共通**

1

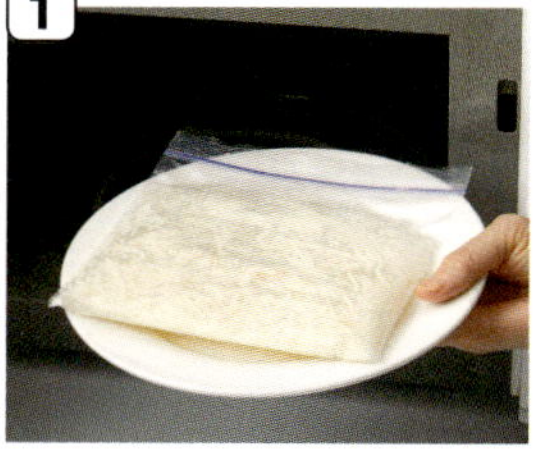

冷凍そうめんを500Wの電子レンジで片面30秒ずつ合計60秒加熱する。

2

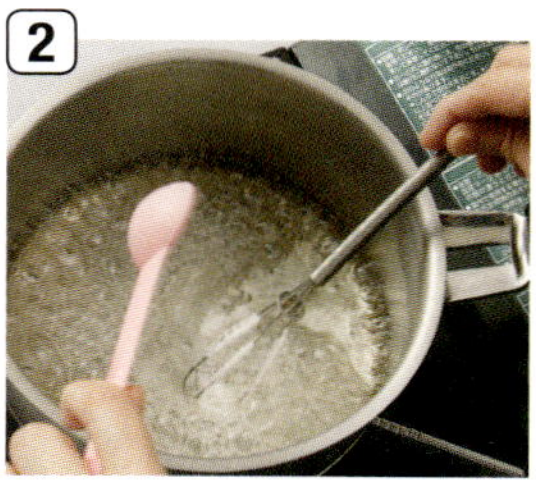

つゆを作る。鍋にだし汁を沸騰させ、トロミパワースマイルを加えて混ぜ、トロミをつける。

3

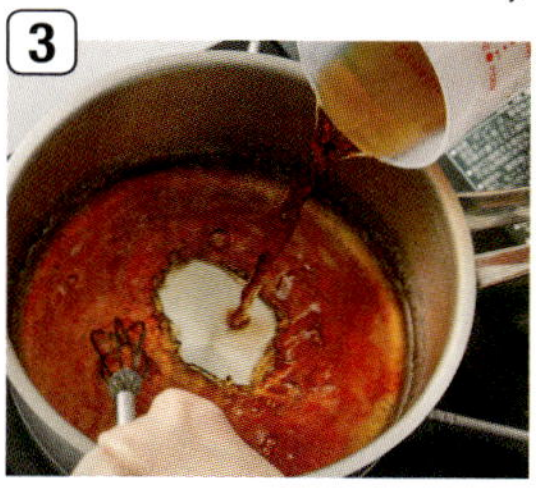

トロミがついたらめんつゆを加え、混ぜる。

コード4～3

4

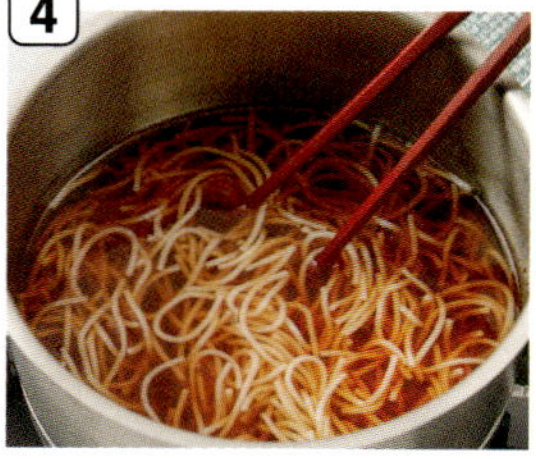

麺を加えてつゆにからめる。

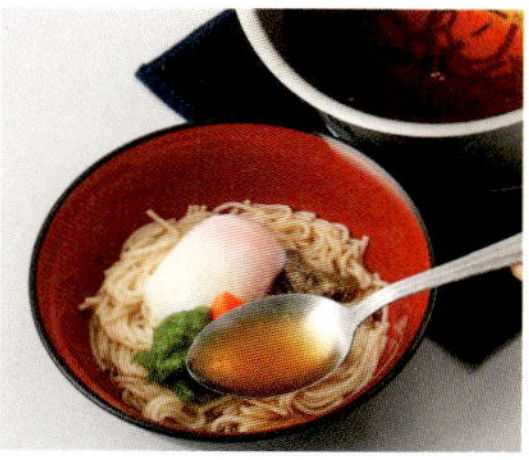

器に、麺と**トッピング**を盛り、鍋に残った**つゆ**をかける。

コード2-2～2-1

4

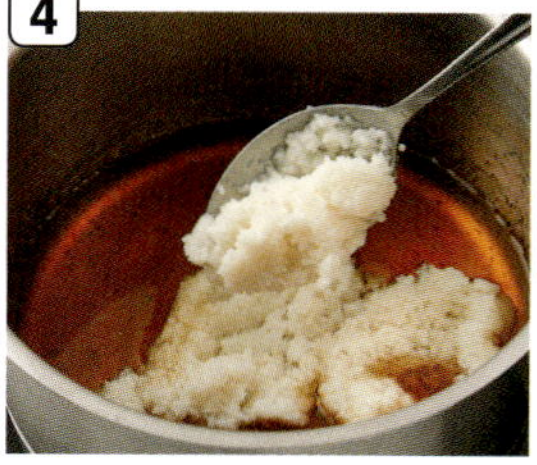

米粒状の麺を加えて**つゆ**にからめる。

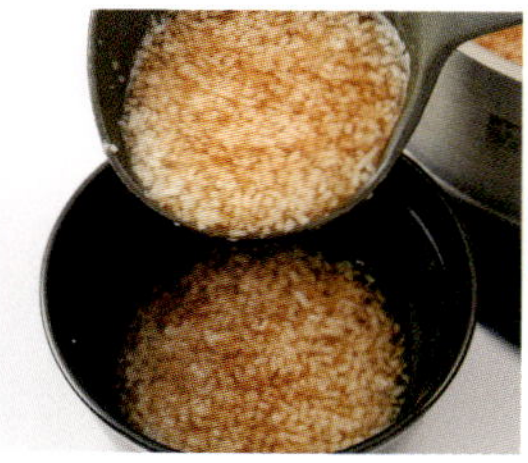

器に**つゆ**ごと麺を盛る。

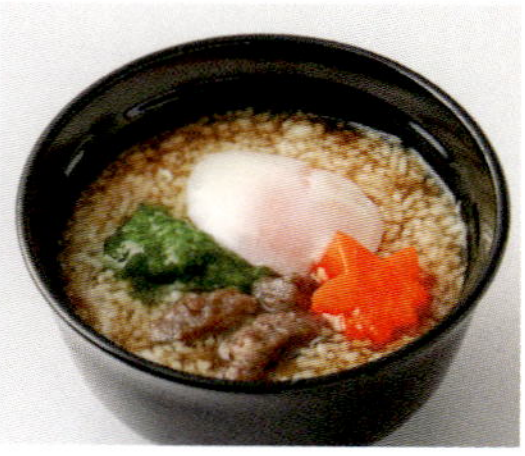

トッピングを盛る。

1人分	エネルギー	たんぱく質	脂質	炭水化物	塩分
	215kcal	10.6g	6.0g	29.0g	2.2g

焼きそば麺など油コーティングされた中華麺はのびないため、硬い

ソース焼きそば

アレンジ

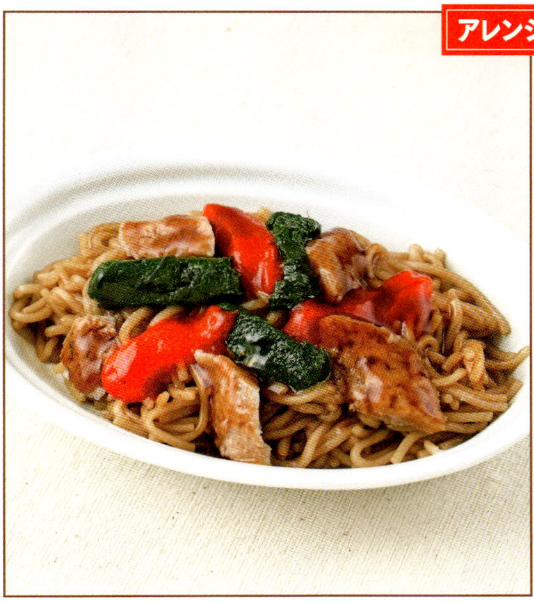

コード4～2-1 所用時間 20分

〈材料　1人分〉

●**麺**

- 中華麺（P.89参照）…1食分（1/2玉分）
- 油（炒め用）…小さじ1

●**ソース**

粉末焼きそばソース…1/2袋（1袋10g）

コード2-2～2-1
- 湯（70℃程度）…100cc
- トロミパワースマイル…小さじ1

●**トッピング**

- 豚肉ムース（P.52参照）…30g
- ほうれん草のムース（P.41参照）…15g
- パプリカのムース（P.37参照）…15g
- ブロッコリーのムース（P.40参照）…15g

〈作り方〉 **全コード共通**

1

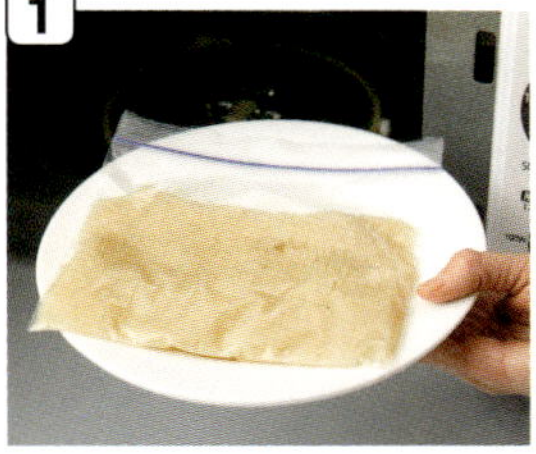

冷凍中華麺を、500Wの電子レンジで片面30秒ずつ合計60秒加熱し、解凍する。

2

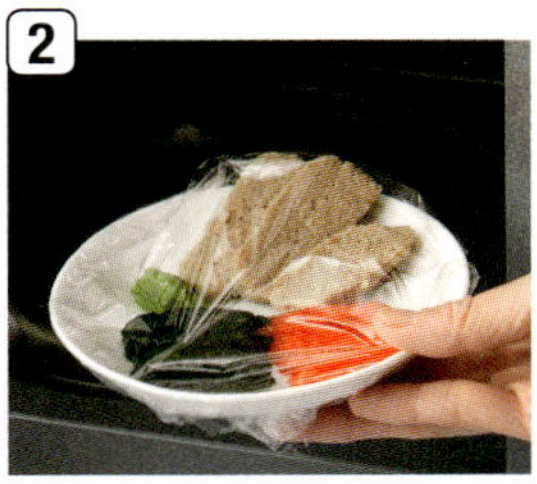

豚肉ムースを冷蔵庫で自然解凍し、野菜ムースと共にラップをかけて500Wの電子レンジで10秒温める。

コード4～3

3

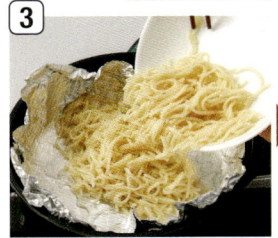

フライパンにフライパン用ホイルを敷き、油小さじ1を加え、1を中火で温める。

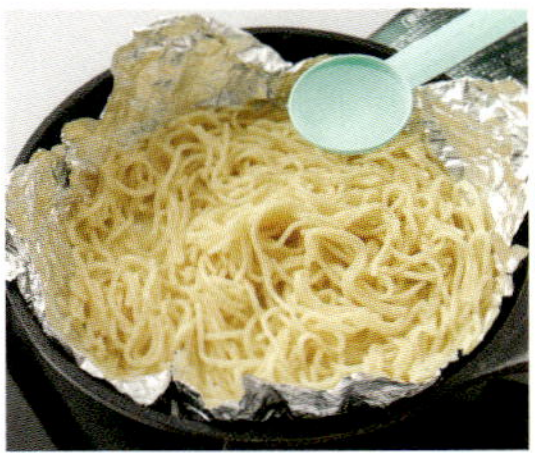

水大さじ1（分量外）を加える。

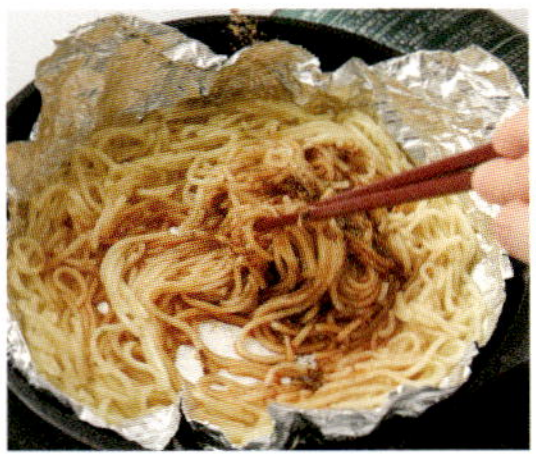

粉末焼きそばソースを1/2袋分加えて麺にからめる

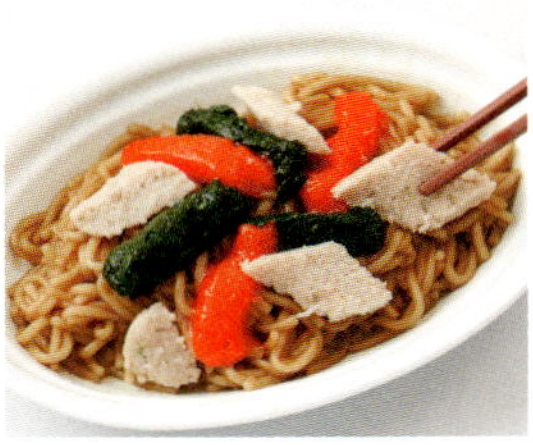

器に麺を盛り付け、**トッピング**をのせる。

コード2-2～2-1

3

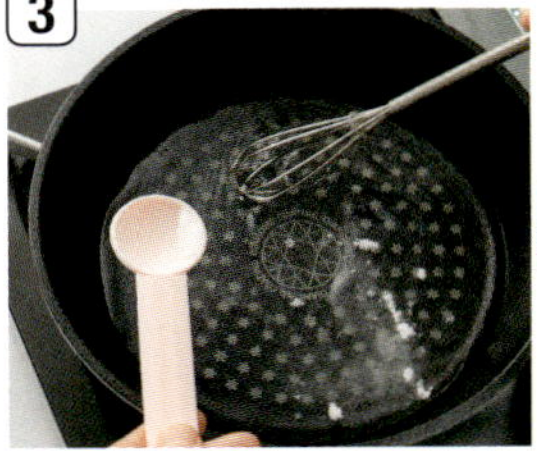

ソースを作る。湯、トロミパワースマイルを加え、ミニ泡立て器で混ぜてトロミをつける。

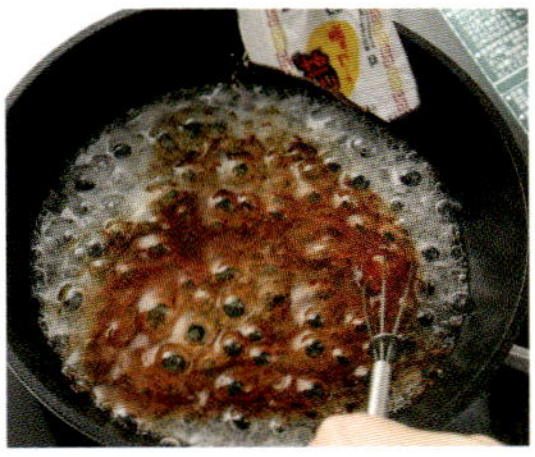

トロミがついたら焼きそばソースを1/2袋分加えて混ぜる。

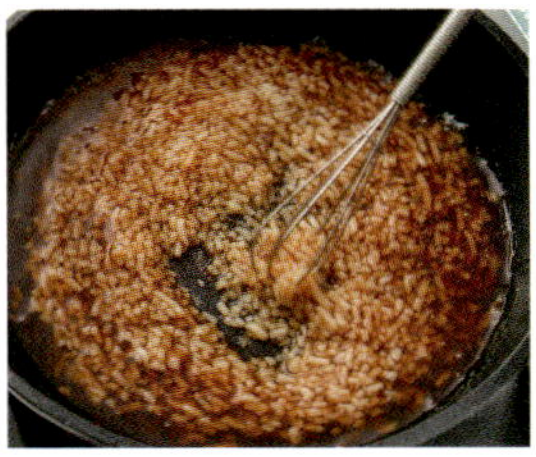

米粒状の麺を加えて**ソース**にからめる。

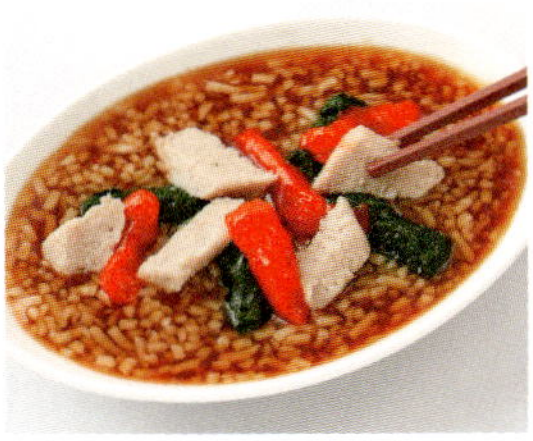

器にソースごと麺を盛り付け、**トッピング**をのせる。

1人分	エネルギー	たんぱく質	脂質	炭水化物	塩分
	317kcal	9.0g	12.7g	38.6g	2.4g

やわらかい中華麺に
ラーメンスープあんをかけて食べやすく

あんかけラーメン

アレンジ

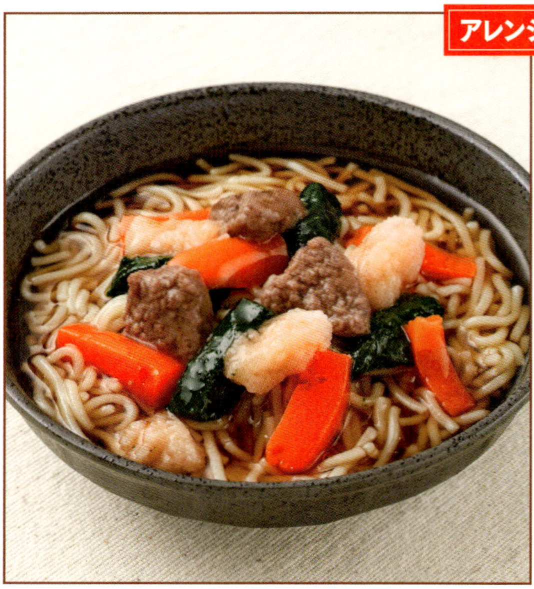

コード4〜2-1　所用時間 15分

〈材料　1人分〉

●**麺**

中華麺(P.89参照)…1食分(1/2玉分)

●**スープ**

ラーメンスープ…1/2袋
湯…200cc
コード4〜3
トロミパワースマイル…小さじ1
コード2-2〜2-1
トロミパワースマイル…小さじ1と1/2

●**トッピング**

牛肉ムース(P.52参照)…30g
エビのムース(P.68参照)…30g
ほうれん草のムース(P.41参照)…15g
にんじんのムース(P.38参照)…15g

〈作り方〉

1

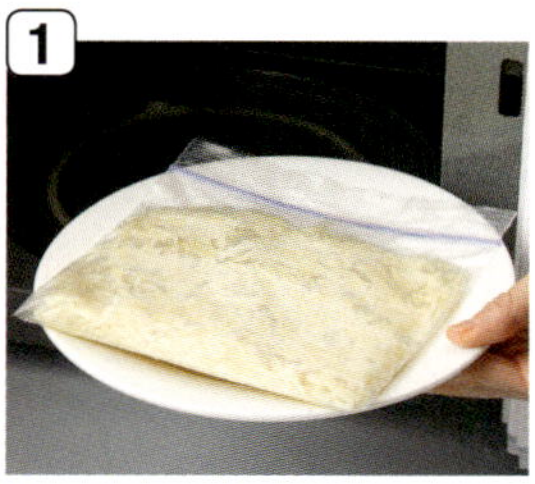

冷凍中華麺を、500Wの電子レンジで片面30秒ずつ合計60秒加熱する。

2

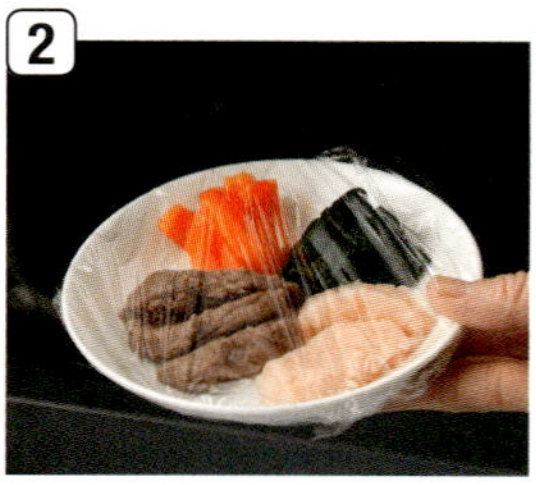

牛肉ムース、エビムースは冷蔵庫で自然解凍しておく。野菜ムースと共に500Wの電子レンジで10秒加熱する。

スープ

3

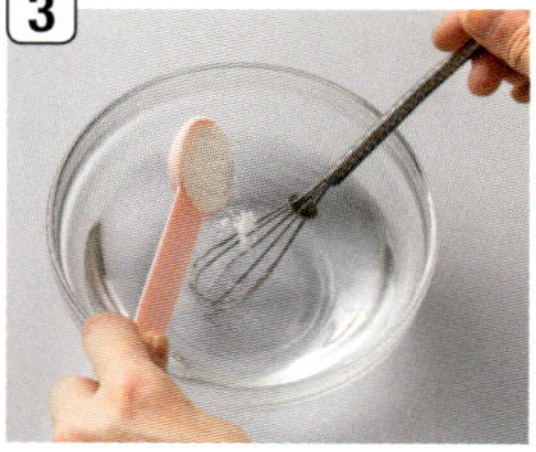

スープを作る。湯にトロミパワースマイルを加え、ミニ泡立て器でかき混ぜてトロミをつける。

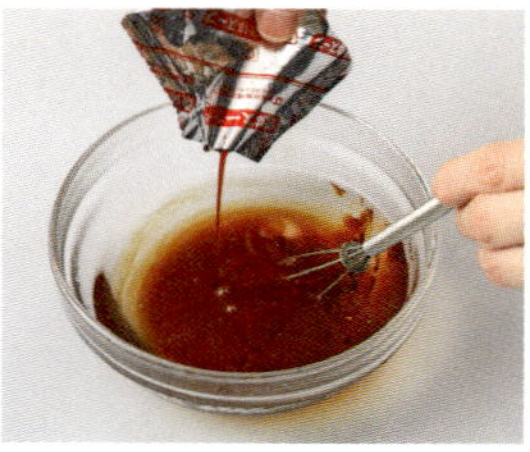

トロミがついたらラーメンスープを加え、ミニ泡立て器で混ぜる。

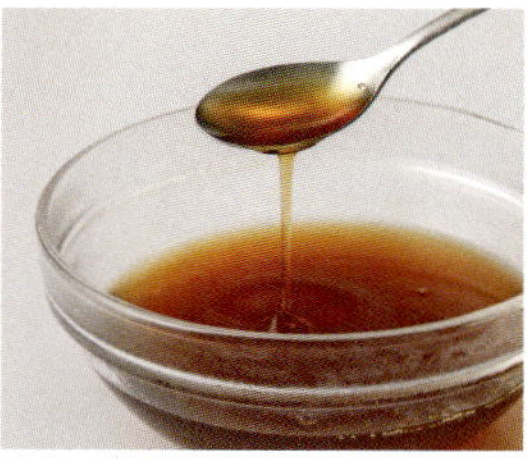

トロミがついたスープになる。

コード4〜3

4

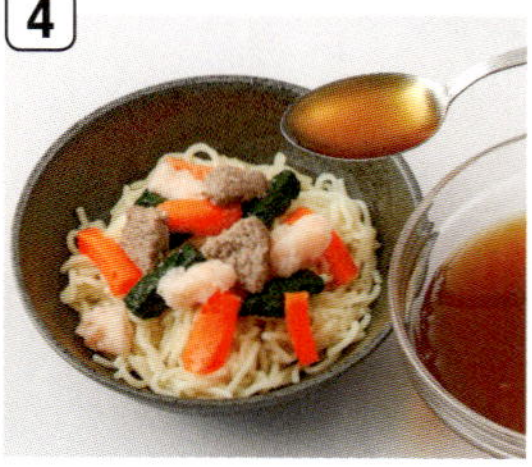

器に麺を盛り、トッピングをのせ、スープをかける。

コード2-2〜2-1

4

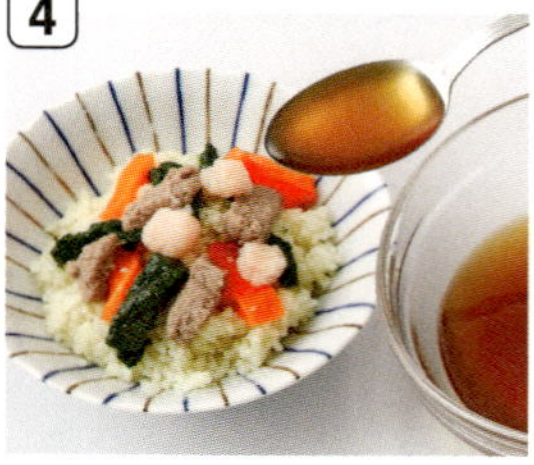

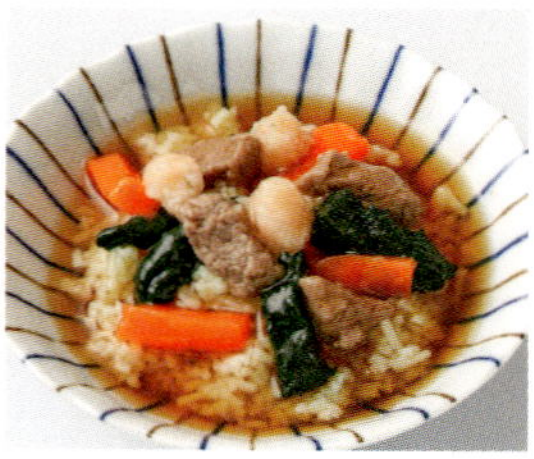

器に米粒状の麺を盛り、トッピングをのせ、スープをかける。

1人分	エネルギー	たんぱく質	脂質	炭水化物	塩分
	320kcal	11.6g	13.8g	38.4g	1.3g

たっぷりのトッピングと
トロミがついたたれで食べやすく

冷やし中華

アレンジ

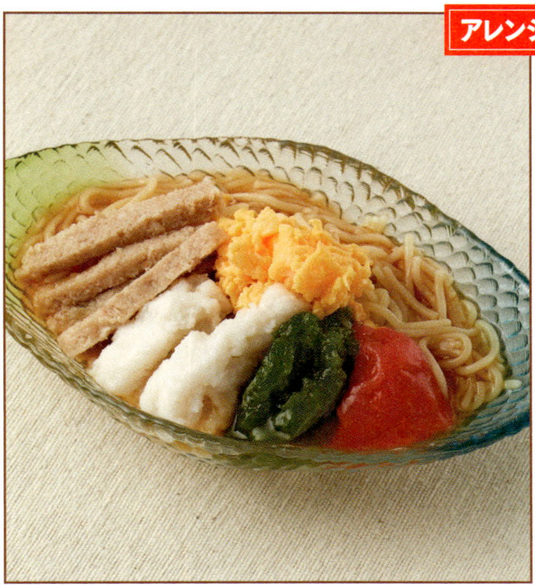

コード4〜2-1 所用時間 15分

〈材料　1人分〉

●麺

コード4〜3
中華麺(P.89参照)…1食分(1/2玉分)
コード2-2〜2-1
そうめん(P.88参照)…1食分(1/2束分)

●冷やし中華たれ

冷やし中華のたれ…1/2袋(25cc) ※ごまだれでもOK
トロミパワースマイル…小さじ1/2
水…50cc

●トッピング

イカのムース(P.68参照)…30g
鶏肉ムース(P.52参照)…30g
レンジ炒り卵(P.33参照)…10g
きゅうりのフレッシュムース(P.48参照)…15g
トマトのフレッシュムース(P.49参照)…15g

〈Point!〉
冷たい中華麺は硬くなりやすく食べにくい為、
コード2-2〜2-1 はそうめんで代用する。

〈作り方〉

1

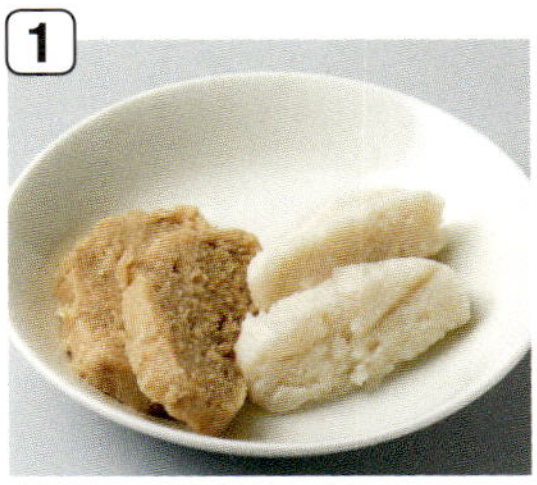

イカムース、鶏肉ムースを冷蔵庫で自然解凍し、食べやすい大きさに切る。

2

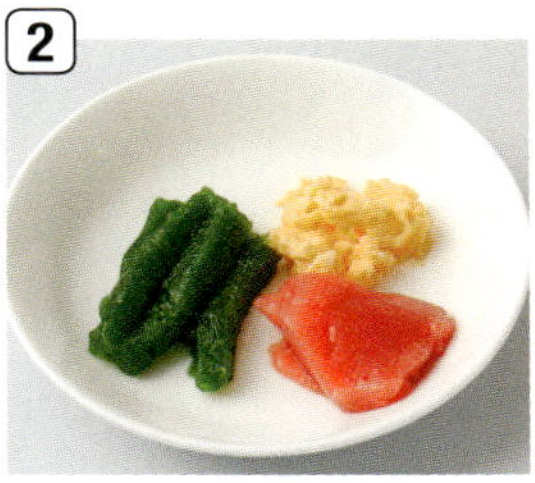

レンジ炒り卵、きゅうり・トマトのフレッシュムースは作りたてが基本なので作る。

冷やし中華たれ →

3

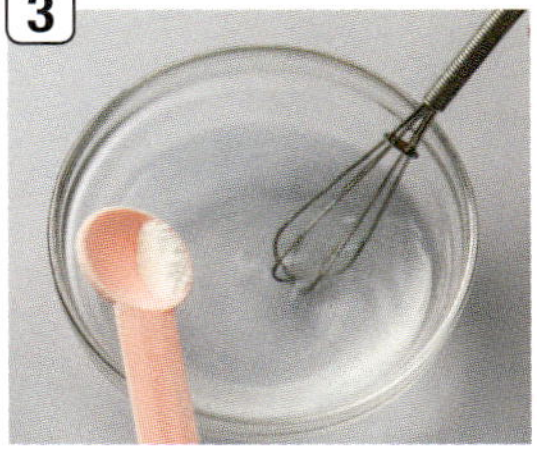

冷やし中華のたれを作る。水にトロミパワースマイルを入れてミニ泡立て器でかき混ぜトロミをつける。

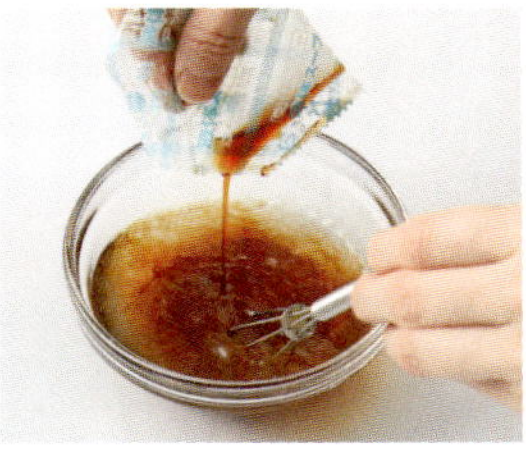

トロミがついたら**冷やし中華のたれ**を少しずつ加えながら、ミニ泡立て器で混ぜる。

コード4〜3 →

4

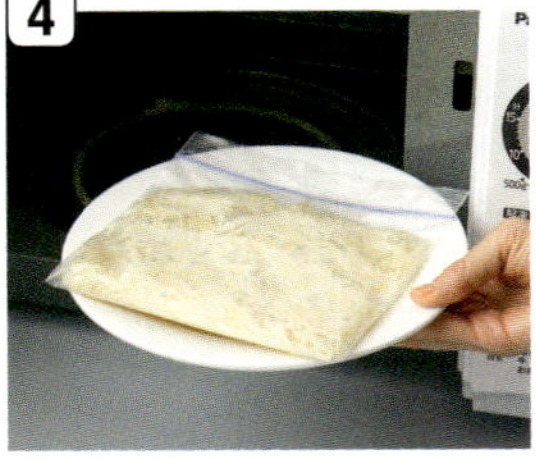

冷凍中華麺を500Wの電子レンジで片面30秒ずつ合計60秒加熱する。

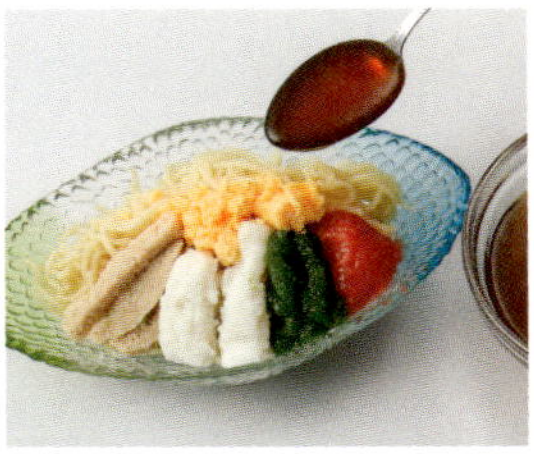

器に麺、**トッピング**を盛り、**冷やし中華のたれ**をかける。

コード2-2〜2-1 →

4

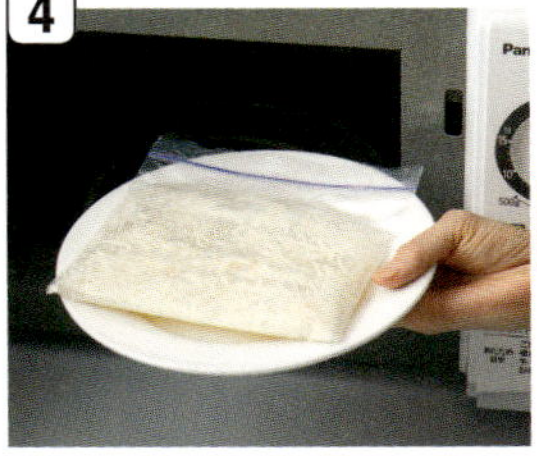

冷凍した米粒状のそうめんを500Wの電子レンジで片面30秒ずつ合計60秒加熱する。

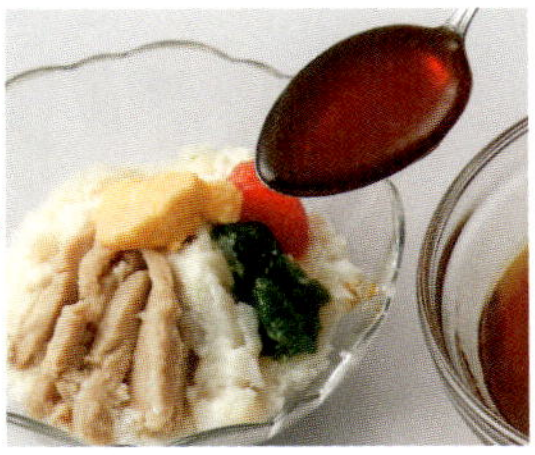

器に麺、**トッピング**を盛り、**冷やし中華のたれ**をかける。

コード4〜3

	エネルギー	たんぱく質	脂質	炭水化物	塩分
1人分	261kcal	13.9g	3.0g	38.0g	1.9g

コード2-2〜2-1

	エネルギー	たんぱく質	脂質	炭水化物	塩分
1人分	192kcal	11.6g	3.0g	26.0g	1.7g

つくり置きした食材がたまったらチャレンジしたい！

丼

Point! 「つくり置きごはん」があれば、「トロミ卵あん」や好みのムースを乗せて、おいしい丼が完成します！

安全においしく作るテクニック

冷凍ごはんの使い方

1

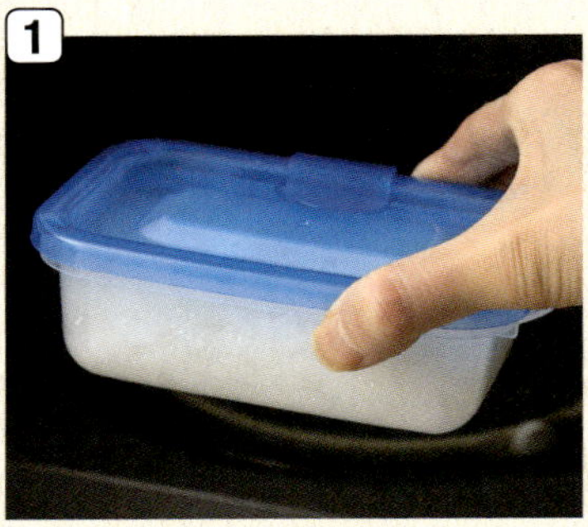

冷凍ゼラチン寒天ごはんを500Wの電子レンジで2〜3分加熱する。

2

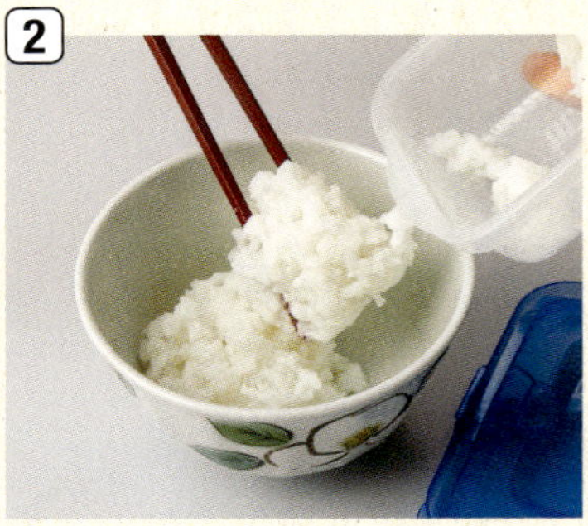

器に入れる。

冷凍ゼリー粥の使い方

※解凍後であれば、鍋で沸騰させて溶かし、器に流し入れてもOK。

1

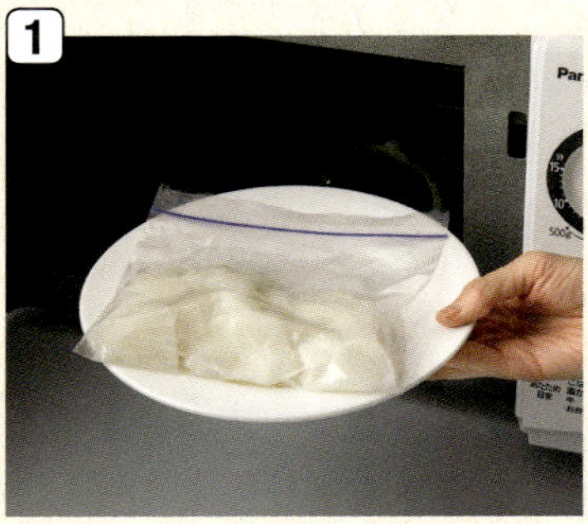

冷凍ゼリー粥を500Wの電子レンジで沸騰するまで加熱して溶かす。

2

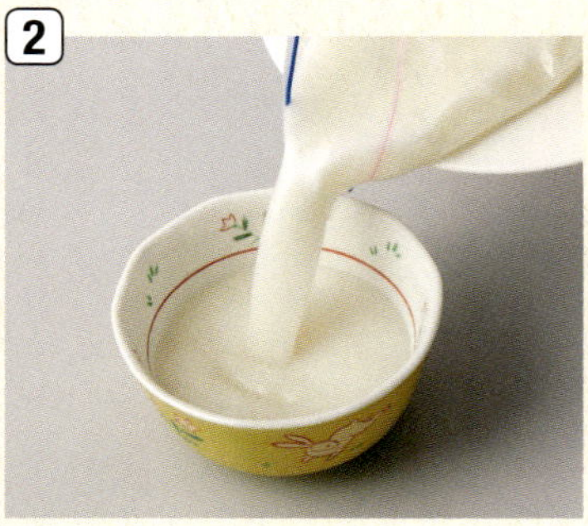

溶けたゼリー粥を熱々のうちに器に流し入れて固める。

※流し終わる前に固まった場合は、再加熱してやり直すと良い。

食べやすくする工夫

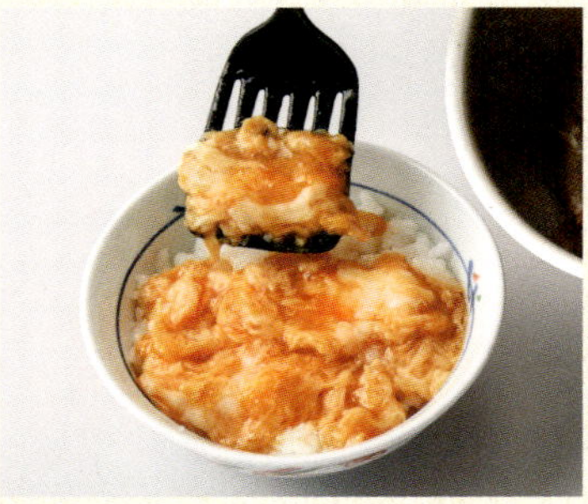

トロミ卵あん(P.95参照)をかけると、食べ物がまとまりやすくなり、のどごしも良くなり、食べやすくなる。

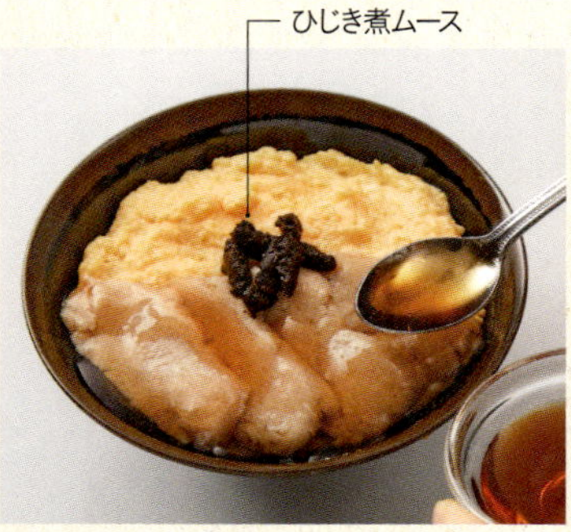

コード2-2〜2-1 は、刻みのりの代わりにひじき煮ムースや干ししいたけ煮ムースを用いるとよい(P.97参照)。

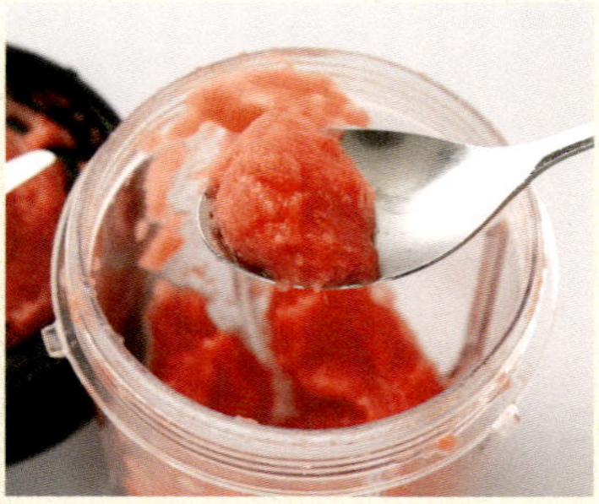

味アクセントになる紅ショウガは、ひと手間かけてムースにするとなめらかになり、食べやすくなる(P.99参照)。

親子丼や豚玉丼にも使える万能あん

トロミ卵あん

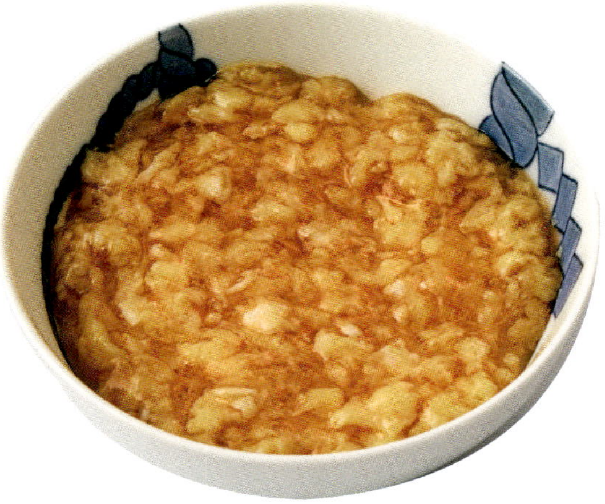

コード4～3　所用時間 10分

〈材料　1人分〉

●あん

- めんつゆ（そうめんつゆ程度に希釈）…50cc
- みりん…大さじ1
- 砂糖…大さじ1
- **水溶き片栗粉**…片栗粉（小さじ1/2）＋水（大さじ1）　←後で入れる

●トロミ卵

- 溶き卵…50g（1個分）
- 水溶き片栗粉…片栗粉（小さじ1/3）＋水（小さじ1）

コード2-2～2-1　所用時間 10分

〈材料　1人分〉

●あん

- めんつゆ（そうめんつゆ程度に希釈）…20cc
- 和風だし汁…80cc
- みりん…大さじ1
- 砂糖…大さじ1
- **トロミパワースマイル**…小さじ1　←後で入れる

●トロミ卵

- 溶き卵…25g（1/2個分）
- 水溶き片栗粉…片栗粉（小さじ1/4）＋水（小さじ1）

〈作り方〉

1

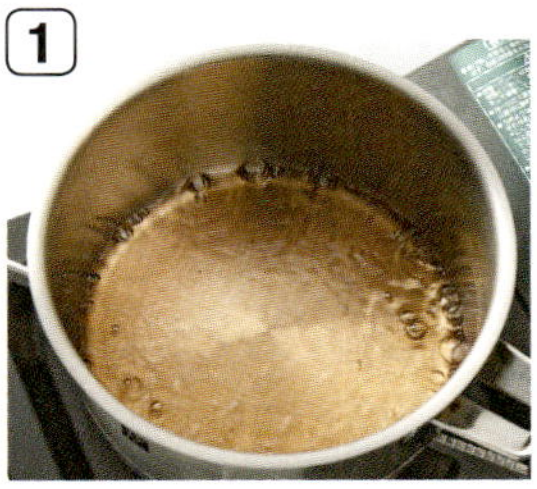

鍋に**水溶き片栗粉**や**トロミパワースマイル**以外の**あん**材料を入れ、沸騰させる。

2　コード4～3

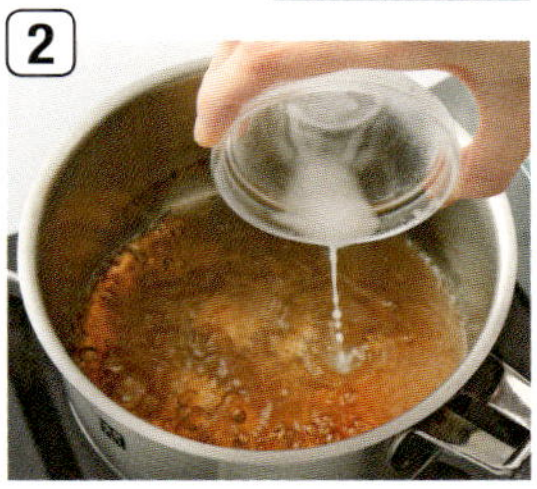

水溶き片栗粉を加えてトロミをつける。

コード2-2～2-1

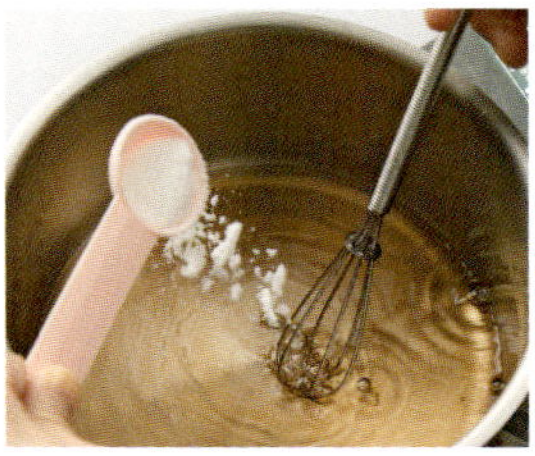

トロミパワースマイルを入れ、ミニ泡立て器でトロミをつける。

3

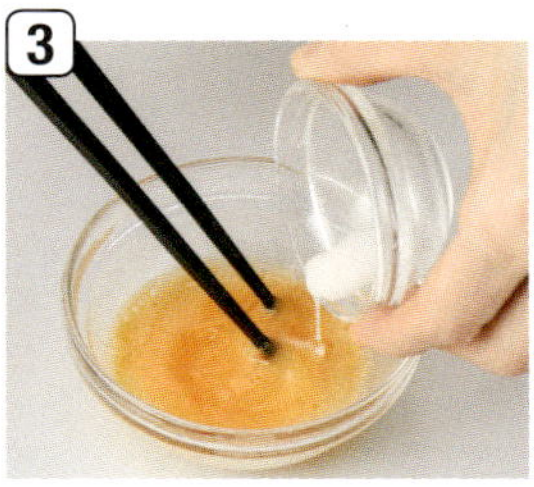

溶き卵に水溶き片栗粉を加えてかき混ぜる。

4

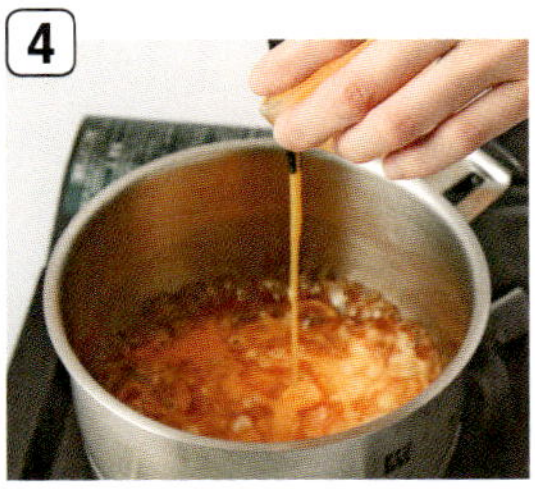

②に③を糸を引くように少しずつ加えて卵あんにする。

5

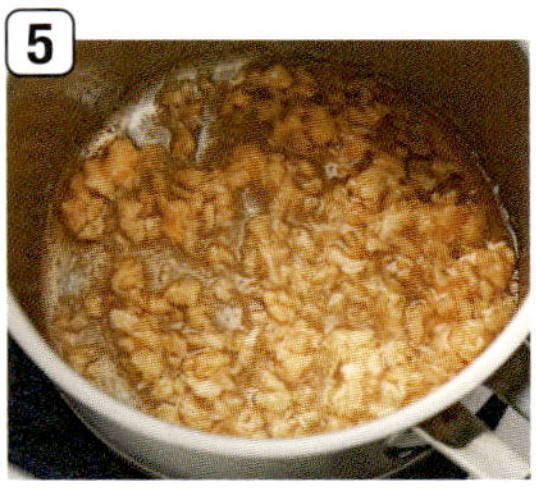

完成したら、ご飯の上に盛る。

食べ方

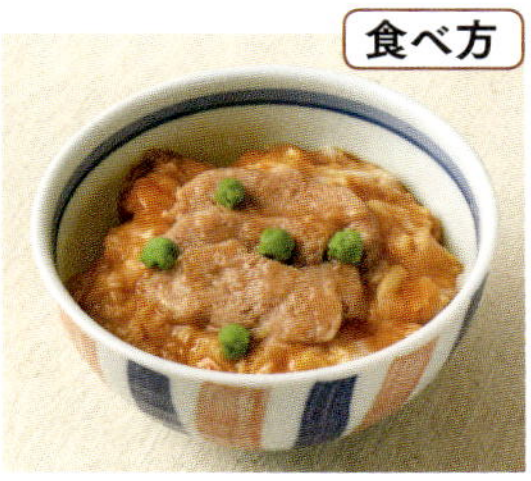

豚肉ムース（P.52参照）を乗せれば豚玉丼に。

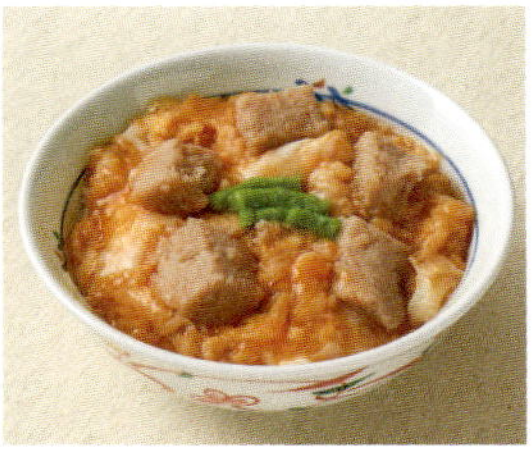

ひと口大の鶏肉ムースを乗せれば親子丼に（P.96参照）。

コード4～3

栄養価	エネルギー	たんぱく質	脂質	炭水化物	塩分
	180kcal	7.3g	5.2g	22.3g	1.8g

コード2-2～2-1

栄養価	エネルギー	たんぱく質	脂質	炭水化物	塩分
	127kcal	3.5g	2.6g	18.9g	0.9g

トロミあんで口当たりよく食べやすい

トロトロ卵の親子丼

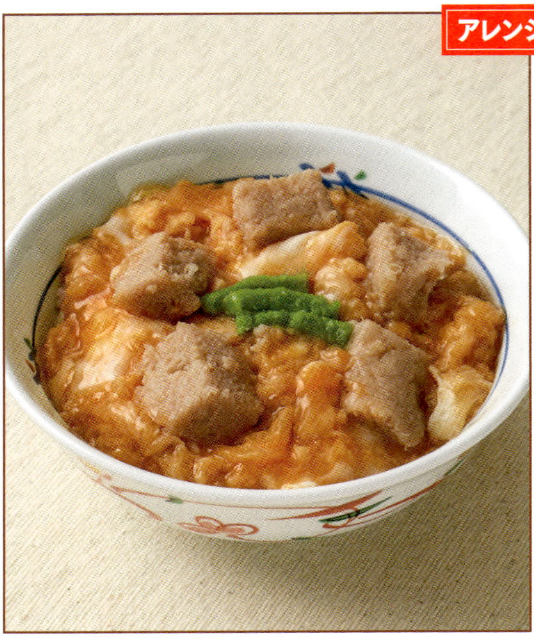

アレンジ

コード4～2-1 所用時間 20分

〈材料　1人分〉

●**トロミ卵あん**（P.95参照）…1人分

●**トッピング**

- 鶏肉ムース（P.52参照）…50g
- いんげんのムース（P.40参照）…15g

●**ごはん**

コード4～3

ゼラチン寒天ごはん（P.76参照）…150g

コード2-2～2-1

ゼリー粥（P.75参照）…150g

〈作り方〉

コード4～3

1

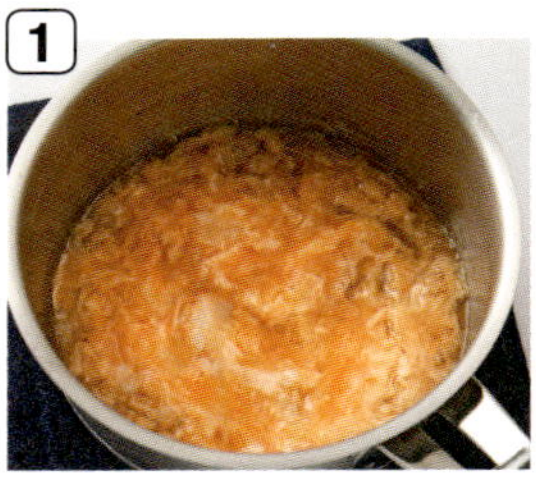

トロミ卵あんを作る（P.95参照）。

2

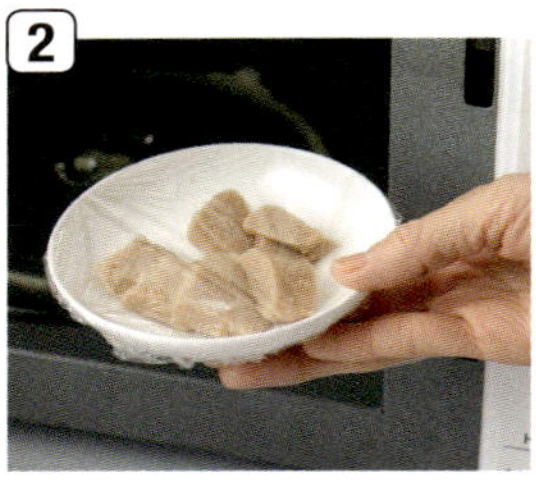

冷蔵庫で鶏肉ムースを自然解凍し、500Wの電子レンジで15秒温める。

3

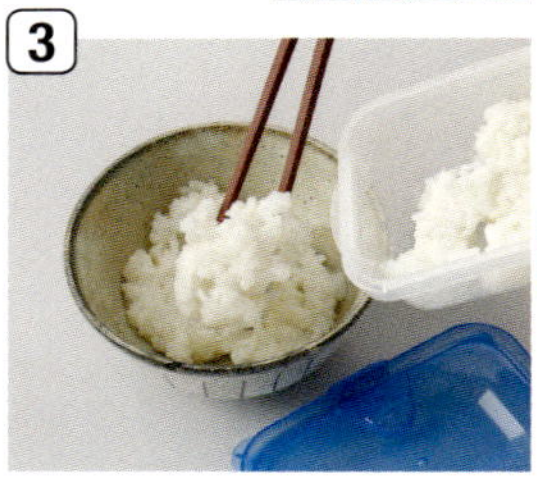

冷凍ゼラチン寒天ごはんを500Wの電子レンジで2～3分加熱し、器に盛る。

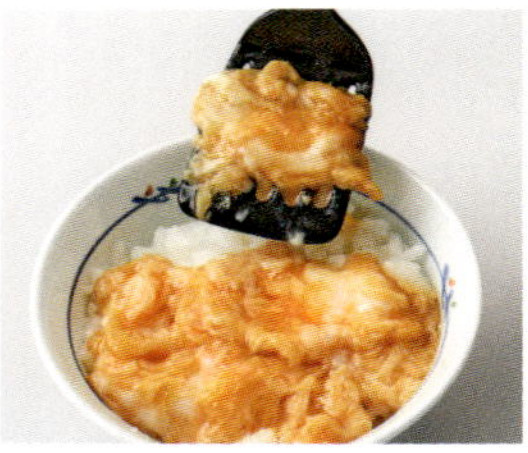

ゼラチン寒天ごはんを器に盛り、**トロミ卵あん**を盛る。

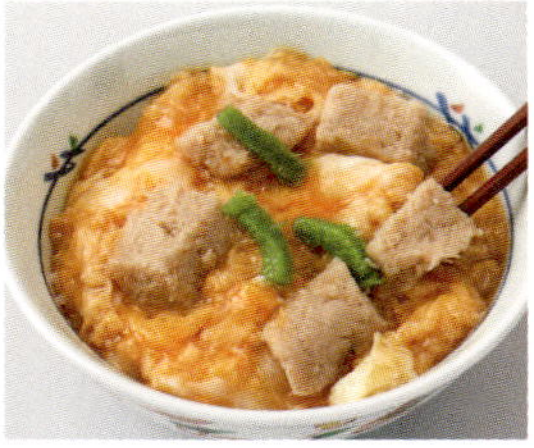

鶏肉ムースといんげんのムースを盛る。

コード2-2～2-1

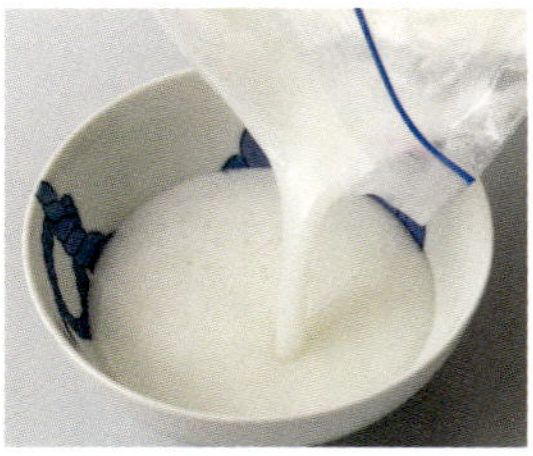

冷凍ゼリー粥を電子レンジで沸騰するまで加熱し、器に流し入れて固める。

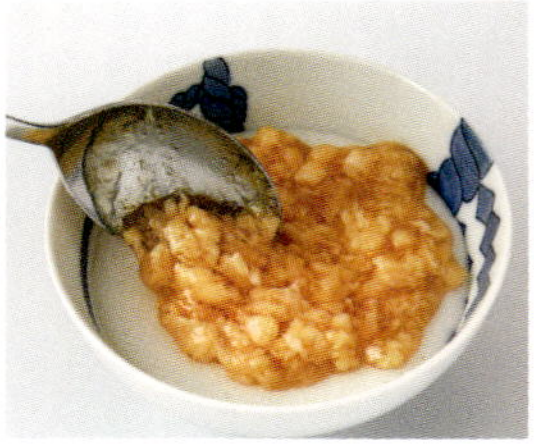

ゼリー粥を器に盛り、**トロミ卵あん**を盛る。

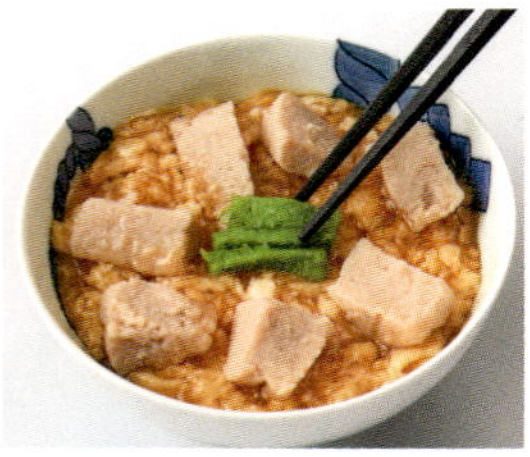

鶏肉ムースといんげんのムースを盛る。

コード4～3

	エネルギー	たんぱく質	脂質	炭水化物	塩分
1人分	398kcal	17.3g	8.5g	56.8g	2.1g

コード2-2～2-1

	エネルギー	たんぱく質	脂質	炭水化物	塩分
1人分	310kcal	12.6g	5.8g	45.5g	1.2g

肉と卵の２色コンビで彩り良くたん白質を摂取

2色丼

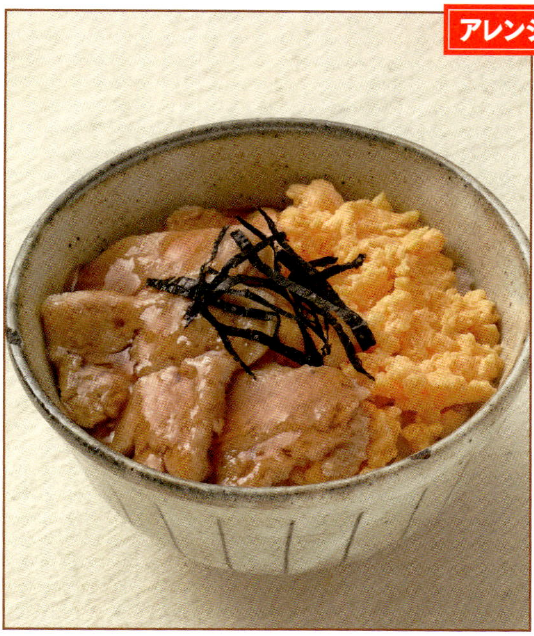

アレンジ

コード4～2-1 所用時間 20分

〈材料　1人分〉

●トッピング

- 牛(豚)肉ムース(P.52参照)…40g
- レンジ炒り卵(P.33参照)…30g

コード4～3

- 細切りのり…少々

コード2-2～2-1

- ひじき煮ムース(P.46参照)…小さじ1

●たれ

- めんつゆ…大さじ1
- 水…大さじ1
- 砂糖…小さじ1
- トロミパワースマイル…小さじ1/3

●ごはん

コード4～3

- ゼラチン寒天ごはん(P.76参照)…150g

※冷凍のお粥(P.74参照)でもよい

コード2-2～2-1

- ゼリー粥(P.75参照)…150g

〈作り方〉

1

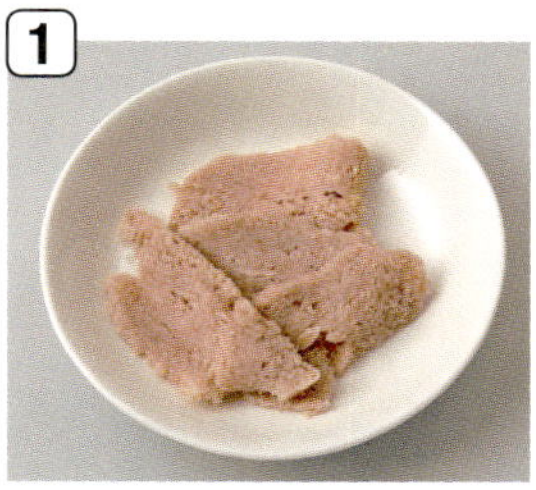

牛(豚)肉ムースは冷蔵庫に移し、半解凍のうちに食べやすい大きさに切る。

2

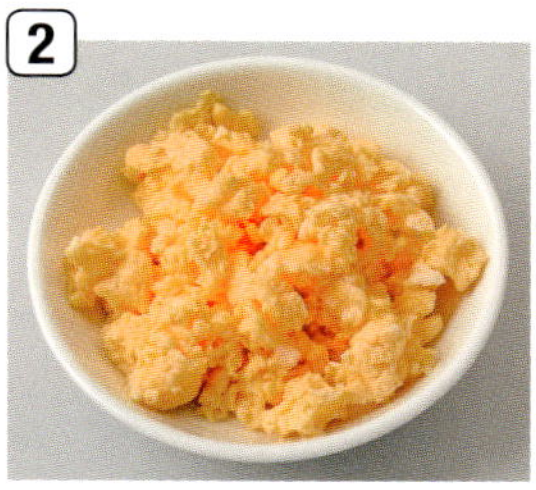

レンジ炒り卵(P.33参照)はできたてが基本なので作る。

3 たれ

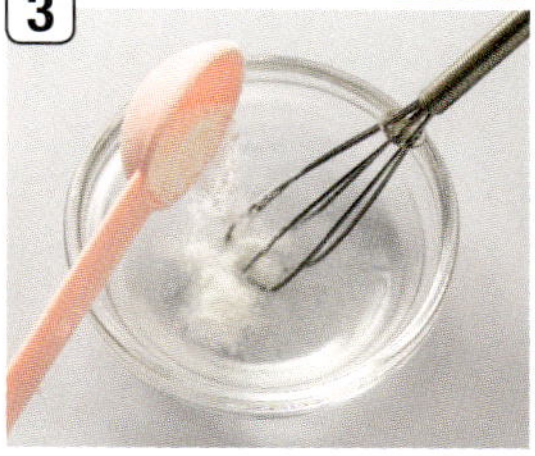

水、砂糖、トロミパワースマイルを混ぜてトロミをつける。

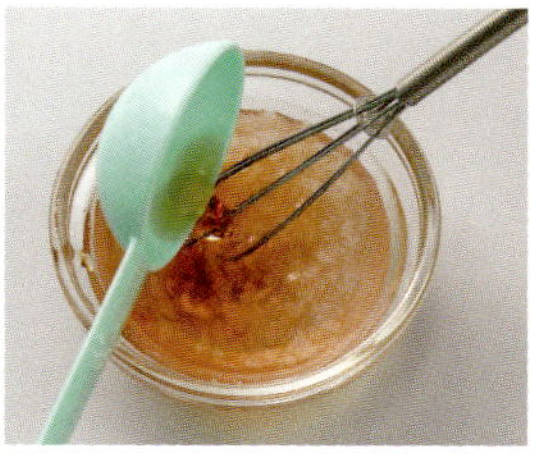

トロミがついたら、めんつゆを加えて混ぜる。

4 コード4～3

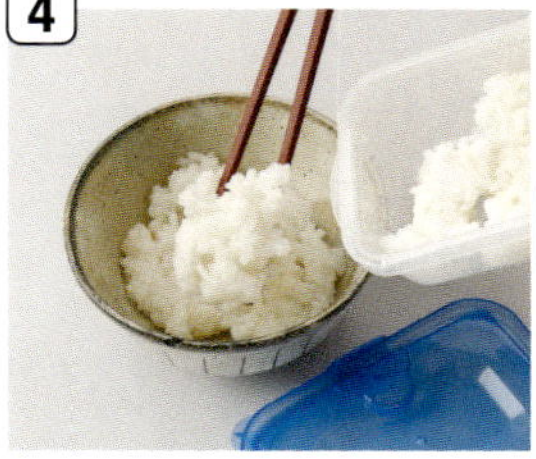

冷凍ゼラチン寒天ごはんを500Wの電子レンジで2～3分加熱し、器に盛る。

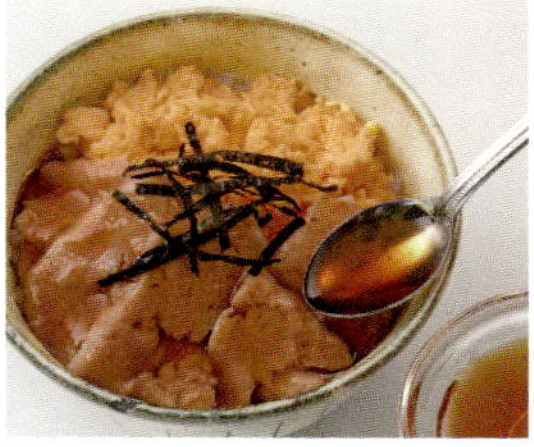

トッピングを盛り、たれをかける。

コード2-2～2-1

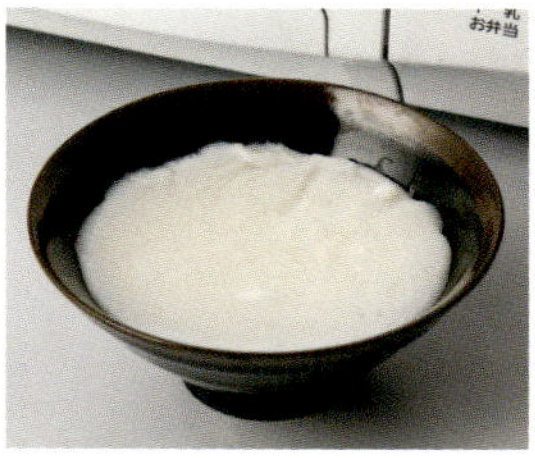

冷凍ゼリー粥を電子レンジで沸騰するまで加熱し、器に流して固める。

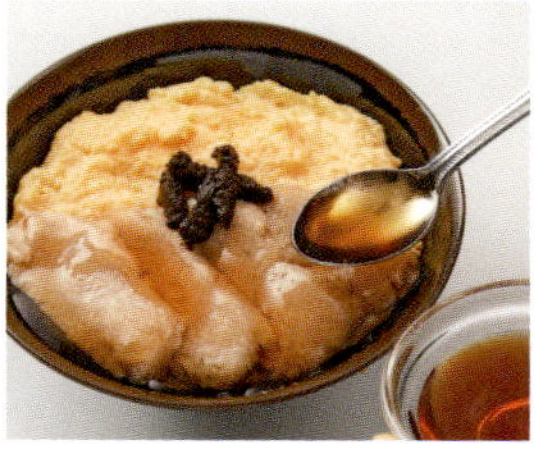

トッピングを盛り、**たれ**をかける。

コード4～3

1人分	エネルギー	たんぱく質	脂質	炭水化物	塩分
	357kcal	8.4g	17.1g	38.0g	0.9g

コード2-2～2-1

1人分	エネルギー	たんぱく質	脂質	炭水化物	塩分
	321kcal	7.3g	16.8g	31.4g	0.9g

やわらか牛肉とゼラチン寒天ごはんに
しみたたれが旨い

牛丼

アレンジ

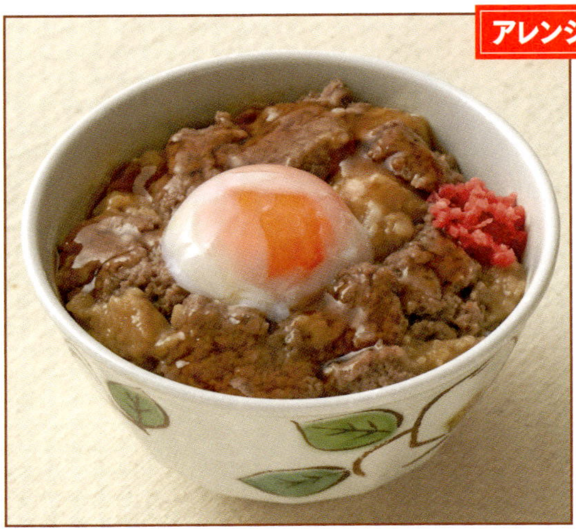

コード4〜3 所用時間 20分

〈材料　1人分〉

●トッピング

- 牛肉ムース(P.52参照)(薄切りで使用)…50g
- 炒め玉ねぎムース(P.43参照)…20g
- 温泉卵(P.34参照)…1個
- 紅ショウガ…10g

●たれ

- 水…大さじ2
- 砂糖…大さじ1/2
- トロミパワースマイル…小さじ1/2
- しょうゆ…大さじ1
- みりん…大さじ1

●ごはん

- ゼラチン寒天ごはん(P.76参照)…150g
  (冷凍のお粥(P.74参照)でもよい)

〈作り方〉

1

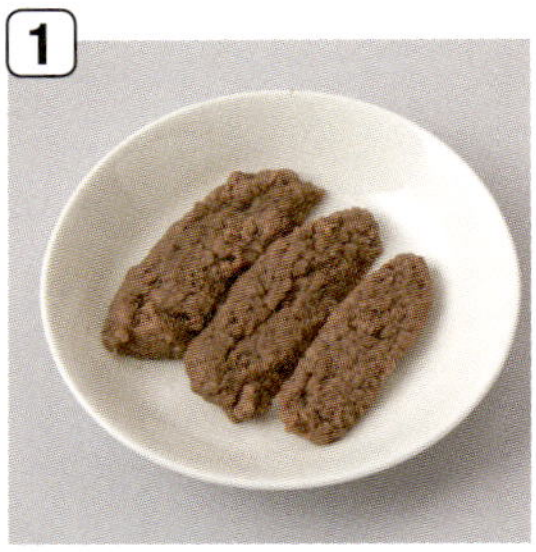

牛肉ムースは冷蔵庫に移し、半解凍のうちに薄切りにしておく。

2

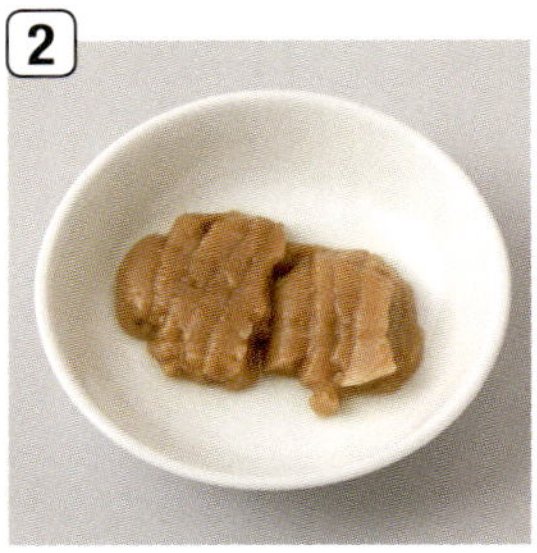

炒め玉ねぎムースは食べやすい大きさに切っておく。

紅ショウガ

3

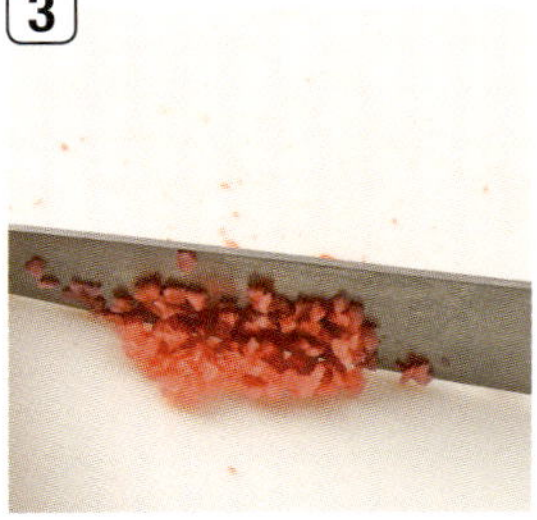

紅ショウガはみじん切りにする。

たれ

4

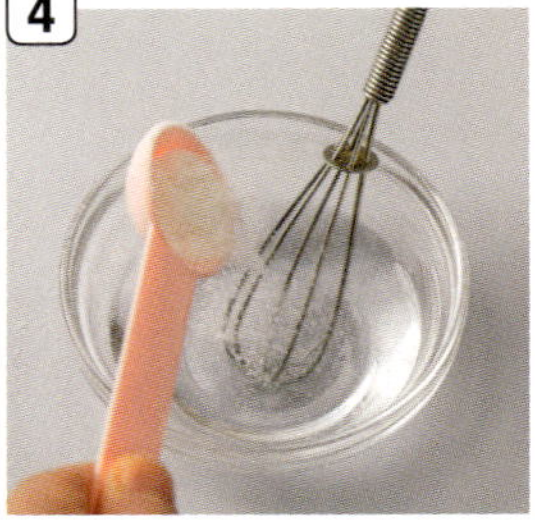

たれを作る。器に水、砂糖、トロミパワースマイルを入れてミニ泡立て器で混ぜ、トロミをつける。

→

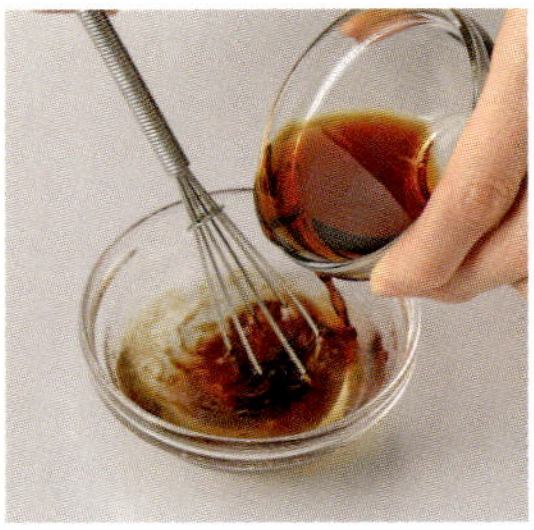

トロミがついたら、しょうゆ、みりんを加えてミニ泡立て器で混ぜる。

5

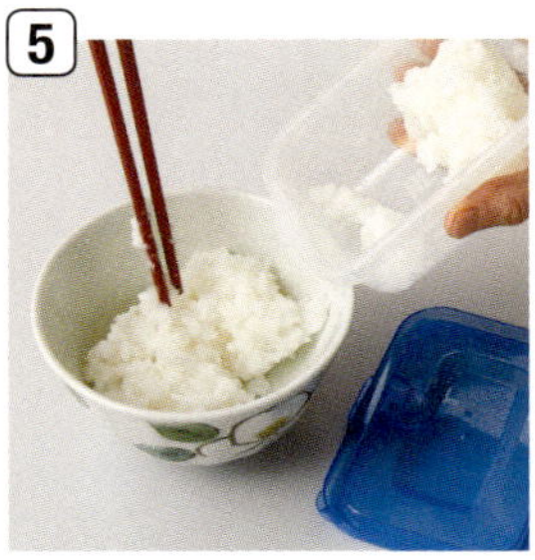

冷凍ゼラチン寒天ごはんを500Wの電子レンジで2〜3分加熱し、器に盛る。

6

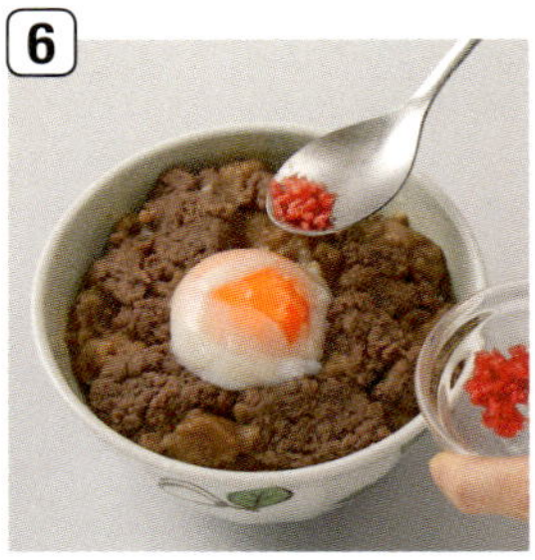

トッピングを盛る。

7

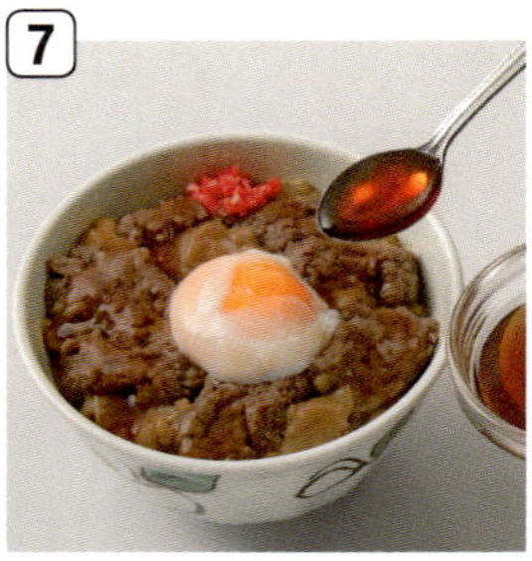

たれをかける。

コード4〜3

1人分	エネルギー	たんぱく質	脂質	炭水化物	塩分
	491kcal	13.1g	26.3g	43.2g	2.1g

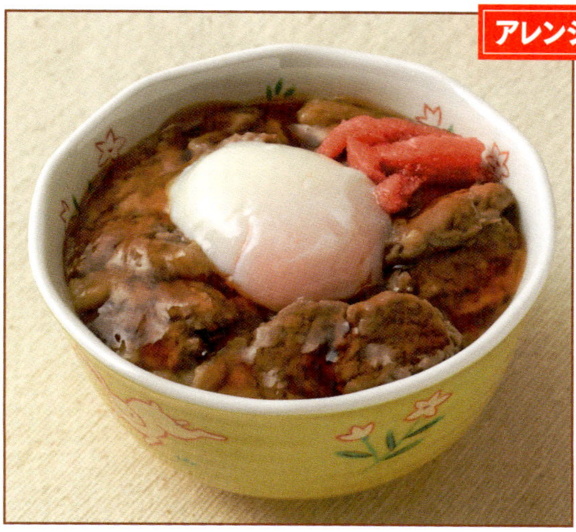

アレンジ

コード2-2～2-1

所用時間 35分

〈材料　1人分〉

●**トッピング**

- 牛肉ムース（P.52参照）（薄切りで使用）…50g
- 炒め玉ねぎムース（P.43参照）…20g
- 温泉玉子（P.34参照）…1個

●**紅ショウガムース**

- 紅ショウガ…30g
- 水…大さじ1
- ミキサーゲル…小さじ1/2

（ミキサーにかけやすい分量で作る）

●**ごはん**

- ゼリー粥（P.75参照）…150g

●**たれ**…（P.98参照）

〈作り方〉

紅ショウガムース

1

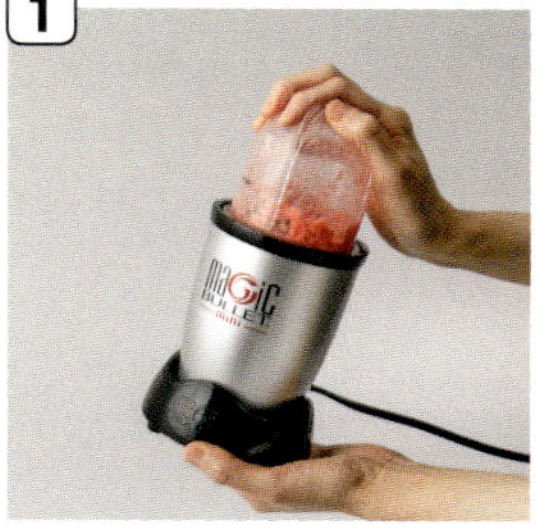

紅ショウガムース作る。ミキサーカップに紅ショウガと水を入れ、30秒攪拌する。

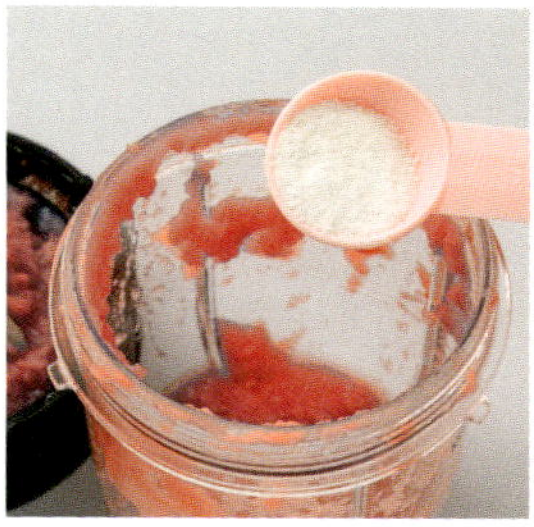

ミキサーゲルを入れ、スプーンで全体を混ぜ、60秒なじませる。

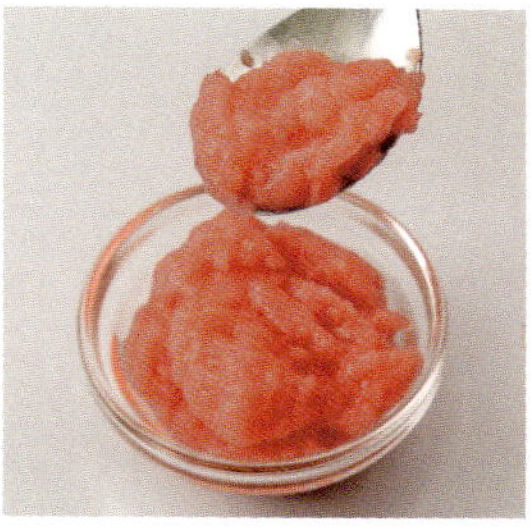

ミキサーで60秒攪拌し、なめらかなムースにする。器に流し入れて冷蔵庫で30分以上冷やし固める。

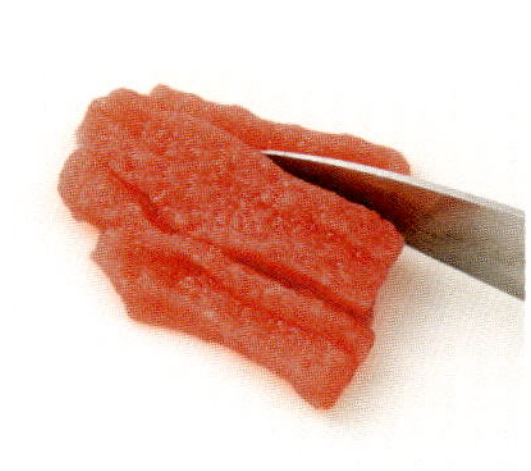

紅ショウガムースを細切りにする。

2

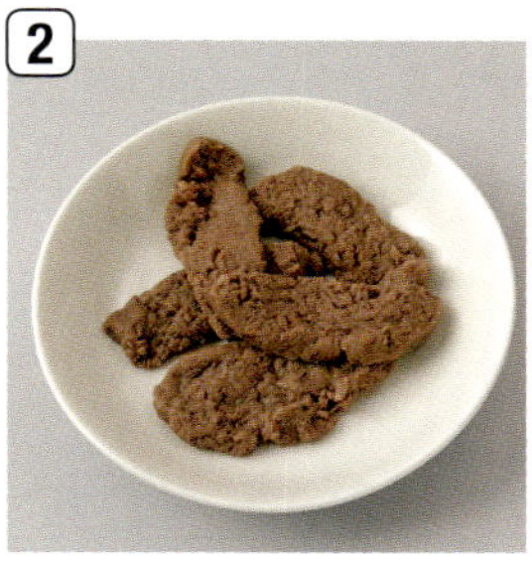

牛肉ムースは冷蔵庫に移し、半解凍のうちに薄切りにしておく。

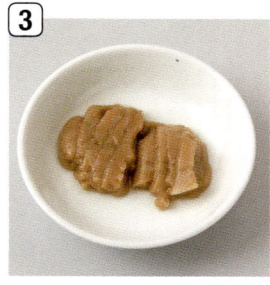

3

炒め玉ねぎムースは食べやすい大きさに切っておく。

4

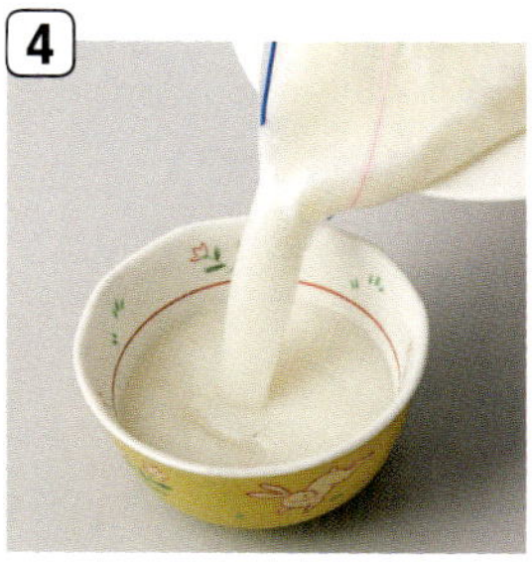

冷凍ゼリー粥を電子レンジで沸騰するまで加熱し、器に流し入れて固める。

5

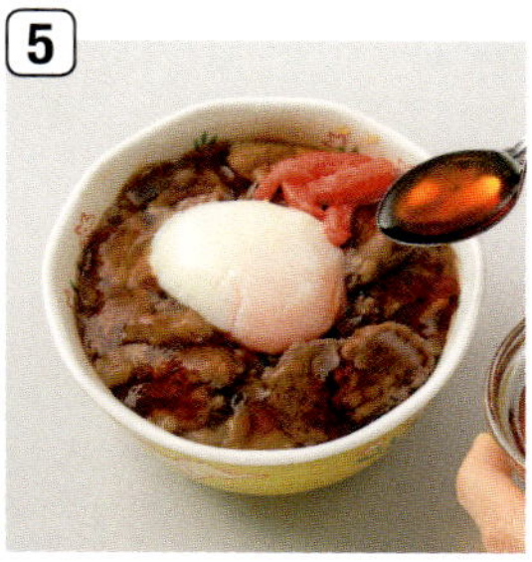

4にトッピング、彩りに適量の**紅ショウガムース**を盛り、**たれ**をかける。

〈Point〉2～4は紅ショウガを冷やす間に作業するとスムーズ。

コード 2-2～2-1

1人分	エネルギー	たんぱく質	脂質	炭水化物	塩分
	456kcal	12.4g	26.2g	35.6g	2.1g

ルゥやあんのトロミで食材を食べやすく、飲み込みやすく

シチュー、スープ

Point! 市販のルゥやスープの素を活用する。

クリームシチュー

アレンジ

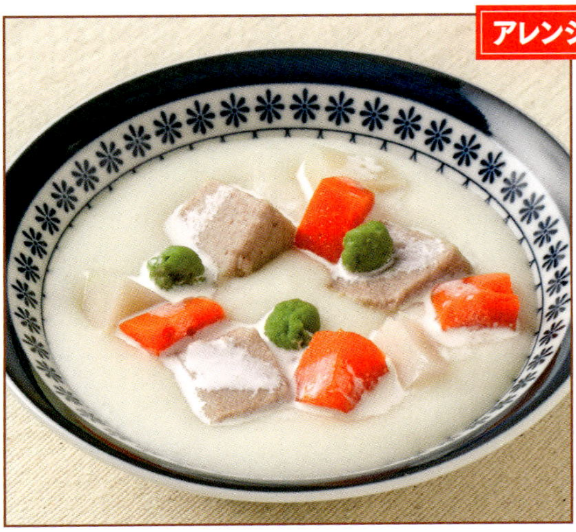

コード4～2-1 所用時間 15分

〈材料　1人分〉

クリームシチュールゥ(ハウス食品)…1個(23g)
熱湯…150cc
牛乳…30cc

●トロミ剤

- コード4～3
  - トロミパワースマイル…小さじ1/2
- コード2-2～2-1
  - トロミパワースマイル…小さじ1

●トッピング

- 好みの肉ムース(P.52～54参照)…30g
- グリンピースのムース(P.40参照)…各15g
- にんじんのムース(P.38参照)…各15g
- カリフラワーのムース(P.42参照)…各15g
- ポーションミルク…1個(5cc)

〈作り方〉

1
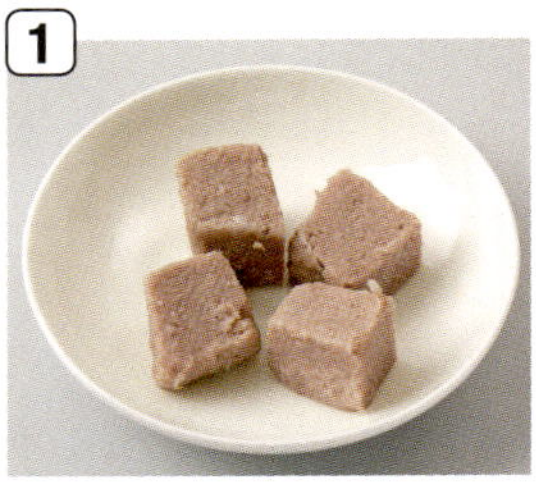
肉ムースは冷蔵庫で自然解凍し、半解凍のうちに食べやすい大きさに切る。

2
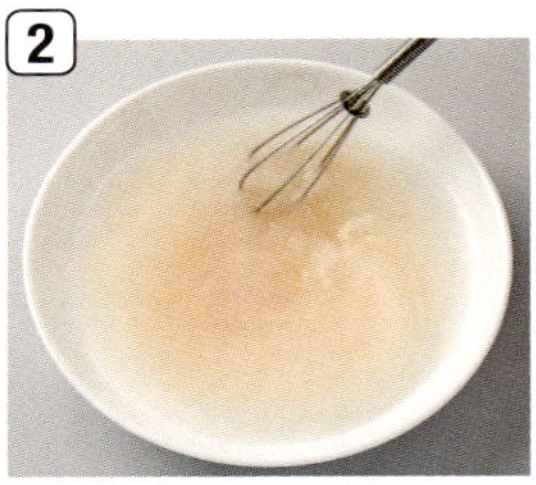
底が広めな浅めの耐熱容器にクリームシチューのルゥを入れ、湯を注いで溶かす。

3
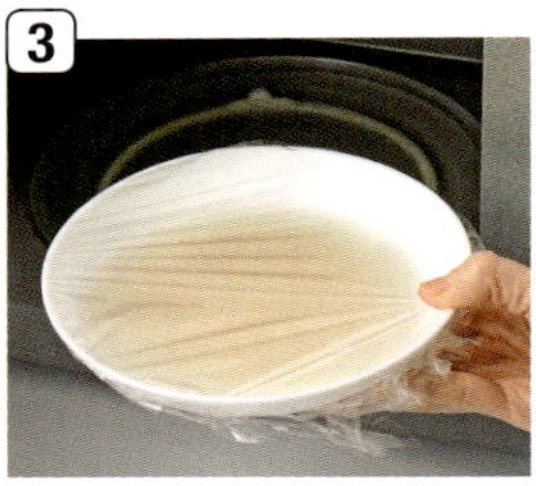
ラップをかけて500Wの電子レンジで沸騰するまで90秒以上加熱する。

4
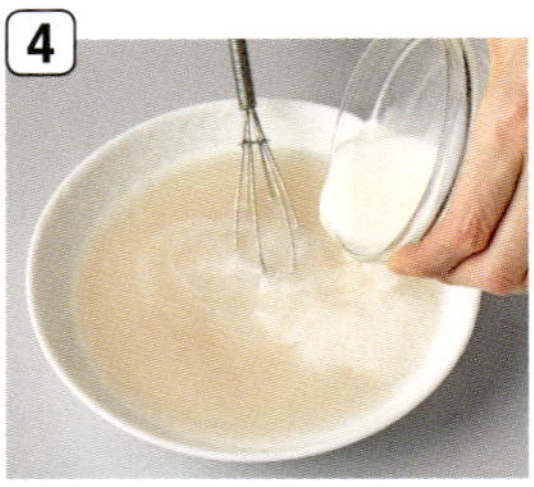
牛乳を加えて混ぜる。

5
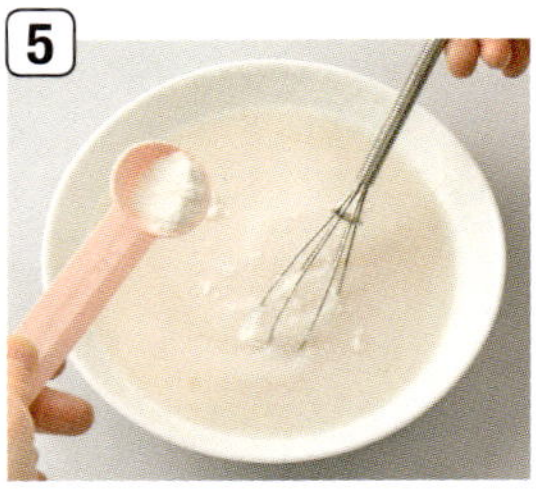
トロミパワースマイルを入れ、ミニ泡立て器で混ぜる。

6
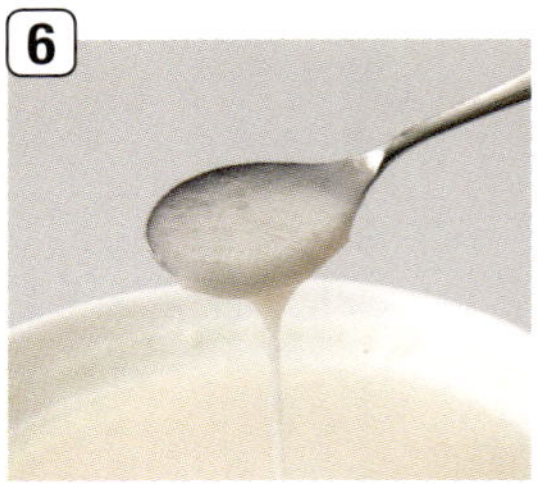
トロミをつける。

7
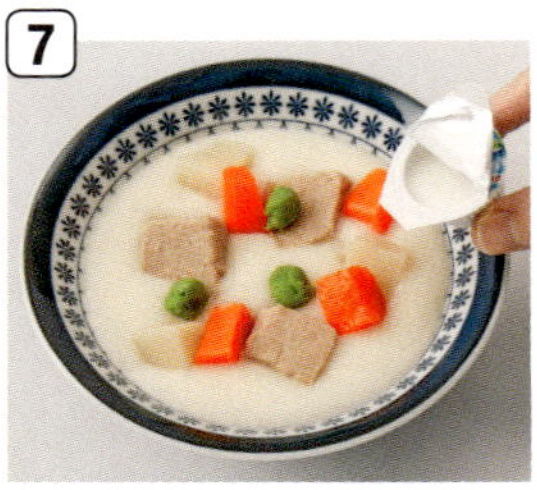
器に6を入れ、肉ムース、野菜ムースを盛り、ポーションミルクをかける。

〈MEMO〉
2～6の行程を鍋で加熱して行っても良い。

1人分 ▶ エネルギー 223kcal　たんぱく質 8.4g　脂質 12.0g　炭水化物 19.5g　塩分 2.5g

ハヤシライス

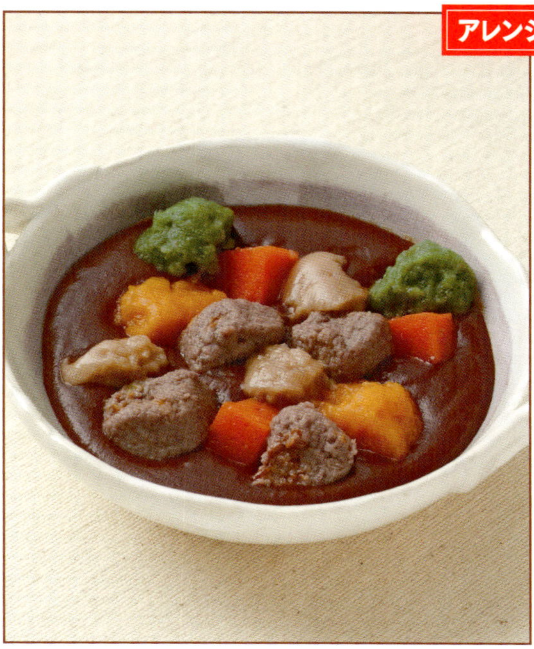

アレンジ

コード4〜2-1

所用時間 15分

〈材料　2人分〉

ハヤシライスルゥ(ハウス食品)…1個(25g)

熱湯…150cc

●トロミ剤

- コード4〜3
  - トロミパワースマイル…小さじ1/2
- コード2-2〜2-1
  - トロミパワースマイル…小さじ1

●トッピング

- 牛肉ムース(P.52参照)…30〜40g
- ブロッコリーのムース(P.40参照)
- かぼちゃのムース(P.44参照)
- 炒め玉ねぎのムース(P.43参照)
- にんじんのムース(P.38参照)

（ブロッコリー〜にんじんのムース）…各30g

やわらかピラフ(P.82参照)…1食分(150g)

〈MEMO〉
3〜5の行程を鍋で加熱して行っても良い。

〈作り方〉

1

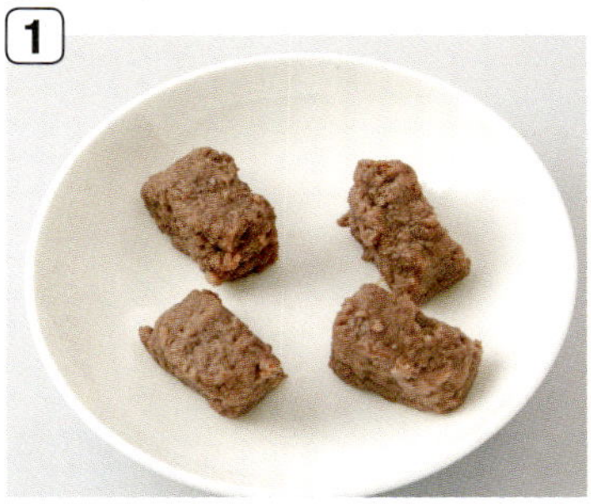

肉ムースは冷蔵庫で自然解凍し、半解凍のうちに食べやすい大きさに切る。

2

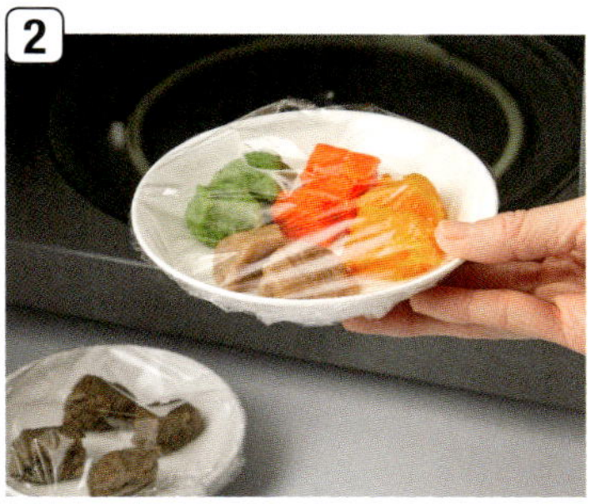

1と野菜ムースを食べやすい大きさに切って、500Wの電子レンジでラップをかけて10秒加熱する。

3

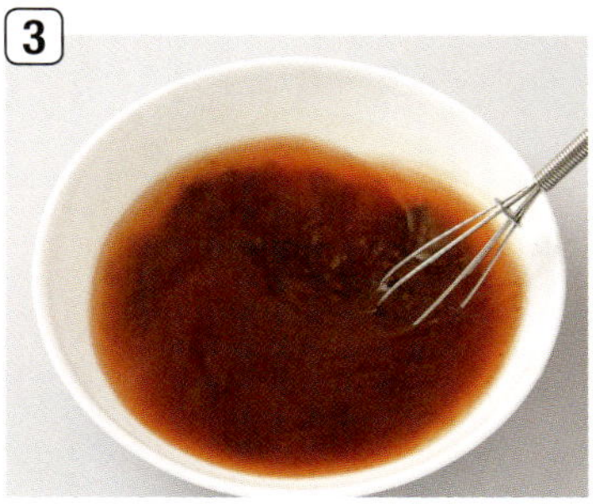

底が広めで朝い耐熱容器にハヤシライスのルゥを入れ、湯を注いでそのまま5分置き、ミニ泡立て器でよく溶かす。

4

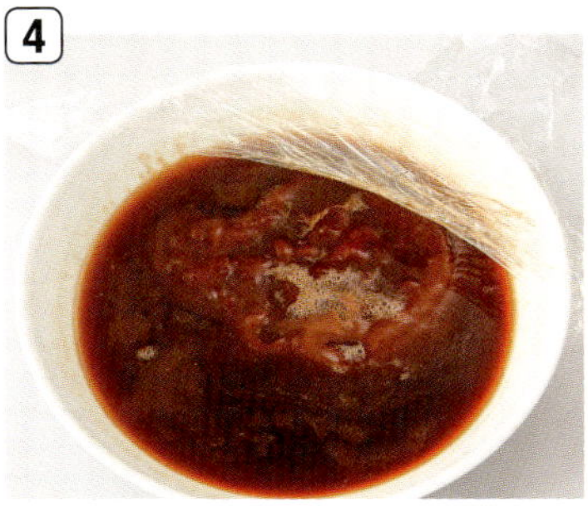

ラップをかけて500Wの電子レンジで沸騰するまで60秒以上加熱する。

5

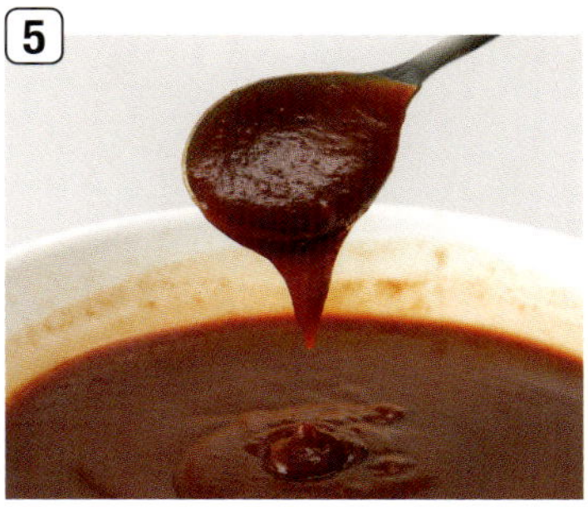

4にトロミパワースマイルを加え、ミニ泡立て器で混ぜてトロミをつける。

6

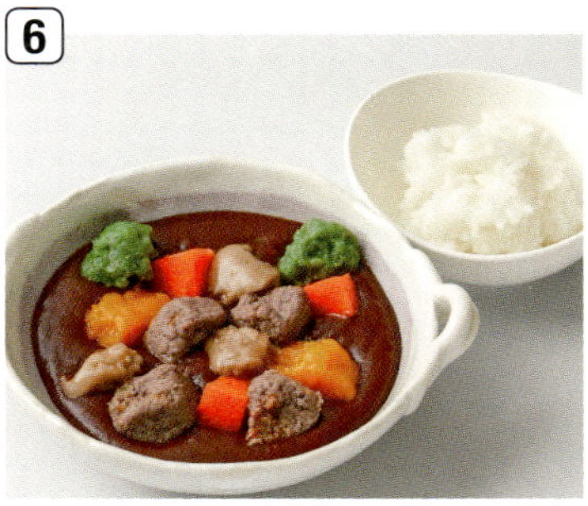

器に5を盛り、2を**トッピング**する。やわらかピラフを添えて食べる。

	エネルギー	たんぱく質	脂質	炭水化物	塩分
1人分	189kcal	3.1g	12.6g	14.1g	1.8g
＋ピラフ 1人分	318kcal	5.1g	13.6g	40.1g	2.0g

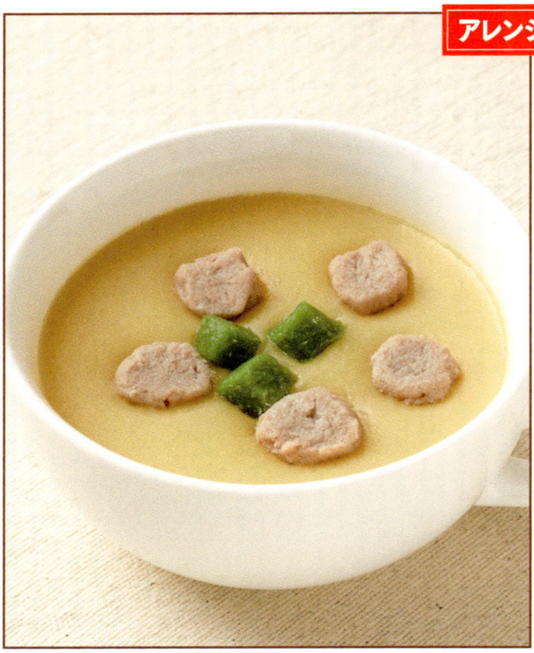

アレンジ

温かくても、冷たくてもおいしい

食べるスープ

コード4～2-1　所用時間 15分

〈材料　1人分〉

コーンクリームカップスープ(味の素)…1袋(17.6g)
※ポタージュ、完熟トマトなども同様

湯…150cc

ホット&ソフト…小さじ1/2

●トッピング

- 好みの肉ムース(P.52～54参照)…30g
- いんげんのムース(P.40参照)…10g

〈MEMO〉
3～6の行程を鍋で加熱して行っても良い。

〈作り方〉

1
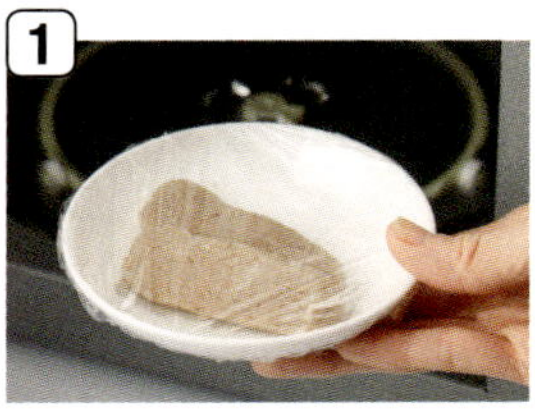
肉ムースは冷蔵庫で自然解凍し、500Wの電子レンジでラップをかけて10秒加熱する。

2
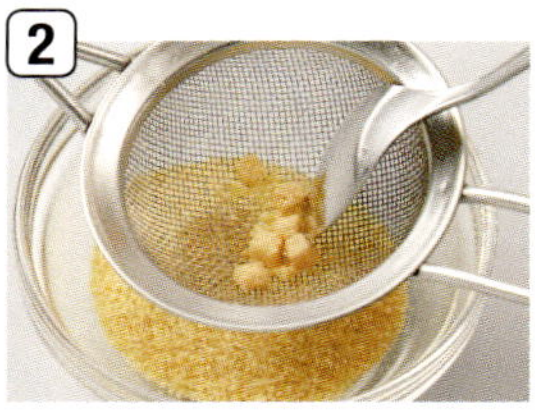
コーンクリームスープのクルトンを取り除く。
※クルトンは使わない

3
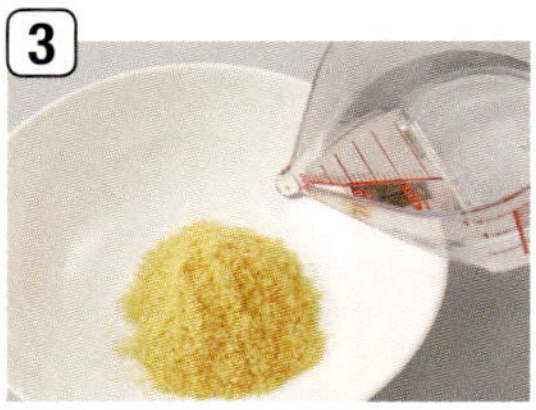
底が広めの耐熱容器にコーンクリームスープを入れ、湯で溶かす。

4
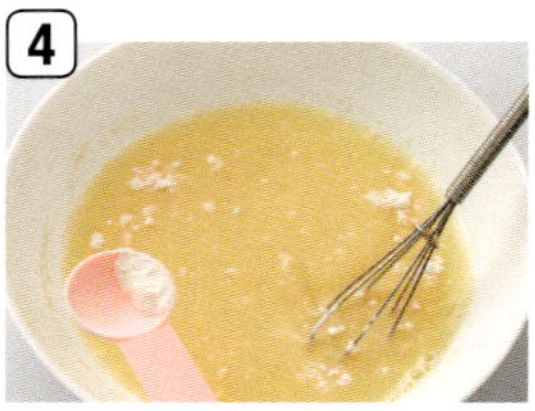
ホット&ソフトを入れてミニ泡立て器で混ぜる。

5
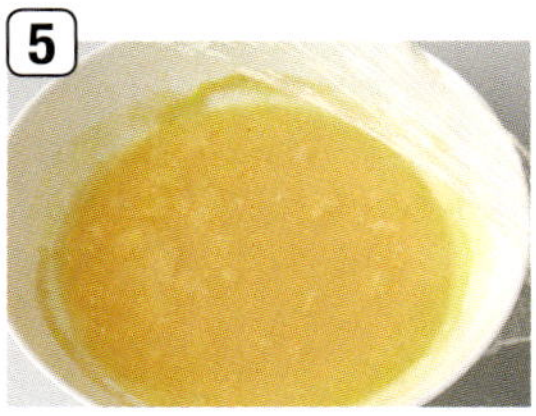
ラップをかけて500Wの電子レンジで30秒以上、沸騰するまで(80℃以上になるまで)加熱する。

6
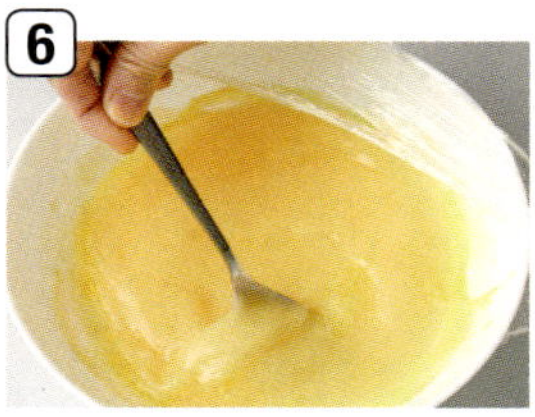
加熱ムラを無くすためによくかき混ぜる。

7
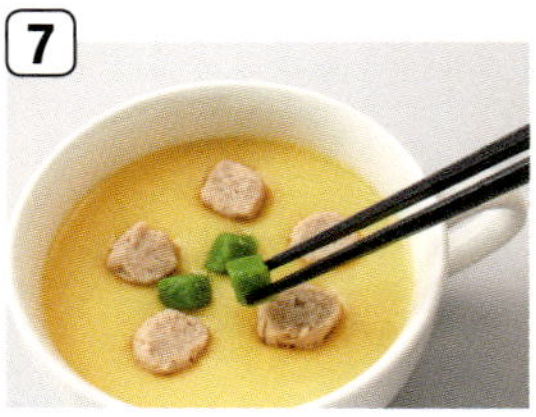
温かいとトロミ状のスープに肉ムースと野菜ムースをトッピングする。

アレンジ
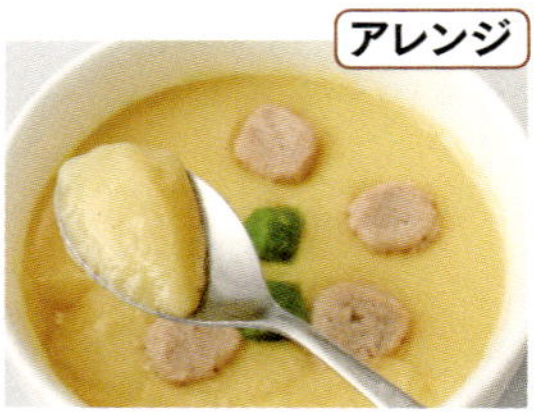
冷たく食べるときは、冷蔵庫で冷やしてプリン状にすると良い。

1人分　エネルギー 129kcal　たんぱく質 6.0g　脂質 4.2g　炭水化物 15.8g　塩分 1.4g

カロリーアップの工夫

作り方6で加熱ムラを無くすためによく混ぜたら、ニュートリコンクを20cc(またはエナップを大さじ1/2)を加えてかき混ぜる。

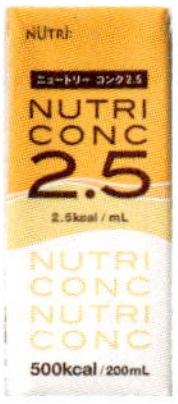

『ニュートリコンク2.5』
10cc加えるだけで25kcalアップ。
〈問い合わせ先〉
ニュートリー
0120-200-181

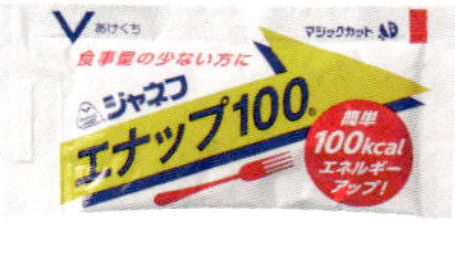

『ジャネフ エナップ100』
1袋(16g)あたり100kcal。
〈問い合わせ先〉
キユーピー
☎03-3300-0211

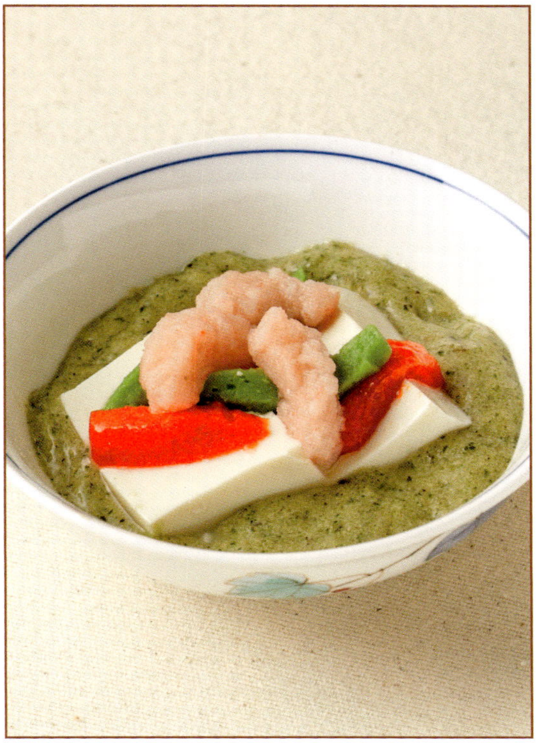

豆腐の良質な植物性たんぱく質を
トロミ卵ソースで食べやすく

豆腐あんかけ中華スープ

コード4～2-1　所用時間 15分

〈材料　1人分〉

ふんわりたまごスープ(味の素)…1/2袋(3.4g)
湯…75cc
絹ごし豆腐…1/4丁(75g)

●トロミ剤

コード4～3
トロミパワースマイル…小さじ1
コード2-2～2-1
トロミパワースマイル…小さじ1と1/2

●トッピング

エビのムース(P.68参照)…20g
グリンピースのムース(P.40参照)…15g
パプリカのムース(P.37参照)…15g

〈作り方〉

1

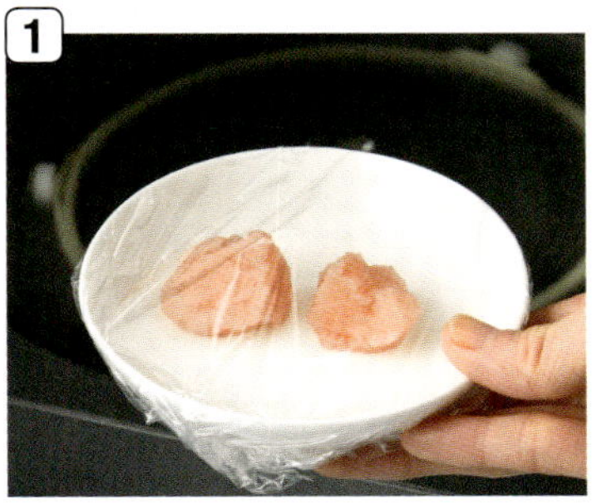

エビのムースは冷蔵庫で自然解凍し、500Wの電子レンジでラップをかけて10秒加熱する。

2

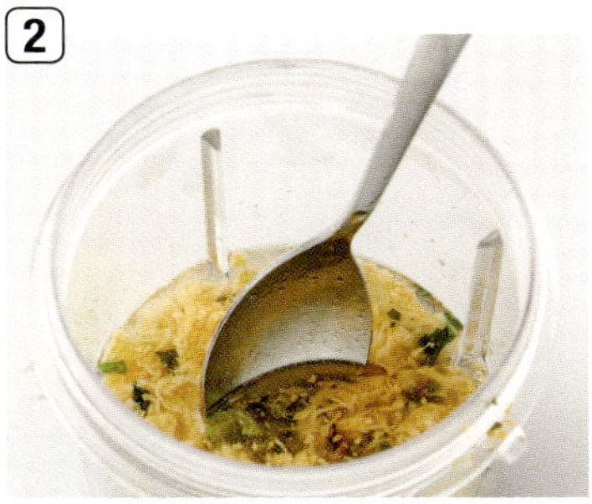

ミキサーカップにスープと湯を入れ、かき混ぜる。60秒ほど置いて具をふやかす。

3

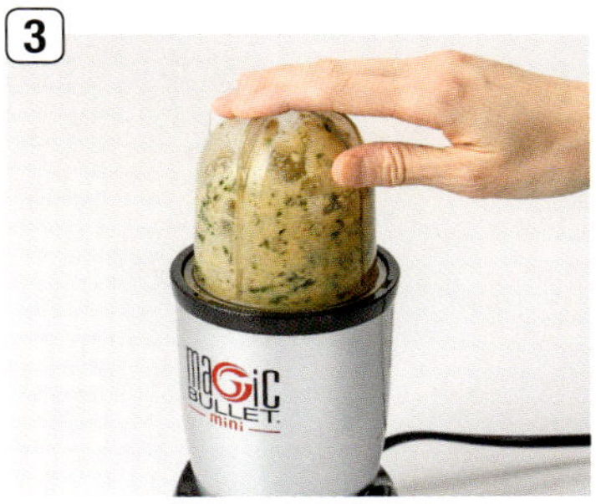

ミキサーで20秒ほど攪拌する。

4

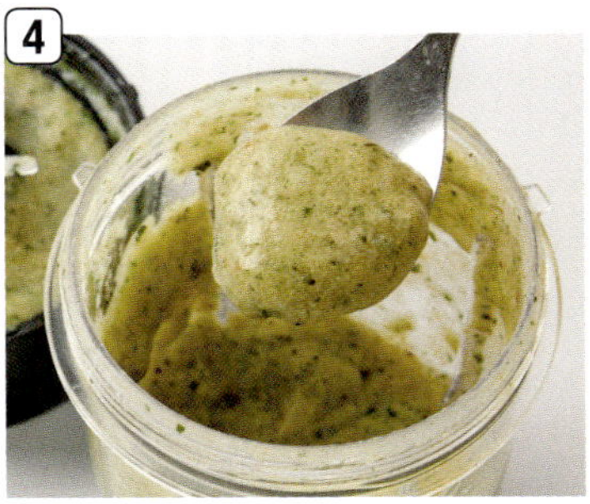

3にトロミパワースマイルを加えてミキサーで20秒攪拌する。

5

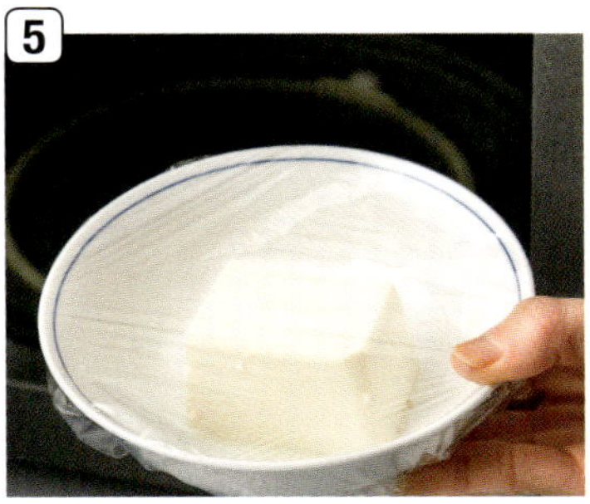

1/4に切った絹ごし豆腐を耐熱容器に入れ、ラップをして500Wの電子レンジで30秒加熱する。

6

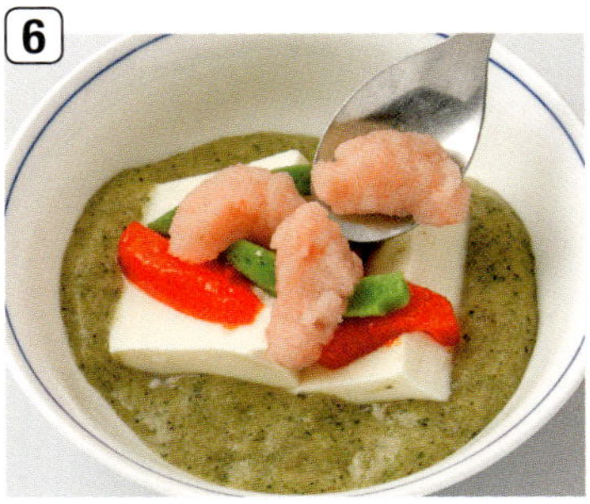

器に4のソースを盛り、5と野菜ムース、エビのムースを盛り付ける。

1人分　エネルギー 91kcal　たんぱく質 7.6g　脂質 3.6g　炭水化物 7.4g　塩分 0.8g

アルコール類はゲル化剤が効きづらい。コツを理解して、
おいしく楽しむ！

お酒のゼリー

保存 冷蔵庫で1〜2日。

安全においしく作るテクニック

お酒の選び方

○

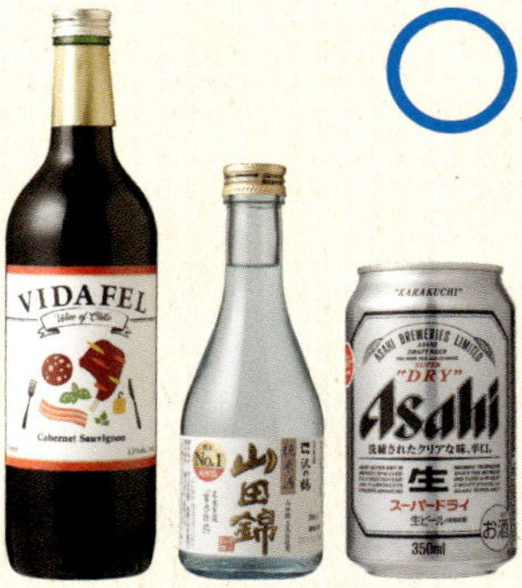

ワイン、日本酒、ビールなどはゲル化剤のトロミが比較的つきやすい。

△

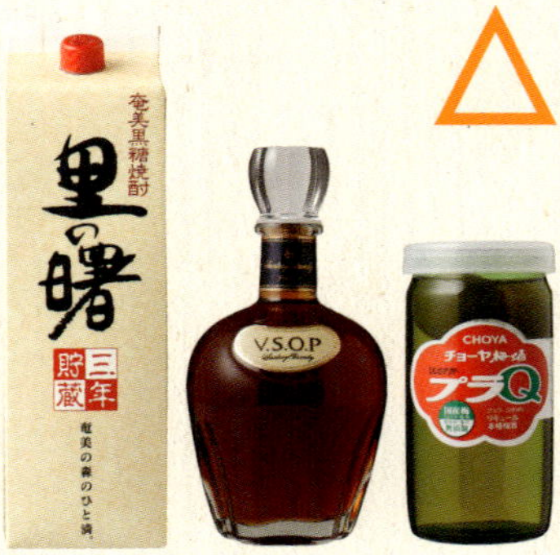

アルコール度数の高いお酒（焼酎やブランデー、梅酒など）はゲル化剤と化合しにくくトロミがつきづらい。

アルコールの風味を飛ばさず、ゼリー化させる

1

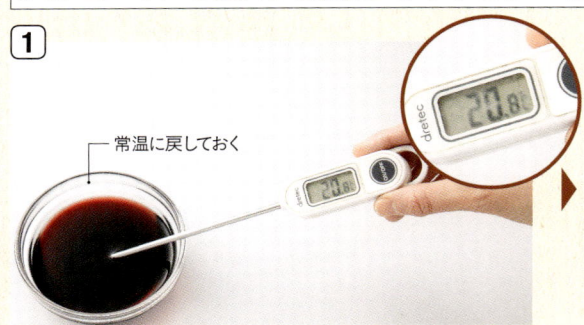

冷たいとゲル化剤が反応しづらいので、酒は室内に出して常温に戻しておく。

2

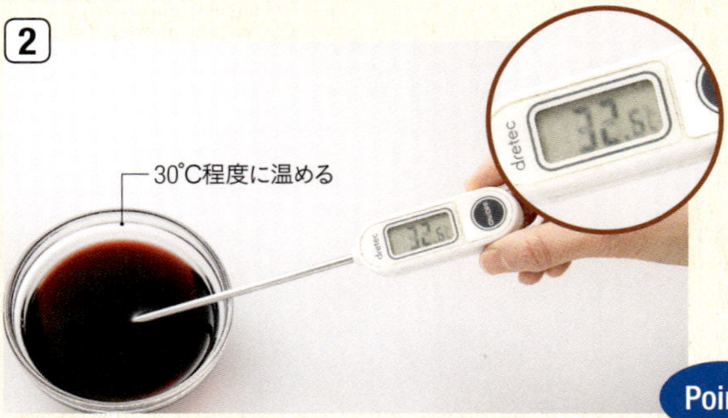

Point!

常温の場合、500Wの電子レンジで15秒ほど温めると30℃くらいになる。40℃以上になるとアルコールが飛ぶので注意。

3

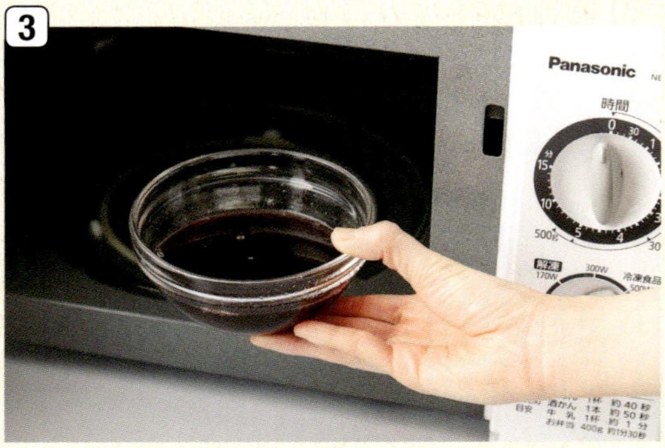

アルコールはトロミがつきづらいので、ミキサーゲルを加えた後、電子レンジで5秒加熱し、ミキサーゲルの反応を高める。

4

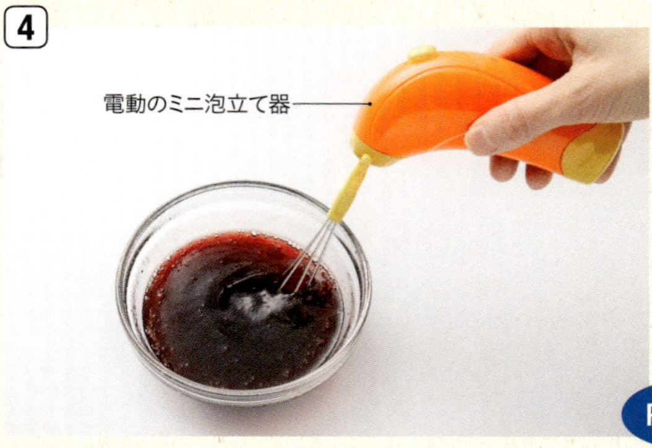

Point!

アルコールはトロミがつきづらいので、電動のミニ泡立て器で攪拌するのがおすすめ。

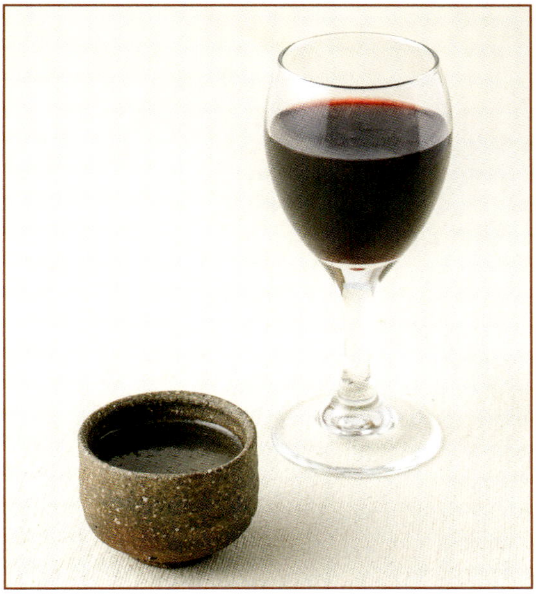

お酒の風味をしっかり残した絶品ゼリー

ワインゼリー、日本酒ゼリー

コード4〜2-1　所用時間 10分
※冷やす時間は除く

〈材料　1人分〉

●酒

- 赤ワイン…100cc
- 日本酒辛口…100cc
  ※好みで選ぶ

ガムシロップ…1個（9cc）　←ゲル化剤との反応高める

ミキサーゲル…小さじ1

〈作り方〉 ※赤ワインで説明

1
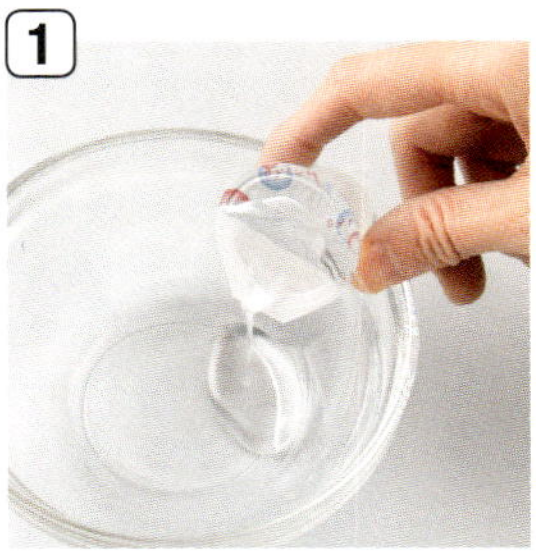

耐熱容器にガムシロップを入れる。
※アルコールとゲル化剤を反応させるため。

2
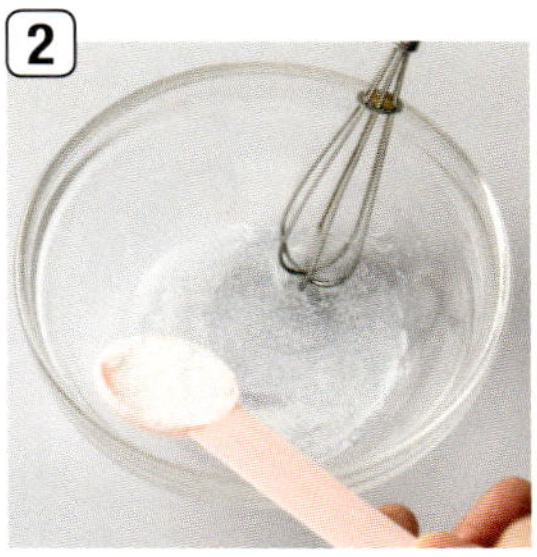

ミキサーゲルをダマにならないようにミニ泡立て器で攪拌しながら入れる。

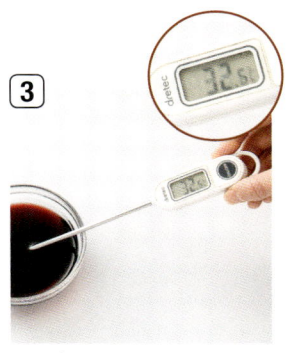

3

ラップをかけ、500Wの電子レンジで15秒ほど加熱し30℃程度にする。
※40℃以上になるとアルコールが飛ぶので注意。

4
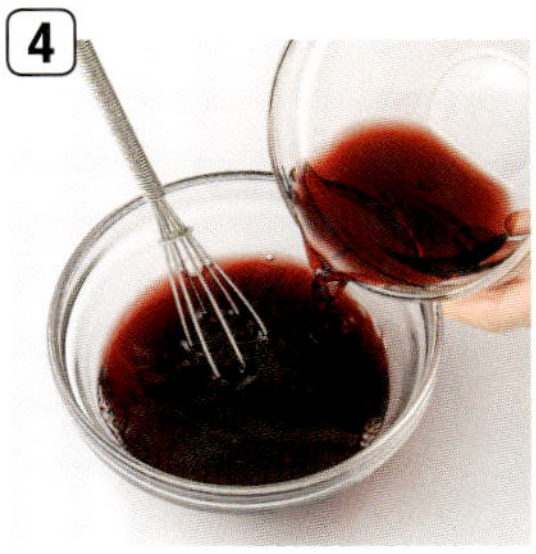

2のミキサーゲルに3のワインを少しずつ加えて混ぜる。

5
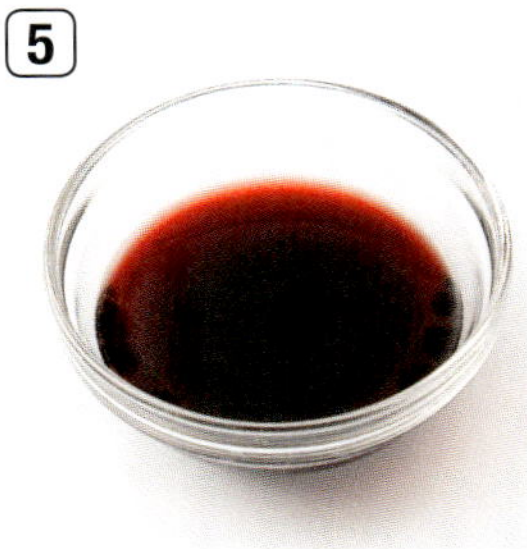

ミキサーゲルを60秒ほどなじませる。

6
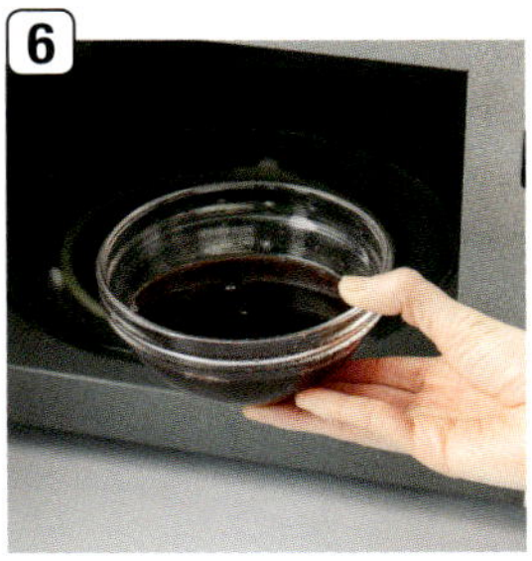

500Wの電子レンジで5秒程度温め、ミキサーゲルの反応を高める。

7
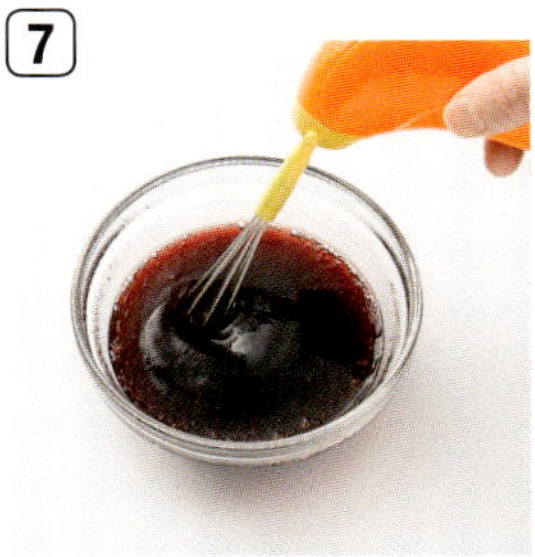

電動のミニ泡立て器でよく混ぜ、トロミを発生させる。

8
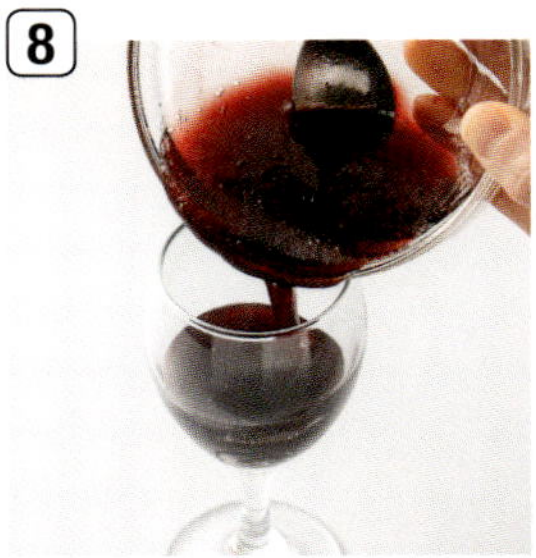

器に流し入れてラップをして冷蔵庫で30分以上冷やし固める。

〈MEMO〉
濃いめの赤ワインの方がおいしい。メルロー◎。カベルネソーヴィニヨン◎。ピノノワール×。

		エネルギー	たんぱく質	脂質	炭水化物	塩分
赤ワイン	1人分	100kcal	0.2g	0.0g	2.3g	0.0g
日本酒	1人分	131kcal	0.3g	0.0g	4.4g	0.0g

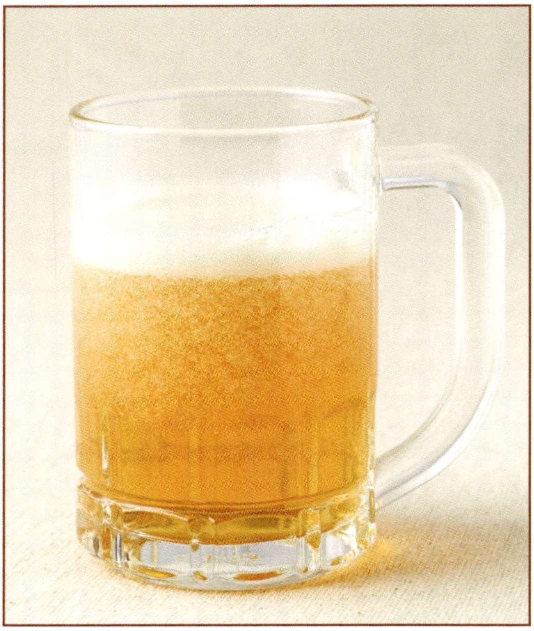

透きとおったビールのゼリーがうれしい

ビールゼリー

コード4〜2-1　所用時間 10分
※冷やす時間は除く

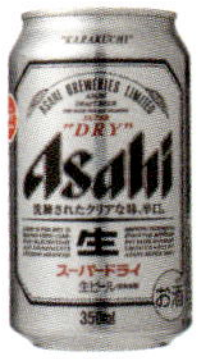

『アサヒスーパードライ』を使用。

〈材料　1人分〉

ビール…200cc
ガムシロップ…1個（9cc）
↑ゲル化剤との反応高める
ミキサーゲル…小さじ1
水…大さじ1

〈Point!〉
- 冷蔵庫で冷やしている間にビールの泡はつぶれて減ってしまう。
- ビールらしい見ためを作るには、食べる前に泡を新たに作り、継ぎ足すとよい。
- 泡の作り方は、ビールゼリーと同じ材料・作り方で、⑦の工程を電動のミニ泡立て器で撹拌すると良い。

〈作り方〉

1

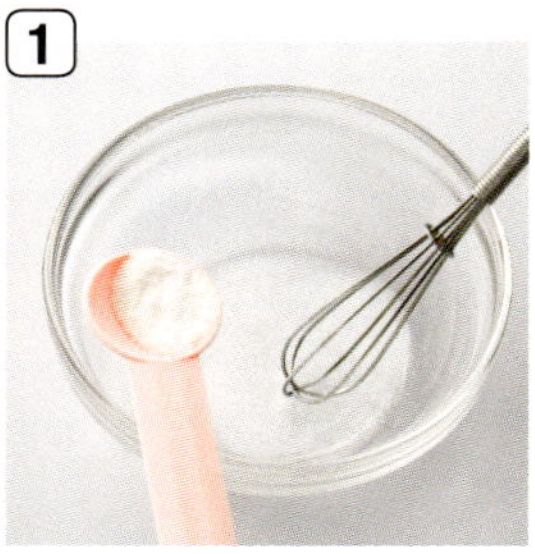

水にミキサーゲルを溶き、かき混ぜる。

2

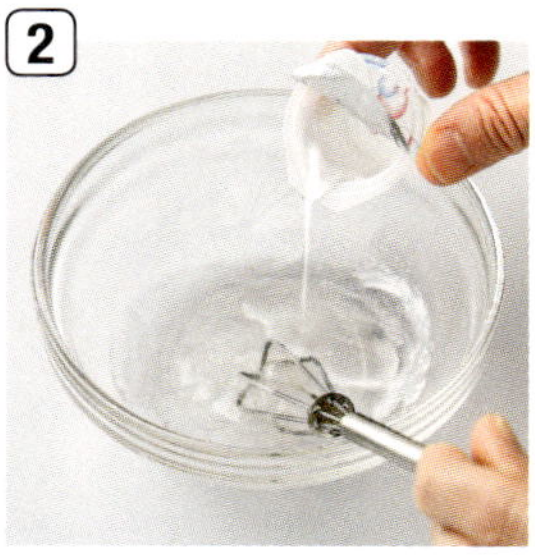

トロミが出たら①にガムシロップを入れてかき混ぜる。
※アルコールとゲル化剤を反応させるため。

3

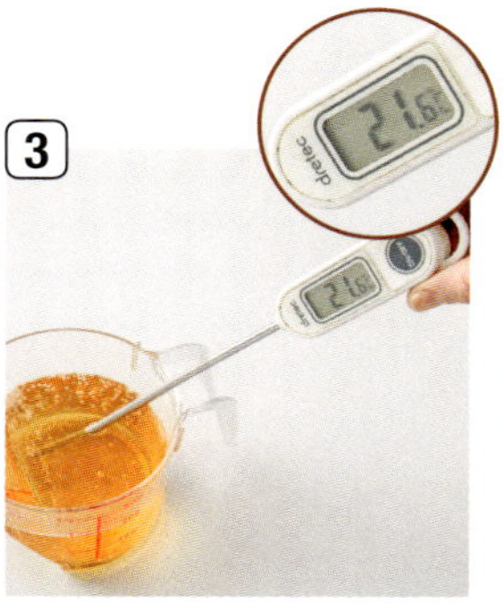

ビールを室温にしておく。

4

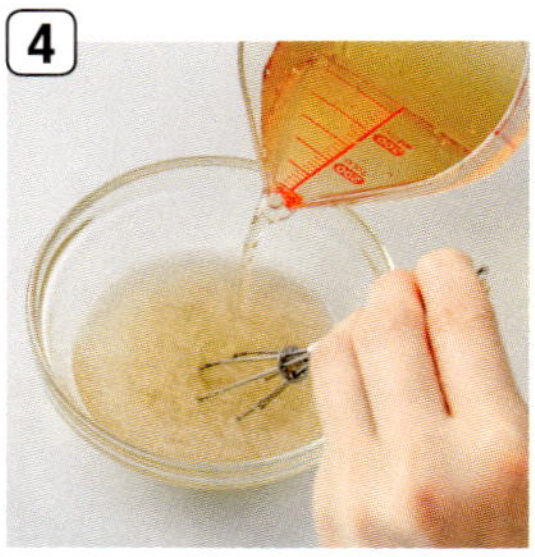

②に③のビール100ccを静かに加えてゆっくり混ぜる。
※勢いよく作業すると泡があふれてしまうので注意。

5

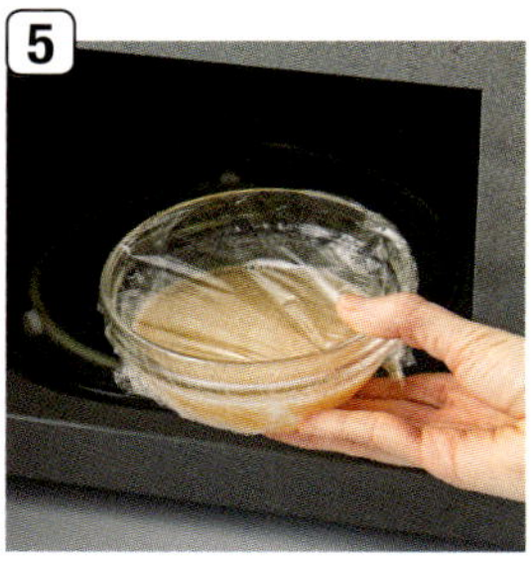

④を500Wの電子レンジで15秒加熱し、30℃くらいに温める。
※温めることでゲル化剤の反応が良くなる。

6

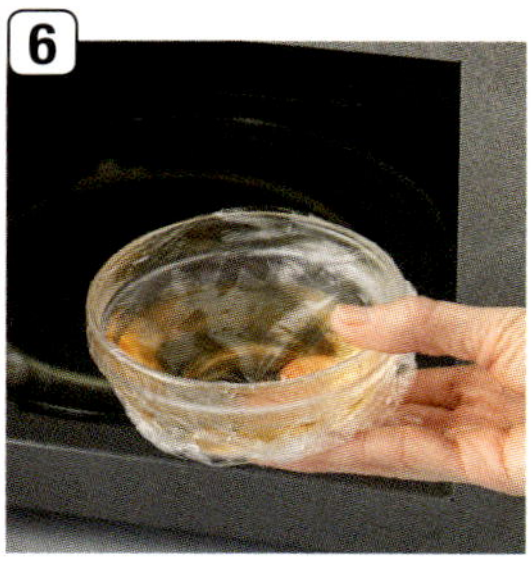

残りのビール100ccも30℃くらいに温める。

7

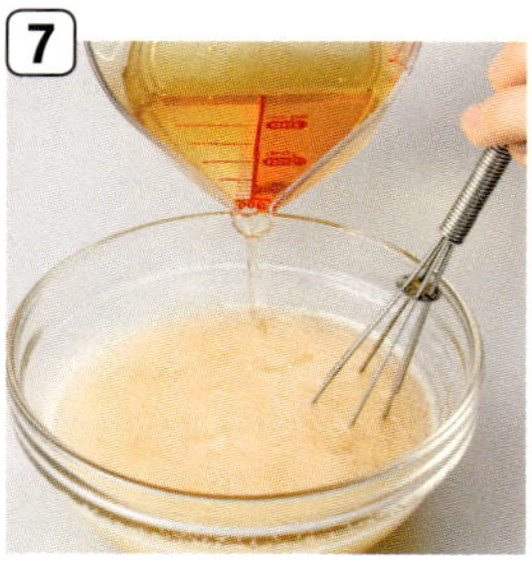

⑤に⑥のビールを泡があふれないように少量ずつそっと注ぎながらミニ泡立て器で混ぜる。
※泡を作る時は、電動のミニ泡立て器で撹拌する。

8

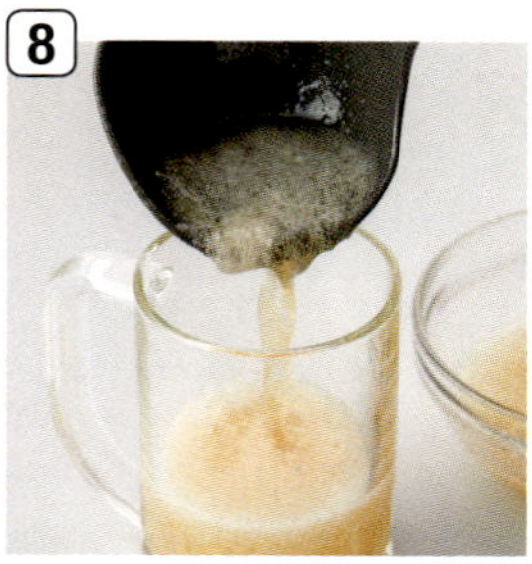

グラスに流してラップをして冷蔵庫で3時間以上冷やし固める。
※泡があふれないように撹拌を加減しているため、冷やす時間が他よりも長くなる。

1人分　エネルギー 107kcal　たんぱく質 0.6g　脂質 0.0g　炭水化物 7.0g　塩分 0.0g

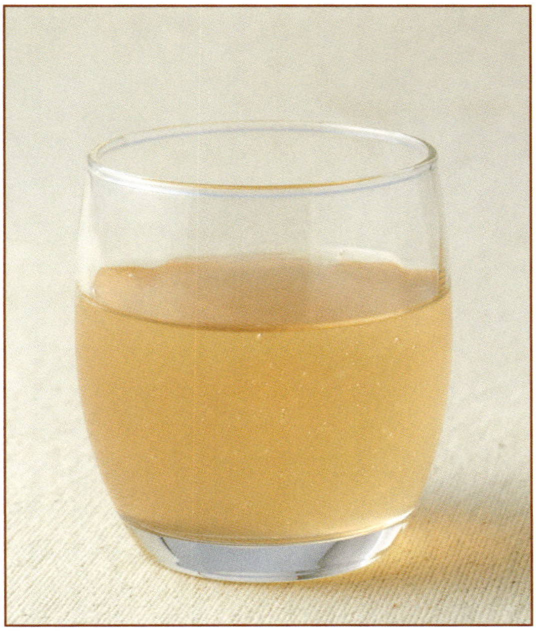

コクのある梅酒ゼリーで食欲アップ。食前酒に

梅酒ゼリー

コード4～2-1　所用時間 10分
※冷やす時間は除く

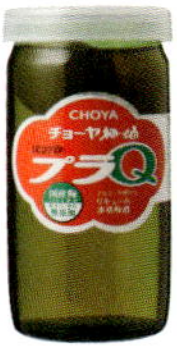

『チョーヤ梅酒』
プラQを使用。

〈材料　1人分〉

梅酒…100cc
ガムシロップ…1個（9cc）
↑ゲル化剤との反応高める
ミキサーゲル…小さじ1

〈Point!〉

- 梅酒はアルコール度数が高いため、ビールやワインよりもよくかき混ぜる必要がある。電動のミニ泡立て器を使うと良い。
- ミキサーゲルの量を小さじ1と1/2に増やしても良いが、色が濁るので、レシピでは小さじ1にしている。

〈作り方〉

1

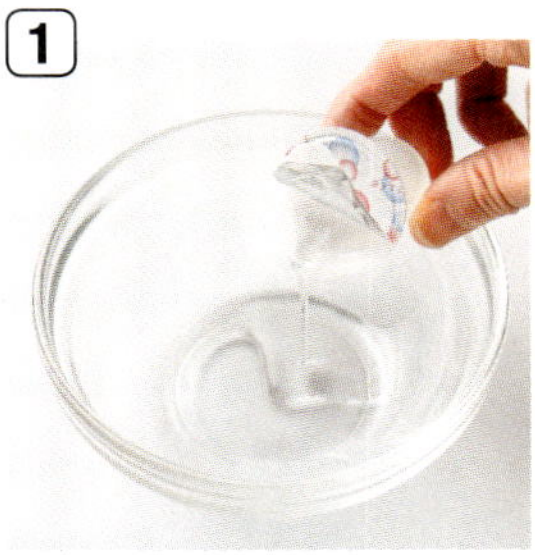

耐熱容器にガムシロップを入れる。
※アルコールとゲル化剤を反応させるため。

2

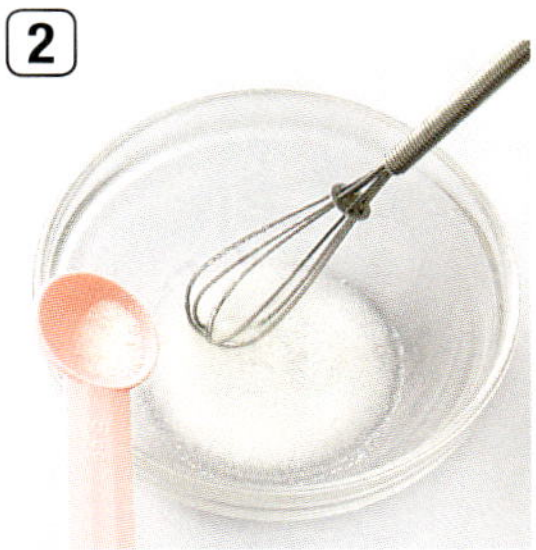

ミキサーゲルをダマにならないように、ミニ泡立て器で攪拌しながら入れる。

3

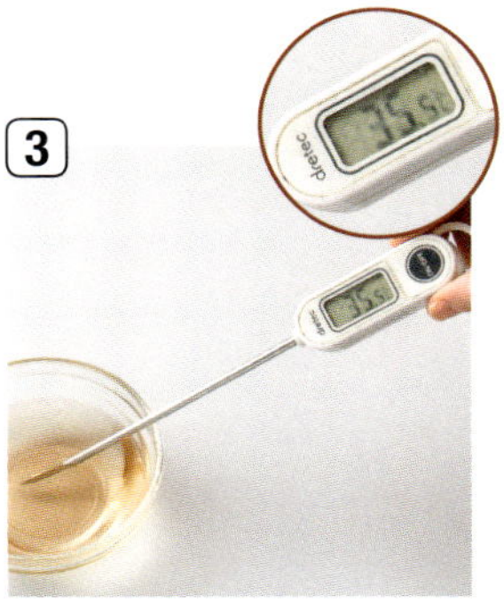

室温に戻した梅酒を500Wの電子レンジで15秒加熱し、30℃程度にする。

4

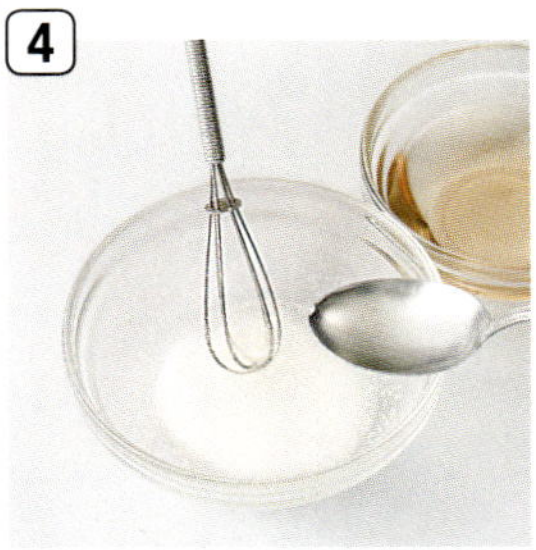

2に梅酒を少しずつ入れて攪拌する。

5

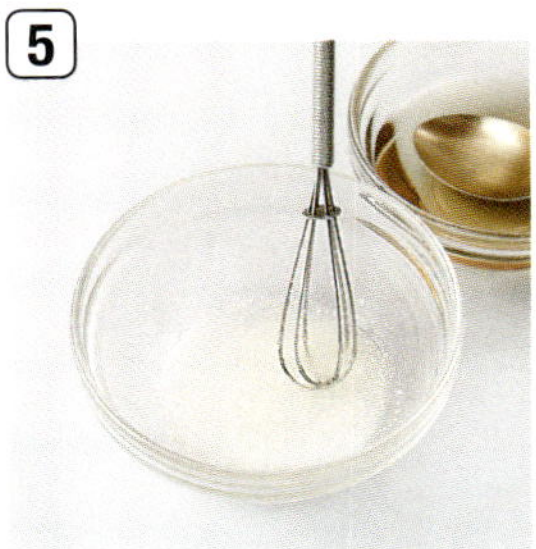

ミキサーゲルの粒が見えず、透明になってきたら梅酒全部を加えてOK。

6

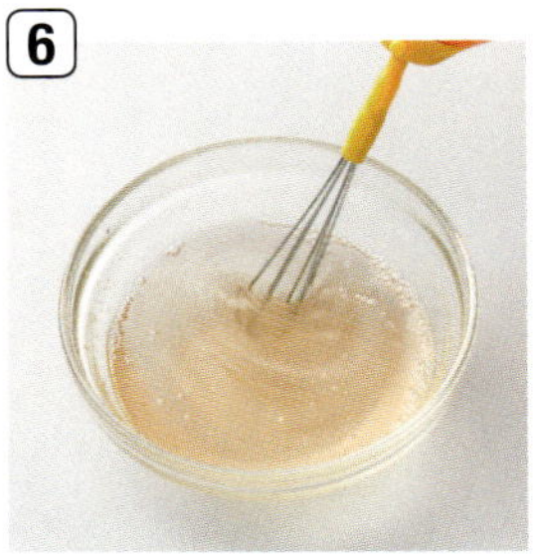

電動のミニ泡立て器で2分ほど攪拌してトロミをつける。

7

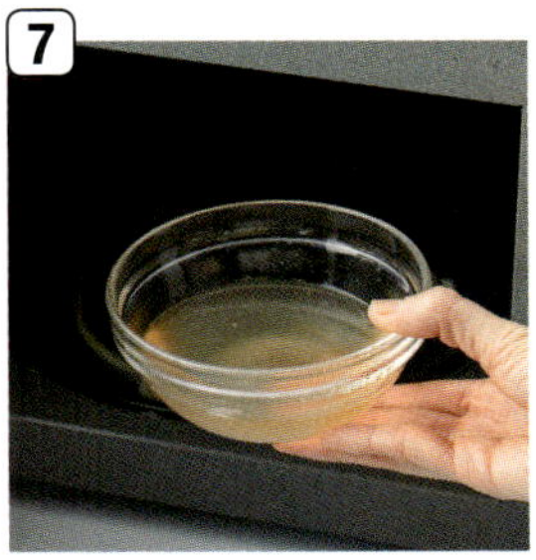

500Wの電子レンジで5秒程度温め、ミキサーゲルの反応を高める。再び攪拌する。

8

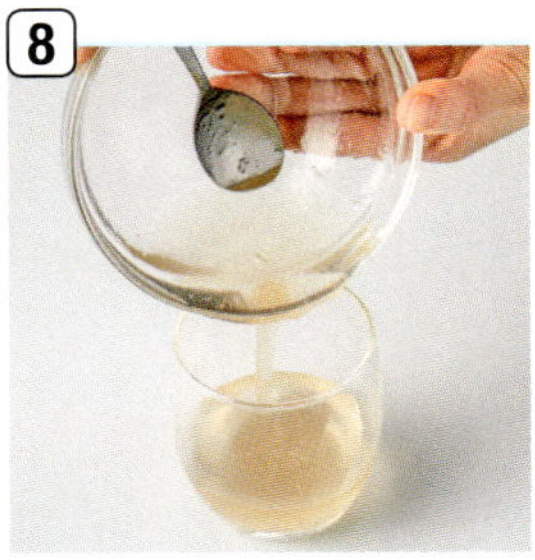

器に流し入れてラップをして冷蔵庫で30分以上冷やし固める。

1人分 ▶ エネルギー 183kcal　たんぱく質 0.1g　脂質 0.0g　炭水化物 21.5g　塩分 0.0g

デザート類はお楽しみ嚥下食。見た目にもおいしそうな彩りと盛りつけが大切

デザート

保存 冷蔵庫で1～2日。

安全においしく作るテクニック

嚥下食に向かない市販のおやつ

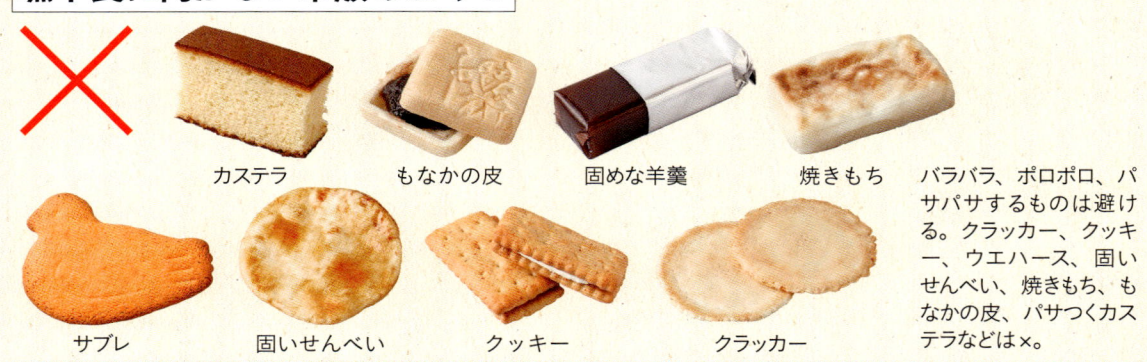

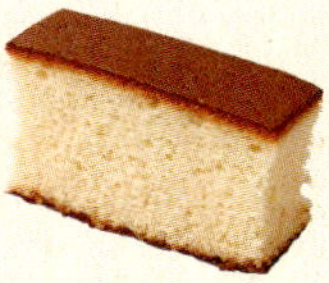
カステラ

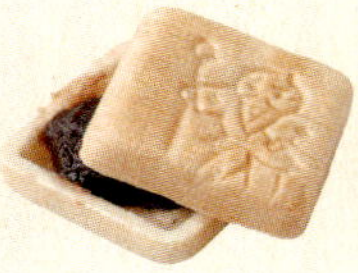
もなかの皮

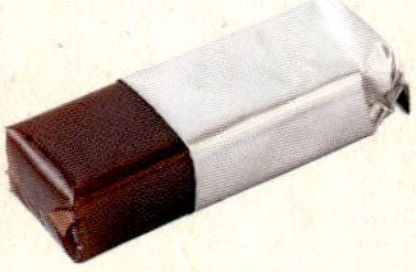
固めな羊羹

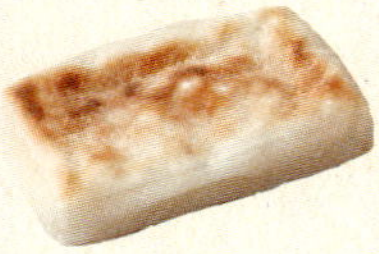
焼きもち

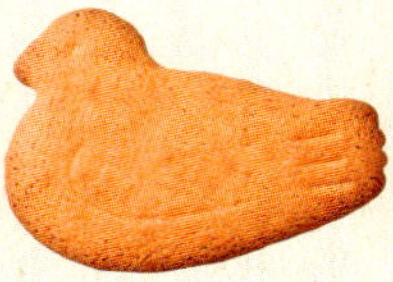
サブレ

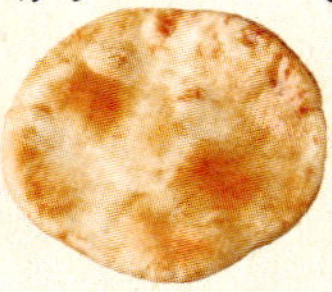
固いせんべい

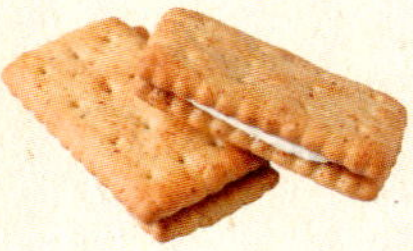
クッキー

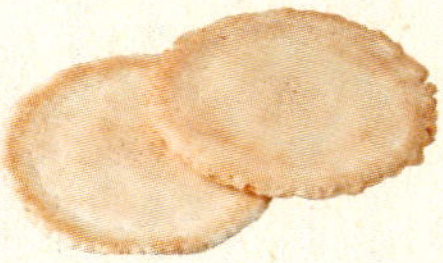
クラッカー

バラバラ、ポロポロ、パサパサするものは避ける。クラッカー、クッキー、ウエハース、固いせんべい、焼きもち、もなかの皮、パサつくカステラなどは×。

嚥下食に向いている市販のおやつ

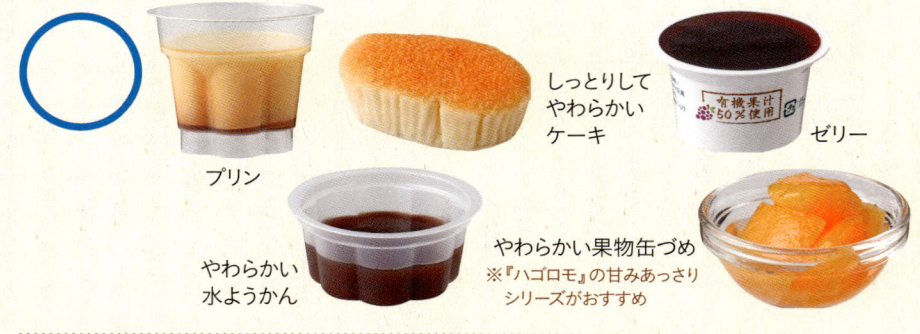

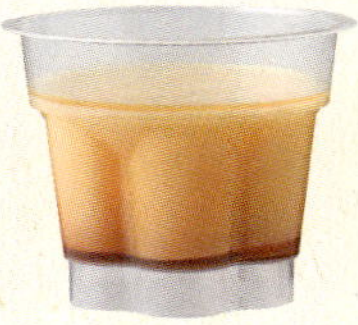
プリン

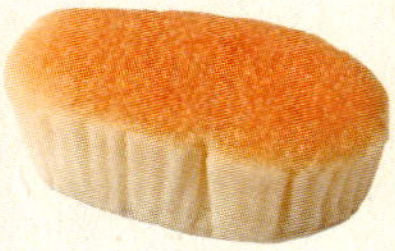
しっとりして
やわらかい
ケーキ

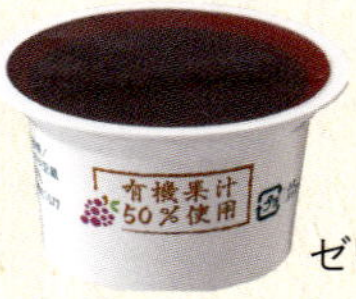

ゼリー

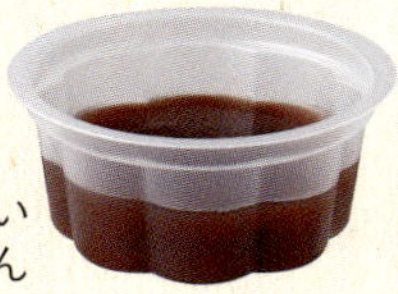
やわらかい
水ようかん

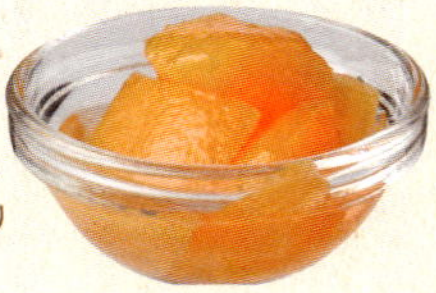
やわらかい果物缶づめ
※『ハゴロモ』の甘みあっさり
シリーズがおすすめ

やわらかくしっとり口当たりの良いおやつを選択。ゼリー、プリン、やわらかい水ようかん、しっとりとした蒸し饅頭、ふわふわホットケーキサンド、やわらかい果物缶詰などは○。

食べやすくする工夫

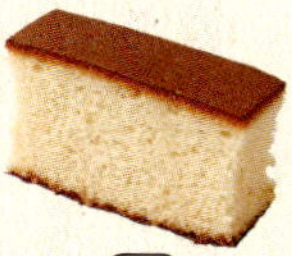
→
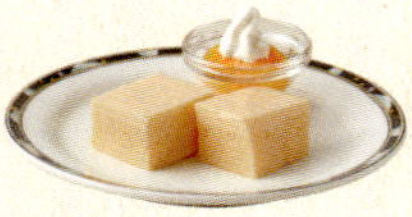

※『カステラプリンケーキ』（P.110）で説明

1

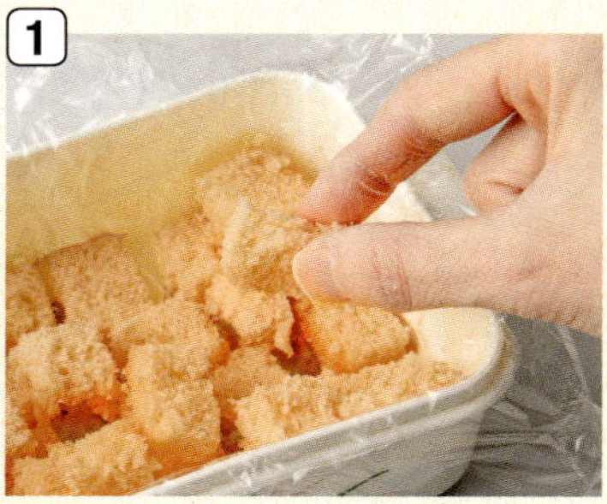
カステラをひと口大にカットする。

2

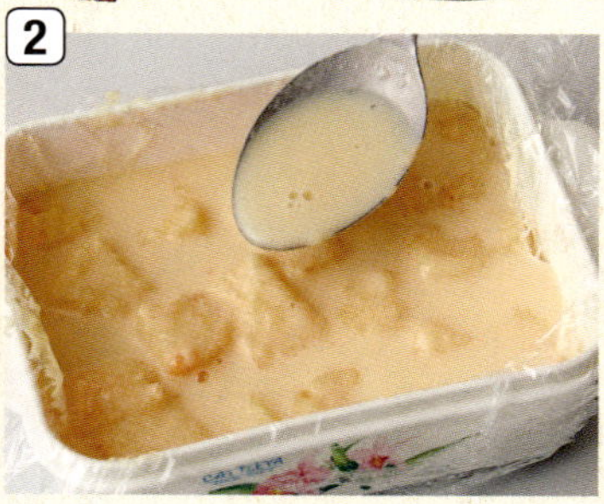
プリン液を2回に分けてしみこませる。

3

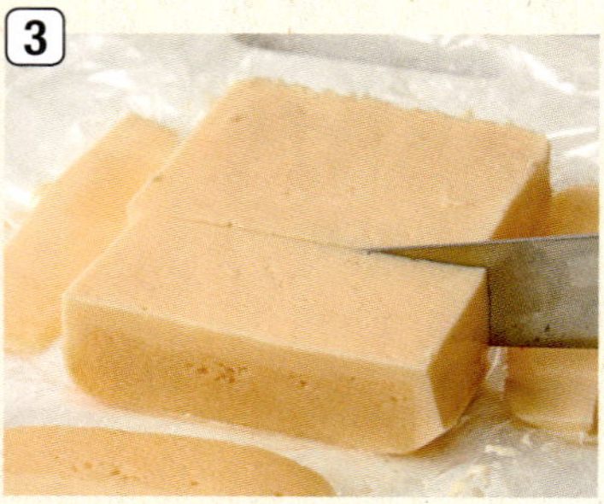
冷蔵庫で冷やし固めて、食べやすい形状にカットする。

お彼岸に食べたいおしるこ活用のおはぎ

2色のおはぎ（あんこ、きなこ）

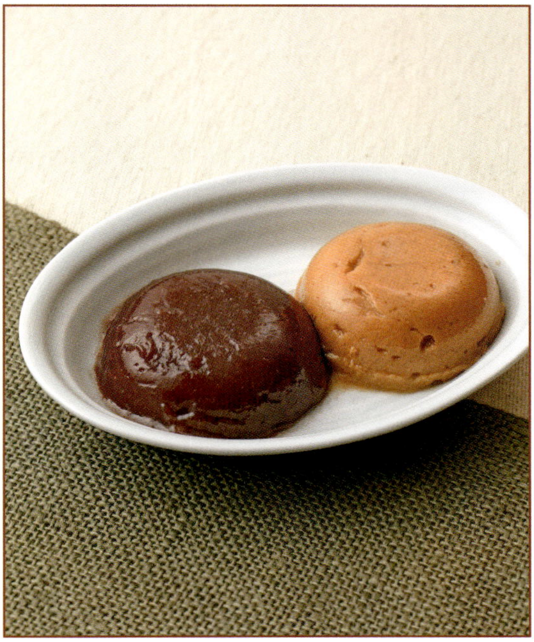

コード4〜2-1 所用時間 25分

〈材料　1人分〉

●**おもち**

ゼリー粥（P.75参照）…60g（1個30gで2個分）

●**あんこ**

おしるこ…1/2袋（80g）
ミキサーゲル…小さじ1/2

●**水溶ききなこ**

きなこ…10g
砂糖…大さじ1
塩…少々
湯…30cc

●**水溶きミキサーゲル**

水（大さじ2）＋ミキサーゲル（小さじ1/2）

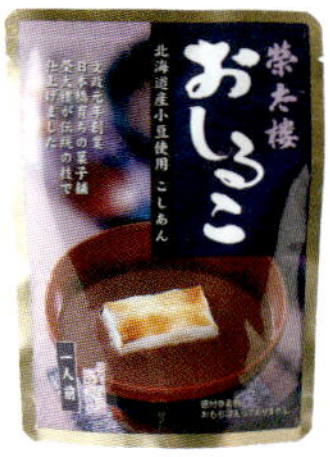

※『榮太樓おしるこ御膳こし』使用

〈作り方〉

あんこ

1

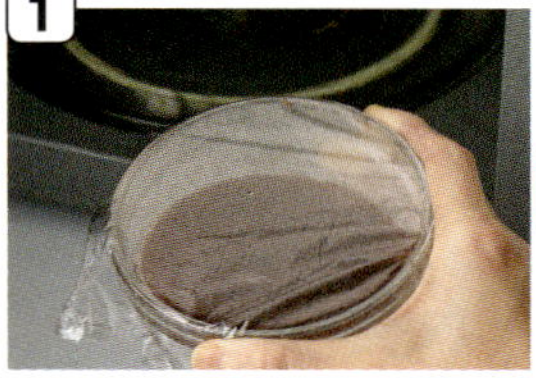

耐熱容器に市販おしるこ、ミキサーゲル入れて混ぜ、ラップをかけて500Wの電子レンジで10秒加熱する。

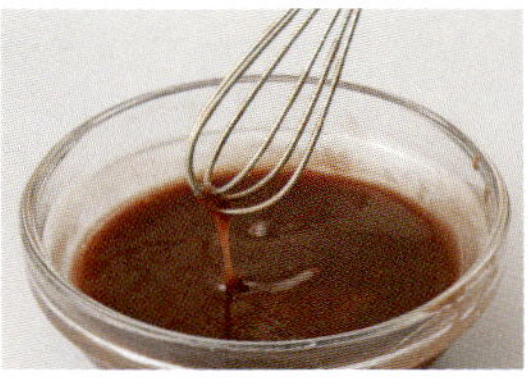

ミニ泡立て器でなめらかになるまで撹拌する。

きなこ

2

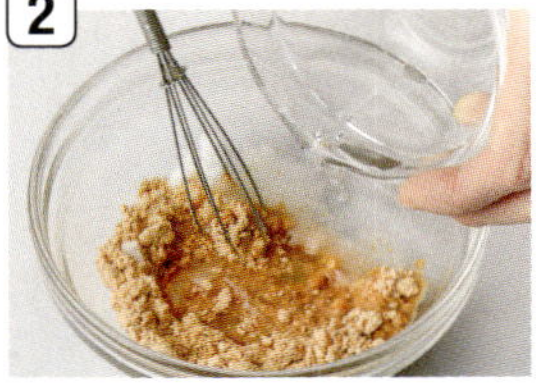

耐熱容器にきなこ、砂糖、塩、湯を溶き、**水溶ききなこ**をつくる。

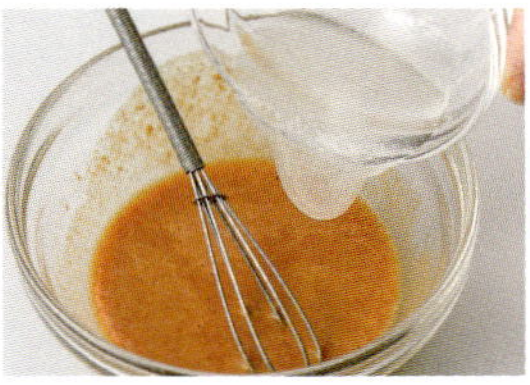

水溶きミキサーゲルを加えてミニ泡立て器で混ぜる。

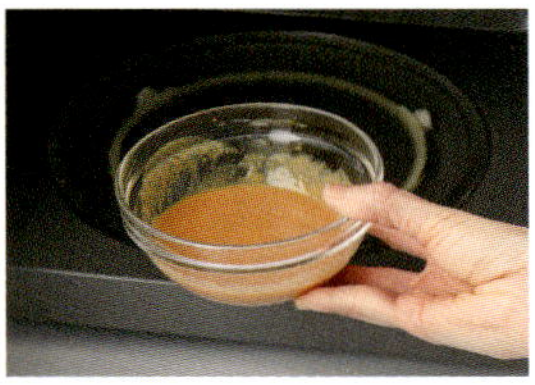

ラップをしないまま、500Wの電子レンジで5秒加熱し、ミニ泡立て器で混ぜる。

おもち

3

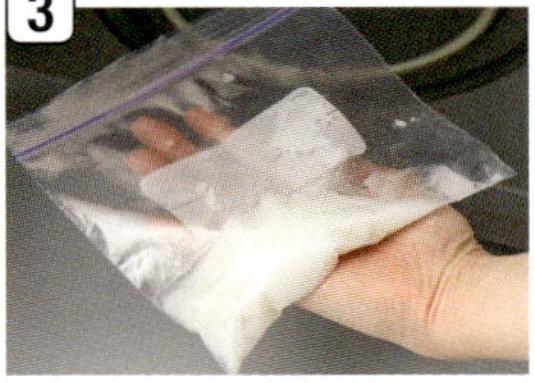

ゼリー粥を冷蔵庫で自然解凍しておく。500Wの電子レンジで5〜10秒加熱する。

成形

4

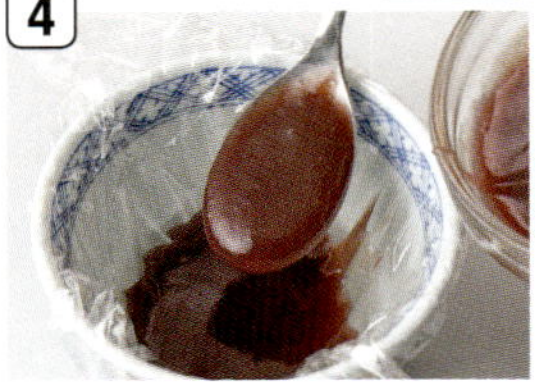

100ccくらいの湯のみまたは型にラップをしき、あんこ（きなこ）を入れる。

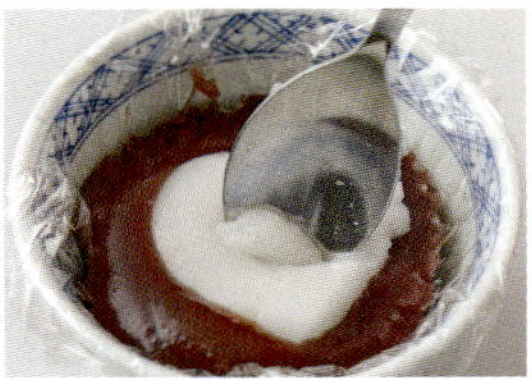

ゼリー粥を入れ、埋めるように上からあんこ（きなこ）をかける。

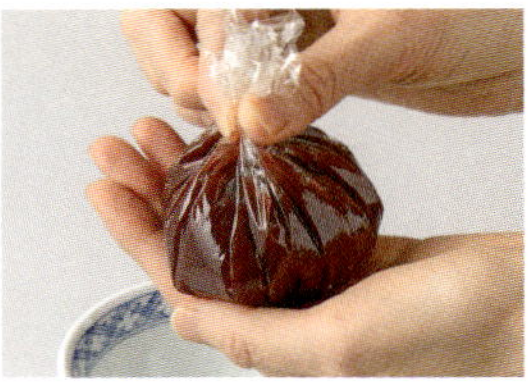

ラップをかけ、冷蔵庫で15分冷やし固める。写真の様に、ラップをしぼって茶巾にして冷やし固めても良い。

盛り付け

5

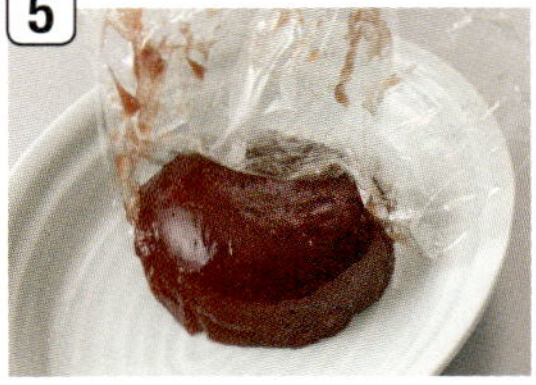

ラップを外し、逆さにして器に盛る。

1人分	エネルギー	たんぱく質	脂質	炭水化物	塩分
	241kcal	6.4g	2.7g	48.5g	0.2g

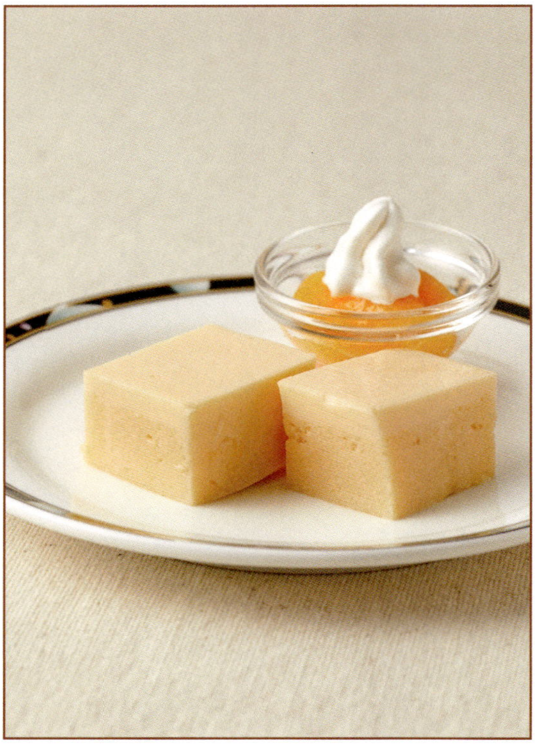

プリン液にひたして食べやすく調整

カステラプリンケーキ

コード4〜2-1　所用時間 80分

〈材料〉 ※5人分

プリンの素…1袋(60g)

牛乳…200cc

カステラ…60g

●飾り

ホイップクリーム(市販)…15g

黄桃のムース(P.113参照)…15g

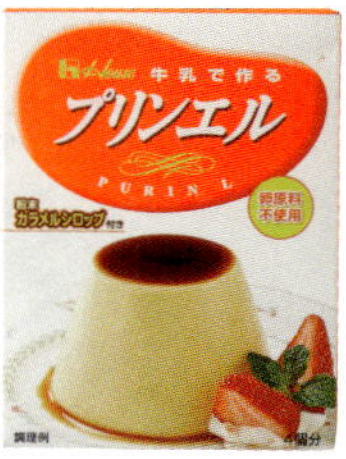

※『プリンエル』(ハウス食品)を使用

〈作り方〉

1

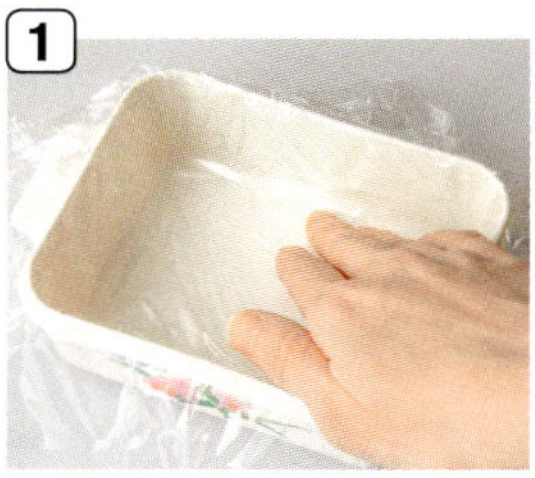

10×15cmの容器(400ccくらい)に、ラップをはみ出るようにしく。

2

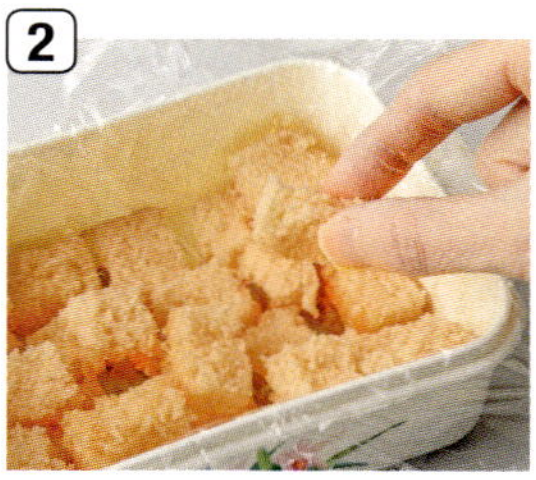

ひと口大にカットしたカステラを1に敷く。

3

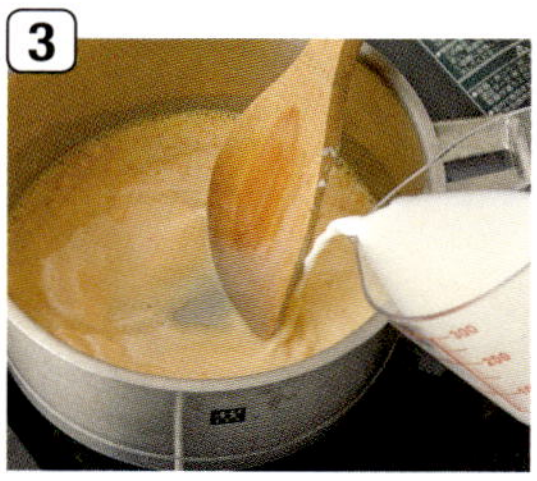

鍋にプリンの素と牛乳を入れ、弱火で加熱し、ヘラで混ぜる。

4

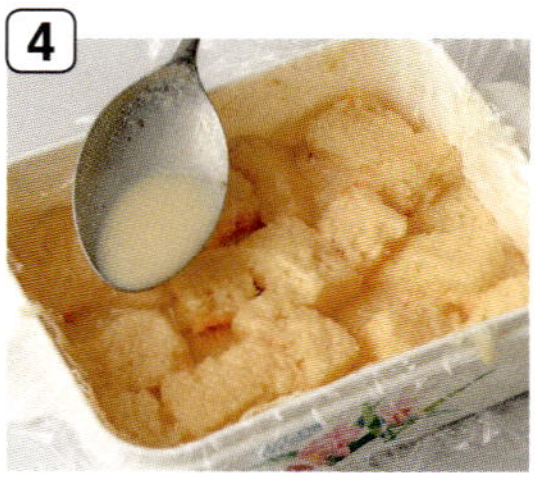

3の半分量流す。

5

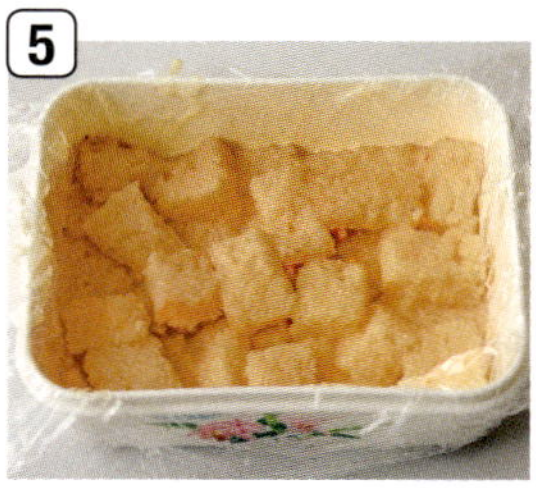

冷蔵庫で5分冷やし、カステラにプリン液をしみこませる。

6

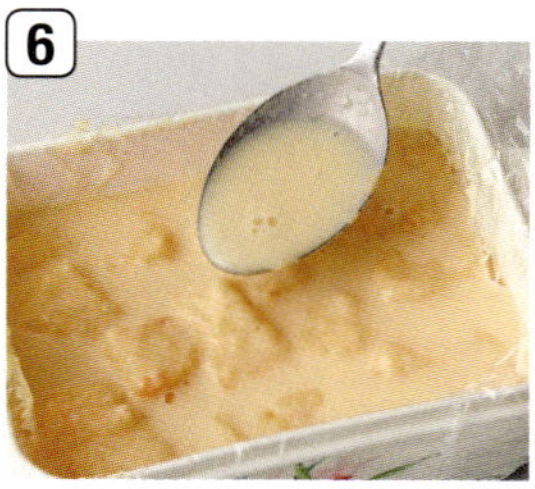

残りのプリン液を流し入れる。2度に分けて流し入れることで、プリン液を充分カステラにしみこませる。

7

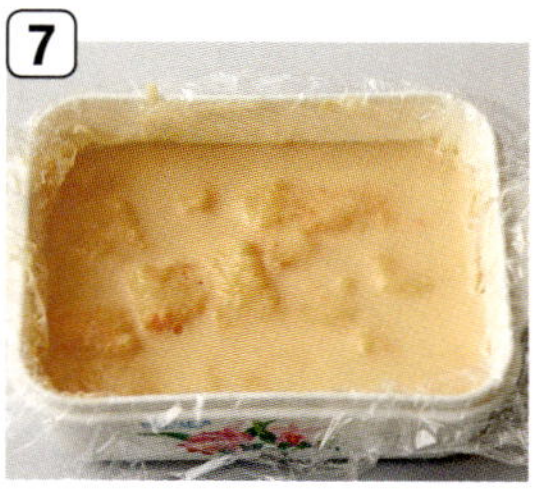

ラップをして冷蔵庫で60分以上冷やし固める。

※デコレーションケーキを作る際は、30分したらソースを塗る。

8

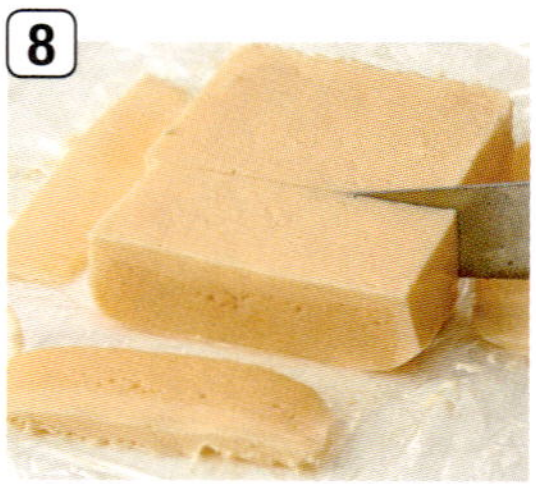

カットして器に盛る。冷蔵庫で保存し、2日以内に食べる。

飾り有

	エネルギー	たんぱく質	脂質	炭水化物	塩分
1/5切れ	175kcal	3.9g	6.0g	24.0g	0.2g

ケーキのみ

	エネルギー	たんぱく質	脂質	炭水化物	塩分
1/5切れ	113kcal	3.0g	2.0g	20.0g	0.1g

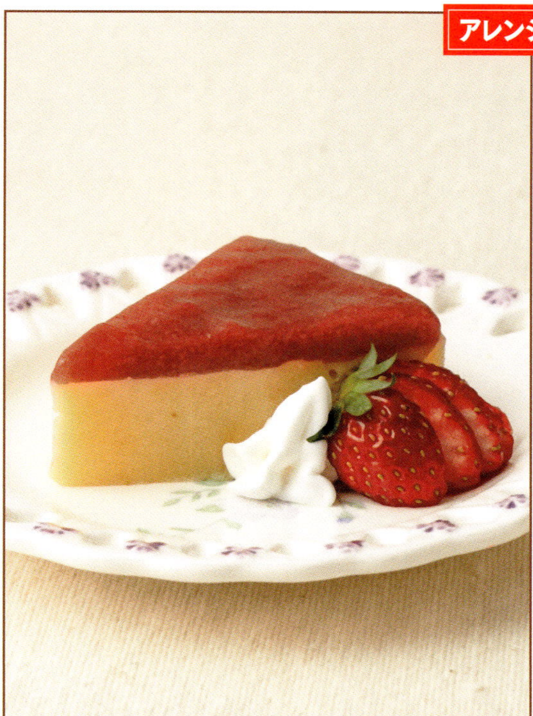

※いちごは飾りなので食べない。

アレンジ

豊富なたんぱく質に、フルーツのビタミンや食物繊維もあわせて補給

デコレーションケーキ

コード4〜2-1 所用時間 80分

※ソースはケーキを冷やしている間に作業する。

〈材料〉 ※5人分

カステラプリンケーキ(P.110参照)…300g

●ストロベリーソース

- 小さめのいちご…100g
- 砂糖…大さじ2
- ミキサーゲル…小さじ2

●飾り

- ホイップクリーム(市販)…15g
- いちご…1粒

〈Point!〉

●いちごは粒が小さいほうが、赤くてきれいなソースになる。

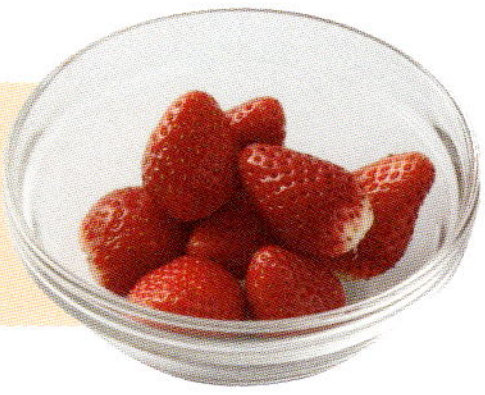

〈作り方〉

ストロベリーソース

1
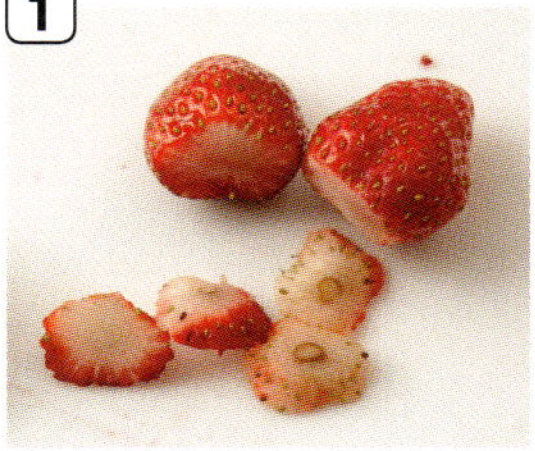

いちごはヘタの部分が固いので大きめに切り落とす。

2

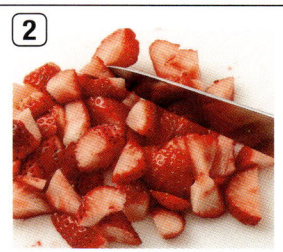

包丁で細かく切る。

3 Point!
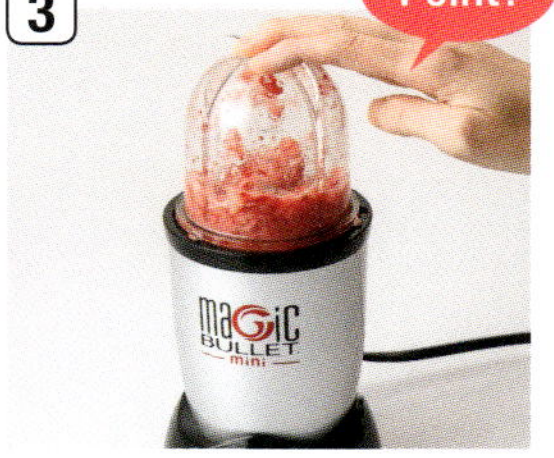

10秒撹拌する。

※ゲル化剤を入れる前にペースト状にしておくときれいにミキサーにかかる。

4
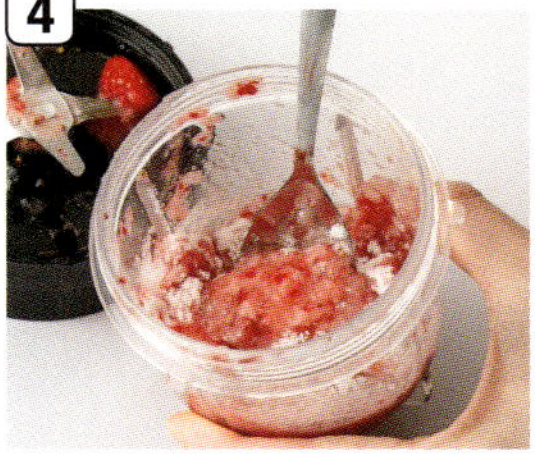

ミキサーカップに③、砂糖、ミキサーゲルを入れ、スプーンで全体を混ぜ、ミキサーゲルを60秒なじませる。

5
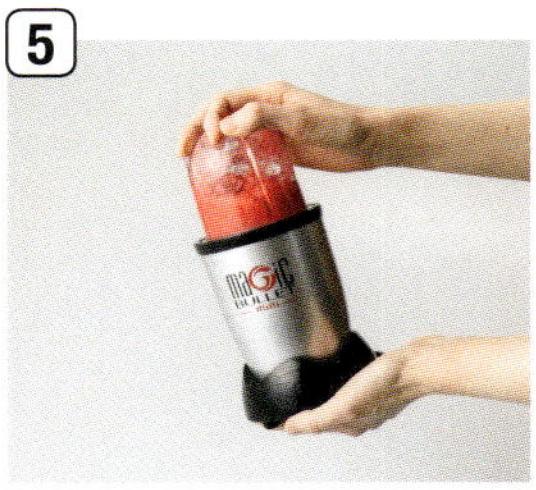

ミキサーごとふって30秒以上撹拌する。

6
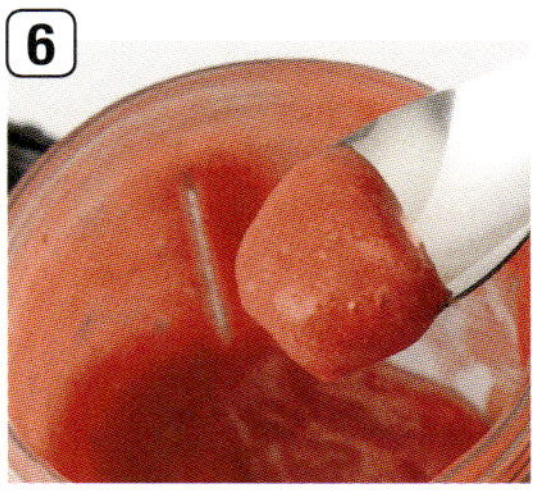

なめらかなムース状にする。

7
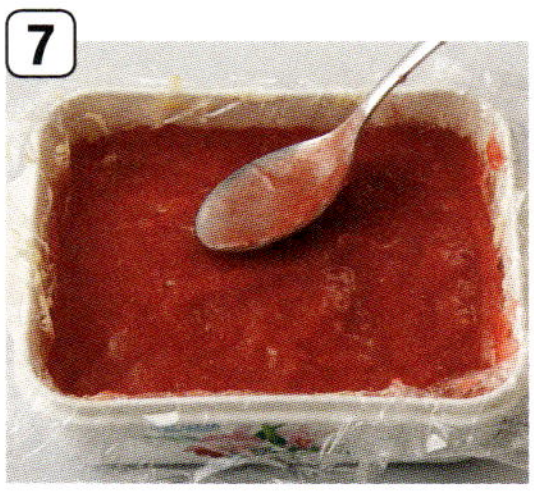

冷蔵庫で30分ほど固めたカステラプリンケーキ(P.110参照)にストロベリーソースを塗る。

8
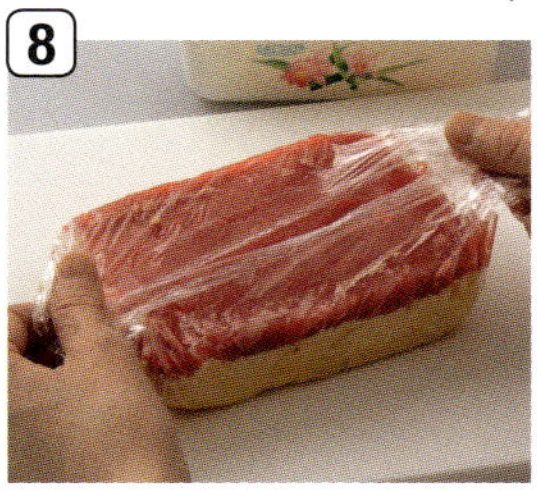

冷蔵庫でさらに30分以上冷やし固め、型から取り出して切る。冷蔵庫で保存し、2日以内に食べる。

飾り有

	エネルギー	たんぱく質	脂質	炭水化物	塩分
1/5切れ	192kcal	4.0g	7.6g	27.5g	0.3g

ケーキのみ

	エネルギー	たんぱく質	脂質	炭水化物	塩分
1/5切れ	129kcal	3.0g	2.2g	24.7g	0.2g

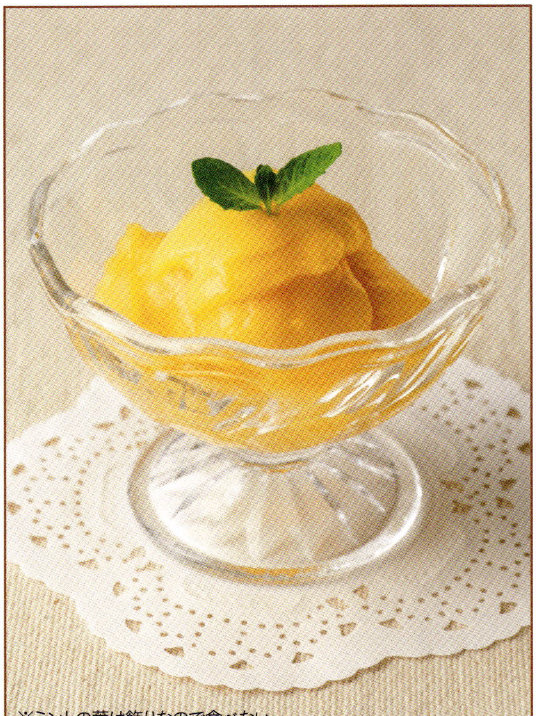

※ミントの葉は飾りなので食べない。

生のパイナップルでも、
缶づめを使ってもOK

パイナップルのムース

コード4〜2-1　所用時間 20分

〈材料　1人分〉

冷凍パイナップル（缶づめでも可）…100g
砂糖…大さじ1
ミキサーゲル…小さじ1

果肉がやわらかくておすすめな
〈パイナップルの選び方〉

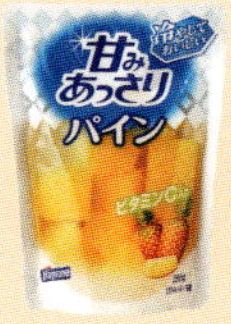

パウチ、缶詰なら
『甘みあっさりパイン』
（ハゴロモ）

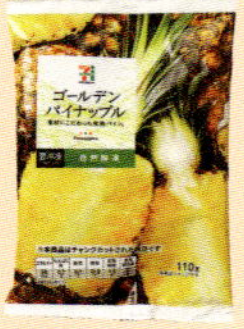

冷凍なら
『ゴールデンパイナップル』
（セブンイレブン）

〈作り方〉

1

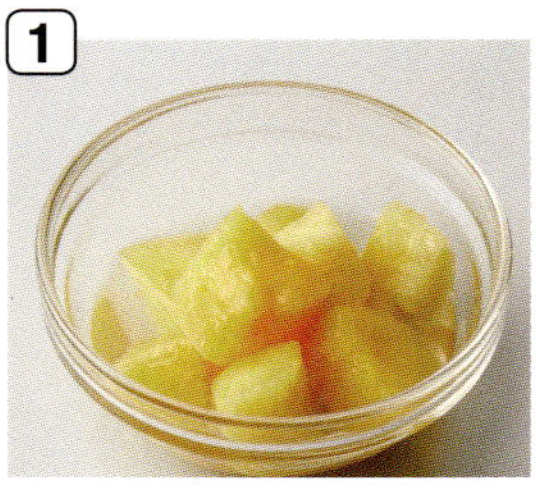

冷凍パイナップルは冷蔵庫で自然解凍する。

2

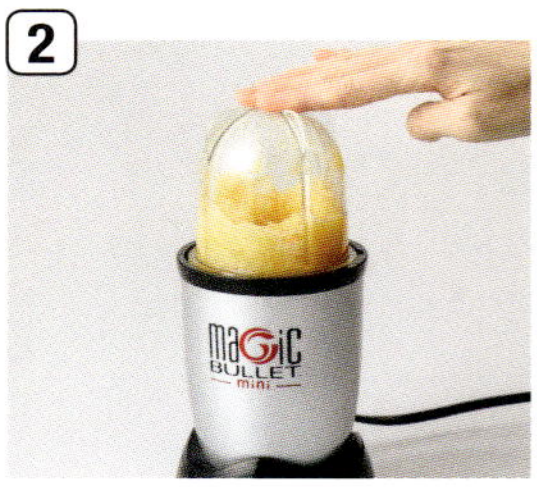

パイナップルをミキサーカップに入れ、20秒撹拌する。

3

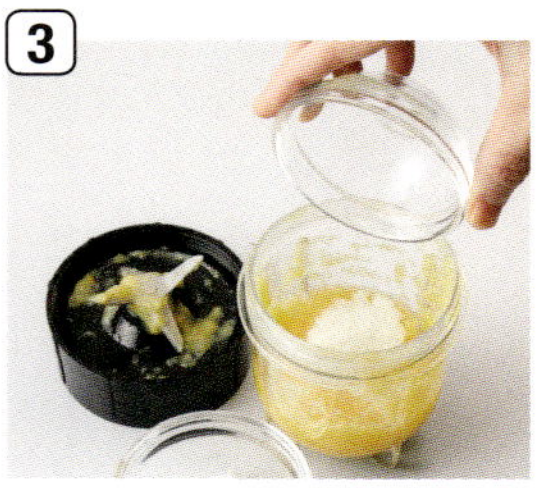

ミキサーカップに砂糖、ミキサーゲルを入れ、スプーンで全体を混ぜる。

4

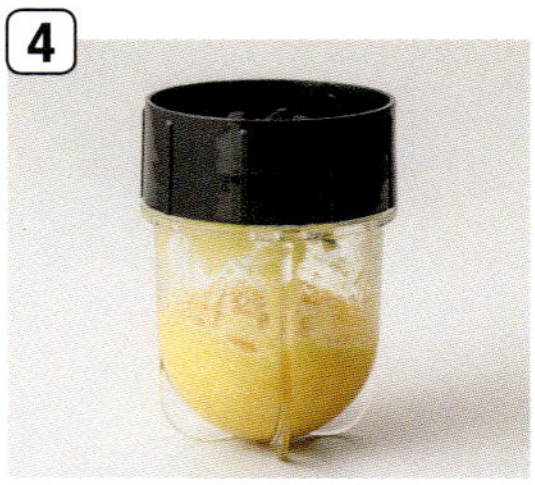

ミキサーゲルを60秒なじませる。

5

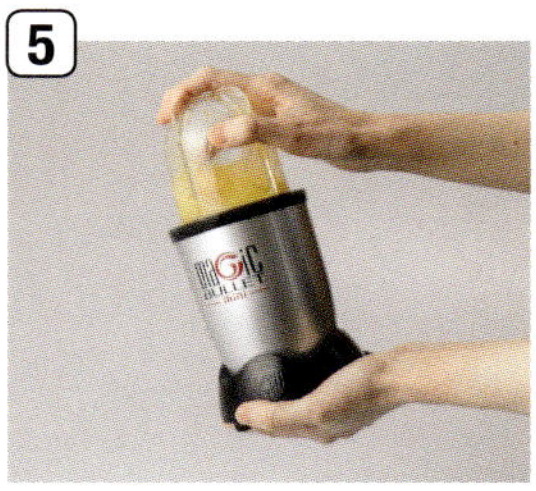

食材が均一にかかるようにミキサーごとふって20秒以上撹拌する。

6

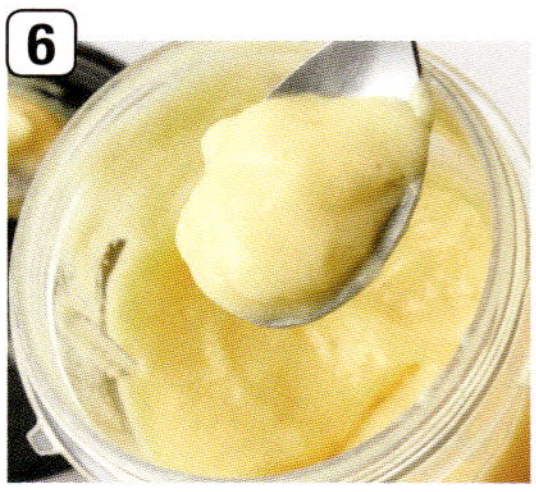

なめらかなムース状にする。

7

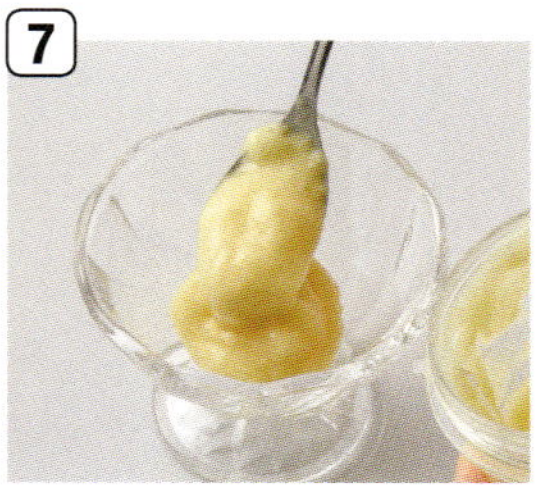

容器に流し入れ、冷蔵庫で15分冷やし固める。

1人分	エネルギー	たんぱく質	脂質	炭水化物	塩分
	89kcal	0.6g	0.0g	23.0g	0.0g

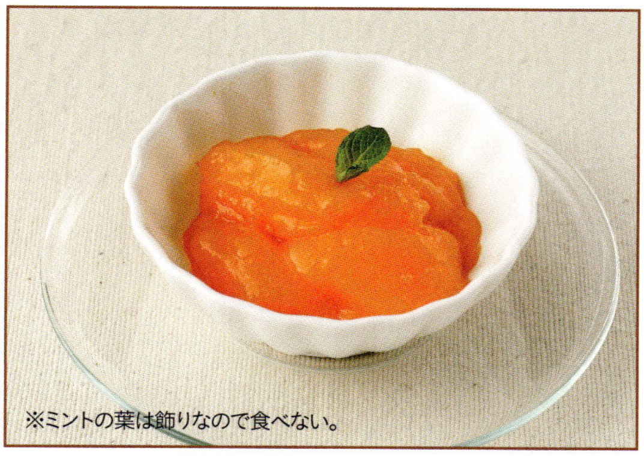

※ミントの葉は飾りなので食べない。

みかん本来の鮮やかな色調で目にもうれしい

みかんのムース

コード4～2-1　所用時間 20分

〈材料　1人分〉

みかん…100g

※『甘みあっさりみかん』(ハゴロモ)を使用

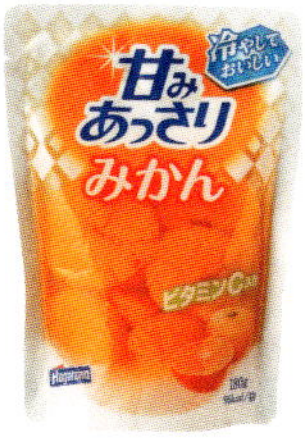

砂糖(お好み)…大さじ1

ミキサーゲル…小さじ1

〈作り方〉

1

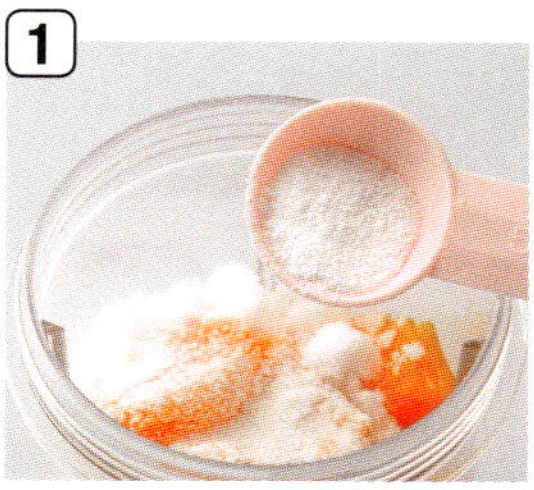

ミキサーカップに全ての材料を入れる。

2

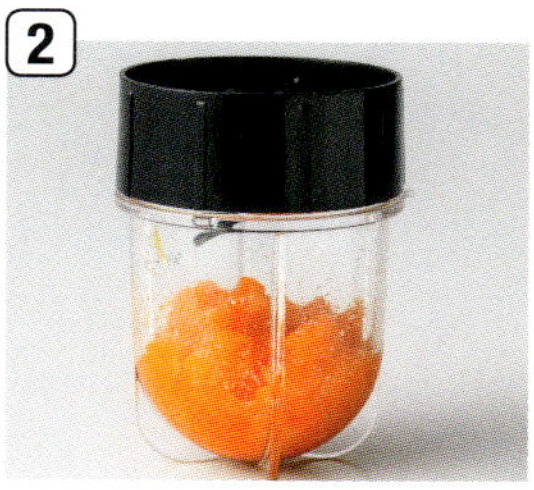

スプーンで全体を混ぜる。ミキサーゲルを60秒なじませる。

3

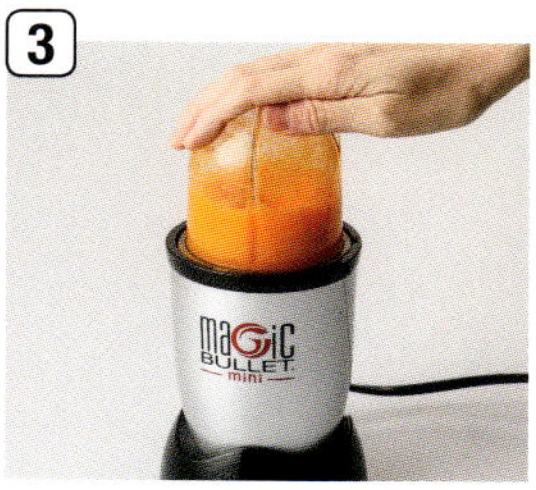

60秒以上撹拌する。

4

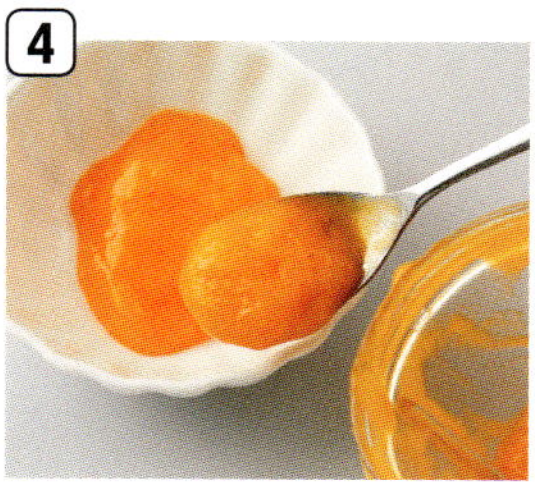

なめらかなムース状になったら器に盛り、冷蔵庫で15分冷やし固める。

1人分	エネルギー	たんぱく質	脂質	炭水化物	塩分
	102kcal	0.5g	0.1g	25.0g	0g

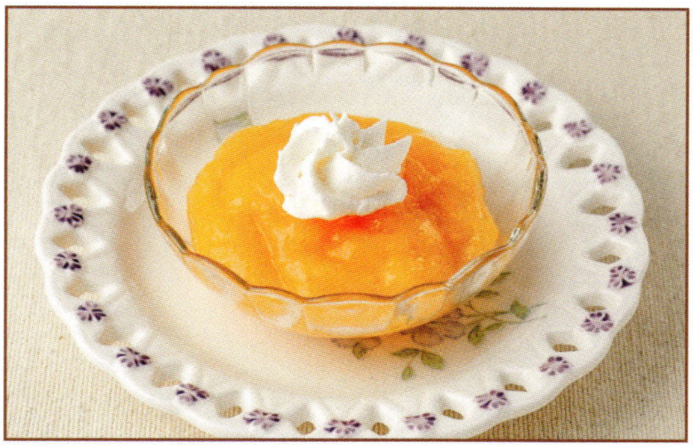

缶づめの桃はフレッシュな桃の４倍量のビタミンC

黄桃のムース

コード4～2-1　所用時間 20分

〈材料　1人分〉

黄桃缶(ひと口大に切る)…100g(黄桃80g＋汁20g)

『黄桃スライス』(SUNYO)を使用

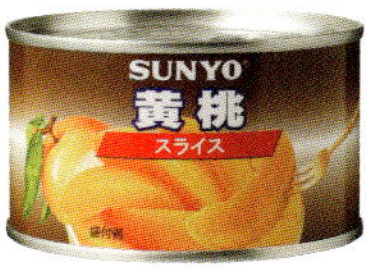

砂糖…大さじ1

ミキサーゲル…小さじ1

●飾り

ホイップクリーム(市販)…15g

〈作り方〉

1

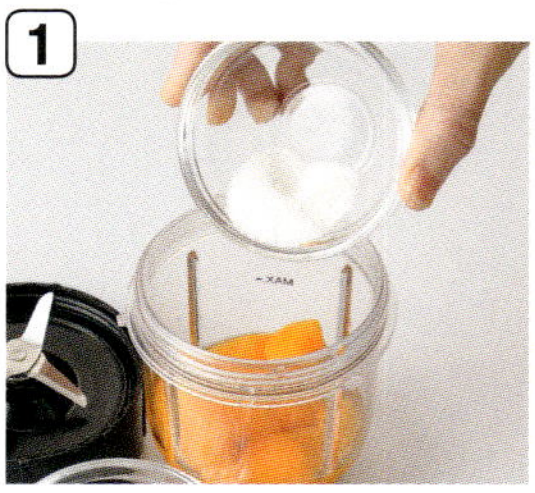

ミキサーカップに全ての材料を入れる。

2

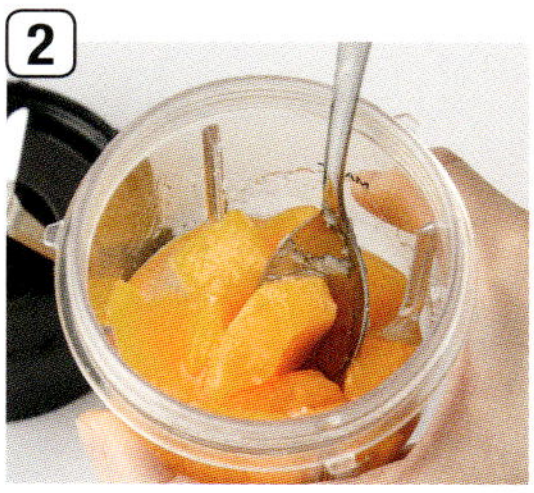

スプーンで全体を混ぜる。ミキサーゲルを60秒なじませる。

3

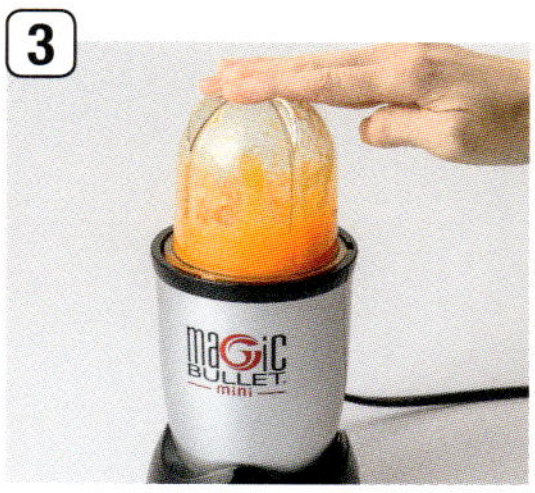

30秒撹拌する。

4

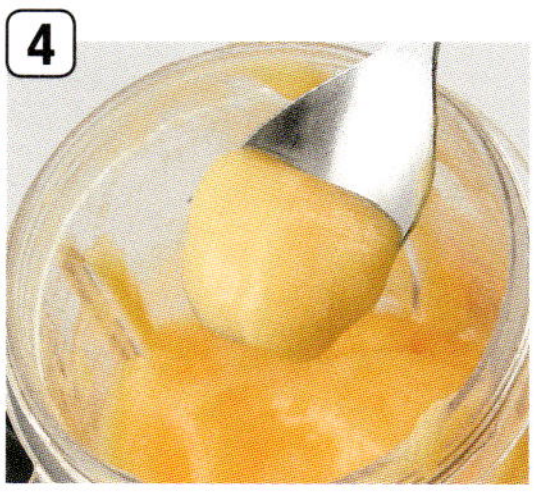

なめらかなムース状になったら器に盛り、冷蔵庫で15分冷やし固める。

飾り有

1人分	エネルギー	たんぱく質	脂質	炭水化物	塩分
	175kcal	1.5g	5.0g	30.0g	0.1g

ムースのみ

1人分	エネルギー	たんぱく質	脂質	炭水化物	塩分
	115kcal	0.6g	0.1g	28.6g	0.0g

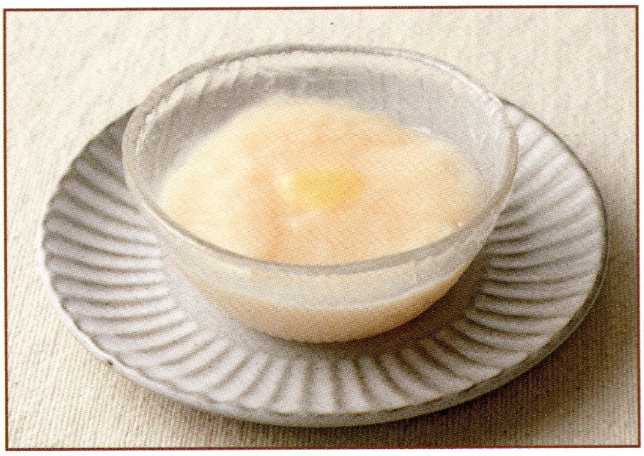

発酵食品甘酒は飲む点滴。ゼリーにして食べやすく

甘酒ゼリー

コード4〜2-1　所用時間 20分

〈材料　2人分〉

甘酒…1本(125cc)
砂糖…小さじ1
ミキサーゲル…小さじ1と1/2

●**好みで**

しょうが汁…少々

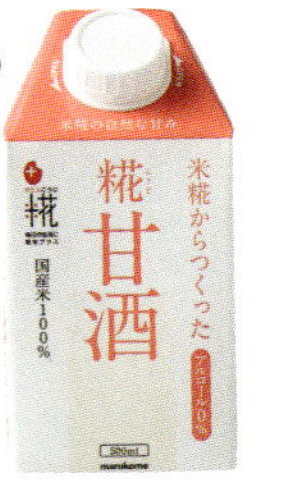

※マルコメを使用
(写真は500mℓ入り)

〈作り方〉

1

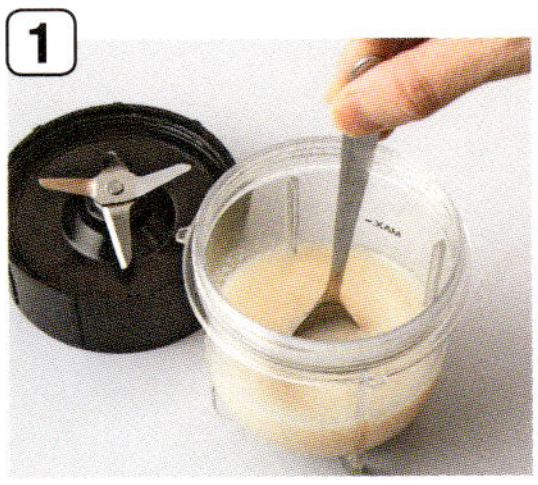

ミキサーカップに甘酒、砂糖、ミキサーゲルを加えて、スプーンで全体を混ぜ、60秒ほどなじませる。

2

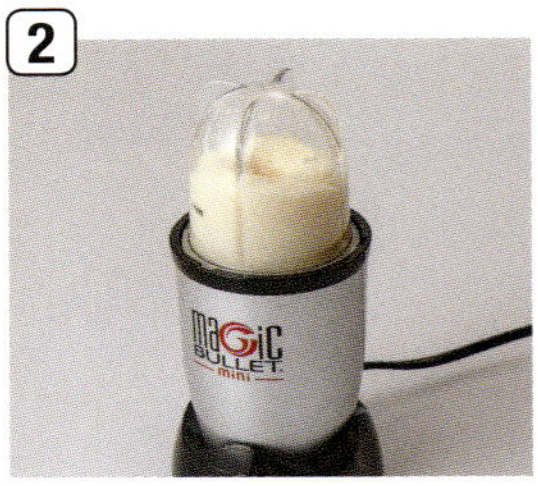

1を60秒撹拌する。

3

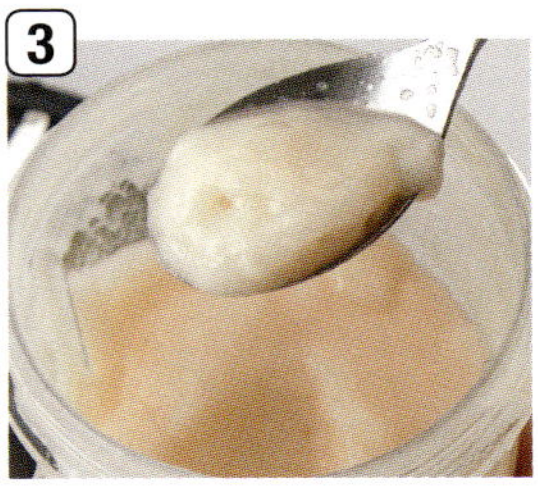

なめらかなムース状にする。

4

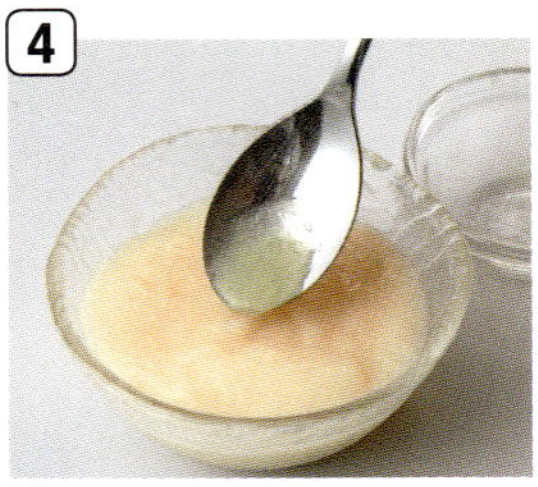

容器に流し入れ、冷蔵庫で15分以上冷やし固める。好みでしょうが汁をかける。

1人分

エネルギー	たんぱく質	脂質	炭水化物	塩分
55kcal	0.6g	0.0g	12.9g	0.1g

植物性たんぱくイソフラボンの多い豆乳をプラス

甘酒豆乳ムース

コード4〜2-1　所用時間 20分

〈材料　2人分〉

甘酒(マルコメ)…1本(125cc)
豆乳…100cc
砂糖…小さじ1
ミキサーゲル…小さじ2

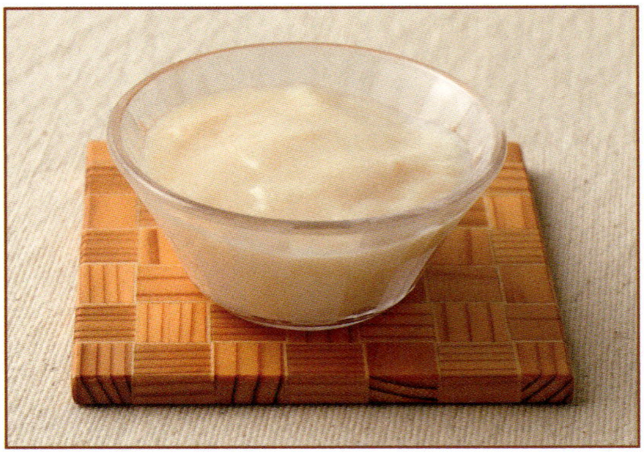

〈作り方〉

1

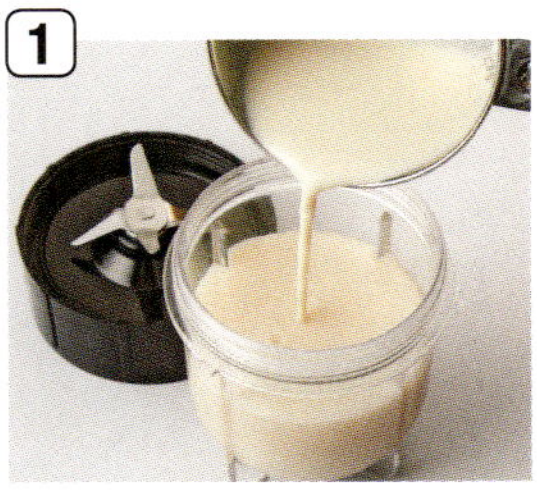

ミキサーカップに甘酒、豆乳、砂糖、ミキサーゲルを加える。

2

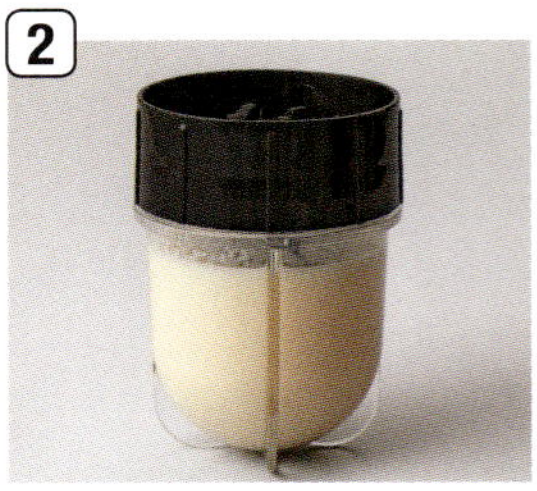

ふたをしてミキサーごとふって60秒ほどなじませる。

3

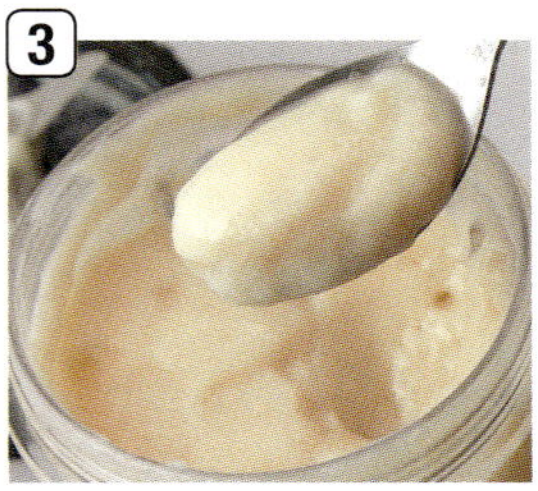

2を60秒撹拌し、なめらかなムース状にする。

4

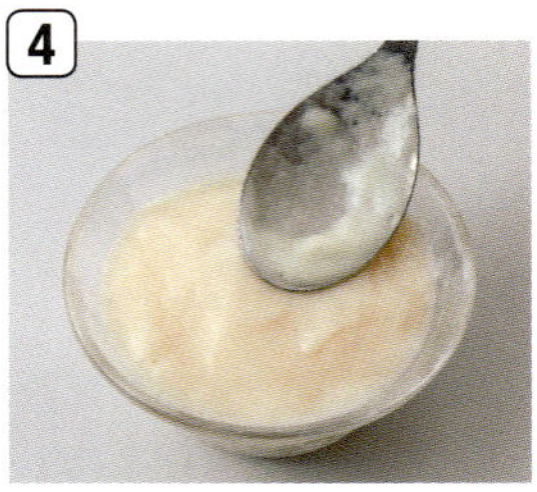

容器に流し入れ、冷蔵庫で15分以上冷やし固める。

1人分

エネルギー	たんぱく質	脂質	炭水化物	塩分
78kcal	2.4g	1.0g	14.5g	0.1g

抗酸化作用のあるポリフェノールがたっぷり

ココアのムース

コード4～2-1　所用時間 20分

〈材料　2人分〉

ココア…大さじ2
熱湯…50cc
牛乳…100cc
砂糖…大さじ2
ミキサーゲル… 小さじ1

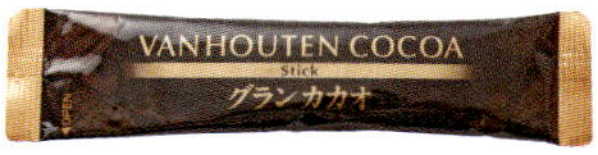

※『バンホーテングランカカオ』(片岡物産)使用

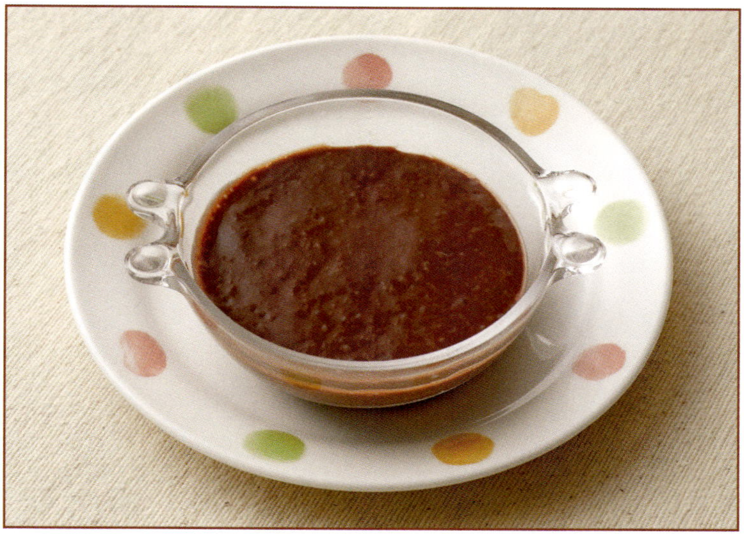

〈作り方〉

1

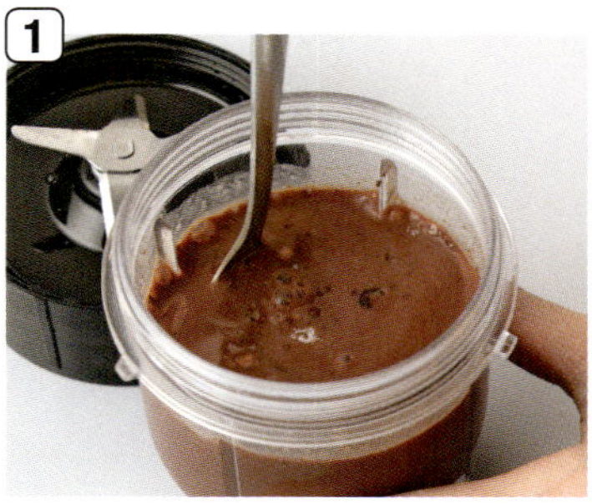

ミキサーカップにココア、熱湯、牛乳、砂糖、ミキサーゲルを入れて混ぜる。

2

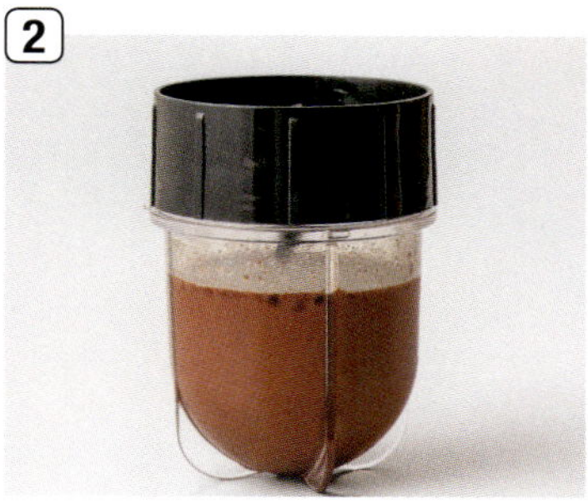

ミキサーゲルを60秒なじませる。

3

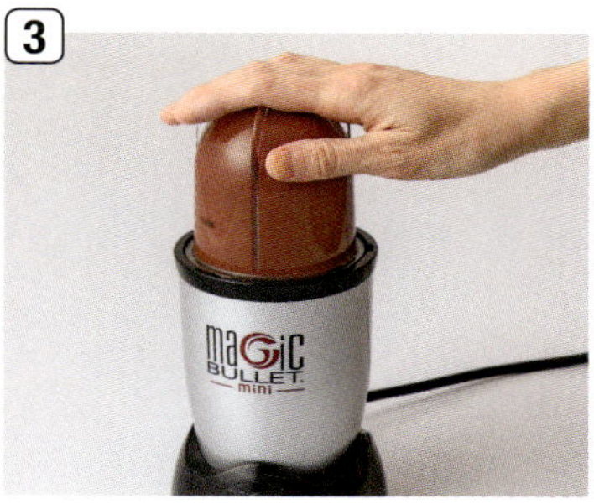

15秒撹拌する。

4

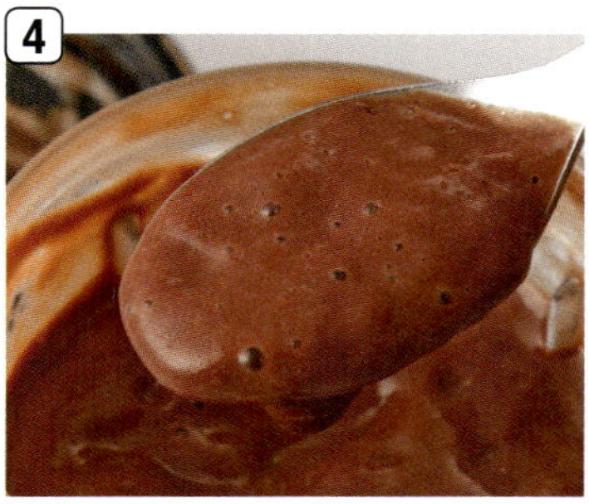

なめらかなムース状にする。

5

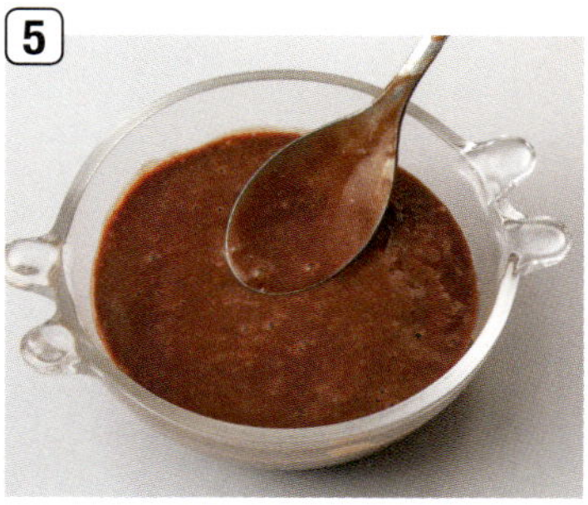

器に流し入れて冷蔵庫で15分以上冷やし固める。

6

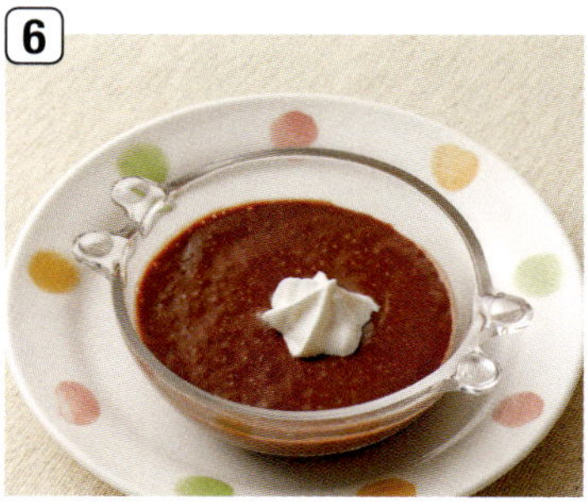

好みでホイップクリーム(市販)を15gほどしぼってもよい。

1人分　エネルギー 91kcal　たんぱく質 2.5g　脂質 2.7g　炭水化物 15.5g　塩分 0.1g

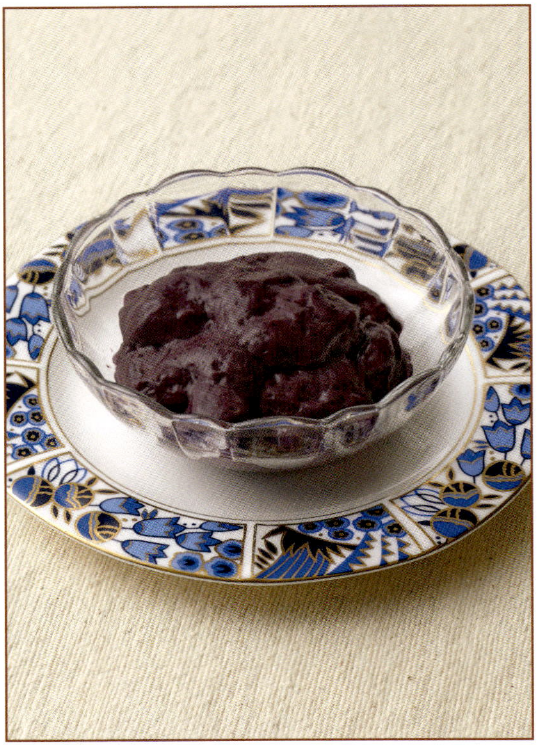

ブルーベリーのアントシアニンが疲れ目に効く

ブルーベリームース

コード4〜2-1　所用時間 25分

〈材料　1人分〉

冷凍ブルーベリー…30g
のむヨーグルト（明治ブルガリアヨーグルト）…50cc
牛乳…20cc（森永 容量190cc）
砂糖…大さじ1
ミキサーゲル…小さじ1

※ヨーグルトスムージーベリーミックス（森永）100cc使用しても良い。

〈Point!〉
『ヨーグルトスムージーベリーミックス』（森永）100cc分と、ミキサーゲル小さじ１でも作れる。

〈作り方〉

1

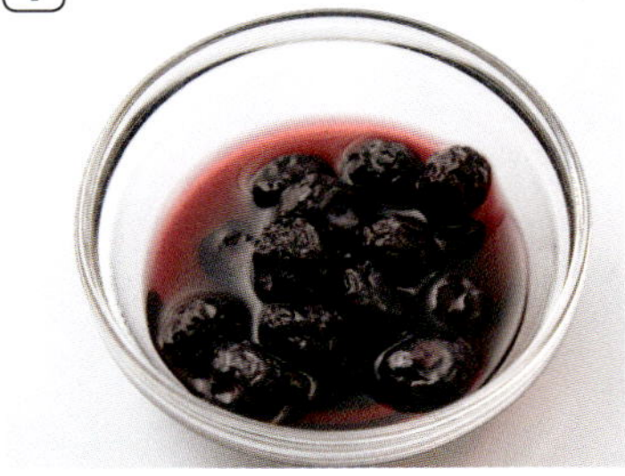

冷凍ブルーベリーを冷蔵庫で自然解凍しておく。

2　Point!

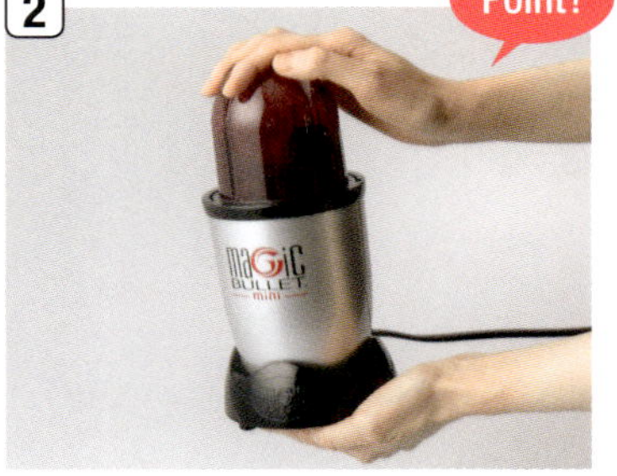

ブルーベリーの粒がミキサーの刃にあたるようにミキサーごとふって撹拌する。
※ゲル化剤を入れる前にペースト状にしておくときれいにミキサーにかかる。

3

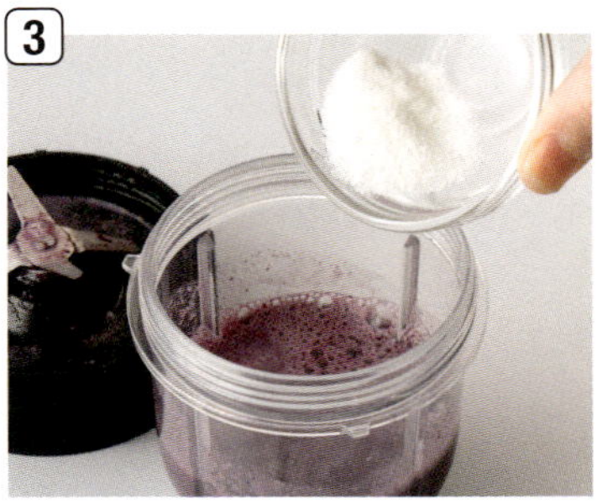

ミキサーカップに、砂糖、牛乳、のむヨーグルト、ミキサーゲルを入れ、30秒撹拌する。

4

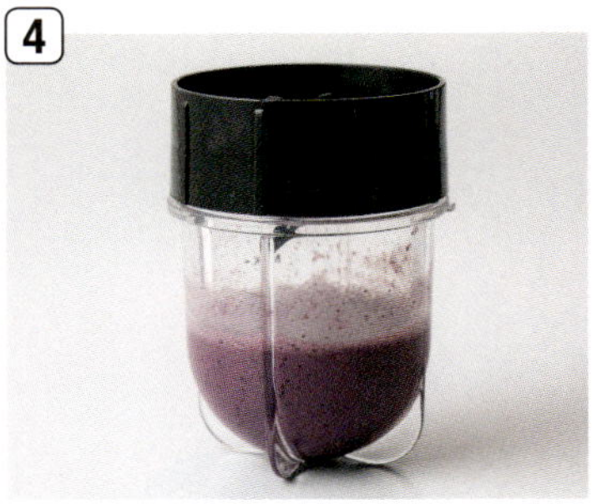

60秒なじませる。

5

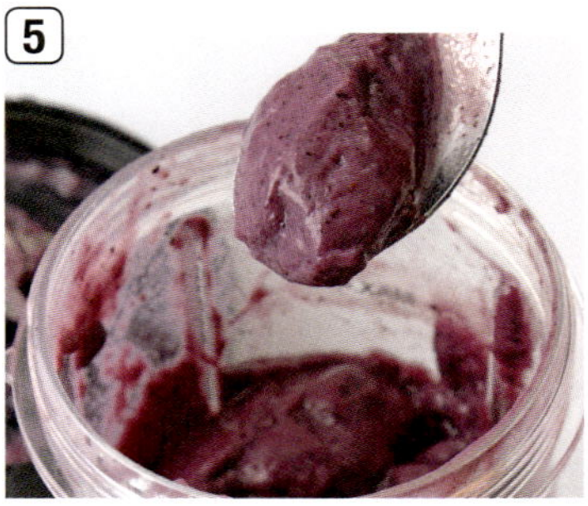

30秒ほど撹拌し、なめらかなムース状にする。

6

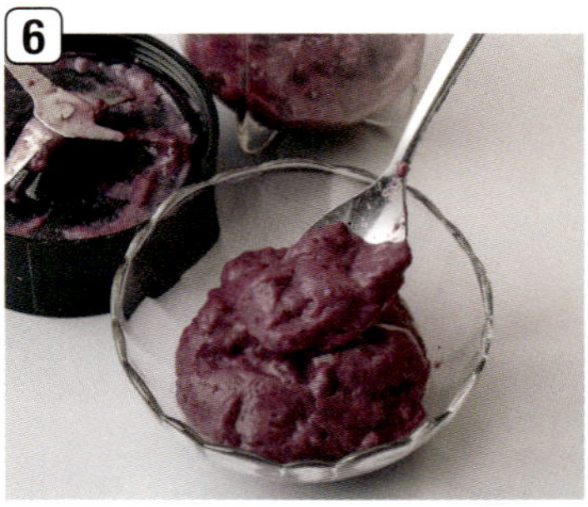

器に盛って、冷蔵庫で15分冷やす。

1人分	エネルギー	たんぱく質	脂質	炭水化物	塩分
	98kcal	2.4g	1.0g	20.7g	0.1g

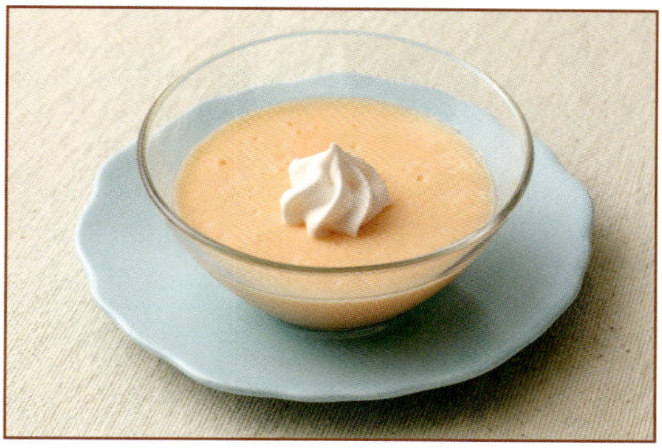

ミキサーにかけるだけで栄養価の高いおやつに

やわらかプリン

コード4〜2-1　所用時間 25分

〈材料　1人分〉

ミキサーゲル…小さじ1
水…小さじ3
卵黄…1個
牛乳…100cc
砂糖…大さじ1

●飾り

ホイップクリーム（市販）…15g

コード 1j にも対応

※P.19参照

〈作り方〉

1
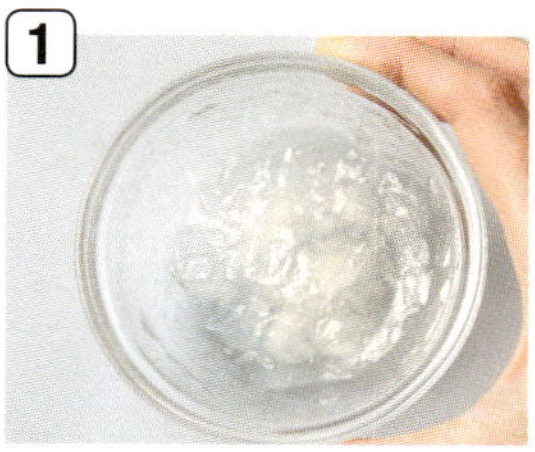
小皿にミキサーゲル、水を入れ5分くらいふやかす。

2
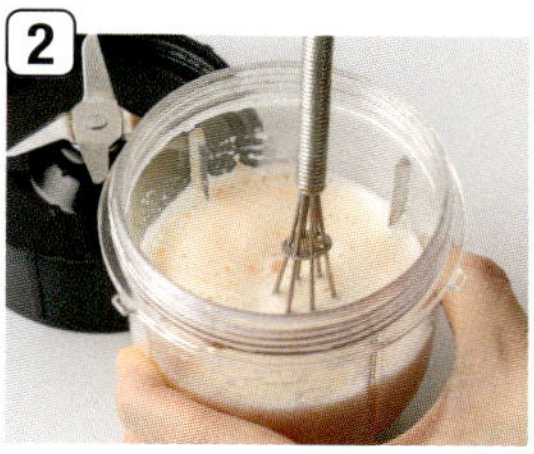
ミキサーカップに1、他の材料をダマにならないようにかき混ぜながら入れる。

3
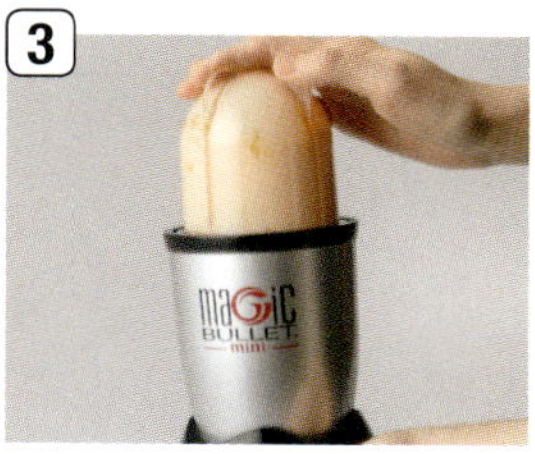

60秒以上撹拌する。

4
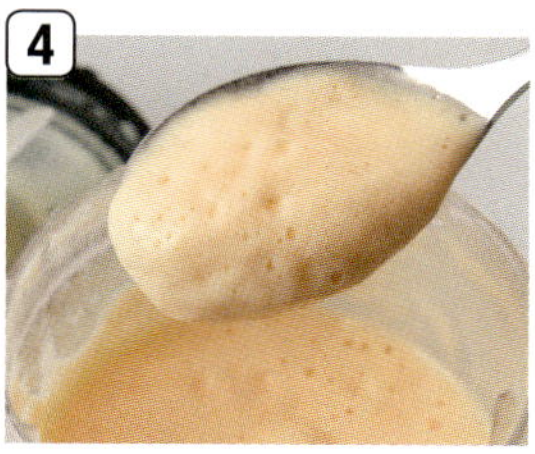
なめらかなムース状になったら器に流し入れ、冷蔵庫で15分冷やし固める。

飾り有

1人分	エネルギー	たんぱく質	脂質	炭水化物	塩分
	242kcal	7.5g	15.0g	16.0g	0.2g

プリンのみ

1人分	エネルギー	たんぱく質	脂質	炭水化物	塩分
	182kcal	6.6g	10.5g	14.5g	0.1g

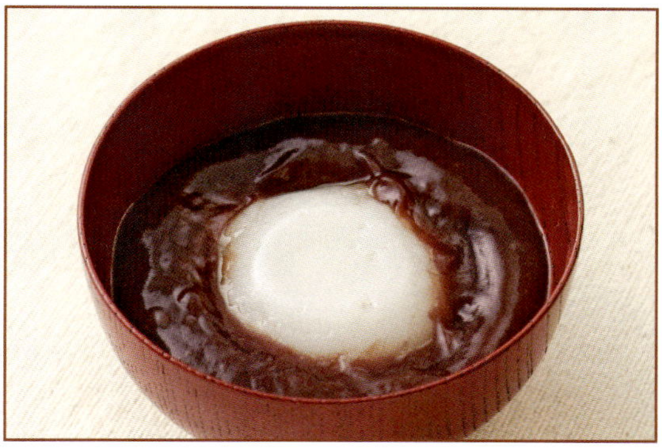

トロミ状のお汁粉に
ゼリー粥のお餅をのせて食べやすく

お汁粉

コード4〜2-1　所用時間 10分

〈材料　1人分〉

ゼリー粥（P.75参照）…50g

●トロミお汁粉

おしるこ…1/2袋（80g）
※『榮太樓おしるこ御膳こし』使用
トロミパワースマイル…小さじ1

〈作り方〉

1　解凍
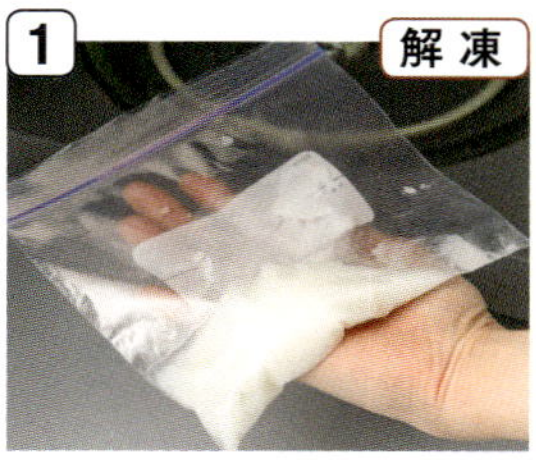
ゼリー粥を冷蔵庫で自然解凍しておく。500Wの電子レンジで5〜10秒加熱する。

2
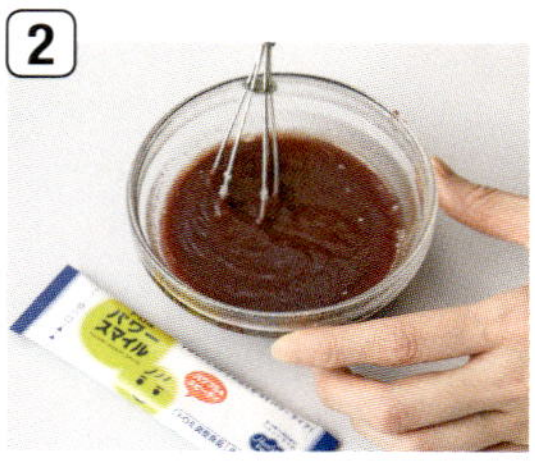
おしるこを温め、トロミパワースマイルを加え、ミニ泡立て器でなめらかになるまで15秒撹拌する。

3
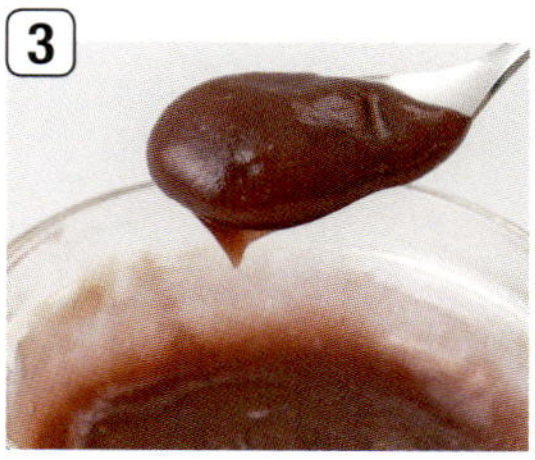
2〜3分待つとなめらかなトロミ状のお汁粉になる。

4
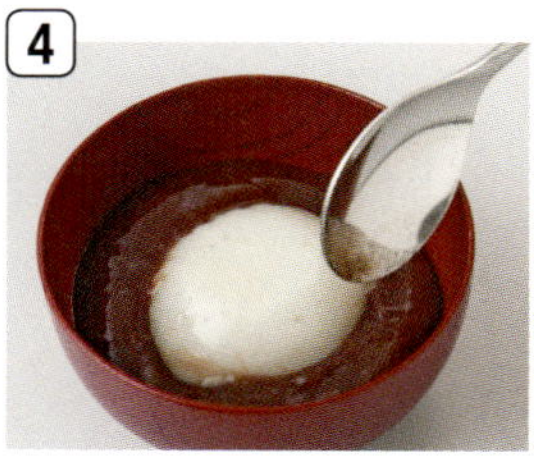
汁椀に3を入れ、ひと口大に切ったゼリー粥をのせて食べる。

1人分	エネルギー	たんぱく質	脂質	炭水化物	塩分
	154kcal	2.6g	0.1g	35.1g	0.2g

飲料は水分補給として重要な役割。トロミの濃度は
飲み込みの状態にあわせて調整する

飲みもの

Point! 保存はせずに飲む。携帯する場合は直接口をつけると菌が増殖するので器などに移して、飲む。

1日の水分摂取量と、安全においしく作るテクニック

1日の水分摂取量

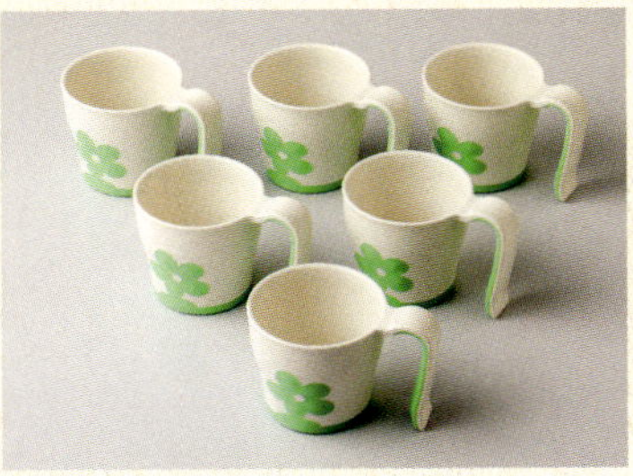

水分摂取量を確保するためには、食物以外に1000cc以上、飲料でとる必要がある（1回150ccのカップで1日6回以上）。

味の調整

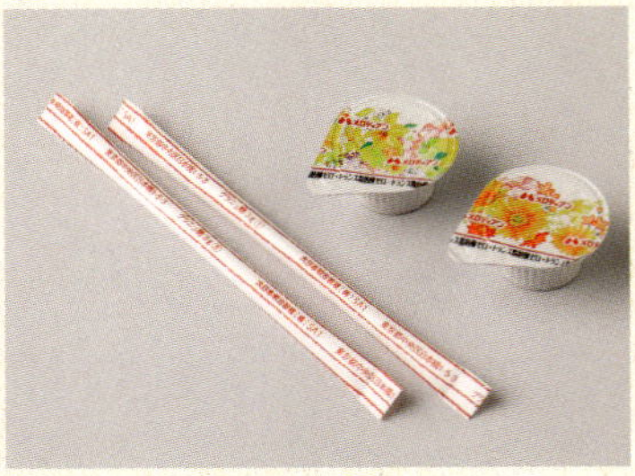

トロミ剤はえぐみ、苦み、渋みが強調されるため、砂糖をたっぷり加えて飲みやすくするのが基本。コーヒーにはミルクを好みでプラスする。

粘度の調整

※「緑茶」で説明

●薄めたい場合

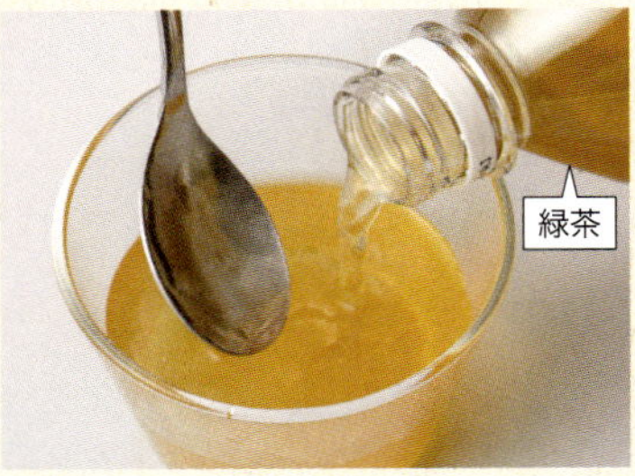

粘度が強すぎた場合は、同じ食材をほんの少しずつ加えて混ぜて薄める。

●濃くしたい場合

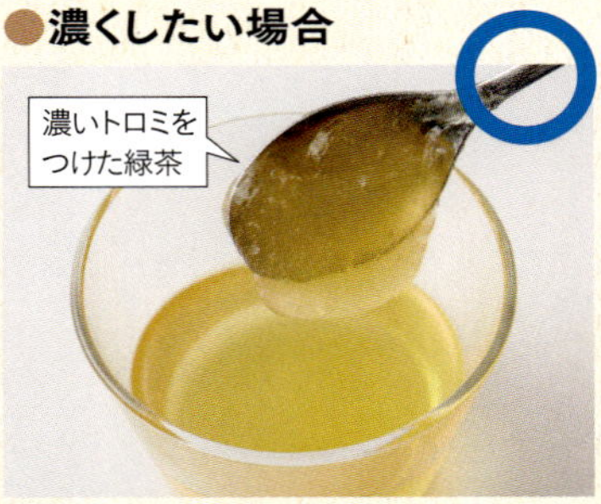

粘度が薄すぎた場合は、同じ食材の濃いトロミを使って、加えて混ぜる。

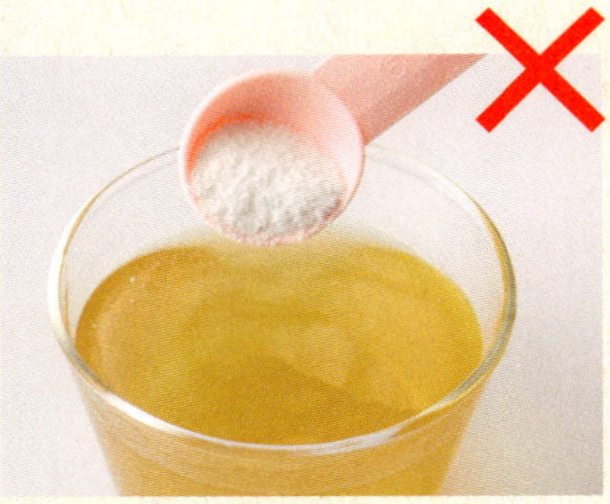

決してトロミ剤（粉のまま）の追い足しはしないこと。

時間経過で見る、トロミのつき方

1

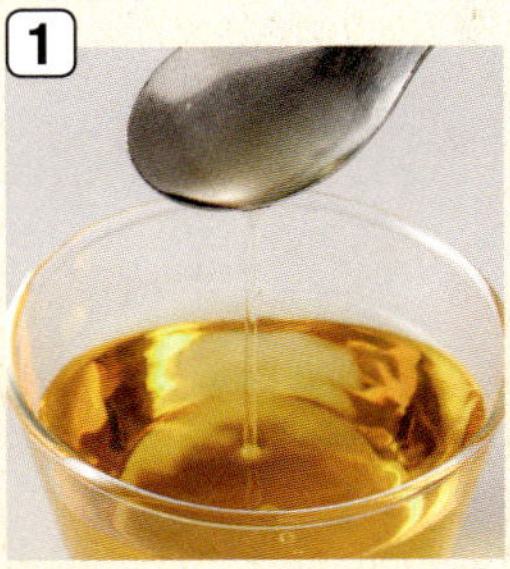

何も混ぜない状態のお茶。

2 1分経過

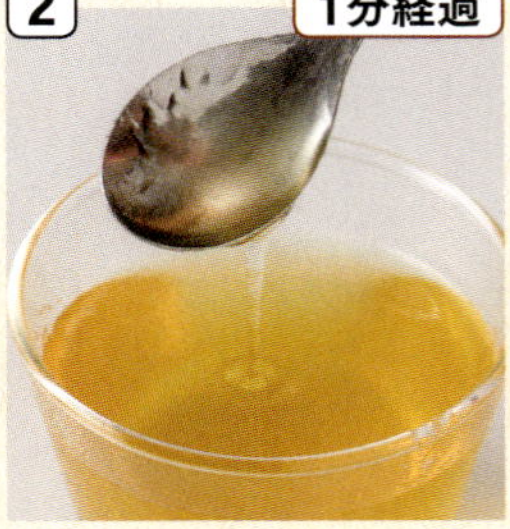

トロミ剤を混ぜてすぐ〜1分はあまり状態が変わらない。

3 2分経過

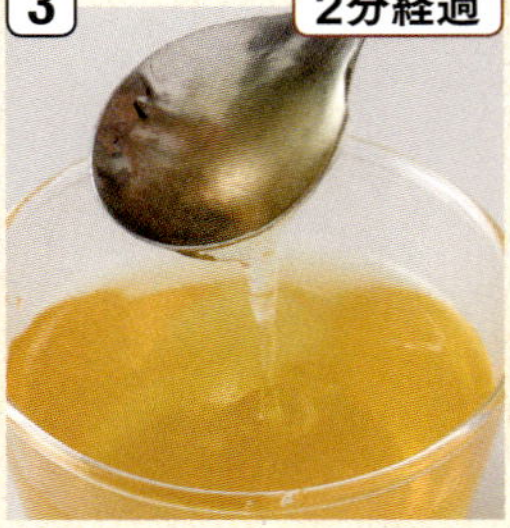

混ぜて2分。

4 3分経過

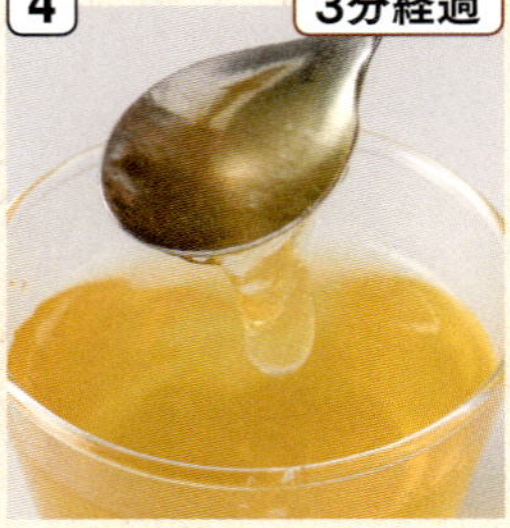

3の時点でトロミが弱いと感じたら再び混ぜ、1分置くとしっかりトロミがつく。

トロミの状態・調整方法基礎知識

実際にご利用いただく方の状況に合わせて適切なトロミづけをしてください。

目的別材料の選び方

●トロミ状に仕上げる

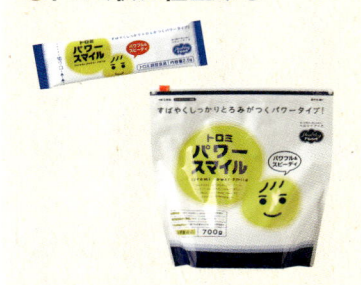

本書の飲料レシピの大半はトロミ剤を使用している。コード0t（P.19参照）の方はトロミパワースマイルを選ぶ。

●ゼリー状に仕上げる

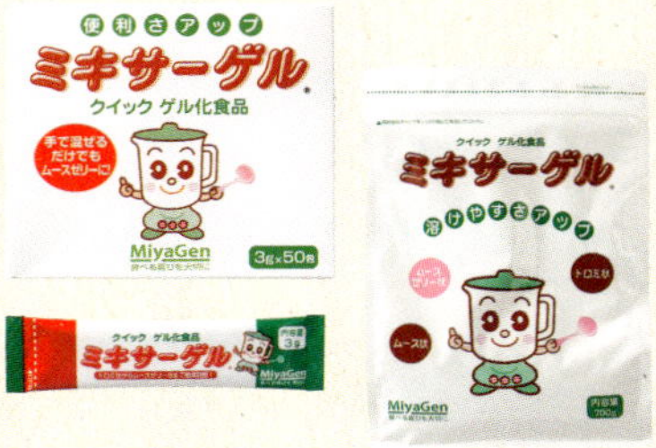

コード0j（P.19参照）の方はミキサーゲルを選ぶ。ミキサーゲルの場合はミキサーを使用する（P.123参照）。

計量方法・使用量

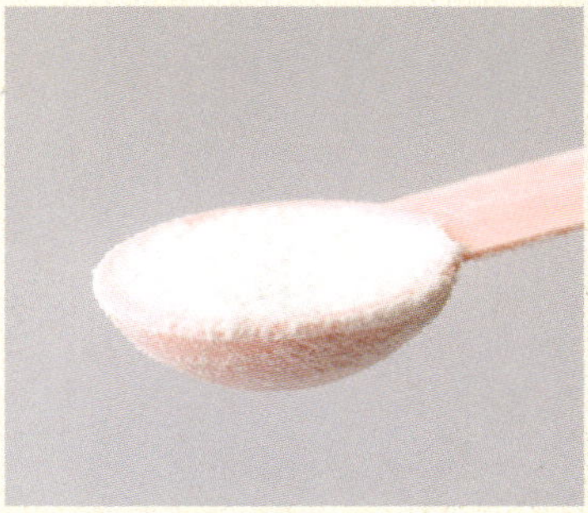

計量スプーンを使用してすりきり計る。トロミパワースマイルの場合もミキサーゲルの場合も使用する分量は変わらない。

トロミの強さの目安

※トロミパワースマイルを用いた例

本書の飲み物トロミはコレ

●薄いトロミ

軽度の嚥下障害の症例に対応したトロミの状態。

コップに移し替えが容易で、細いストローでも吸いやすい。

スプーンを傾けるとスッと流れ落ちる。

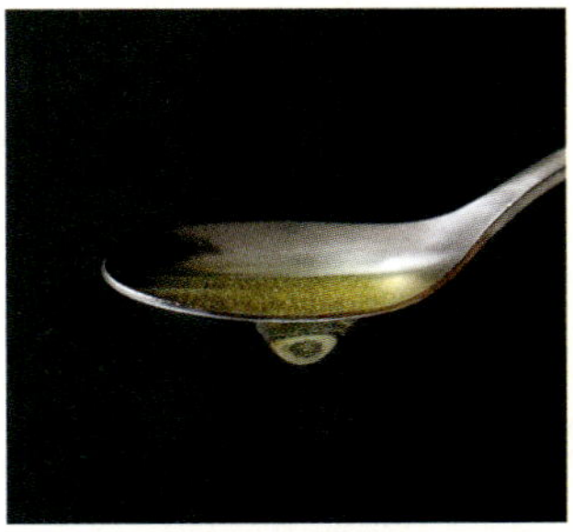

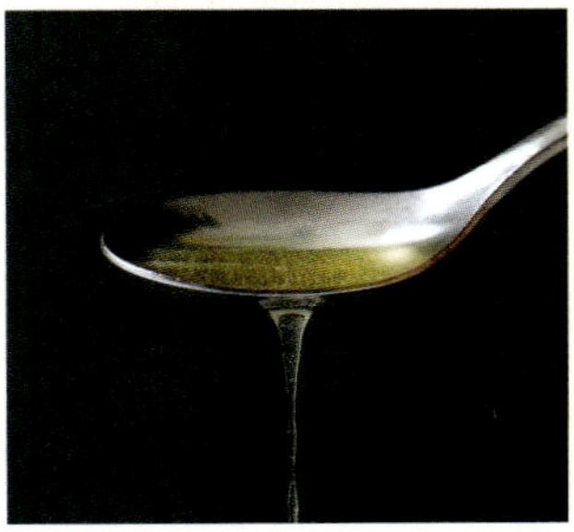

150ccの飲料に小さじ1/2杯（0.7g）のトロミパワースマイル

●中間のトロミ

嚥下障害などで基本的にまず試されるトロミの状態。

太いストローなら吸えるが細めのストローだと力が必要。

スプーンを傾けるとトロトロ流れ落ちる。

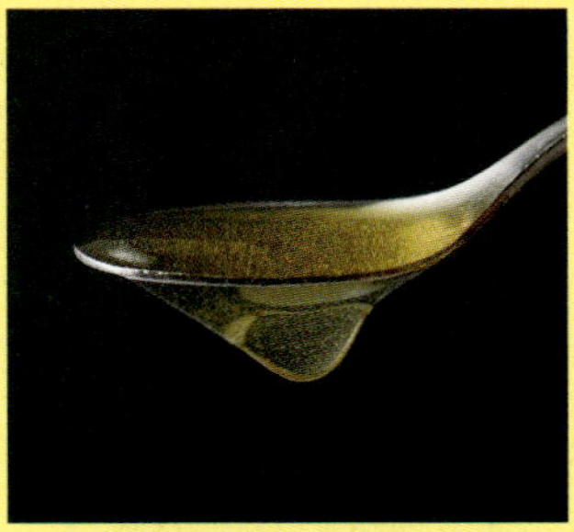

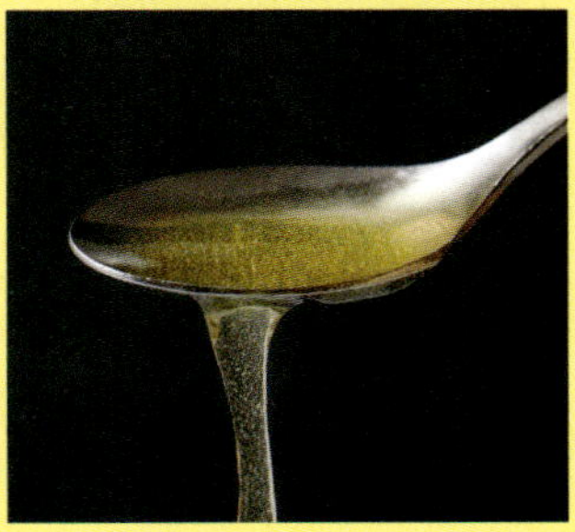

150ccの飲料にすり切り小さじ1杯（1.3g）のトロミパワースマイル

●濃いトロミ

重度の嚥下障害に対応したトロミの状態。

コップを傾けてもすぐに縁まで落ちてこない。ストローは適さない。

スプーンを傾けるとゆっくり一塊にまとまり流れ落ちる。

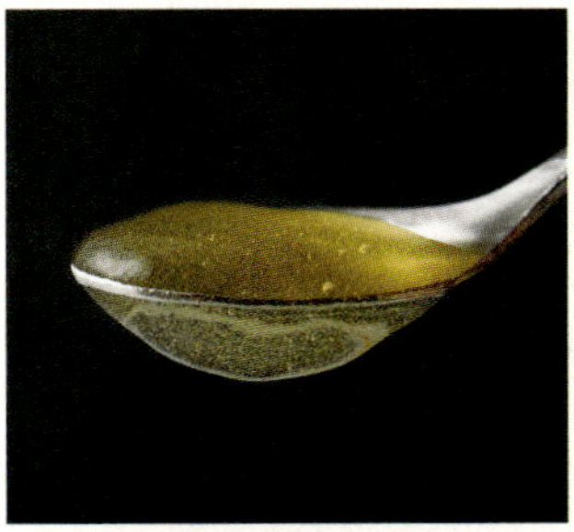

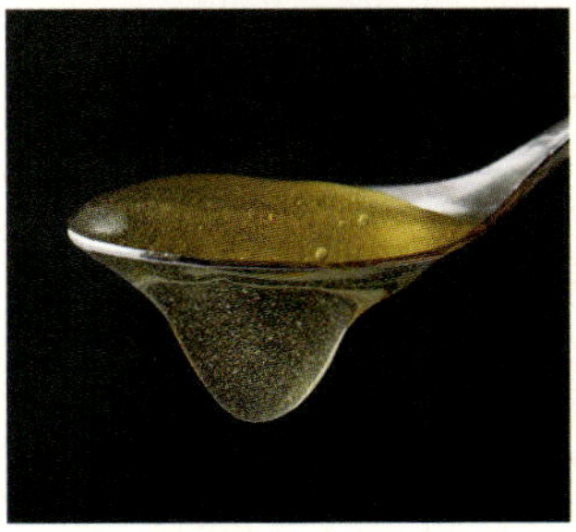

150ccの飲料にすり切り小さじ2杯（2.6g）のトロミパワースマイル

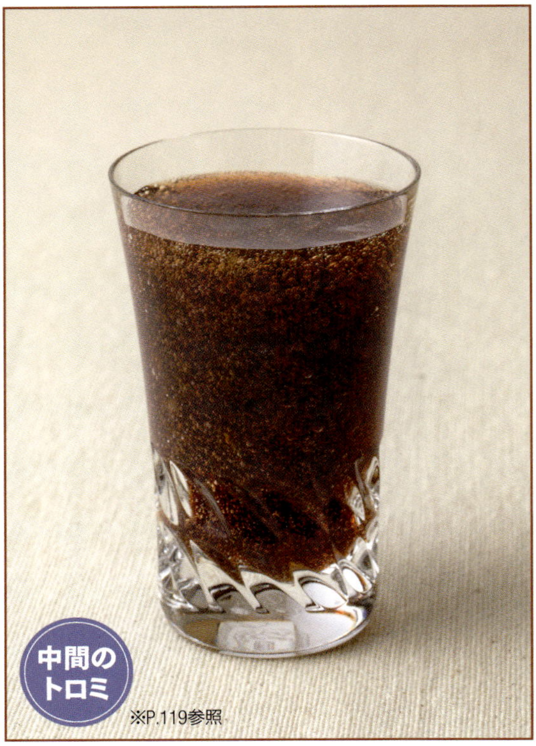

炭酸の2度注ぎで適度なシュワッと感になる

炭酸飲料（コーラ）

コード4～2-1　所用時間 20分

〈材料　1人分〉

炭酸飲料(コーラ)…150cc
トロミパワースマイル…小さじ1

〈Point!〉
こんなに時間を置くと気が抜けて美味しくないのでは？と心配ですが、強い炭酸はむせる原因になるため、少し炭酸が抜けたくらいが適度です。

〈作り方〉

1

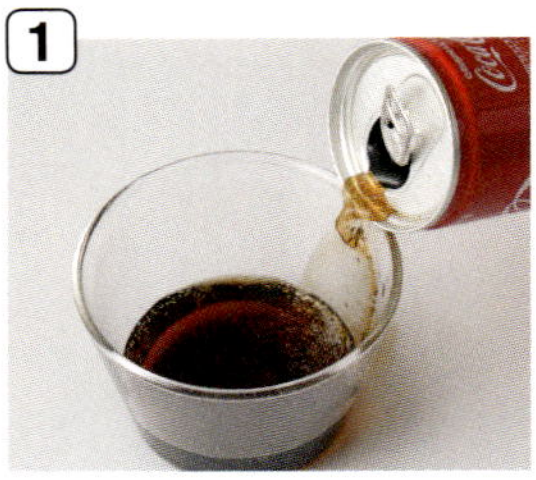

少し大きめの容器に炭酸飲料（コーラ）泡立たないようにそっと半分量（約70cc）入れる。

2

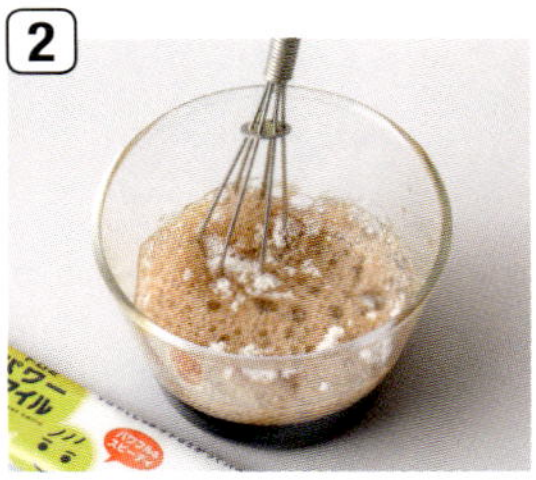

トロミパワースマイルを少しずつ加え、ゆっくりミニ泡立て器で混ぜる。

3

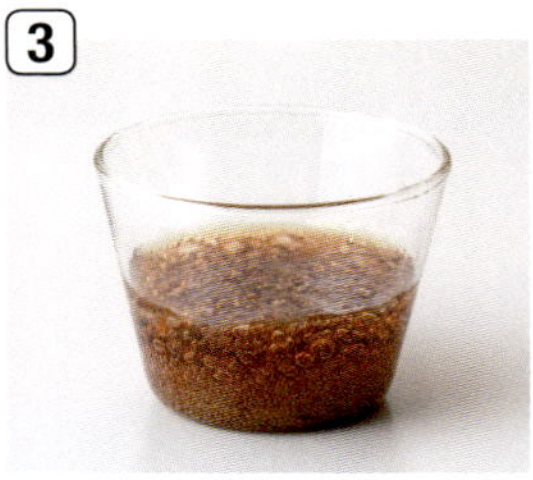

泡が出て2～3分後トロミがでてくる。

4

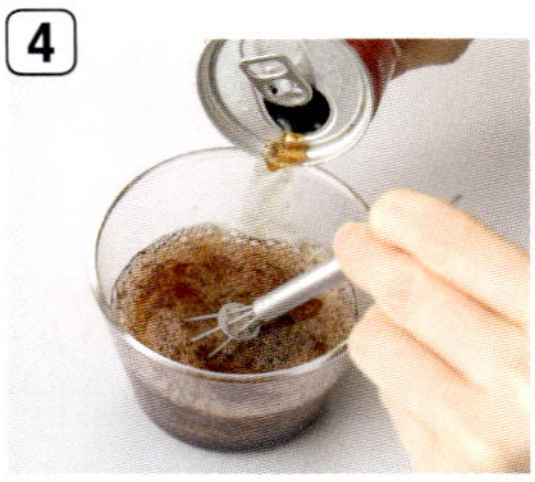

少量ずつ残りのコーラを加えながらミニ泡立て器で混ぜる。

5

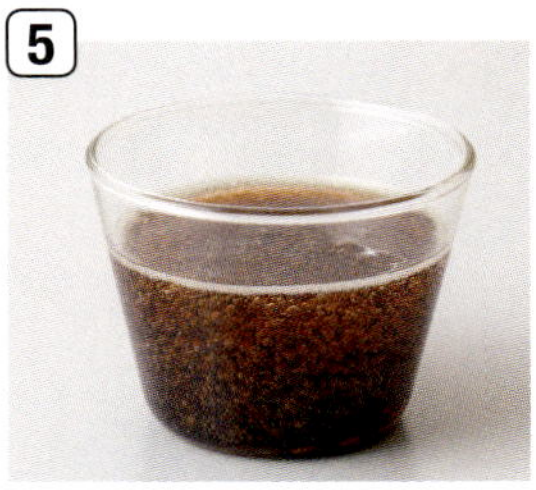

冷蔵庫で15分くらい冷やし、泡を落ち着かせる。

6

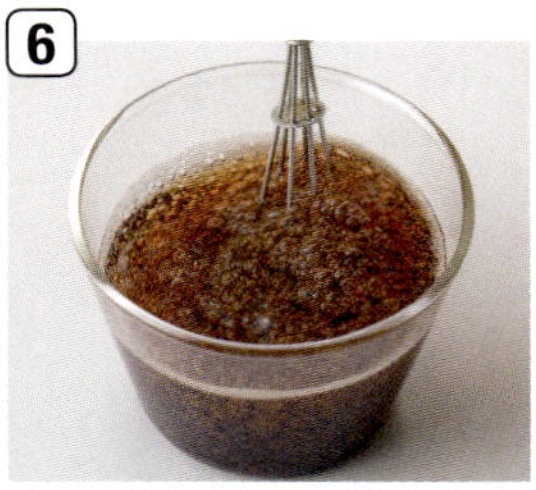

もう1度ミニ泡立て器で静かによくかき混ぜる。

7

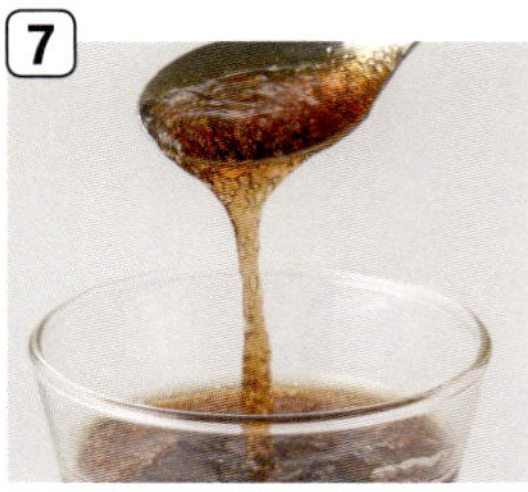

しっかりトロミがつく。

1人分	エネルギー	たんぱく質	脂質	炭水化物	塩分
	71kcal	0.0g	0.0g	17.6g	0.1g

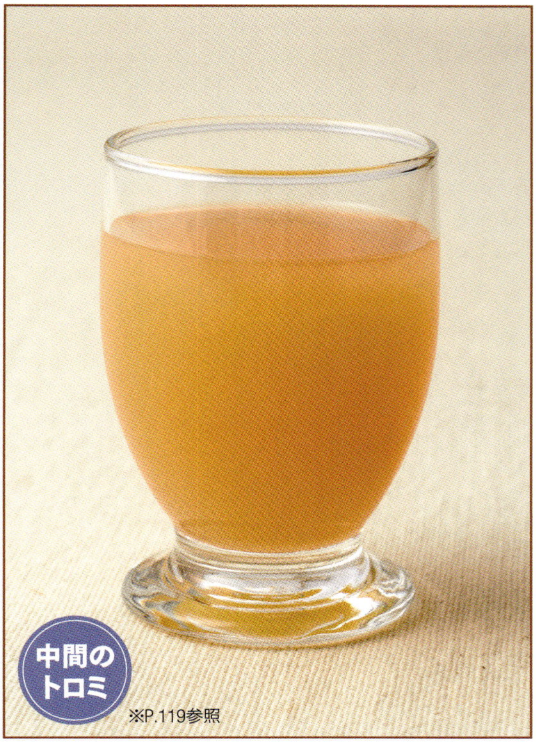

※P.119参照

酸味が少ないりんごジュースは飲みやすい

100%フルーツジュース

コード4〜2-1　所用時間 10分

〈材料　1人分〉

100%フルーツジュース(りんご)…150cc

砂糖…小さじ1(好みで加減する)

トロミパワースマイル…小さじ1〜1と1/2

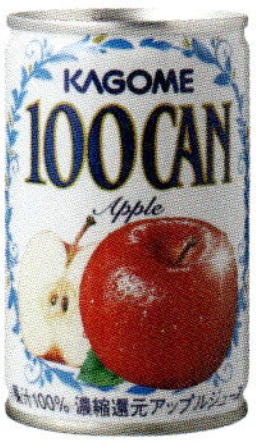

KAGOMEの100CAN
シリーズがおすすめ。

〈Point!〉
ジュースの種類によってはエグミ、苦みがトロミ剤によって強調されるため、砂糖を増量して飲みやすく調整をしてください。

〈作り方〉

1
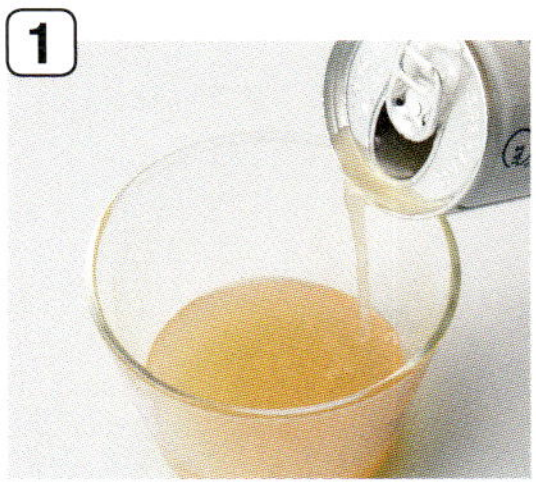
器にジュースの半分量(約70cc)を入れる。

2
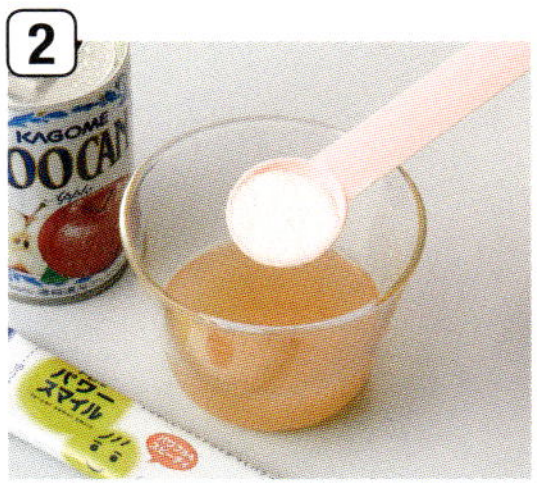
砂糖、トロミパワースマイルを加える。

3
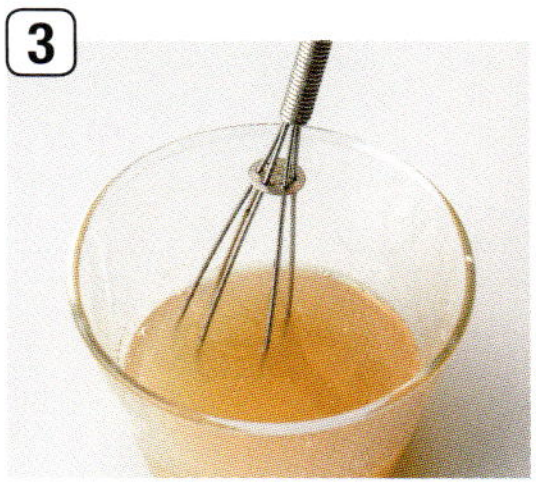
ミニ泡立て器で混ぜる。

4
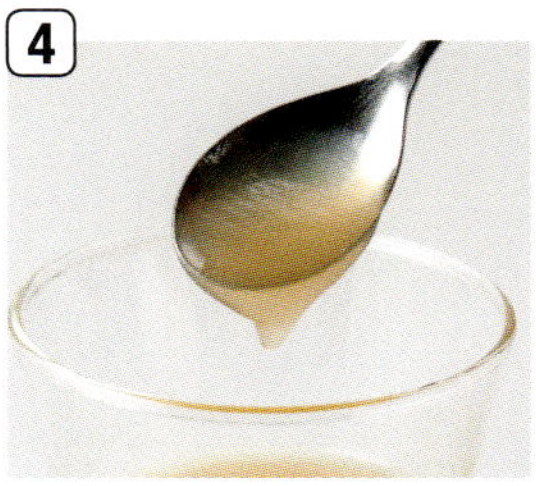
1〜2分後トロミがでてくる。

5
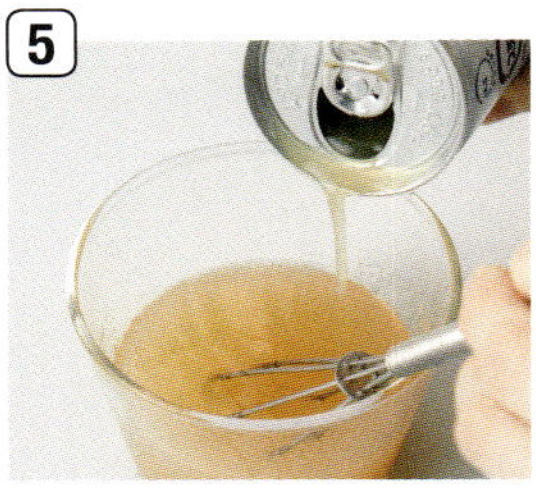
残りのジュース加えながら混ぜる。

6
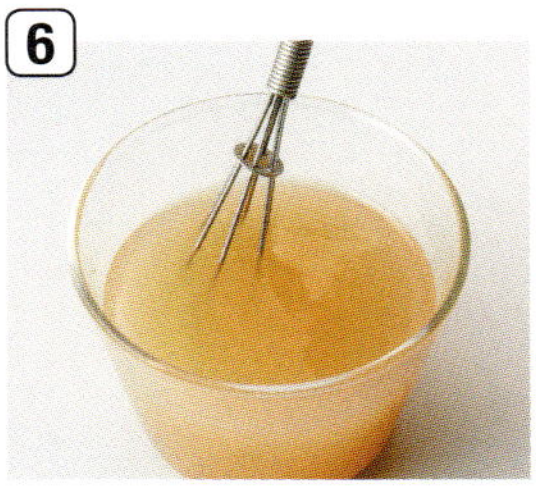
冷たい時は5〜6分置き、もう1度混ぜる。

7
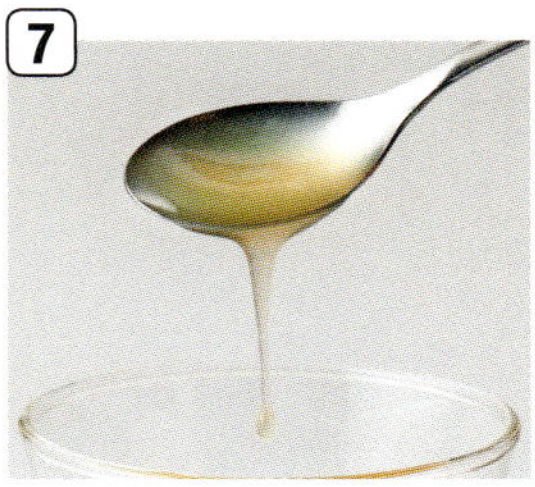
しっかりトロミがつく。

1人分　エネルギー 81kcal　たんぱく質 0.3g　脂質 0.2g　炭水化物 21.3g　塩分 0.1g

少しの砂糖を加えることで
適度なトロミがつきやすい

トマトジュース

コード4〜2-1　所用時間 **10分**

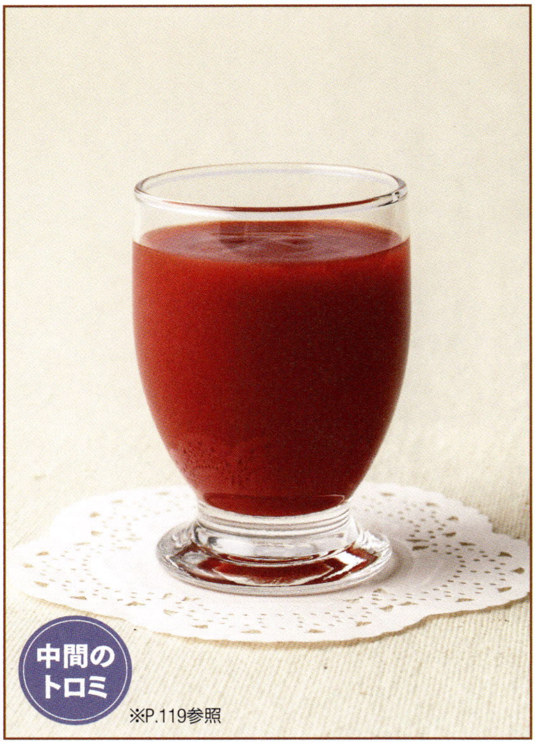

※P.119参照

〈材料　1人分〉

トマトジュース…150cc
砂糖…小さじ1/2
トロミパワースマイル…小さじ1

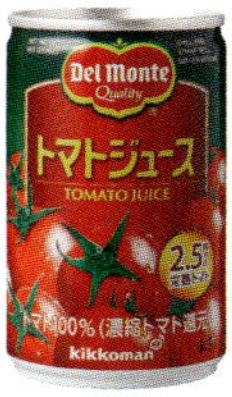

デルモンテのトマトジュースが味も色も濃くておすすめ。

〈作り方〉

1

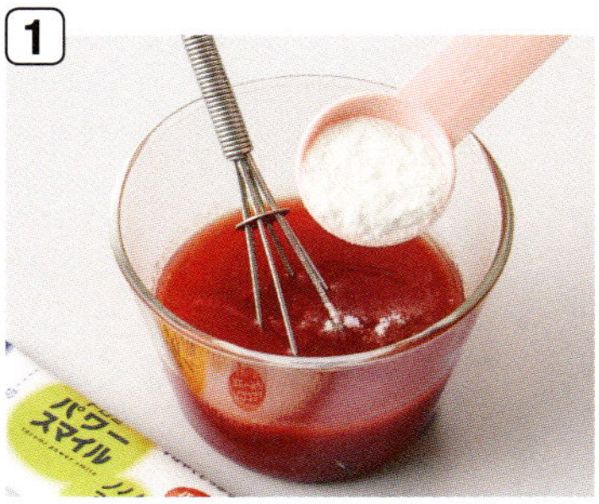

器にトマトジュース半分量（約70cc）、砂糖を入れ、トロミパワースマイルを加える。

2

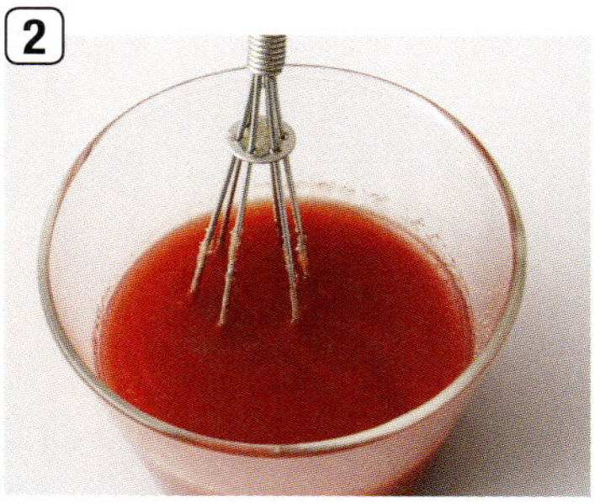

ミニ泡立て器でよく混ぜる。

3

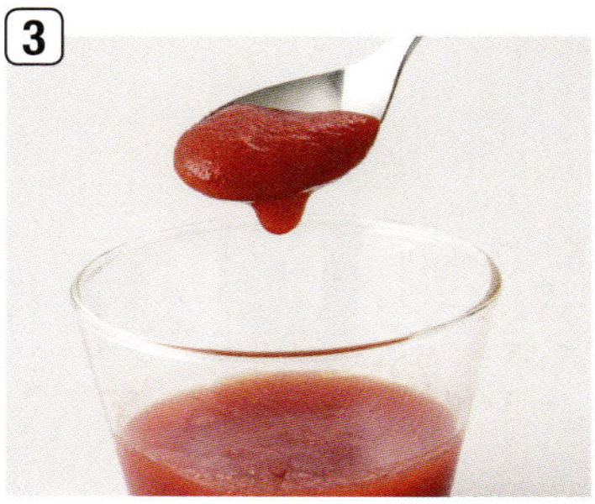

2〜3分後トロミがでてくる。

4

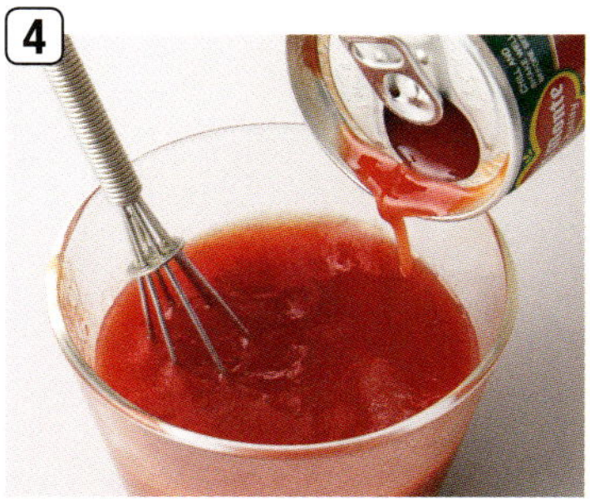

残りのトマトジュースを加える。

5

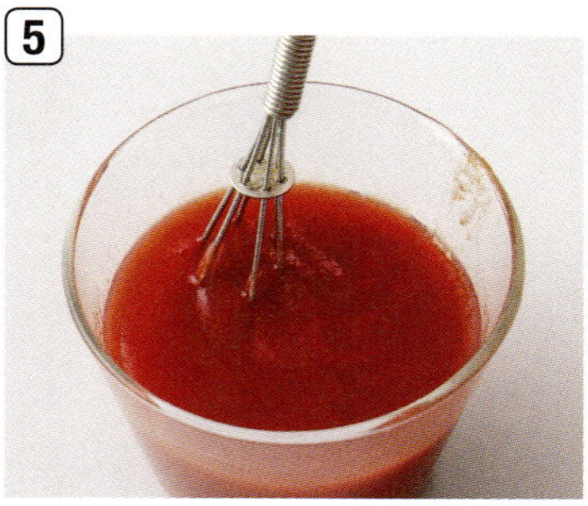

冷たい時は2〜3分置き、もう1度混ぜる。

6

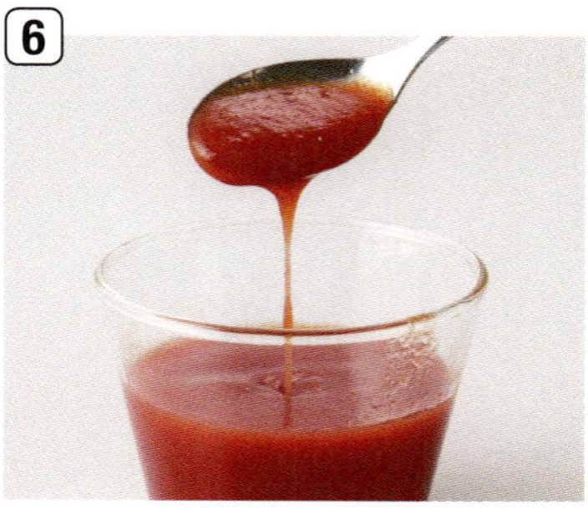

しっかりトロミがつく。

1人分	エネルギー	たんぱく質	脂質	炭水化物	塩分
	35kcal	1.0g	0.2g	8.6g	0.6g

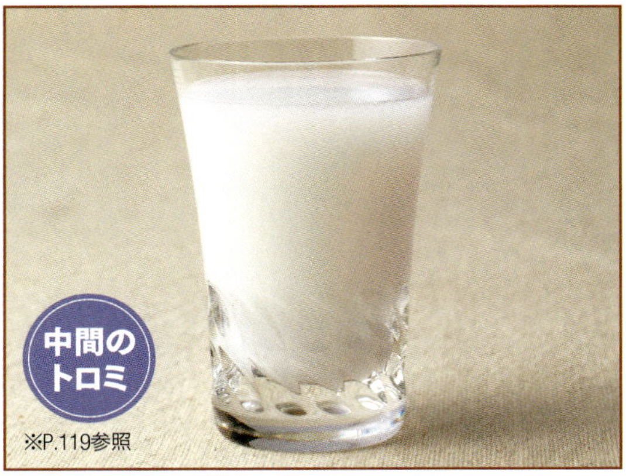

冷たいカルピスはトロミ剤がとけにくいため
5～6分置いて2度混ぜする

カルピス

コード4～2-1 所用時間 10分

〈材料　1人分〉

カルピスウォーター…150cc
砂糖…小さじ1/2
トロミパワースマイル…小さじ1

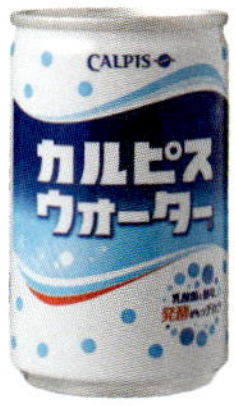

〈作り方〉

1
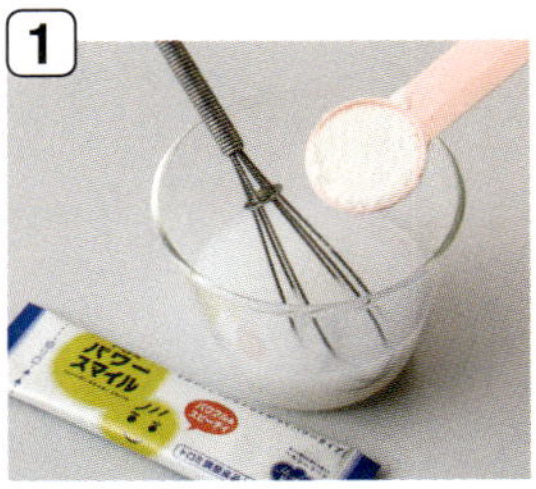
器にカルピス半分量(約70cc)、砂糖、トロミパワースマイルを加える。

2
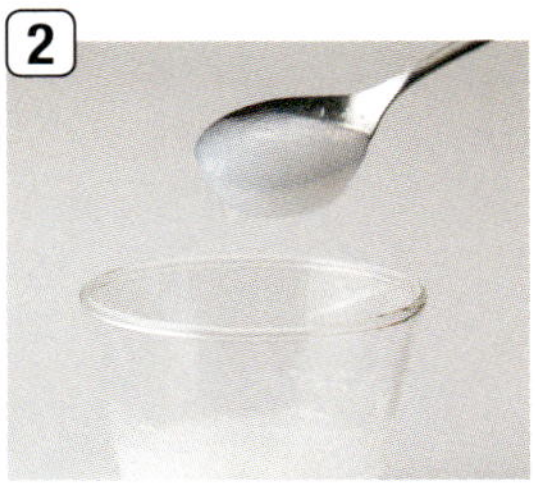
ミニ泡立て器でよく混ぜる。1～2分待つとトロミが出てくる。

3
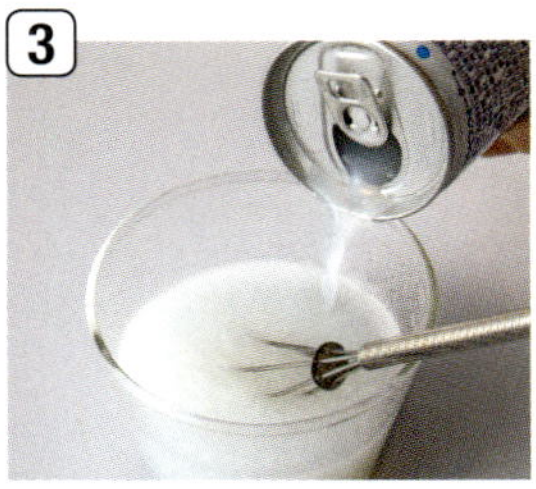
残りのカルピスを加えながら混ぜる。

4
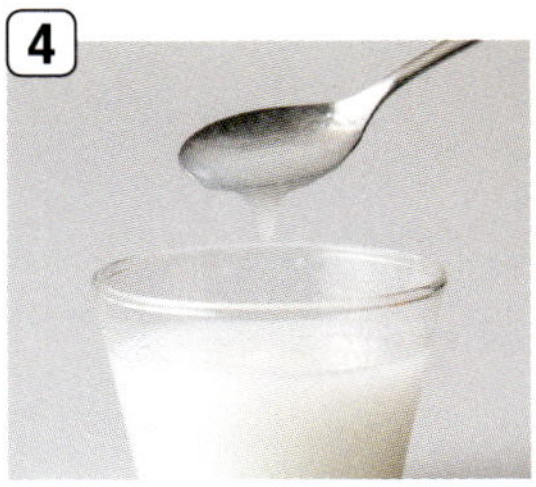
冷たいときは5～6分後もう一度よく混ぜるとトロミがつく。

1人分 エネルギー 73kcal　たんぱく質 0.5g　脂質 0g　炭水化物 18.6g　塩分 0.1g

白桃の甘みと華やかな香りがおいしい

やわらか桃ゼリー

コード4～2-1 所用時間 15分

〈材料　2人分〉

桃ジュース(不二家)…150cc
※『不二家ネクターこだわり白桃』使用
ミキサーゲル…小さじ1

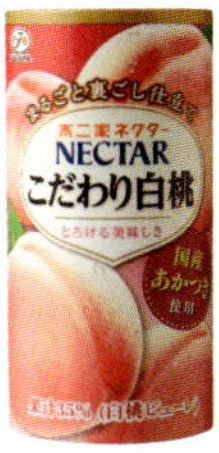

コード 0j にも対応
※P.19参照

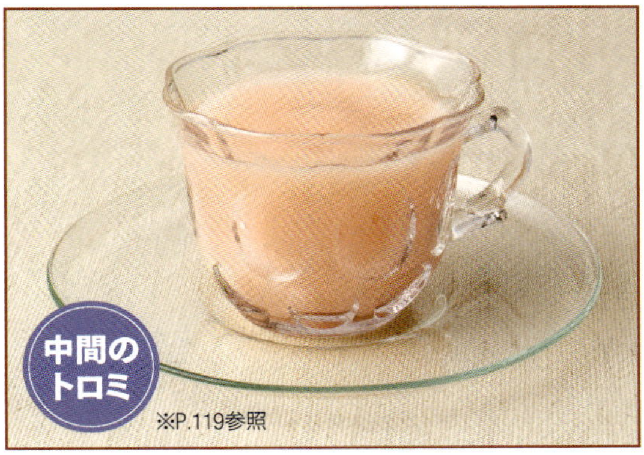

〈作り方〉

1
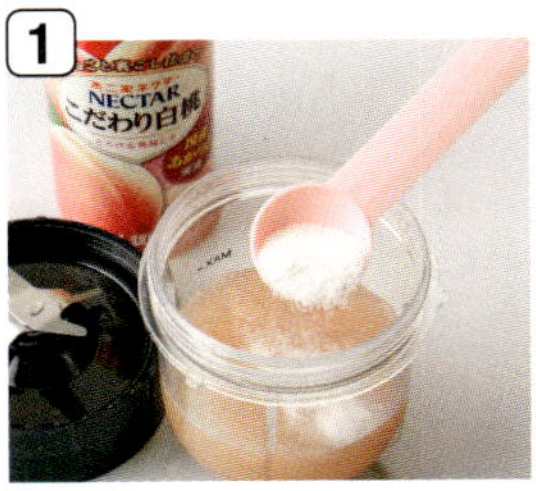
ミキサーカップに桃ジュースとミキサーゲルを加え、スプーンで全体を混ぜる。

2
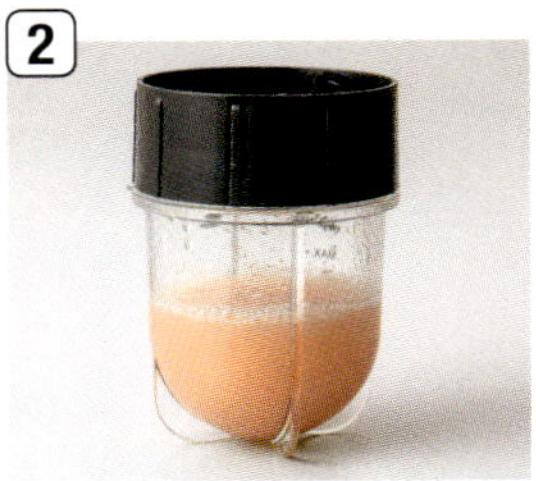
ミキサーゲルを60秒ほどなじませる。

3
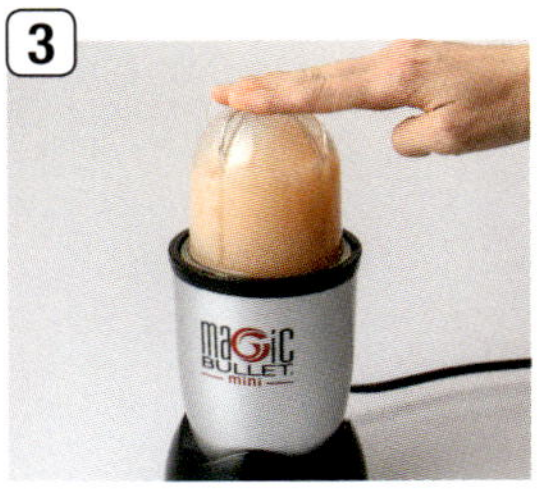
40秒撹拌する。

4
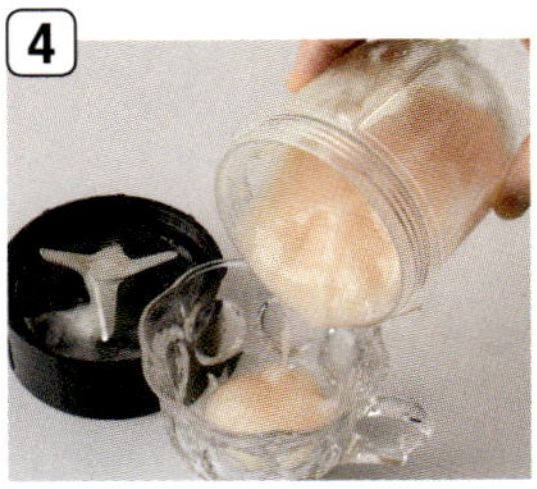
器に流し入れ、冷蔵庫で10分冷やし固める。

1人分 エネルギー 75kcal　たんぱく質 0.3g　脂質 0.0g　炭水化物 19.0g　塩分 0.0g

香ばしいとろーり麦茶でたっぷり水分をとりたい

麦茶

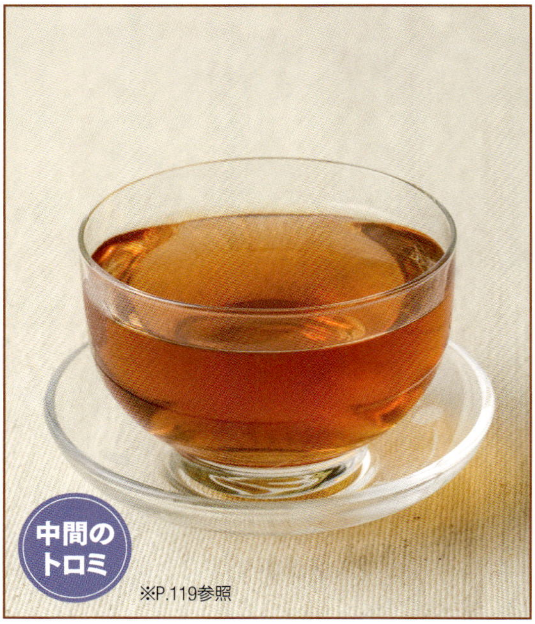

中間のトロミ

※P.119参照

〈材料　1人分〉

麦茶…150cc

トロミパワースマイル…小さじ1

コード4～2-1

所用時間 5分

〈作り方〉

1

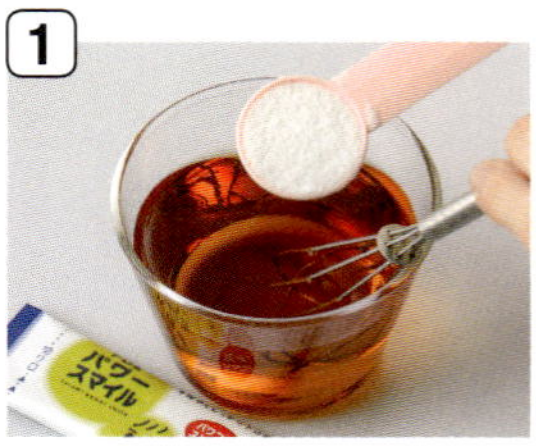

器に麦茶150ccを入れ、トロミパワースマイルを加えスプーンでよく混ぜる。

2

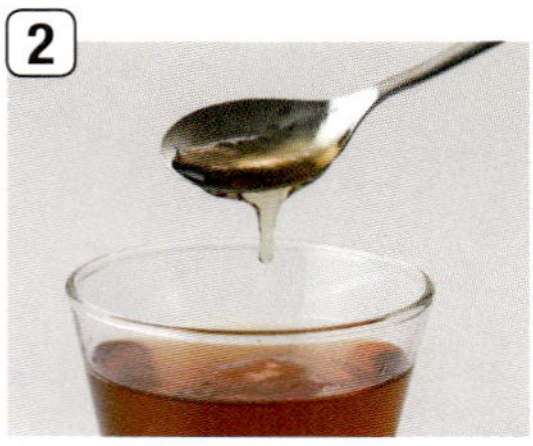

1～2分後トロミがでてくる。

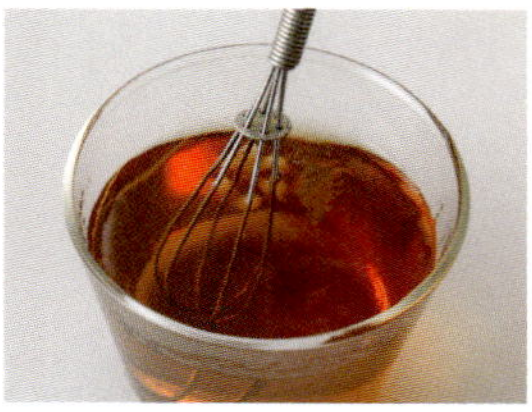

冷たい時

冷たい飲料はトロミがつきづらいので、1の後、2～3分後もう1度よくかき混ぜるとしっかりトロミがつく。

1人分	エネルギー	たんぱく質	脂質	炭水化物	塩分
	5kcal	0.0g	0.0g	1.1g	0.1g

カテキンの多い緑茶はさっぱりとして口腔衛生にも役立つ

緑茶

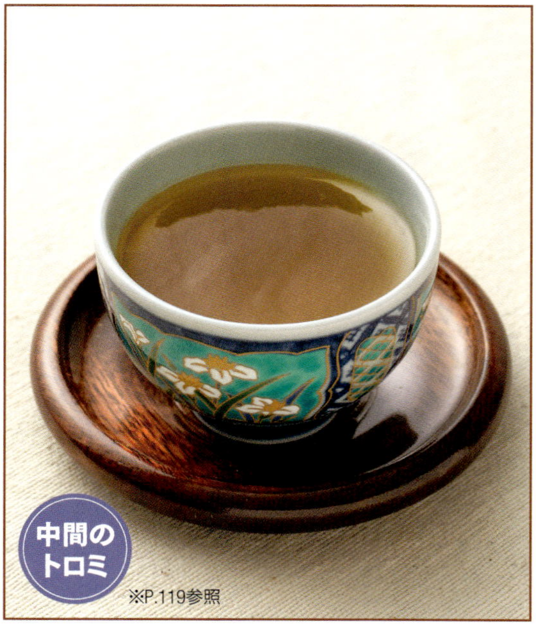

中間のトロミ

※P.119参照

〈材料　1人分〉

緑茶…150cc

トロミパワースマイル…小さじ1

コード4～2-1

所用時間 5分

〈作り方〉

1

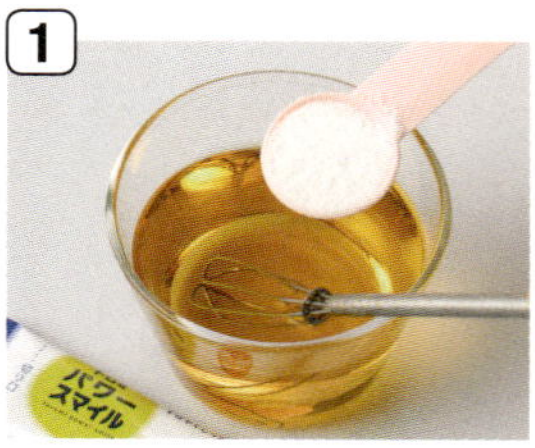

器に温かい緑茶150ccを入れ、トロミパワースマイルを加えスプーンでよく混ぜる。

2

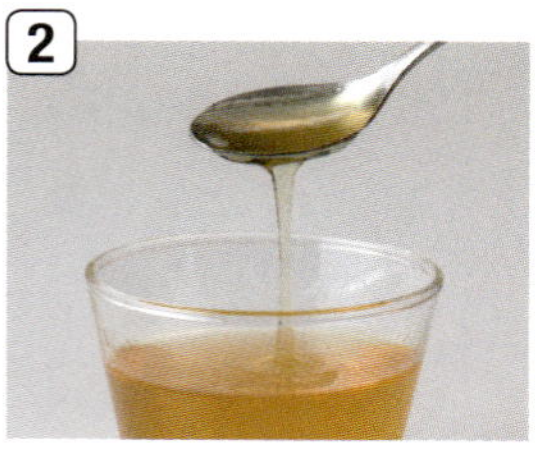

1～2分後トロミがでてくる。

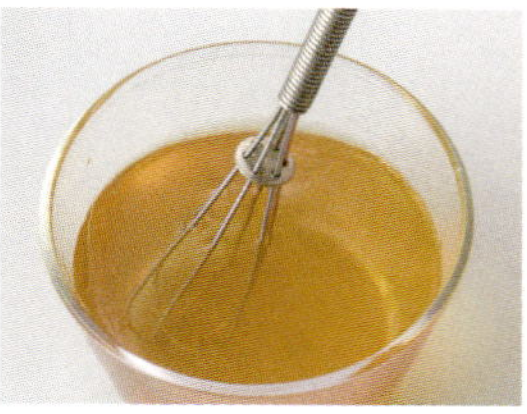

冷たい時

冷たい飲料はトロミがつきづらいので、1の後、2～3分後もう1度よくかき混ぜるとしっかりトロミがつく。

1人分	エネルギー	たんぱく質	脂質	炭水化物	塩分
	6kcal	0.3g	0.0g	0.9g	0.1g

香りのよいトロミつき紅茶で水分補給。
好みで砂糖や牛乳を入れても良い

紅茶

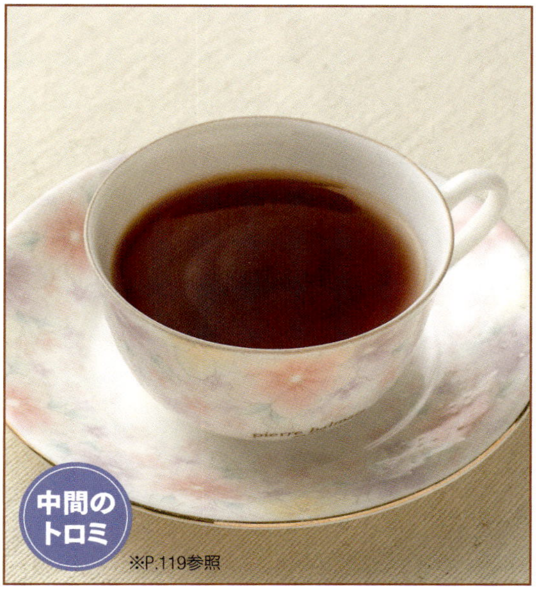

〈材料　1人分〉

紅茶…150cc
砂糖…小さじ1
トロミパワースマイル…小さじ1

コード4〜2-1

所用時間 5分

〈作り方〉

1

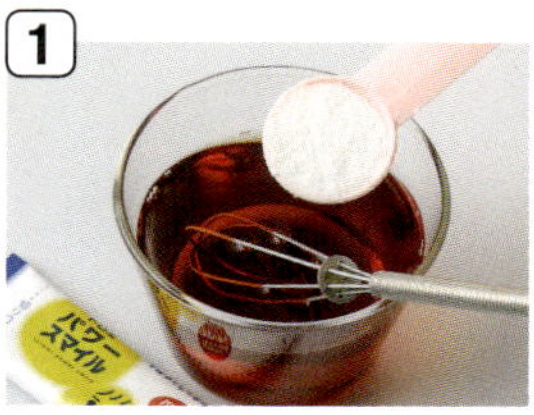

器に温かい紅茶、砂糖を入れ、トロミパワースマイルを加えスプーンでよく混ぜる。

2

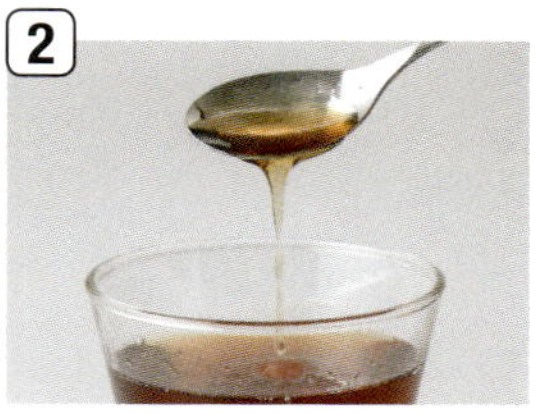

1〜2分後トロミがでてくる。

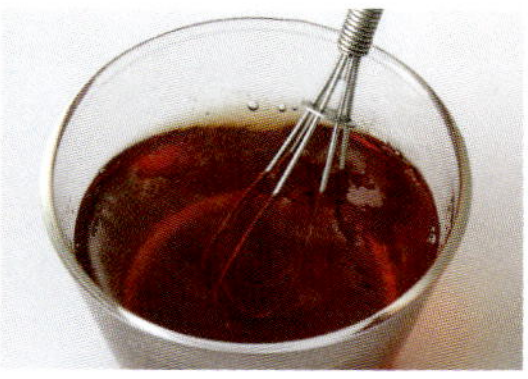

冷たい時

冷たい飲料はトロミがつきづらいので、1の後、2〜3分後もう1度よくかき混ぜるとしっかりトロミがつく。

1人分	エネルギー	たんぱく質	脂質	炭水化物	塩分
	17kcal	0.2g	0.0g	3.8g	0.1g

トロミ剤入りコーヒーは、
砂糖、ミルクたっぷり目がおいしい

コーヒー

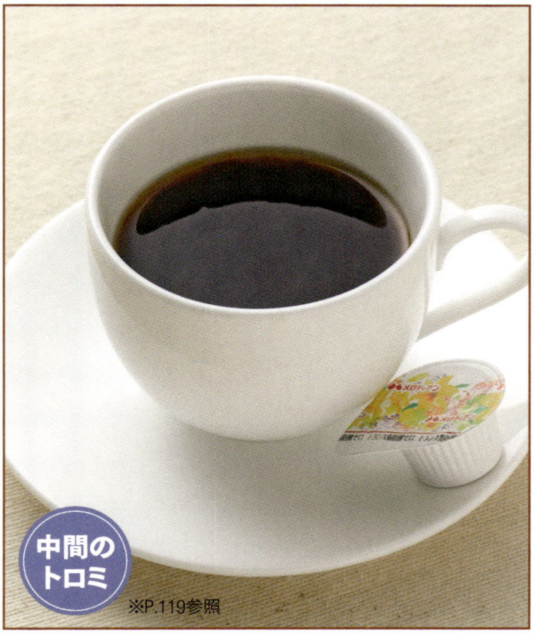

〈材料　1人分〉

コーヒー…150cc
砂糖…大さじ1
トロミパワースマイル…小さじ1
ポーションミルク…1個(5cc)

コード4〜2-1

所用時間 5分

〈作り方〉

1

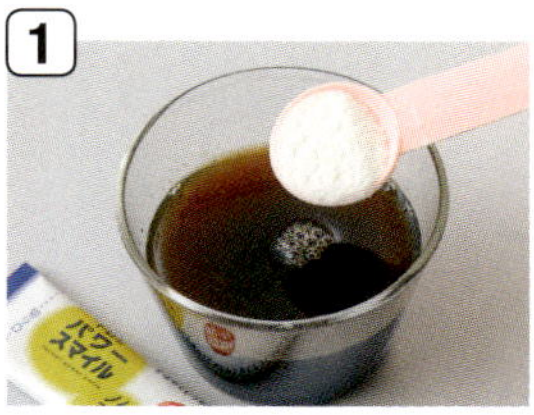

器に温かいコーヒー150cc、砂糖を入れ、トロミパワースマイルを加えスプーンでよく混ぜる。

2

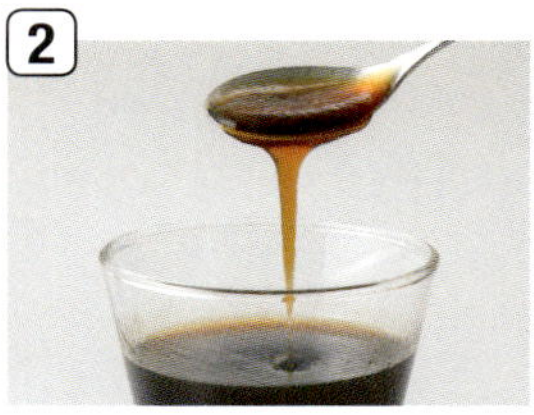

1〜2分後トロミがでてくる。好みでポーションミルクを入れる。

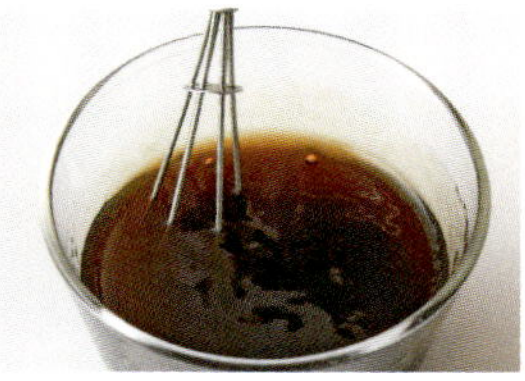

冷たい時

冷たい飲料はトロミがつきづらいので、1の後、2〜3分後もう1度よくかき混ぜるとしっかりトロミがつく。

1人分	エネルギー	たんぱく質	脂質	炭水化物	塩分
	55kcal	0.5g	1.1g	10.7g	0.1g

身体の温め効果があるカカオをおいしく飲む

ミルクココア

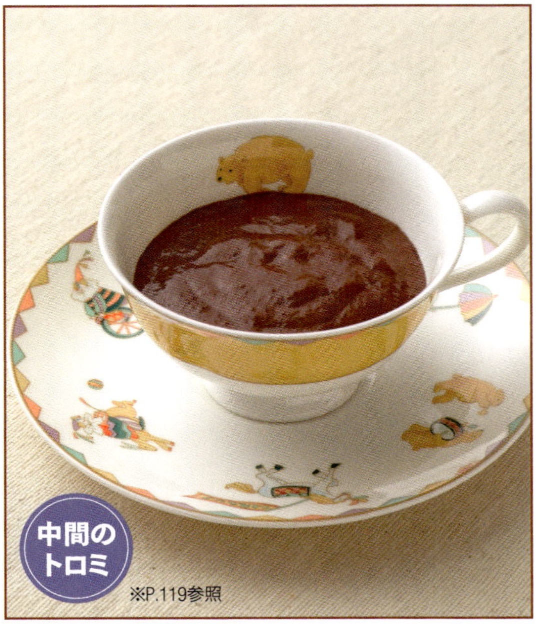

コード4～2-1
所用時間 5分

〈材料　1人分〉

ココア…大さじ1
熱湯…50cc
牛乳(50℃くらいに温める)…50cc
砂糖…大さじ1
トロミパワースマイル…小さじ2

〈作り方〉

1
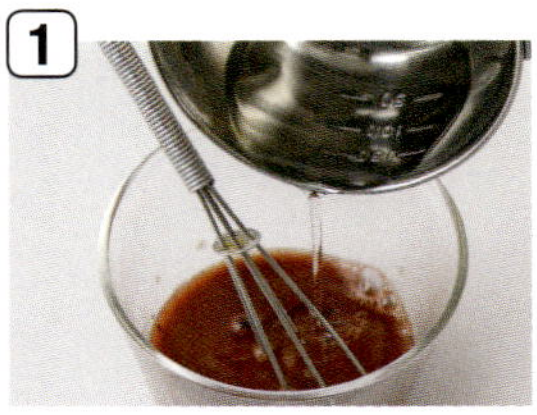
器にココアと湯50ccを入れ、混ぜて溶かす。

2
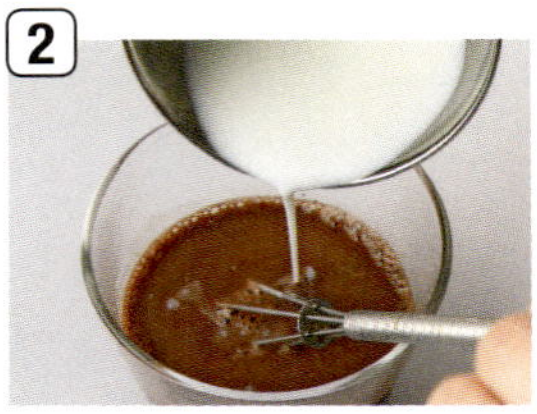
50℃くらいに温めた牛乳と砂糖を加えて混ぜる。

3
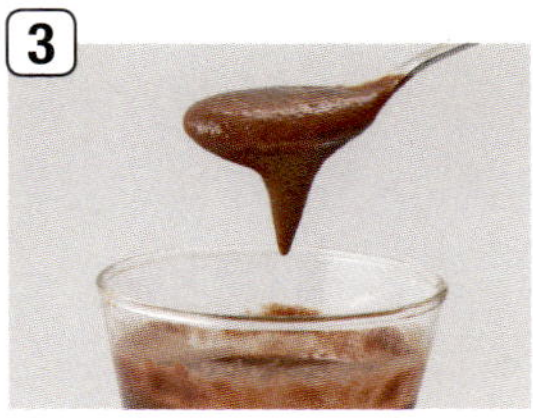
トロミパワースマイルを入れ、ミニ泡立て器ですばやくかき混ぜ、トロミをつける。

1人分	エネルギー	たんぱく質	脂質	炭水化物	塩分
	94kcal	2.5g	2.7g	16.4g	0.2g

ゆずの香りで気持ちもリラックス

ゆず茶

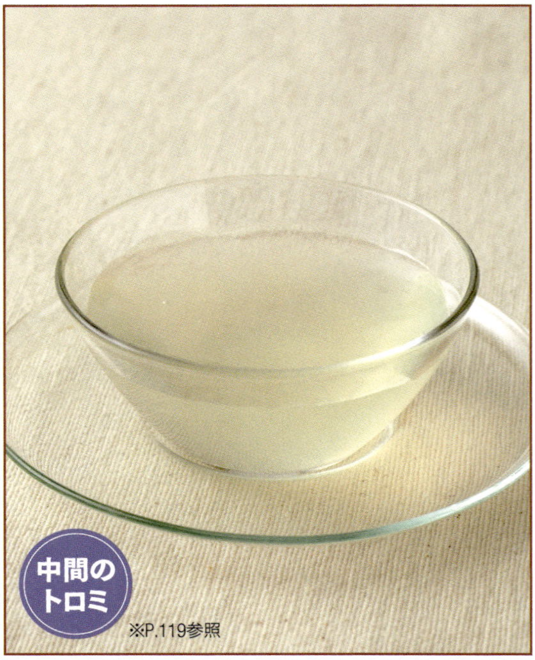

コード4～2-1
所用時間 5分

〈材料　1人分〉

ゆず茶… 大さじ1 (20g)
はちみつ…大さじ1
湯…150cc
トロミパワースマイル　小さじ1

〈作り方〉

1
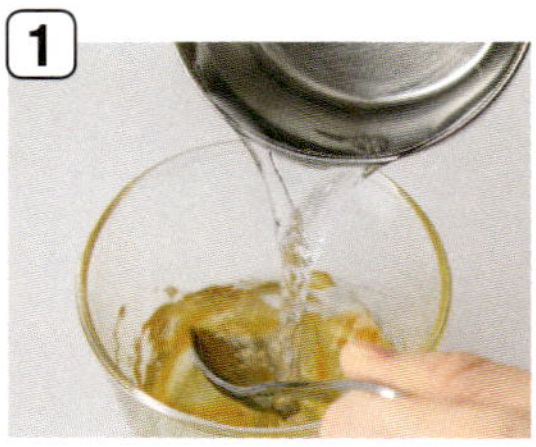
器にゆず茶とはちみつ、湯を入れ、スプーンで混ぜて溶かす。

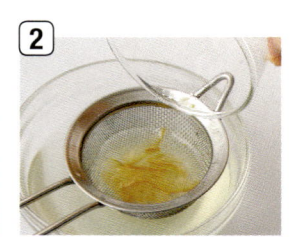

2

茶こしで1のゆず茶をこしておく。

3
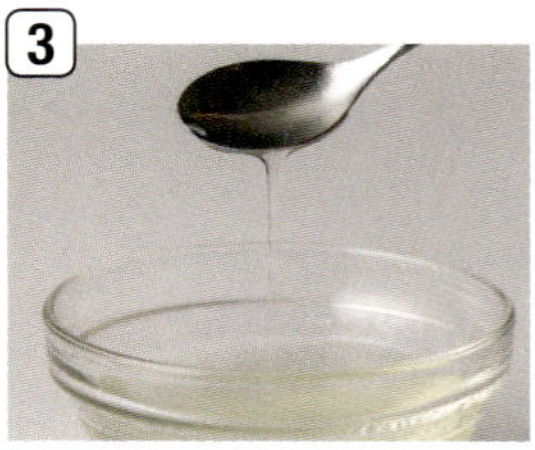
2にトロミパワースマイルをいれてスプーンでかき混ぜ、温かいトロミゆず茶に仕上げる。

1人分	エネルギー	たんぱく質	脂質	炭水化物	塩分
	118kcal	0.1g	0.0g	30.3g	0.1g

夏場、風邪引き、発熱時の脱水防止に

スポーツドリンク

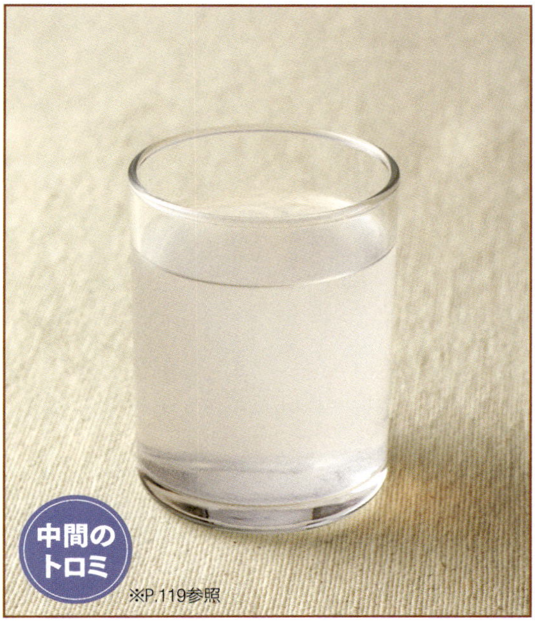

コード4〜2-1　所用時間 10分

〈材料　1人分〉

スポーツドリンク(ポカリスエット)…150cc
トロミパワースマイル…小さじ1

コード 0t にも対応
※P.19参照

〈作り方〉

1
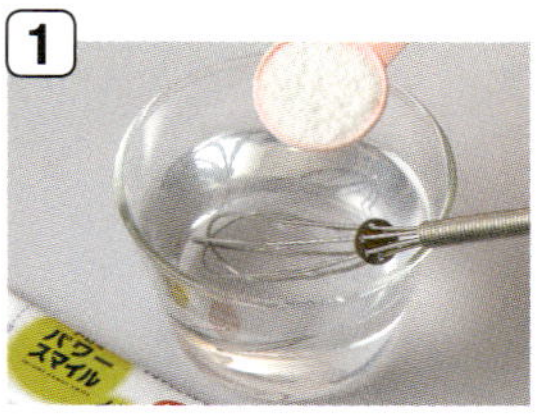
器にスポーツドリンク150ccを入れ、トロミパワースマイルを加えスプーンでよく混ぜる。

2
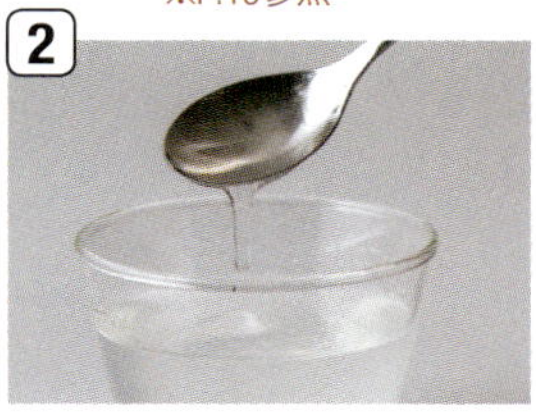
1〜2分後トロミがでてくる。

3
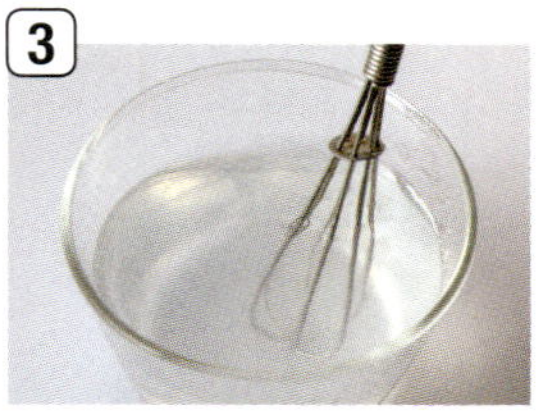
冷たい時は2〜3分置き、もう1度よくかき混ぜるとしっかりトロミがつく。

1人分	エネルギー	たんぱく質	脂質	炭水化物	塩分
	41kcal	0.0g	0.0g	9.9g	0.3g

野菜をミキサーにかけずにたっぷり摂れる

スムージー

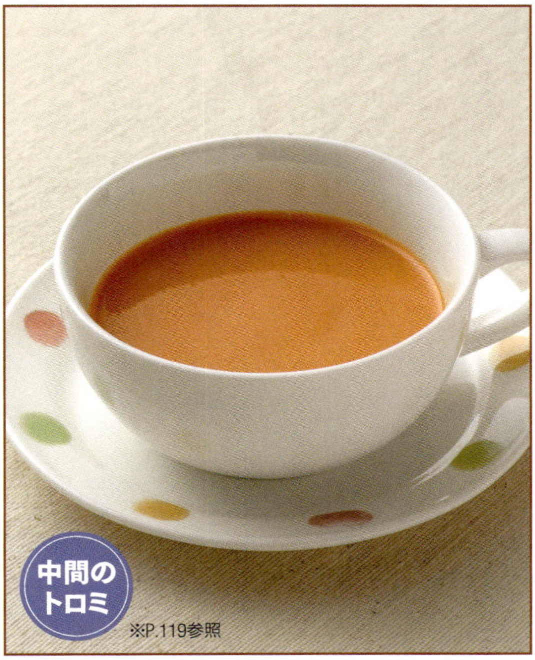

〈材料　1人分〉

コード4〜2-1　所用時間 5分

野菜生活100 Smoothie(カゴメ)…1本(250cc)
トロミパワースマイル…小さじ1/2〜1
※飲み込みの状態にあわせて調整する。

〈おすすめ〉
- 野菜生活100 Smoothie(カゴメ)
  かぼちゃとにんじんのソイポタージュ
  とうもろこしのソイポタージュ
  グリーンスムージーMix

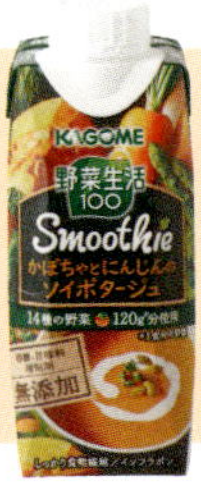

〈作り方〉

1
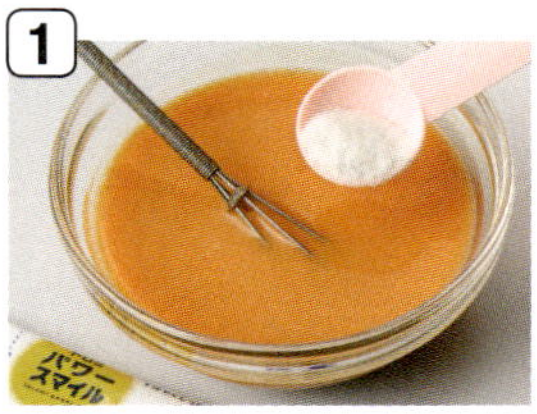
器にドリンクとトロミパワースマイルを入れる。

2
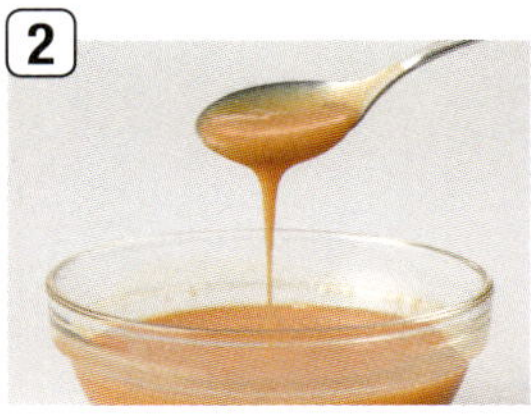
ミニ泡立て器で60秒ほど混ぜてトロミをつける。

1人分	エネルギー	たんぱく質	脂質	炭水化物	塩分
	96kcal	4.0g	2.0g	17.8g	1.2g

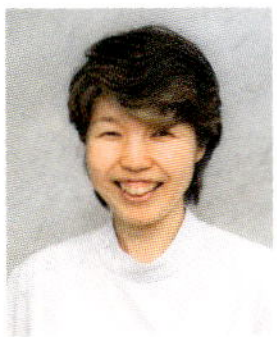

藤谷順子(監修)

Fujitani Junko

国立国際医療研究センター病院リハビリテーション科医長。医学博士。日本リハビリテーション医学会専門医。日本摂食嚥下リハビリテーション学会認定士。著書に『かむ・飲み込むが難しい人の食事』(講談社)がある。

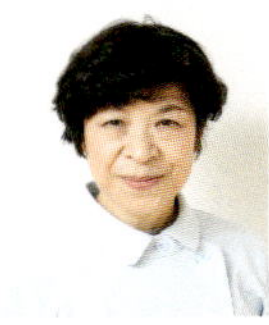

増田邦子(レシピ作成・調理・栄養価計算)

Masuda Kuniko

管理栄養士。(社福法人)母子育成会　特別養護老人ホームしゃんぐりら栄養係長。神奈川工科大学非常勤講師。日本摂食嚥下リハビリテーション学会認定士・学会評議員。食介護のため介護食品の開発にもかかわる。

STAFF

【レシピ確認】　吉田静香(国立国際医療研究センター)

【調理・栄養価計算】　登坂加奈子、井上真由美、勝田裕介(特別養護老人ホームしゃんぐりら)

【写真】　伊藤泰寛(講談社写真部)

【デザイン】　田中小百合(オスズデザイン)

「嚥下《えんげ》調整食《ちょうせいしょく》学会《がっかい》分類《ぶんるい》2013」の新《しん》コード分類《ぶんるい》に対応《たいおう》

決定版《けっていばん》　かむ・飲《の》み込《こ》むが難《むずか》しい人《ひと》のごはん

2019年7月4日　第1刷発行

2021年7月5日　第4刷発行

監　修　藤谷《ふじたに》順子《じゅんこ》

発行者　鈴木章一

発行所　株式会社講談社

〒112-8001　東京都文京区音羽2-12-21

販売　TEL 03-5395-3606

業務　TEL 03-5395-3615

編　集　株式会社　講談社エディトリアル

代　表　堺　公江

〒112-0013　東京都文京区音羽1-17-18護国寺SIAビル

編集部　TEL 03-5319-2171

印刷所　半七写真印刷工業株式会社

製本所　大口製本印刷株式会社

N.D.C.645 127p 26cm ISBN978-4-06-516547-8